Pflanzliche Urtinkturen und homöopathische Heilmittel selbst herstellen

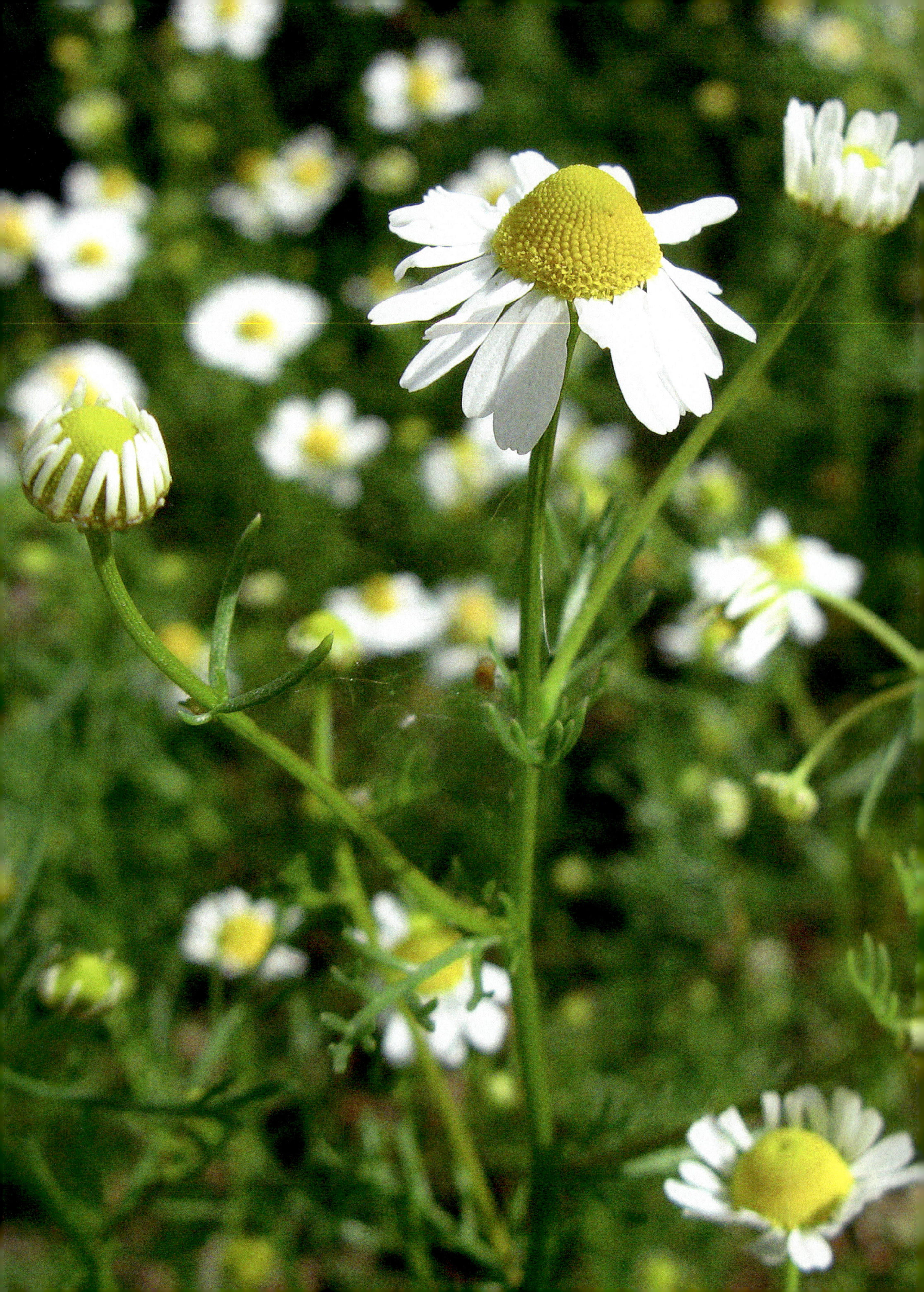

Christian Sollmann

Pflanzliche Urtinkturen und homöopathische Heilmittel selbst herstellen

AT Verlag

Dieses Buch möchte einen Einblick in die traditionellen und modernen Herstellungsmethoden homöopathischer Mittel geben. Es handelt sich nicht um eine Anleitung zur gewerbs- und berufsmäßigen Herstellung von homöopathischen Mitteln.

Wer Tinkturen und homöopathische Potenzen selbst herstellt, tut dies in eigener Verantwortung. Die in diesem Buch beschriebenen Ratschläge, Dosierungsangaben, Formeln und Techniken wurden von Autor und Verlag sorgfältig erwogen und geprüft. Es sollen jedoch weder Indikationen oder Diagnosen gestellt noch Therapieempfehlungen gegeben oder zur Einnahme von Mitteln geraten werden. Jede Dosierung oder Applikation erfolgt auf eigene Gefahr und muss in jedem Fall heilkundlich geprüft werden.

Autor und Verlag übernehmen keine Verantwortung für Schäden, die durch unrichtige, unzulängliche und nicht gesetzeskonforme Methoden oder Anwendungen entstehen. Auch wird jede Haftung für Verstöße gegen örtlich geltende Sammel- bzw. Anpflanzungsverbote abgelehnt. Wer die beschriebenen Pflanzen sammelt, tut dies auf eigene Gefahr; auf die Giftigkeit der Pflanzen wird hingewiesen. Die hier dargestellten Verfahren sollten mit Vorsicht und Umsicht gebraucht werden.

2. Auflage, 2014

AT Verlag, Aarau und München
Lektorat: Ralf Lay, Mönchengladbach
Gestaltung: Vorbereitungskurs auf die Berufsprüfung Typografische Gestalter und Gestalterinnen an der Schule für Gestaltung Bern und Biel
Dozenten: Christian Moser und Roger Spindler, Bern
Typografische Gestalterinnen und Gestalter: Isabelle Affolter, Irene Aregger, Markus Bader, Eliane Büttler, Sarah Christener, Thomas Fahrni, Aleksander Hatunsek, Lukas Kummer, Regina Lötscher, Karina Mani, Daniel Menet, Erika Moser, Annette Roulier, Viviane Schmid, Anita Sterchi, Marc Zuberbühler
Ausgewählt und realisiert wurde die Arbeit von Sarah Christener und Erika Moser
Umschlaggestaltung: Sarah Christener und Erika Moser
Satz: Giorgio Chiappa, Zürich
Bildaufbereitung: Vogt-Schild Druck, Derendingen
Druck und Bindearbeiten: Firmengruppe APPL, aprinta druck, Wemding
Printed in Germany

ISBN 978-3-03800-698-5

www.at-verlag.ch

Inhaltverzeichnis

»Nun ist die Alchymie eine Kunst, welche lehrt, die Astra von den Corporibus zu sondern, so daß dann die Astra dem Gestirn und Firmament gehorsam sind im Dirigieren. Denn das Dirigieren ist nicht in den Corporibus, sondern nur im Firmament.«[1]

Vorwort

Die Abwesenheit von Krankheit beginnt im Kopf. Und Gesundheit ist die Vermeidung krankmachender Vorstellungen und Lebensumstände. Am Anfang dieses Buches standen daher der Wunsch, einmal gut verständlich darzustellen, was die auf tiefster Ebene wirkenden homöopathischen Mittel eigentlich sind, sowie das Bedürfnis, eigenverantwortlich und in Anpassung an die individuellen Gegebenheiten für die eigene Gesundheit zu sorgen. Dabei geht es vor allem darum, den Heilsversprechen der pharmazeutischen Interessenverbände bzw. gesundheitspolitischen Modetrends kritisch gegenüberzustehen und nicht ausschließlich auf industriell hergestellte Standardmittel angewiesen zu sein, vor allem auch deswegen, weil das Angebot hier immer weiteren Restriktionen unterzogen wird.

Gesund an Körper und Geist bleibt der, der sich nicht selbst entmündigt und die Verantwortung für die Gesundheit an andere delegiert. Im Zweifelsfall steht die Gesundheit des Patienten nämlich nicht zuoberst auf der Prioritätenliste von Unternehmen und Personen, die im Medizinbetrieb ihren Lebensunterhalt verdienen bzw. lukrativste Geschäfte machen.

Aus diesen Gedanken und dem Wunsch heraus, die Beschaffenheit und Wirkungsweise ganzheitlich heilender Mittel besser zu begreifen, ist hier eine Art Arbeitshandbuch entstanden, bei dem es sich aber nicht um eine exakte wissenschaftliche Abhandlung im herkömmlichen Sinne handelt. Dieses Buch ist vielmehr ein praxisorientiertes Kompendium der wichtigsten technischen Grundlagen, Formeln, Instrumente und Bezugsadressen, das Ihnen bei der Herstellung Ihrer eigenen Arzneien eine wertvolle Anleitung und Hilfe sein soll. So etwas wie »Vollständigkeit« habe ich dabei nicht angestrebt. Denn zum einen wäre das wenig realistisch, zum anderen bleibt jetzt der individuelle Weg für den Leser unverstellt, eigene Erfahrungen zu machen und, durch sachkundige Informationen und die eigene Intuition und Kombinationsgabe geleitet, die richtigen Arzneien für sich zu bestimmen und selbst herzustellen. Auch wenn der Einzelne nicht annähernd den gleichen Aufwand wie Großlabors betreiben kann, sollte er sich dabei nicht weismachen lassen, dass nur die im großen Stil und industriell keimfrei und perfekt nach der Norm hergestellten homöopathischen Mittel wirksam wären.

Auf die Beschreibung spagyrischer Bearbeitungsvorgänge oder die Herstellung von Tinkturen aus Mineralien, Metallen oder Bestandteilen tierischer bzw. menschlicher Herkunft werde ich allerdings verzichten, weil deren Zubereitung zum Teil problematisch oder um ein Vielfaches aufwendiger wäre und über den selbstgesteckten Rahmen dieser Darstellung hinausginge. Außerdem wird hier keine bestimmte Lehrmeinung, keine Potenzier-Ideologie, nicht ausschließlich die klassische bzw. komplexe Homöopathie und keine wie auch immer geartete andere dogmatische Verschüttelungsnorm vertreten.

Und wenn Sie zur Tat schreiten – lassen Sie sich hinreichend Zeit. Ein wesentlicher Aspekt bei der Auswahl und Herstellung homöopathischer Mittel und auch während der Therapie, der heutzutage immer mehr in den Hintergrund gedrängt wird, ist nämlich die erforderliche Muße und Geduld für das Reifen eines Gedankens, für einen Entstehungsprozess und für die Heilung einer Erkrankung. Nehmen Sie sich also die Zeit, die nötig ist, um »sanft und mit großer Vorsicht« (Paracelsus) vorzugehen, und auch die Zeit für das Durchleben der Krankheit sowie für den Prozess einer wirklich tiefgreifenden Gesundung, die immer den ganzen Menschen umfasst, also gleichermaßen Körper, Geist und Seele betrifft.

Christian Sollmann
Germering, im Frühjahr 2014

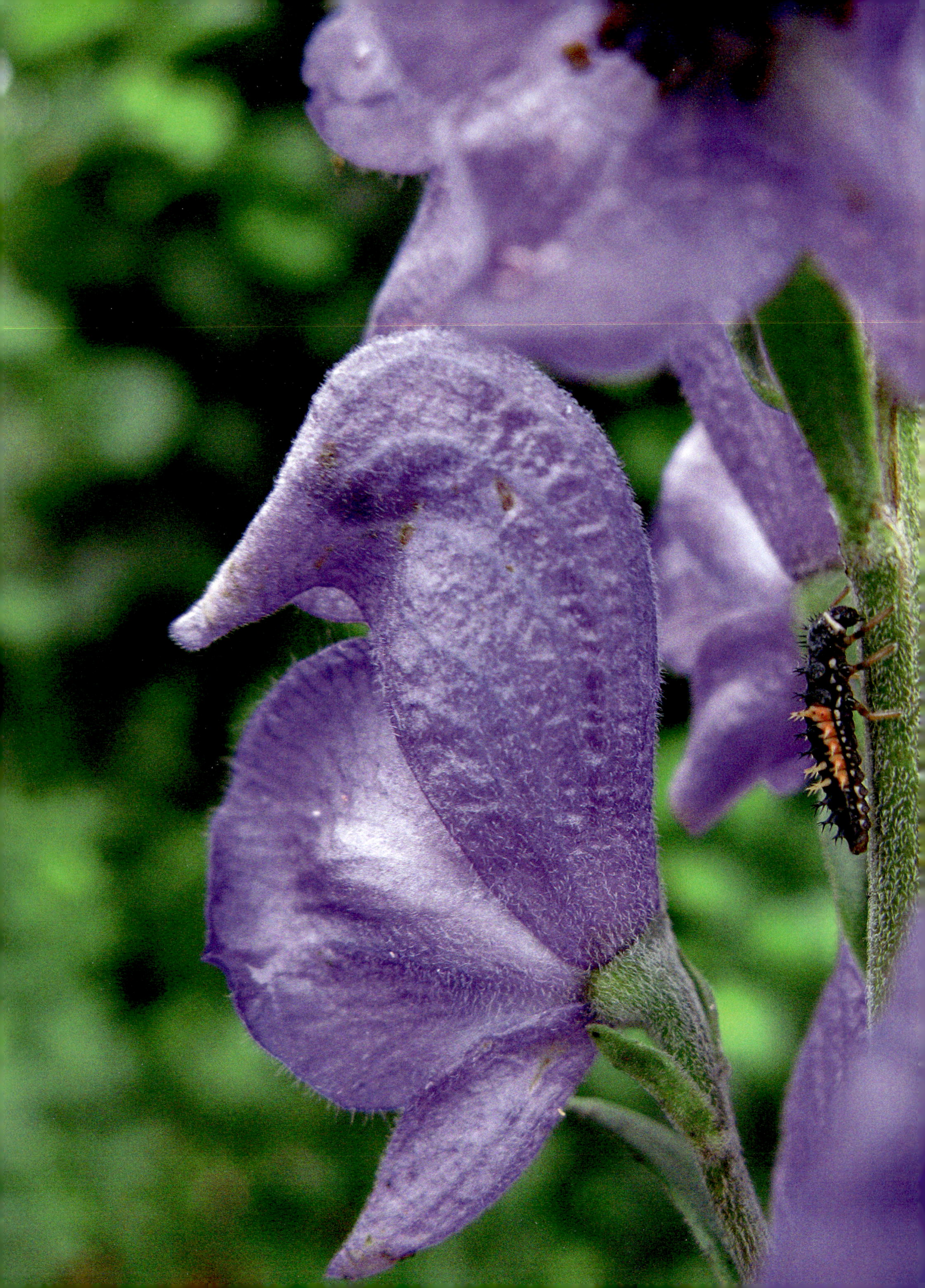

EINLEITUNG

»Hinsichtlich der Gesundheit ist das Urbild, das jeder in sich trägt, sein unverletzlicher, jenseits der Zeit und ihrer Fährnisse geschaffener Körper, in die leibliche Erscheinung ausstrahlt und der auch in der Heilung wirksam wird. In jede Heilung spielen schöpferische Kräfte ein.«[2]

Zur Lage

Seit mindestens 2500 Jahren besteht ein Bewusstsein für das altbewährte Prinzip der Homöopathie. Schon die Menschen im Altertum wandten sich an Apollon, wenn sie Hilfe bei Krankheit oder Verletzung benötigten. Eine seiner Botschaften lautete: »Wer verwundet, der heilt auch.«[3] Dieser Grundgedanke des Simile-Gesetzes (»Ähnliches wird durch Ähnliches geheilt«) hatte sich in vielen Variationen jahrhundertelang in der Heilkunde bewahrt, begann aber im Zuge der Verwissenschaftlichung in den letzten zweihundert Jahren sein heilendes Wesen zu verlieren.

Ganz im Zeichen der sich durchsetzenden Industrialisierung schematisierte Samuel Hahnemann (1755–1843) die Errungenschaften der Alchemie. Offensichtlich nimmt Hahnemann viele der Grundgedanken von Paracelsus (1493–1541) mit in seine Lehre auf, wobei er jedoch dessen wichtigste Denksäulen – Religion, Philosophie und Astrologie unbeachtet lässt. Arzneimittelgesetz und Homöopathisches Arzneibuch unterbinden heute endgültig den Grundgedanken des Paracelsus, dass Arznei und Krankheit identisch sind. Sie trennen die Heilkunst für den Menschen aus dem schicksalsbezogenen Zusammenhang heraus.

Und seitdem die 10. Gesetzesnovelle des Arzneimittelgesetzes am 1. August 2001 rechtskräftig ist, sind weitere gravierende Einschränkungen bei der Herstellung wie auch der Therapie mit homöopathischen Mitteln durchgesetzt worden. Die massivsten Eingrenzungen stelle ich nachfolgend kurz dar:

- *Alle homöopathischen Mittel tierischen bzw. menschlichen Ursprungs unterliegen in verstärktem Maße der Sterilisation.*
  Die im HAB 78 vorgeschriebene Autoklavierung bei 121 °C wurde im HAB II vom November 1998 auf eine Temperatur von 133 °C erhöht. Mittlerweile wird eine Hocherhitzung tierischen Materials allerdings nicht mehr gefordert, sondern durch eine Risikobewertung von Fall zu Fall ersetzt. Dennoch – auch wenn die Autoklavierung nun um diese 12 °C nicht nach oben gesetzt wurde: Die Temperatur von 121 °C ist eindeutig zu hoch. Das bedeutet, dass der Nachweis der Freiheit von pathogenen Stoffen bei homöopathischen Mitteln tierischen und menschlichen Ursprungs nicht erbracht werden kann, ohne die Form ihres stofflichen Prinzips in ihrem gewachsenen Aufbau und damit in ihrer heilenden Wirkung zu zerstören. Demnach entspricht die Denaturierung von tierischen bzw. menschlichen Organteilen, Körperflüssigkeiten und

so weiter bei der Herstellung von Nosoden durch die angewandten Sterilisationsverfahren faktisch einem Verbot klassisch hergestellter Mittel. Wenn ein Ausgangsstoff – eine Pflanze oder ein komplexes Eiweiß – widernatürlich, das heißt technisch verändert wird, verliert dieser Stoff seine Gestalt, sein ihm innewohnendes, heiles Prinzip.

- *Infolge einer drastischen Anhebung der Registrierkosten und des weitgehenden Wegfalls von Ausnahmeregelungen für kleine Produktionsmengen können viele individuelle Mittel nicht mehr wirtschaftlich hergestellt werden.*
  Das Bundesinstitut für Arzneimittel und Medizinprodukte verlangt für die Zulassung einer neuen Substanz mittlerweile 59 400 Euro. Die Registrierung eines traditionellen pflanzlichen Arzneimittels kostet allein schon 15 700 Euro. Für ein traditionelles homöopathisches Einzelmittel in allen Darreichungsformen belaufen sich die Registrierungskosten auf 14 800 Euro (Stand Anfang 2014).[4] Nach dieser Anhebung entstand eine Marktbereinigung, eine Schmälerung der Produktpalette und somit der Therapiemöglichkeiten zugunsten billig herstellbarer Massenwaren, die wiederum stark vom Original und seiner geprüften Wirkung abweichen.

- *Die folgenschwerste Attacke zur Ausschaltung der homöopathischen Therapie kommt inzwischen jedoch von einem »Nebenkriegsschauplatz«, dem Tierarzneimittelrecht.*
  »Wer seine landwirtschaftlichen Nutztiere eigenverantwortlich mit Globuli, homöopathischen Einzelpräparaten oder nach den Regeln der klassischen Homöopathie behandelt – und das tun im südostbayerischen Raum immerhin mindestens 700 Landwirte –, macht sich strafbar.«[5] Immer mehr Menschen, die Homöopathie erfolgreich in eigener Verantwortung anwenden, konfrontierten sich dann mit dem Gesetz und werden auf diese Weise gezwungen, stattdessen künftig wieder Chemie zu konsumieren.

- *Man versucht, alle Nichtärzte als inkompetent zu erklären.*
  Durch eine öffentliche Diskussion wird Stimmung gemacht gegen die Verabreichung von homöopathischen Mitteln an Kinder unter fünfzehn Jahren durch Vertreter der Heilberufe und Privatpersonen, die nicht als Ärzte zugelassen sind.

- *Es droht die Verschreibungspflicht für homöopathische Mittel.*
  Dazu schreibt Marco Bischof über die Vorreiterrolle der USA: »Die Situation in den Vereinigten Staaten sieht noch düsterer aus. Auch hier sind nach neuesten Erhebungen unkonventionelle Heilmethoden weit verbreitet; jeder vierte Patient, der ärztliche Hilfe in Anspruch nimmt, nutzt gleichzeitig alternative Heilmethoden. Im Jahr 1990 überstieg die Zahl der Konsultationen von Anbietern unorthodoxer Verfahren mit 425 Millionen sogar diejenige der Besuche bei Hausärzten (mit nur 388 Millionen). Trotzdem hat die Food and Drug Administration (FDA, amerikanische Nah-

rungs- und Arzneimittel-Zulassungsbehörde) den rezeptfreien Verkauf von 218 homöopathischen und pflanzlichen Mitteln (darunter Ginseng) verboten. Sie dürfen jetzt nur noch von Ärzten verschrieben werden – die meisten Homöopathen sind aber keine Ärzte. Strafrechtlich werden auch all jene von der FDA verfolgt, die unkonventionelle, energetische Therapiemethoden anwenden oder entsprechende Produkte verkaufen, einschließlich der Reformhäuser, mit der Begründung, dass eine Lebensenergie nicht existiere.«[6]

Insgesamt schätzt die Branche die Zahl der in den letzten zwölf Jahren verlorengegangenen Naturheilmittel auf rund 30 000.[7] Schon im März 2004 machte der Verband klassischer Homöopathen eine telefonische Umfrage bei einigen Herstellern homöopathischer Einzelmittel. Die arzneimittelrechtlichen Verschärfungen zeigten folgende Auswirkungen:

- Staufen Pharma veröffentlichte bereits im April 2001 eine Liste mit 565 Arzneispezialitäten und 122 weiteren als gefährdet eingestuften Nosoden, auf deren Produktion die Firma in Zukunft verzichten würde.
- Gudjons stellt überhaupt keine Nosoden mehr zur Verfügung.
- Arcana verzichtet auf etwa 250 Mittel.
- Wala hat insgesamt 478 Potenzen, Komposita, tierische bzw. menschliche Gewebspräparate und so weiter gestrichen.[8]
- Und Weleda hat zum 30. Juni 2003 bereits 290 Potenzen, Dilutionen und Triturationen aus ihrem Sortiment genommen.[9]

Gesetzliche Regelungen erschweren eine wirkungsvolle Homöopathie. Man begründet dies einerseits mit der Gefahr durch Aids, Maul- und Klauenseuche oder die Creutzfeldt-Jakob-Krankheit und andererseits mit einer Inkompetenz der Patienten beim Umgang mit der Homöopathie. Diese Argumentation widerspricht aber genau der seit etwa 200 Jahren gepflegten »Beweisführung« gegen diese Therapieform. Schon zur Zeit Hahnemanns wurde nämlich – ohne es belegen zu können – behauptet, dass die Homöopathie ein Produkt der Fantasie und eigentlich wirkungslos wäre. Nun unterstellt aber der gleiche Interessentenkreis, der eine Wirkung von homöopathischen Heilkräften bisher als Aberglaube bezeichnet hat, die Bürger wären nicht befähigt, mit dieser seit Jahrhunderten gepflegten Erfahrungsheilkunde umzugehen, und könnten dadurch Schaden an Leib und Leben anrichten. Es ist ein Widerspruch in sich und spricht gegen jeden gesunden Menschenverstand, der Homöopathie wegen fehlender Materie Wirkungslosigkeit vorzuwerfen und zugleich ein Gesundheitsrisiko durch diese Mittel zu behaupten![10] Obwohl seit dem standardisierten Beginn der Homöopathie durch Hahnemann keine einzige Erkrankung *aufgrund* der Einnahme von homöopathischen Mitteln bekannt geworden ist, schränkt man diese unschädliche und dennoch erfolgreiche Therapierichtung Schritt für Schritt so sehr ein, dass sich ihr Wirkungsspektrum drastisch verringern muss.

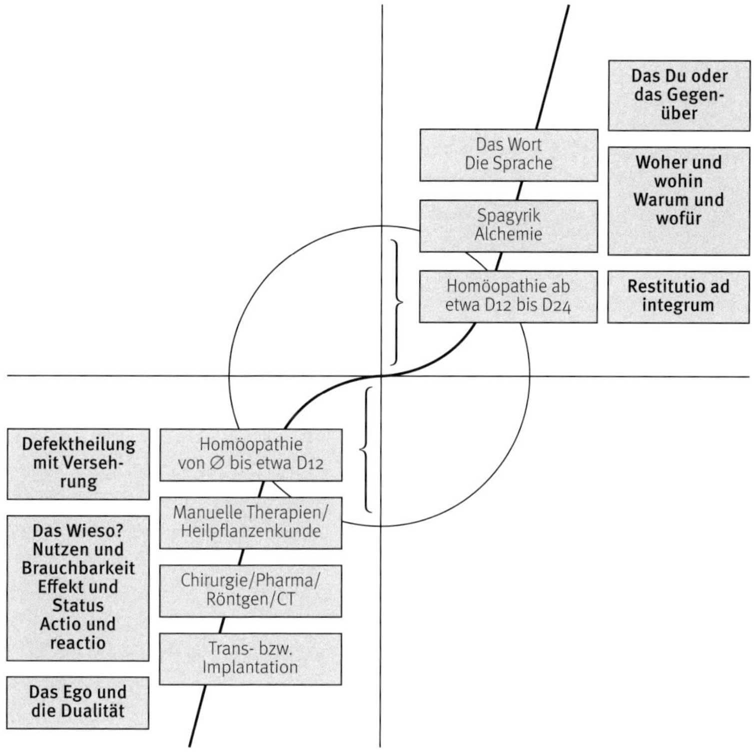

In der Grafik habe ich an einigen Beispielen den Unterschied zwischen der von Hahnemann so bezeichneten Allopathie (siehe linker unterer Quadrant) und der Erfahrungsheilkunde (siehe rechter oberer Quadrant) aufzuzeigen versucht. Ich will damit nicht moralisieren, sondern nur die Gegensätze aufzeigen. Mit den links aufgeführten Mitteln und Methoden der Schulmedizin ist eine echte Heilung – je tiefer man hineingerät – ab einem bestimmten Punkt nicht mehr möglich, und man wird immer abhängiger von bestimmten Medikamenten und therapeutischen Maßnahmen. Rechts ist dargestellt, auf welche Weise eine ganzheitlich orientierte Heilung möglich ist.

Dazu muss gesagt werden, dass jeder Mensch auch einem natürlichen Alterungsprozess unterliegt und Gesundheit natürlich ein relativer Begriff ist. Ebenso ist mir die Not bewusst, in die man bei einem Unfall oder einer akuten Krankheit geraten kann. Hier leistet die konventionelle Medizin durchaus wertvolle, oft lebensrettende Hilfe. Dabei hat diese Art von Geschehen – also zum Beispiel der Unfall – sehr wohl immer etwas mit der Lebensführung des Menschen zu tun (das ist allerdings nicht als Schuldzuweisung gemeint). Bei Anwendung der alternativen Heilkunde sind aber nicht nur eine größere Eigenständigkeit und individuell angepasste Therapieformen möglich, sondern man wirkt allgemein an einem initiatorischen Heilungsprozess mit, der das Leben und die Umwelt fördert.

In unser Trinkwasser dürfen Nitrate und Nitrite, Hormone, Dioxin, Kolibakterien, landwirtschaftliche Pestizide und auch radioaktive Stoffe eingeleitet werden, solange nur die sogenannten unschädlichen Grenzwerte dafür eingehalten werden. Das Gleiche gilt für Verschmutzungen in Lebensmitteln durch die Rückstände von Auto- und Industrieabgasen sowie den Emissionen von Atom- oder Heizkraftwerken. Trotz der jährlich »16 000 medikamentenbedingten Todesfälle und 120 000 ernsten Nebenwirkungen«,[11] die durch Medikamente verursacht und in Kauf genommen werden müssen, haben dagegen die Ausgangsstoffe für homöopathische Mittel den Nachweis der absoluten Keimfreiheit zu erbringen. Um es noch einmal zu betonen: Homöopathische Arzneimittel sind sicher. Weltweit ist kein einziger Fall von Erregerübertragung durch homöopathische Mittel bekannt.

Ein weiterer Grund, sich von der industriellen Herstellung homöopathischer Mittel unabhängiger zu machen, ist die Beibehaltung sämtlicher Wirkstoffe der einzelnen Mittel aufgrund der schonenderen Herstellung. Sicherlich wird der Einzelne allein aus technischen Gründen es nicht bewerkstelligen, Arzneimittel so herzustellen wie die alchemistisch-spagyrisch arbeitenden Firmen Soluna und Pekana oder die anthroposophisch orientierten Firmen Wala und Weleda. Aber die hohe Qualität der hausgemachten Einzelmittel gilt als gesichert. Selbst hergestellte Mittel tragen das *Qualitätssiegel der eigenen Hand.* Bei pflanzlichen oder mineralischen Ausgangssubstanzen, bei den Trägersubstanzen Wasser oder Alkohol, eventuell auch bei tierischen Substanzen wie zum Beispiel Bienengift oder Kreuzspinne kann man so arbeiten, dass es zu keiner Zerstörung ihres »Spiritus Vitae« kommt, des der Substanz innewohnenden Lebensgeistes. Hierbei können die Destillationsmethoden weicher und länger vorgenommen oder die Lösung der Ausgangssubstanzen in Glycerol neu überdacht werden. (Bei einer Vermischung bestimmter Ausgangsstoffe mit Glycerol entstehen hygroskopisch neue, aber eigentlich ungewollte Präparate.) Auch sei hier darauf hingewiesen, dass durch eine Erhitzung über 42 °C, direkte Sonneneinstrahlung und die Autoklavierung komplexe organische Moleküle, vor allem Eiweiße, unwiderruflich ihre Struktur und damit ihre Wirksamkeit verändern.

Dazu möchte ich Erich Unseld zitieren, der zum Thema Erhitzen Folgendes schreibt: »Aus der Kolloidlehre sind Wirkungen thermischer Einflüsse sowohl im Sinne der Koagulation feindisperser flüssiger Systeme, zum Beispiel von Eiweißlösungen durch Kochen, wie auch im Sinne einer Steigerung der Dispersion, zum Beispiel Auflösung von Agar oder Gelatine beim Erhitzen, bekannt (C. Haebler: Physikochemische Medizin nach Heinrich Schade). Im vorliegenden Phänomen des Wirkungsverlustes potenzierter Arzneisubstanzen durch Erhitzen auf 100 °C liegt nach dem Gesagten die Vermutung nahe, eine grobe Veränderung des Dispersionsgrades anzunehmen.«[12]

Auch Carl Claasen formuliert seine Erfahrungen hierzu: »Da (abgesehen von unserer Fehlbarkeit als Therapeuten) die individuelle Empfänglichkeit eines Patienten gegenüber der Arzneiwirkung stark variieren kann (›1 zu 1000‹ nach Samuel Hahnemann, Organon § 281), wird

> es im Einzelfall nicht so leicht sein, eine unzureichende Arzneiwirkung mit ausreichender Sicherheit auf das verwendete Präparat zurückzuführen. Ob ja und wenn, wie viele Patienten durch die bereits nach HAB 1987 praktizierte Erhitzung der Nosoden-Ausgangsstoffe auf 120 °C ungeheilt blieben, werden wir nie genau wissen (…) Doch Kollegen, die Gelegenheit hatten, mit lege artis Hahnemanni hergestellten Arzneien zu arbeiten, berichten sehr wohl von erheblichen Unterschieden zwischen diesen Mitteln und solchen, die lege HAB (…) hergestellt sind.«[13]

Die seinerzeit beschriebenen Arzneimittelbilder sind unter Anwendung der damaligen Methoden, mit den gesunden Wildpflanzen und in einer sauberen Umwelt erstellt worden. Dazu kommt zwar der Kritikpunkt, dass nicht alle Symptome eines Prüfers während der damaligen Arzneimittelprüfung ursächlich in dem zu prüfenden Mittel liegen. Aber es ist auffällig, dass die Wirkungen vieler homöopathischer Mittel in zunehmendem Maße nicht mehr mit den ehemals erstellten Arzneimittelbildern übereinzustimmen scheinen. Dies alles sind, gemeinsam mit dem Ultrahocherhitzen der Ausgangssubstanzen, weitere Gründe, warum manche Mittel keine oder eine verminderte Heilung bewirken.

Die Substanzen werden heutzutage mithilfe des elektrischen Stromes mechanisch zerkleinert, maschinell im Mörser verrieben, mittels mechanischer Schüttelmaschinen den Dynamisationsschlägen und auf dem Laufband wiederum elektrischem Smog ausgesetzt. Dass aber elektrischer Strom und Maschinen jeden Organismus schädigen, hat Rudolf Steiner schon zu Beginn des 20. Jahrhunderts beschrieben. »Wenn man also Elektrizität verwendet in der Weise, dass man die Nahrungsmittel durchelektrisiert, dann erzeugt man Nahrungsmittel, die allmählich dazu führen müssen, das Tier, das sie genießt, zu sklerotisieren. Das ist ein langsamer Prozeß – man wird es zunächst nicht gleich bemerken –, daß in irgendeiner Weise diese Tiere früher verenden, als sie es sollten.«[14]

Und Dr. Rudolf Hauschka wird zu dem gleichen Thema von Apotheker Harald Csallner zitiert: »Die Wandlung der Erde ist das Ziel unseres Daseins – und nur der Mensch kann sie vollbringen. Er – der Mensch – ist das einzig hierarchische Wesen der Zukunft, das so tief in die Finsternis der Materie hinabsteigen konnte, um sie zu verwandeln. Wenn dieses ernst genommen wird, dann ist es auch selbstverständlich – wie eingangs erwähnt –, daß man zwischen dem Menschen – dem Träger der Wandlung – und der zum Heilmittel werdenden Substanz nicht etwa Maschinen einschaltet. Dies gilt nicht nur für die oben geschilderten Vorgänge, sondern das gilt ganz besonders für den Akt des Potenzierens.«[15] (Dr. Rudolf Hauschka erhielt von Rudolf Steiner und Ita Wegmann den Auftrag, Methoden zu entwickeln, die es ermöglichen, die Heilkräfte der Pflanzen zu gewinnen und über längere Zeit wirksam zu erhalten, ohne sie in ihrer Wesensstruktur durch Konservierungsmittel, wie zum Beispiel Alkohol, zu beeinträchtigen. Es entstand die Firma Wala.)

Auch Roger Kalbermatten[16] berichtet über seine Erfahrungen bei der Herstellung seiner Urtinkturen: »Zunächst wurden die Pflanzen mit Schneidemaschinen mit unterschiedlicher Frequenz geschnitten. Die resultierenden Tinkturen wurden chemisch analysiert und vor allem mit der Hochfrequenzfotografie nach Kirlian untersucht. Diese Methode erzeugt unter bestimmten Bedingungen ein Bild für die Ordnung der Struktur einer Flüssigkeit. Dabei konnte nachgewiesen werden, dass die Zunahme der Schneidefrequenz zu einer Abnahme der Ordnung der Flüssigkeitsstruktur führt. Es wurde somit eine Korrelation gefunden zwischen der oben erwähnten Abnahme der Wirksamkeit und der Abnahme der Ordnung der Flüssigkeitsstruktur in dem Maße, wie die Frequenz des Schneideprozesses erhöht wurde.«

Viele Krankenkassen ersetzten die Kosten für bestimmte Komplexmittel nicht mehr, weil diese Bestandteile enthielten, die mit der Krankheit nichts zu tun haben sollten. Damit die Kosten für das Medikament von den Kassen wieder ersetzt werden, nahmen die Hersteller diese Bestandteile daraufhin aus der Rezeptur – aber diese Komplexmittel wirken nun nicht mehr so treffend. Es werden vermehrt vereinfachte Fertigarzneimittel, das heißt entweder nur aus einer Pflanze oder homöopathische Kombinationen ohne die Ergänzung durch phytotherapeutische Wirkstoffe, auf den Markt gebracht.

Ein weiterer Effekt der Komplexmittel ist ihre bessere Verträglichkeit gegenüber Monopräparaten. Hier möchte ich noch einmal Roger Kalbermatten zitieren: »Durch pharmakologische Studien können Wirkstoffe ermittelt werden, Stoffe also, die einen Teilbetrag zur Wirksamkeit des Gesamtextrakts leisten. Teilbetrag deshalb, weil sich generell zeigt, dass die Wirksamkeit nicht auf einzelne Stoffe zurückgeführt werden kann. Die Heilkraft einer Heilpflanze ist das Resultat aus vielen zusammenwirkenden Faktoren. Dazu gehören unter anderem die Wirkstoffe, die bei jeder Pflanze recht komplex zusammengesetzt sind, da sie immer aus zahlreichen Substanzen verschiedener chemischer Klassen bestehen. Dazu gehören auch die Koeffektoren, das sind Stoffe ohne eigene Wirkung, welche aber die Wirkung der aktiven Stoffe modifizieren.«[17]

Letztlich kommt, im Zuge der allgemeinen Veränderungen, die bei der Herstellung von homöopathischen Mitteln schleichend eingeführt wurden, noch ein ganz gravierender Punkt hinzu, den Csallner recht treffend beschreibt: »In den Jahren 1923 und 1932 erschienen ungefähr gleichzeitig die verschiedenen Arbeiten von Junker (Hamburg) und Kolisko (Stuttgart). Während Junker Mikroben als Testobjekt benutzt, prüft Kolisko die Wirksamkeit von Verdünnungen und Potenzreihen an Pflanzen. Beide stellen einwandfrei fest, daß Potenzen – also rhythmisch dynamisierte Substanzen – einen von gewöhnlichen Verdünnungen völlig verschiedenen Wert haben, trotzdem sie an Milligrammprozenten Substanz gleichwertig sind. (...) Beide Forscher stellen fest, dass – wenn sie ihre Resultate in Wirkungskurven bringen – ein gesetzmäßiges Abfallen und Wiederansteigen der Kurven zu beobachten ist. Während aber Junker diese Gesetzmäßigkeit als eine allgemeine ansieht, stellt Kolisko erstmals fest, daß diese Potenzkurven für jede Substanz spezifisch sind. Jede Substanz hat also, so wie sie ihr spezifisches Gewicht, ihr Atomvolumen und Molekulargewicht hat, ihre spezifische Potenzkurve. (...) Im Verlaufe dieser Arbeiten wurde auch eines Tages Benzoesäure potenziert und ihre Potenzkurve ermittelt. Die Benzoesäure wurde aus Benzoeharz hergestellt und durch Umkristallisieren gereinigt, bis die Reinheitsprobe durch den Schmelzpunkt von 121 °C erfüllt war. Die Potenzkurve hatte einen lebhaften Verlauf mit charakteristischen Maxima und Minima. Gleichzeitig wurde Benzoesäure aus der Apotheke potenziert und die Kurve ermittelt. Die gekaufte Benzoesäure war rein (Smb. 121 °C), aber aus Steinkohlenteer synthetisch hergestellt. Die Benzoesäure ist chemisch identisch mit der natürlichen Benzoesäure, gehört aber eben dem Spiegelbereich der Teerchemie an. Die Potenzkurve dieser synthetischen Benzoesäure ist nun in der Tat eine Gerade. Das bedeutet, daß die synthetische Benzoesäure in Verdünnungen nicht mehr auf die Hefe [des Versuches] wirkt. Sie tut es nur, solange sie grobstofflich ist, etwa bis zur 4. Potenz.«[18]

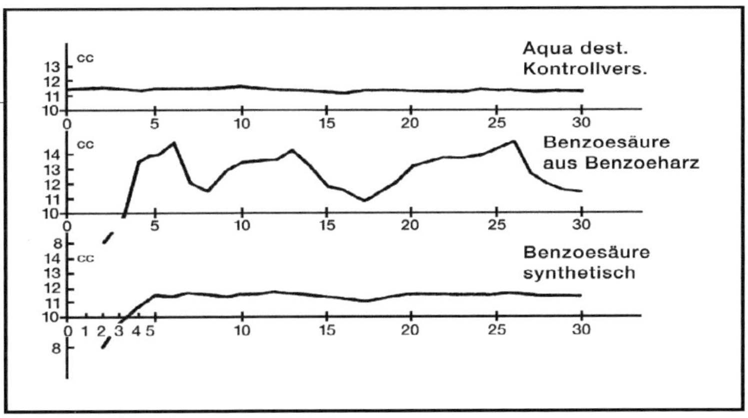

Vergleich der Potenzkurven von Benzoesäure aus Benzoeharz und synthetischer Benzoesäure aus der Apotheke (aus Zimmermann 1984).

Csallner schlussfolgert daraus, »dass synthetische Substanzen der Teerzwischenprodukte nur allopathisch wirksam sind, potenziert, das heißt homöopathisch sind sie unwirksam. Ein homöopathisches Aspirin oder Phenacetin wäre demnach ein Unding! Die Teersubstanzen werden durch den rhythmischen Prozeß des Potenzierens nicht mehr aufgelockert und aufgelöst. Sie sind aus allen Rhythmen zwischen Kosmos und Erde herausgefallen und antworten infolgedessen nicht mehr, wenn man sie durch Rhythmen anspricht.«

Hauschka kommentiert dies wie folgt: »Von dieser Warte aus gesehen, bedeuten die Substanzen der heutigen Chemotherapie etwas ganz anderes. – Hier bringt der menschliche Intellekt unausgesetzt neue Substanzen hervor, auf die der menschliche Organismus in der verschiedensten Weise reagiert. Diese Substanzen tragen Fremdwirkungen in den Organismus hinein; sie setzen sich an die Stelle der Tätigkeiten der eigenen Wesensglieder und bedeuten daher in vielen Fällen ein Ablähmen bestimmter eigener Lebensvorgänge, so daß zum Beispiel vorübergehend ein Wahrnehmen des Schmerzes verhindert wird, was aber keine wahre Heilung darstellt. Außerdem bleiben diese Substanzen als Schlacken im menschlichen Organismus und versteifen seinen Lebensleib. Es tritt allmählich eine Entfremdung des physischen Leibes gegenüber der Einwirkung seiner höheren Glieder ein, der physische Leib verselbständigt sich, und der geschulte Beobachter bemerkt eine beginnende Wesensveränderung, da den höheren Wesensgliedern der Boden entzogen wird. Alle diese Substanzen stammen aus dem Bereich des Steinkohlenteers und verwandter Sphären. Sie gehören eigentlich keinem der Naturreiche an, sondern bilden eine Sphäre, die weder zu den Naturreichen noch zum menschlichen Organismus einen unmittelbaren Bezug hat.«[19]

Es gibt eine wirkungsvolle Ausnahme beim Einsatz homöopathisch hergestellter Mittel aus synthetischen Grundsubstanzen, nämlich bei der Ausleitung von Antibiotika, Giften, Narkosemitteln oder Drogenrückständen sowie bei der Nikotinentgiftung. Diese Vorgehensweise kann man auch als »abgewandelte Isopathie« bezeichnen.

An die beiden Zitate möchte ich noch die folgende Überlegung anschließen. Nicht nur die Teerzwischenprodukte, sondern auch andere *aus den Rhythmen herausgefallene* Substanzen sind nicht mehr dynamisierbar. Hier stellen sich nun ein paar Fragen zu den Produktionsmethoden der großen Herstellerfirmen:

- Sind die Grundsubstanzen der homöopathischen Mittel auf dem Markt synthetisch oder durch chemische Umwandlung gewachsener, fertiger Stoffe hergestellt worden? Wie wurden die Mittel *Kreosotum, Acidum benzoicum, Tartarus emeticus, Kalium carbonicum* und andere zubereitet?
- Woher beziehen die großen Herstellerfirmen für homöopathische Mittel ihre Pflanzen? Kommen die Pflanzen aus Monokulturen neben den Autobahnen oder aus Treibhäusern; wurden diese chemisch gedüngt?
- Was ist mit den pflanzlichen Hybriden, den chemisch hergestellten ätherischen Ölen, den genmanipulierten Pflanzen?
- Was ist mit den Pflanzen, die eigentlich nicht genmanipuliert waren, aber mit den in der Nachbarschaft wachsenden genmanipulierten Pflanzen eine ungewollte Kreuzbefruchtung eingehen mussten, siehe Maisbrand, Hafer, Mutterkorn *(Secale cornutum)*, Ginseng oder Kaffee? Sind diese nicht auch aus den Rhythmen herausgefallen und nicht mehr ansprechbar?

Seit Einführung des HAB sind unbemerkt noch weitere »vereinfachende« Maßnahmen durch die Deutsche Homöopathische Arzneibuch-Kommission beschlossen worden (und die Vorschriften zu den Urtinkturen 1a, 2a, 3a, b, c, 4a und zu der Verreibung, Vorschrift 8a, befinden sich nicht mehr explizit im Homöopathischen, sondern im Europäischen Arzneibuch):

- Viele traditionell mit Ethanol zu einer feuchten Masse verriebenen und dann ausgepressten Ausgangsstoffe werden heutzutage pauschal nur noch der alkoholischen Mazeration unterworfen (zum Beispiel bei *Thuja*[20]).
- Anstatt der klassischen Verwendung nur des Presssaftes (zum Beispiel bei *Belladonna*[21], *Dulcamara*[22] oder *Pulsatilla*[23]) werden pauschal die ganze Pflanze bzw. einzelne Pflanzenteile extrahiert.

- Die Zeitspannen für die verschiedenen Auszugsvarianten wurden auf rentable Mindestzeiträume standardisiert. Pflanzenansätze, die einen 40 Tage währenden philosophischen Monat, viele Monate oder bis zu einem Jahr Zeit hatten, ihre Wirkstoffe freizusetzen, erweisen sich heutzutage als unlukrativ.
- Das Ausziehen der Pflanzen mittels eines Perkolators geht zwar schneller, und man kann größere Mengen herstellen, aber das, was Zeit zum Ausziehen braucht, was nicht gezogen werden will, sondern freiwillig übergehen möchte, der »Spiritus Vitae«, die Gestalt der Pflanze, verbleibt in den Pflanzenteilen und geht gar nicht oder nur eingeschränkt in den Alkohol über.
- Bei diesem Punkt geht es um den Leitsatz der Homöopathie: »Similia similibus curantur.« Aschner hat in seiner Gesamtausgabe des Paracelsus auf die Herkunft dieses Satzes hingewiesen. Die zahlreich vorkommende Formulierung des Paracelsus »... wird Ähnliches zu Ähnlichem gegeben und Ähnliches durch Ähnliches geheilt« kommentierte Aschner mit den Worten, dass der »... bei Paracelsus häufig wiederkehrende Grundsatz ›Similia similibus curantur‹ zur Grundlage der Homöopathie geworden ist«.[24]
- Hier hat sich nun aber durch das amerikanische Institut der Homöopathie[25] eine Umformulierung eingeschlichen. Anstatt »cur*a*ntur« legte man den Modus des Verbs auf »cur*e*ntur« fest. Das ergibt jedoch einen völlig anderen Sinn. »Similia similibus cur*a*ntur« bedeutet sinngemäß übersetzt: »Ähnliches *wird* durch Ähnliches geheilt.« Das ist die Wirklichkeitsform, der Indikativ Präsens. Es *ist* also so, dass es heilt. Hier steckt die Gewissheit aus der Erfahrung über das Wirkende dahinter, dass es so sein wird. »Similia similibus cur*e*ntur« jedoch bedeutet sinngemäß übersetzt: »Ähnliches *möge* durch Ähnliches geheilt werden.« Das ist die Möglichkeitsform, der Konjunktiv Präsens: *Es kann vielleicht so sein.* Hier steckt der Ausdruck der Vermutung oder Hoffnung dahinter.
- Insgesamt wird durch diese sprachliche Umformulierung suggeriert, Homöopathie sei vielleicht doch nicht wirksam. Die Bedeutung des Originals von Hippokrates und in der Folge dann Paracelsus wird subtil so abgeändert, dass Homöopathie nur noch *hoffentlich heilen wird,* somit ist die »Cur*e*ntur-Formulierung« eher eine Bitte, ein Glaube. Allein durch die oberflächlich betrachtet minimale Veränderung des Wortes kann der heutigen Homöopathietherapie in massiver Weise das Bewusstsein ihrer Wahrheit geraubt werden.

Homöopathische Mittel *sind* Gestalten der Wirklichkeit. Sie sind wirksam und kommen aus dem Wirkenden. Eine Genesung wird durch die heilkundige Vermittlung eines geistigen Prinzips bewirkt. Homöopathie ist eine Art »Mysterienmedizin« (Dr. Edward C. Whitmont). Dieses Leben bewirkende geistige Prinzip wird aber nun von Vorschriften der chemischen Pharmazie in die Verwaltung genommen, die eigentlich nur den Umgang mit chemisch-physikalischen, aus dem Leben herausgefallenen, »toten« Substanzen festsetzen können.

Regelungen und Gesetze schieben sich zwischen die Heil- sowie Bildekräfte und den Menschen. Die Menschen können die Ordnung des Himmels nicht mehr nachleben, nachahmen und in sich abbilden. (»Die Ahmung ist Abbildung eines Ähnlichen oder Gleichen.«[26]) Schicksal wird durch Vorschriften absorbiert.

Das alles sind Gründe, die für den Umstieg auf die Eigenproduktion der homöopathischen Mittel sprechen!

»Wer sich selbst heilt, wird ich-aktiver, lässt sich immer weniger vorschreiben, wird unbequemer, verzichtet immer mehr auf die belastenden schulmedizinischen Maßnahmen, solange die Selbsthilfe ausreicht.« [27]

»Von menschen und gestirnen ungesehn, ungesprochen und ungegessen, soll der sammler sich den heiligen Kräutern nahen.«[28]

Heilpflanzen woher?

Die Drogen aus Apotheken oder Drogerien stammen meistens aus teilweise chemisch gedüngten Monokulturen. Die Heilkräuter werden gegen Keime besprüht; und damit der Konsument keine Vergiftungen davonträgt, werden die toxischen Substanzen dann wiederum mit chemischen Mitteln herausgewaschen. Da die gesammelten Kräuter nach der Ernte auch vielmals maschinell und bei bis zu 70 °C zu schnell und zu heiß getrocknet der industriellen Verarbeitung ausgesetzt waren, lange Zeit lagerten und die Tinkturen oftmals schon nach ein paar Tagen abfiltriert worden sind, ist das Sammeln oder der Selbstanbau zu empfehlen.

Getrocknete Pflanzen von einem guten Kräuterladen oder kompetenten, kundigen und seriösen privaten Anbietern sind grundsätzlich vorzuziehen. Hier bestätigt der Homöopath John Henry Clarke die Empfehlung, frische Pflanzen aus jungen Trieben oder nichtgetrocknete Präparationen tierischer bzw. menschlicher Ausgangsstoffe zu verwenden, und auch Hahnemann schreibt: »Die Substanzen des Thier- und Pflanzen-Reiches sind in ihrem rohen Zustande am arzneilichsten.«[29] Der getrockneten Pflanze fehlt das blühende Leben – oder nach Paracelsus: Es fehlt der »grüne Pflanzengeist«.

Gerhard Madaus hat in seinem Werk unterschiedliche Versuche mit Frischpflanzen und getrockneten Pflanzen durchgeführt und kommt zu sehr interessanten Ergebnissen. So schreibt er: »In den getrockneten Drogen sind manche Inhaltsstoffe der frischen Pflanzen zum Teil völlig vernichtet, zum Teil geschädigt oder vermindert.«[30] Auch die Frischpflanzentinkturen weisen einen nachlassenden Auszug verschiedener Inhaltsstoffe aus. Erst bei der Verreibung der Pflanzen mit Zucker übernimmt und konserviert der Zucker zuverlässig nahezu alle Inhaltsstoffe nicht nur in vollem Umfang, sondern auch noch über Jahrzehnte hinweg.

Die Verarbeitung von Pflanzen war schon in der Antike bekannt. Auch Paracelsus beschreibt bei der Verarbeitung der Christrose folgende Vorgehensweise: »Sie soll im Schatten in trockener Luft gut gedörrt, dann aufs kleinste gestoßen und mit wenig Zucker vermengt werden.«[31]

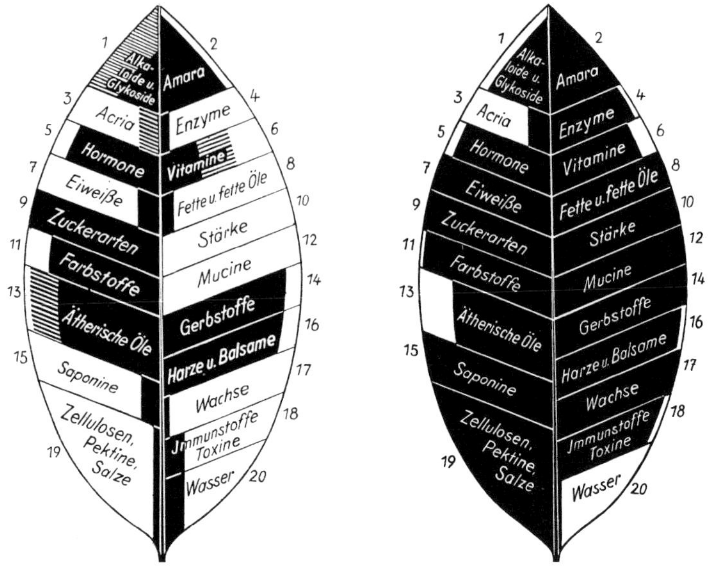

Links
Frischpflanzenauszug in Ethanol

Rechts
Frischpflanzenverreibung in Zucker

Die Blätterzeichnungen zeigen in »stark schematischer Darstellung« (Madaus) die Verluste der Inhaltsstoffe. Links ist der Frischpflanzenauszug im Ethanol, rechts die Darreichungsform der Pflanzen als Frischpflanzenverreibung in Zucker – Madaus bezeichnet es als »Teep«. Tees und Trockenpflanzen haben noch verlustreichere Auszugswerte.

Zudem kommentiert er im Hinblick auf die linke Zeichnung die Verwendung der Presssäfte im HAB, das diese Methode von Hahnemann übernommen hat: »Wird jedoch nur der frische Saft der Pflanze zur Herstellung der Tinktur angewendet, wie dies § 1 des Homöopathischen Arzneibuches vorschreibt, so gehen noch sehr viel Wirkstoffe verloren, die nicht eingezeichnet sind.«

Madaus bestätigt, was die Heilkundigen seit Jahrtausenden praktizieren, dass die gesunde frische Pflanze dem getrockneten Kraut erst einmal vorzuziehen ist. Trotzdem greift die Erfahrungsheilkunde sehr wohl auch, wenn es die Umstände erfordern, auf getrocknete Pflanzen zurück. Bei maximal 30 °C schonend getrocknete Heilkräuter sind im Winter oder wenn ein Heilmittel akut benötigt wird, trotz allem eine ideale Bevorratungsmöglichkeit.

Utensilien für die Pflanzensammlung

- Das Allerwichtigste ist ein, wenn nicht sogar ein zweiter handlicher, sehr guter Pflanzenführer. Diese sollten eventuell auch Hinweise für die weitere Verarbeitung der Pflanzen zu Tinkturen enthalten (siehe Seite 277).
- Eine kleine, sehr stabile Schaufel, eine Stofftasche, eine scharfe Schere, Arbeitshandschuhe und eine Paketschnur für die Bündelung von Pflanzen sind die Grundausrüstung. Hierzu sei noch erwähnt, dass möglichst alles mit der Hand eingesammelt werden sollte. Wenn man schon darauf achtet, dass die Pflanzen mit keinen Chemikalien oder anderen Schadstoffen in Berührung kommen, sollten sie auch möglichst wenig mit Metall oder elektrischem Strom bearbeitet werden.
- Wer die Heilpflanzen nicht nur für die Homöopathie, sondern für Salben, Tees und Tinkturen verwendet und somit größere Mengen benötigt, kann in einer Wanderkarte kennzeichnen, wo man die Pflanzen wiederfindet.
- Eine Flasche mit 30-prozentigem (m/m) Ethanol (entspricht 35-prozentigem [v/v] Ethanol), ein Wiegemesser, ein Teller, eventuell ein Mörser mit Pistill und ein paar kleine Glasfläschchen mit weiter Halsöffnung sind für die Blütensammlung erforderlich.

Auswahl des Sammelgebietes

- Der geeignete Ort ist dort, wo sich die Pflanze zu Hause fühlt. Sie ist dann in Fülle vorhanden, wirkt gesund und hat eine vielfältige Pflanzennachbarschaft. Sie sollte zum vorhandenen botanischen Milieu gehören, zum Gefüge der sie umgebenden Pflanzenwelt. *Viburnum opulus* zum Beispiel wächst am liebsten in Gebüschen und an Waldrändern. Er kann auf einem Schuttberg zwar vegetieren, aber seine charakteristische Eigenart und einen gesunden Pflanzengeist nicht voll entwickeln. Viele andere Pflanzen hingegen lieben karge Böden. Zu empfehlen sind auch Standorte mit nicht zu fettem, humosem Erdreich. Alte Kiesgruben oder Magerflächen bieten reiche Fundstätten. Paracelsus meinte hierzu, »dass jedes Gewächs unter seinem Einfluss an dem Ort, wo die Natur selbst es *gepflanzt hat,* genommen werden soll«.[32]
- Auch bei einer Erholungsreise ins Ausland oder einer Bergtour kann man daran denken, ein paar Tinkturengläser und Ethanol zum Sammeln und Konservieren mitzunehmen.
- Die ungeeignetsten Stellen zum Sammeln befinden sich neben Straßen (Abstand mindestens 200 Meter), Müllkippen, Orten der Massentierhaltung, Eisenbahntrassen, auf und neben Äckern sowie Industrieanlagen oder in Natur- und Landschaftsschutzgebieten.
- Wo nur wenige oder verkümmerte Pflanzen existieren, fühlen sich die Pflanzen nicht wohl und sind deshalb als Grundlage für Urtinkturen auch ungeeignet.

- Sonnenbedürftige Pflanzen sollten an sonnigen Standorten und Pflanzen, die viel Wasser benötigen, in Feuchtgebieten gesammelt werden.
- Wenn man eine spezielle Pflanze sucht, dann findet man sie oft nicht. Das ist eine vielfach bestätigte Erfahrung. Häufig findet man dann aber eine andere, nach der man auch schon lange vergeblich Ausschau gehalten hat, und die Suche ist trotzdem erfolgreich.
- Ein weiterer Erfahrungswert ist, dass man mit den Sonnenstrahlen in die Natur hineinwandern sollte. Zum einen würde man von den Strahlen in entgegengesetzter Richtung viel zu sehr geblendet, auf der anderen Seite sorgt die Sonne in unserem Rücken offenbar dafür, dass sich die Pflanzen ihr und somit uns entgegenstrecken, sie also besser sichtbar werden. Und manchmal möchte ich auch gern glauben, dass die Sonne den vorsichtigen Sammler leitet.

Auswahl und Ernte der Pflanzen

- Die Pflanzen, die Sie sammeln, sollten Sie kennen!
- Sammeln Sie nur so viel, wie Sie benötigen. Wenn man nicht die ganze Pflanze braucht, werden nur die erforderlichen Pflanzenteile abgenommen, und man lässt den Rest stehen. Pauschal gesagt ist eine ökologisch vertretbare Ernte von etwa 10 Prozent des Pflanzenbestands unschädlich. Haben Sie Wurzeln ausgegraben, verschließen Sie die Löcher wieder und achten Sie darauf, den übrigen Pflanzenbestand nicht unnötig zu zertrampeln. Raubbau gilt es auf jeden Fall zu vermeiden, denn wenn eine Pflanzengestalt erst einmal aus unserer Welt verschwunden ist, kann die ihr entsprechende Krankheit auch nicht mehr geheilt werden. (Die naturheilkundliche Erfahrung kommt ja aus der Erkenntnis, dass nur eine ganz bestimmte Pflanze beim Gesunden je nach Dosierung markante Krankheitssymptome hervorruft. Folglich kann wiederum die gleiche Pflanze nun beim Kranken mit diesen gleichen Symptomen die Krankheit heilen. Es ist also nur dann möglich, bestimmte Symptomenkomplexe zu heilen, wenn die ihnen entsprechende Pflanze verwendet wird. Obwohl es für jede ein Äquivalent gibt, hat dieses dann eine »verminderte Zuständigkeit« für das entsprechende Krankheitsbild und muss durch weitere Kräuter ergänzt werden. Statt einer Pflanze müssen dann mehrere andere Pflanzen mit einbezogen werden. Viele andere Pflanzen heilen zwar auch einen Teil der Krankheitssymptome, aber ein Rest, für den eigentlich spezifisch nur diese eine Pflanze zuständig war, bleibt eventuell ungeheilt.)
- Gesammelte Pflanzen werden in Flechtkörben, in einem stabilen Rucksack oder Stofftaschen transportiert. Plastiktaschen und -tüten sind unbedingt zu vermeiden, es entsteht ein sauerstoffloses, schwitziges Milieu – die Pflanzen verderben.

- Es sollte nicht an feuchten Tagen gesammelt und die Pflanze darf nicht gewaschen werden – außer natürlich die Wurzel. Der Morgentau sollte weggetrocknet sein. Wurzeln werden an sogenannten Wurzeltagen geerntet, am besten während des abnehmenden Monds abends, da dann die Kräfte von oben nach unten gehen.[33] Auch verwendet man nur saubere, gesunde und nicht von Insekten, Vogelkot, Tierfraß oder Pilzen geschädigte Pflanzenteile.
- Sammeln Sie giftige Pflanzen und Pilze nur, wenn Sie mit ihnen umzugehen verstehen.
- Geschützte Pflanzen werden natürlich nicht gesammelt. Hier ist der Anbau im eigenen Garten oder der Kauf im Kräuterladen oder in einer spezialisierten Gärtnerei zu empfehlen.
- Die Pflanzen sollten unmittelbar vor dem Höhepunkt der Reife, zu Beginn oder während der Blütezeit eingesammelt werden. Welche Pflanzenteile zu welcher Tages- und Jahreszeit ihre heilkräftigste Wirkung entfalten, sollte man im Voraus aus pflanzlichen Fachbüchern entnommen haben.
- Da der Mond den Säftestand und somit auch den Reichtum an Wirkstoffen der Pflanzen beeinflusst, ergeben die Erfahrungen aus der traditionellen Kräuterheilkunde folgende Erntezeitpunkte:
  – Bei zunehmendem Mond werden oberirdische Teile geerntet.
  – Bei Vollmond pflückt man Blüten und Früchte.
  – Bei Neumond ist das Graben der Wurzeln sinnvoll.
  Aber auch hier bestimmen das Wetter, die Jahreszeit oder der persönliche Zeitrahmen die Ernte mit. Alles sollte undogmatisch und gelassen geschehen.
- Die Ernte oberirdischer Pflanzen und Pflanzenteile müsste bis zum Herbstäquinoktium abgeschlossen sein, also vor der Tagundnachtgleiche um den 23. September. Ab diesem Zeitpunkt werden Wurzeln gegraben.
- Geben Sie Blüten möglichst unmittelbar nach der Absammlung in Ethanol, am besten an Ort und Stelle verlesen und gequetscht.
- Pflanzen mit einem hohen Anteil an ätherischen Ölen – zum Beispiel Pfefferminze, Melisse oder Salbei – sind, um einen zu starken Verlust zu vermeiden, vorerst mit dem Stängel zu ernten und zum Bündel zu fassen. Erst bei der Feinlese zu Hause, unmittelbar vor der Einkonservierung, wird der Stängel dann abgetrennt.

Anbau im eigenen Garten

- Der Anbau im eigenen Garten ist besonders für giftige oder geschützte Pflanzen die beste Lösung. Wenn man bedenkt, dass nicht einmal die im Wald gesammelten Kräuter völlig schadstofffrei sind, viele wichtige Pflanzen unter Naturschutz stehen und der Beruf uns zeitlich wenig Freiraum lässt, um tagelang in der Natur umherzustreifen, ist dies eine Möglichkeit, um mit deutlich weniger Aufwand an recht gesunde Heilpflanzen zu gelangen.
- Zudem kann man die Pflanze beim Aufwachsen beobachten sowie den richtigen Zeitpunkt der Ernte in Ruhe abwarten. Darüber hinaus hat man die Möglichkeit, die Heilkräuter schon während des Gedeihens speziell zu ernähren.
  Weleda zum Beispiel düngt manche in der eigenen Gärtnerei wachsenden Pflanzen mit metallhaltigem Urdünger. Dieser Kompost wird mit homöopathischen Mitteln angereichert, die aus mit der Pflanze korrespondierenden Planetenmetallen bestehen. *Thuja* wird also mit Silber gedüngt, das dem Mond zugeordnet ist, Johanniskraut mit Gold (Sonne) oder die Brennnessel mit Eisen (Mars). Weitere Verfahren der Heilpflanzendüngung sind Silizium für *Equisetum,* Kupfer für Kakteen, Fetthenne oder Melisse und Quecksilber für *Bryophyllum.* (Letztere wurden bei einer Apotheker-Besprechung mit Steiner am 8. Februar 1923 genannt.[34])
  In einem Zeitraum von über drei Pflanzengenerationen werden die Metalle sozusagen *vegetabilisiert,* also von den Pflanzen aufgenommen und dadurch wiederum potenziert. Der menschliche Körper nimmt diese Metalle dann, welche die Heilwirkung der Pflanze noch verstärken, in einem *lebendigeren* Zustand auf.
  Für diesen Bereich gilt, dass es weniger um die Pflanze selbst geht, sondern um das Metall im Pflanzenorganismus, das über den Weg durch den Kreislauf der Pflanze hindurch eine Subtilisierung erfährt. Die Pflanze wirkt als eine Art spagyrischer Helfer.
- Pflanzen, die in der freien Natur nicht gesammelt werden dürfen, wie Arnika, Wurmfarn, Hirschzunge oder Küchenschelle, können Sie zum Teil im Handel erwerben und im eigenen Garten jederzeit anpflanzen, ernten und für Tinkturen oder dann für die Homöopathie aufbereiten.
  Und woher bekommt man die vielen anderen, manchmal handelsunüblichen Pflanzen? Zum einen kann man sie natürlich, solange sie nicht zu den bedrohten Arten gehören, sorgfältig ausgraben und im Garten weiterhegen. Manche Pflanzen erhält man aber auch im nachbarschaftlichen Verhältnis geschenkt – vielfach weiß der Nachbar gar nicht, welch homöopathischen Schatz als Pflanze er spendet –, oder man geht auf die Suche in Gärtnereien (siehe Seite 269).
  Es gibt allerdings eine neuere Vorschrift der EU. Seit dem 1. Mai 2011[35] ist der Tausch von Saatgut unter Hobbygärtnern untersagt. Hier sollte jeder Interessierte selbst entscheiden, ob er autark bleiben bzw. werden will oder ob er die Macht der Konzerne weiter stärken möchte.

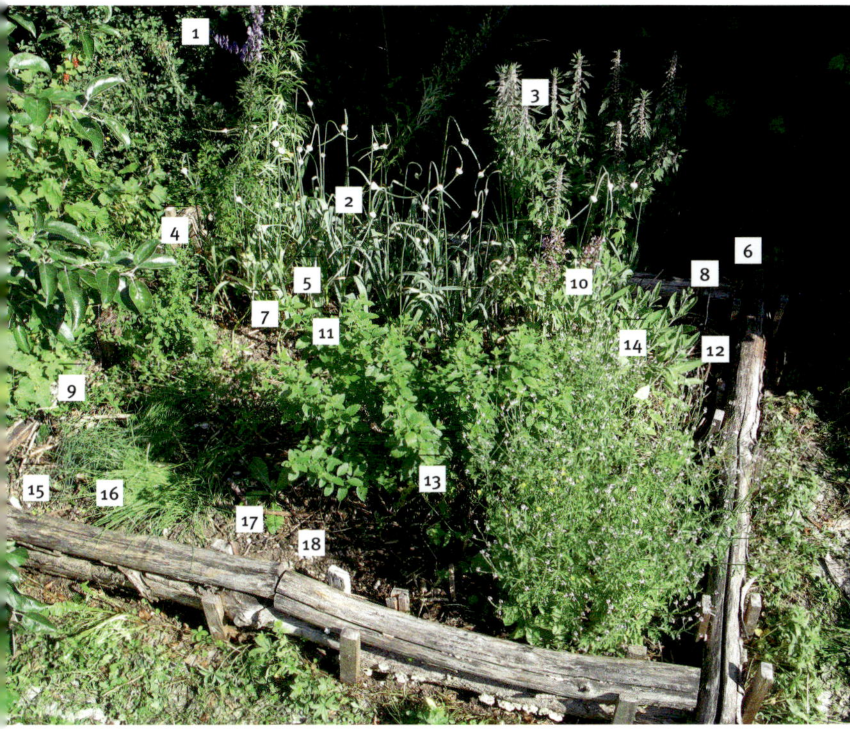

Eine Vielzahl von Pflanzen gedeiht schon auf einem Platz von etwa sechs Quadratmetern.

1 Eisenhut
2 Knoblauch
3 Herzgespann
4 Majoran
5 Arnika
6 Stiefmütterchen
7 Mönchspfeffer
8 Rainfarn
9 Schnittlauch
10 Melisse
11 Digitalis
12 Mädesüß
13 Kapuzinerkresse
14 Salbei
15 Walderdbeere
16 Fingerkraut
17 Löwenzahn
18 Eisenkraut

- Alle Pflanzen sollten mindestens ein Jahr, noch besser wären zwei Jahre, Zeit haben, sich zu akklimatisieren. Dies besonders aus dem Grund, damit die Pflanze eventuelle chemische Düngerreste der Gärtnerei abbauen und ausscheiden kann. Geduld und das Nichteingreifen pflegen und hegen die Pflanzen mehr als jedes geschäftige Unkrautzupfen drum herum. Die Vorbereitung für eine Sammlung im eigenen Garten kann Jahre dauern. Manche Pflanzen verschwinden an der zuerst gesetzten Stelle und tauchen entweder an einer anderen Stelle wieder auf oder beginnen erst nach Jahren der Unscheinbarkeit mit prächtigem Wachstum. Nicht jeder Standort im Garten lässt also die Pflanzen gedeihen, und erst wenn man sicher ist, dass die Pflanze gern im Garten wächst, sich gut verwurzelt sowie vermehrt und auch kräftig ins Kraut schießt, kann die Ernte erwogen werden.
  Auch merkt man erst nach einem oder zwei Jahren, ob der Boden oder die Nachbarschaftskräuter für die Pflanze überhaupt geeignet sind. Manche Pflanzen wie die Haselwurz oder der Schachtelhalm wollen überhaupt nicht anwachsen, das Veilchen gedeiht am prächtigsten gemeinsam mit Roggen, die Belladonna wird vorzüglich mit Geißklee, oder der Augentrost wiederum ist ein Halbschmarotzer, der sehr wählerisch beim Einvernehmen mit der umgebenden Pflanzenvielfalt ist.
  Auch scheinen Alkaloidpflanzen das Wachstum anderer Pflanzen zu hemmen. Eine wahllose Vermischung im Garten sollte also vermieden werden; denn Conium etwa vermindert das Wachstum von Weizen oder der Gartenwolfsmilch den Ertrag von Weinreben.

Auf keinen Fall dürfen Heilpflanzen chemisch gedüngt werden. Die Vielfalt eines naturbelassenen Kräutergartens benötigt keinen Dünger. Besonders die sogenannten Unkräuter wie Spitzwegerich, Löwenzahn, Wegwarte sollten eher auf kargem Boden wachsen dürfen.

- Das Setzen, Ausgraben, Ernten und Verarbeiten der Pflanzen unterliegt, wie alles hier auf diesem Planeten, dem Einfluss der Gestirne. Aber über die Wahl des richtigen Zeitpunkts (am Tag oder in der Nacht, im Herbst oder im Frühjahr), die zugehörigen Pflanzenanteile und Planetenstände mit passenden Konjunktionen gibt es viele unterschiedliche Auffassungen. Paracelsus[36], Steiner[37] oder Maria Thun[38], sie alle weichen in diesen Fragen voneinander ab. Welche Wahrheit hier die besten Früchte und Pflanzen heranwachsen lässt, lehrt wohl die Erfahrung im eigenen Garten. Im Anhang habe ich im Erntekalender (siehe Seite 259) die traditionellen Sammelzeitpunkte und die zu sammelnden Pflanzenteile tabellarisch zusammengefasst. Spezielle Sammelzeitpunkte stehen gesondert bei den jeweiligen Pflanzen (ab Seite 57).

»Ihr sollet wissen, daß jeder Stern im Himmel nichts anderes ist als ein geistig gewachsenes Kraut. Jeder Stern kann mit einem Kraut auf unserer Erde verglichen werden, und die Sterne stehen wie ein Chaos. Dies ist so zu verstehen, wie wenn ein Arzt und Destillator den Spiritus aus Wermut destilliert. Die Blätter, Wurzeln und alles, was greifbar und materiell ist, werden durch die Kunst der Scheidung davon geschieden, doch der Spiritus behält nichtsdestoweniger die Form und das Bild des Krautes, aber nur geistig, so daß sich die Blätter, Äste, Zweige und Wurzeln von Wermut geistig zeigen.« [39]

Welche Herstellungsmethode?

Theophrastus von Hohenheim, auch Paracelsus genannt, begründete zwar nicht die spagyrische Heilmittelherstellung, er fasste aber am schlüssigsten und tiefgründigsten die Erkenntnisse der Natur des Hermes Trismegistos aus seinen umfassenden praktisch-alchemistischen Erkenntnissen in seinen Büchern zusammen. Paracelsus schreibt, dass Heilung nur durch solche alchemistisch hergestellten Arzneimittel geschehen kann, die in einem religiösen, philosophischen und astrologischen Verständnis über die Zusammenhänge der Welt begründet sind. Er formulierte als einer der Konsequentesten die Grundgedanken der Spagyrik mit der Trennung und Reinigung der gewachsenen Dinge in ihre Prinzipien Sal, Sulphur und Merkur hin zur Wiedervereinigung zur Medizin.

Paracelsus legte den Grundstein für die Anwendung, der von allen »zeitlichen Schlacken« befreiten Gestalt als »winziges Fünklein« zum Arcanum. In seinen Schriften wiederholte er den jahrhundertealten Grundsatz des »Similia similibus curantur«: »In keiner Weise wird eine Krankheit durch entgegengesetzte Mittel geheilt, sondern nur durch ihr ähnliche.«[40] Heute hingegen richtet sich die Therapie eher an der juristischen Absicherung aus.

Die vereinfachte Form der Arzneimittelherstellung, die aus der Alchemie entstand, ist die Homöopathie. Sie steht wie gesagt ganz im Zeichen der damals beginnenden Industrialisierung. Zweckdienlichkeit, niedrige Kosten, geringer Zeitaufwand, phänomenistische Symptomenschau und der bloße Einblick in den Gemütszustand des Kranken verdrängen den geistigen und religiösen Zugang zum Urgrund einer jeden Krankheit. Aber unabhängig vom intellektuell vereinfachten Umgang mit Arznei und Patient bleibt das heilende Prinzip im homöopathischen Mittel erhalten: Der Grundgedanke durch Paracelsus kommt aus dem Schöpferischen, die Herstellung und Anwendung von Hahnemann ist phänomenistische Berechnung, aber die Wirkung wiederum geschieht durch die Gestalt aus der Schöpfung, und nur diese gibt einen Anstoß zur Heilung.

Wasser- oder Alkoholtinkturen?

Das wirkungsvollste Medium für Heilkräfte ist das Quell- oder Regenwasser. Manche Alchemisten verwendeten sogar nur Tauwasser für bestimmte Heilmittel. Wasser hat ein Erinnerungsvermögen und ist in der Lage, Frequenzmuster bzw. Wellenlängen zu übermitteln. Es ist bei 37 °C in seinem Richtungsverhalten am labilsten und kann in diesem Zustand das Prinzip der Pflanzengestalt am leichtesten aufnehmen sowie weitergeben. Auf Wasserbasis hergestellte homöopathische Mittel sind besonders für Kinder und Alkoholkranke geeignet und sollten bei akuten Krankheitszuständen immer am Körper getragen werden. Zum einen wegen der dem Organismus angepassten Temperatur, und zum anderen wird der Kranke dem Mittel angenähert, er kann sich an das Heile zurückbesinnen. Der Körper und besonders die Psyche fangen an, sich nach dem homöopathischen Mittel hin auszurichten. Durch ständige Berührung des Heilmittels und Wiederholung der Gabe über unterschiedlichste Kontaktstellen – also die Haut, den Geruch, den Geist, die Zunge oder den Verdauungstrakt – wird seine Wirkung immer eigendynamischer.

Die Firma Wala rhythmisiert die wässrige Tinktur bei unterschiedlichen Temperaturen. Diese Tätigkeit wird nur von bestimmten Personen und an bestimmten Tagen und in genau definierten Monatszyklen durchgeführt. Hierzu schreibt der Homöopath P. M. Pfeiffer: »Abgesehen vom Konservator Alkohol (einem Relikt überholbarer Vergangenheit) ist in der Homöopathie das Wasser wichtigster Informationsträger. Das Wasser – homöopathisch – vermittelt unmittelbar die Information der Substanz in den organischen Wasserhaushalt eines lebenden Wesens, wobei eine weitere extreme Verdünnung stattfindet. Die Informationsübertragung ist umso effizienter, je reiner das Wasser ist, umso besser sind Transparenz und Lichtfähigkeit, das ist die lebenstragende Komponente, besonders in Organismen.«[41]

Dr. Hartmut Rembges lässt beiden Varianten ihren Platz: »Gegen die Annahme einer abträglichen Wirkung des Alkohols, etwa bei der Herstellung pflanzlicher Heilmittel, spricht nicht nur das Fehlen entsprechender stichhaltiger Untersuchungen, sondern auch die mit solchen Präparaten gesammelte positive Erfahrung von Generationen. Zu Zeiten der Alchemie galt der Weingeist sogar für sich allein als Medikament, und wenn man seiner damaligen Wertschätzung in der Heilkunst, die auch in der Bezeichnung Aqua Vitae zum Ausdruck kam, einen Sinn zugesteht, so liegt die Annahme nahe, daß bei vorsichtiger Dosierung die Herausforderung von Überwindungskräften im Organismus den therapeutischen Wert ausmachte. Man kann sich fragen, ob dem Alkohol dann nicht auch heute noch in diesem Sinne eine über die Hilfsfunktion hinausgehende Bedeutung zukommt. So betrachtet, muß es nicht nur an äußerlich-technischen Gründen liegen, wenn sich die Verwendung von Alkohol in vielen Dilutionen und anderen häufig verwendeten Flüssigarzneimitteln trotz aller Vorbehalte und Bemühungen um alternative Hilfsmittel und Verfahren bis heute nicht erübrigt hat. Abschließend läßt sich also sagen, daß Alkohol – genau genommen – weder im täglichen Leben völlig vermeidbar noch in wichtigen Bereichen auch der anthroposophisch orientierten Pharmazeutik entbehrlich ist. Bei Licht besehen, besteht aber kein zwingender Grund, sich damit nur widerwillig abzufinden, denn man kann die vielfältige Rolle des Alkohols in Natur und Medizin angesichts seiner altbekannten therapeutischen Potenz auch noch mit anderen Augen anschauen.«[42]

Clarke schreibt zur Frage nach dem passendsten Medium: »Einige behaupten, daß Essigsäure ein besseres Lösungsmittel für die natürlichen Alkaloide der Pflanzen sei als Alkohol.«[43] An anderer Stelle zitiert er den Homöopathen Burnett mit den Worten, dass das Mittel *Pyrogenium* direkt und ohne Glycerin angefertigt werden sollte.[44]

Es gibt also viele Meinungen und viele verschiedene Vorgehensweisen. Ich denke, Wasser ist das beste Medium, weil es mit einer Gedächtnisfähigkeit ausgestattet ist. Das Wasser ist der Vermittler von Sternenordnungen (Rudolf Hauschka), aber auf den Alkohol kann, der besseren Konservierfähigkeit wegen, nicht verzichtet werden. Auch ist es so, dass viele Wirkstoffe nur mithilfe des Alkohols aus der Pflanze gelöst werden können. Alkohol mumifiziert zwar, aber ein Lösungsvorgang ist da, wo sich Wasser befindet, also auch im Ethanol, nie ganz abgeschlossen. Die Tinkturen reifen trotzdem weiter.

Zu klären bleibt darüber hinaus, ob ein so hoher wie im Europäischen Arzneibuch vorgeschriebener Alkohol-Prozentsatz überhaupt notwendig ist. Ab etwa 20 Prozent Alkoholgehalt ist eine Keimentwicklung nahezu nicht mehr möglich. Ein Auszug mit 40- bis 50-prozentigem Alkohol genügt also für die meisten Substanzen. Paracelsus destillierte mit normalem Wein, und Hahnemann »stellte mit einfachem Branntwein und Brunnenwasser vermutlich bessere Arzneien her, als dies heute mit destilliertem Wasser und Ethanol nach Arzneibuch möglich ist«.[45]

Tinkturen

Abschließend möchte ich kurz drei Herstellungsvarianten für Tinkturen vorstellen. In der ersten beschreibt Paracelsus, wie er eine seiner Extraktionen vornahm, in der zweiten steht der aufwendige Vorgang, wie die Firma Zimpel heutzutage ihre spagyrischen Urtinkturen herstellt, und als Letztes folgt ein Auszug aus dem Europäischen Arzneibuch.

Wie Quinta Essentia aus den wachsenden Dingen extrahiert wird

»Wachsende Stoffe sind Dinge, die abfallen und wieder wachsen, wie Kräuter und ihresgleichen.

Nimm die wachsenden Dinge, wohl gestoßen und behalte sie in einem Standtner [siehe Glossar]. Setze sie für vier Wochen in Pferdemist und dann destilliere sie durch ein Bad. Die Quinta Essentia tritt per Alembicum über, und der Körper bleibt am Boden. Wenn mehr Quinta Essentia am Boden bleiben sollte, lasse es noch mehr faulen und behandle es wie früher. Dann nimm das Wasser, das destilliert ist, und setze es wieder zu dem wachsenden Dinge. Lasse es per Pelicanum sechs Tage digerieren, so entsteht eine dicke Farbe. Diese scheide durch ein Bad, so geht der Körper über, während die Quinta Essentia am Boden bleibt. Diese scheide durch den retortischen Presser von den Schlacken und lasse Quintam Essentiam vier Tage digerieren. Dann sind der Geruch, der Geschmack, der Saft und die Kraft vollkommen, und eine dicke Substanz ist da.«[46]

Spagyrik nach Zimpel

»Spagyrik leitet sich vom griechischen *span* (= trennen, scheiden) und *ageirein* (= zusammenfügen, vereinigen) ab. Diese Trennung und Wiedervereinigung läuft während des spagyrischen Herstellungsprozesses ab. Die Herstellung der spagyrischen Urtinkturen nach [Dr. Carl-Friedrich] Zimpel [1801–1879] umfaßt die drei Schritte Gärung, Destillation und Veraschung. Frische Pflanzen, bei regional nicht verfügbaren Pflanzen auch die getrockneten Pflanzenteile, werden zerkleinert, angefeuchtet und vergoren. Die vergorene Masse, die bereits den spezifischen Duft der Essenz erkennen läßt, wird einer schonenden Wasserdampfdestillation unterworfen. Der verbleibende Rückstand wird getrocknet, verascht und die Asche in dem Destillat, soweit möglich, gelöst. Die in der Pflanze enthaltenen Mineralsalze werden dadurch Bestandteil der spagyrischen Urtinktur.

Spagyrische Urtinkturen enthalten wasserdampfflüchtige Pflanzeninhaltsstoffe und die löslichen Salze der Asche. Sie sind in der Regel farblos bis gelblich gefärbt und haben meist einen intensiven, aromatischen Geruch. Trotz der Toxizität von Ausgangspflanzen kann gewöhnlich bereits die Urtinktur zur Therapie eingesetzt werden, da die meisten giftigen Pflanzeninhaltsstoffe aufgrund ihrer chemischen Eigenschaften nicht ins Destillat übergehen. Durch das besondere Herstellungsverfahren wird bereits der Urtinktur ein energetisches Potential zugesprochen, so daß eine homöopathische Potenzierung nicht unbedingt erforderlich ist.«[47]

Tinkturen nach dem Europäischen Arzneibuch

»Tinkturen werden üblicherweise aus 1 Teil Droge und 10 Teilen Extraktionsflüssigkeit oder aus 1 Teil Droge und 5 Teilen Extraktionsflüssigkeit hergestellt. Tinkturen sind üblicherweise klar. Bei der Lagerung kann sich ein geringfügiger Niederschlag bilden, der zulässig ist, solange sich die Zusammensetzung nicht wesentlich verändert.«[48]

Abschließend sei nochmals bemerkt, dass in diesem Buch vorrangig die Herstellungsmethoden nach dem Homöopathischen Arzneibuch oder dem Europäischen Arzneibuch besprochen werden. Das wiederum versteht sich aber nur als »roter Faden«. Selbstverständlich können in die individuellen Herstellungsmethoden des Einzelnen auch spagyrische Aufbereitungen nach Paracelsus oder der Anthroposophie mit einfließen. Dem Privatmann steht es frei, die persönlichen Arzneimittel so herzustellen, wie sie ihm am wirksamsten erscheinen. Hier gibt es Entwicklungsmöglichkeiten und somit Heilungschancen, die noch nicht bürokratisch absorbiert werden konnten.

Es sei daran gedacht, dass bei der Herstellung der Urtinktur nicht nur die im HAB vorgeschriebenen, sondern speziell auf Krankheit und Therapie bezogene Pflanzenteile verwendet werden. Oder dass ein Auszugsprozess ja auch über ein ganzes Jahr stattfinden kann, also ein ganzer astrologischer Tierkreis durchlaufen wird. Bei der Firma Ceres reifen die abgepressten Urtinkturen sogar zwei bis drei Jahre. »Während dieser Reifung entwickeln die Tinkturen ihre volle Heilkraft.«[49]

»Soll eine Veränderung möglichst in die Tiefe gehen, so gebe man das Mittel in den kleinsten Dosen, aber unablässig auf weite Zeitstrecken hin!« [50]

Das Herstellen von Urtinkturen für homöopathische Mittel

Hahnemann beschreibt folgende Vorgehensweise bei der Erstellung seiner Urtinkturen: »Obwohl gleiche Theile Weingeist und frisch ausgepreßter Saft gewöhnlich das angemessenste Verhältnis bilden, um die Absetzung des Faser- und Eiweiß-Stoffes zu bewirken, so hat man doch für Pflanzen, welche viel zähen Schleim (zum Beispiel Beinwellwurzel, Freisam-Veilchen usw.) oder ein Übermaß an Eiweißstoff enthalten (zum Beispiel Hundsdill-Gleiß, Schwarz-Nachtschatten usw.), gemeiniglich ein doppeltes Verhältniß an Weingeist zu dieser Absicht nöthig. Die sehr saftlosen, wie Oleander, Buchs und Eibenbaum, Porst, Sadebaum usw., müssen zuerst für sich zu einer feuchten, feinen Masse gestoßen, dann aber mit einer doppelten Menge Weingeist zusammengeführt werden, damit sich mit letzterm der Saft vereinige, und so ausgezogen, durchpreßt werden könne; man kann letztere aber auch getrocknet, (wenn man gehörige Kraft beim Reiben in der Reibeschale verwendet) zur millionenfachen Pulver-Verreibung mit Milchzucker bringen, und dann nach Auflösung eines Grans davon, die fernern flüssigen Dynamisationen verfertigen (s. § 271).« [51]

Im Folgenden wird nun die einfachste Form der Herstellung homöopathischer Urtinkturen beschrieben. Wie gesagt – Quellwasser ist sicher der natürlichste Träger für die Bildekräfte der Pflanzen. Im Alltagsleben ist es aber nahezu unmöglich, unentwegt zu einer stillen, radiästhetisch rechtsdrehenden Quelle zu wandern. Außerdem werden inzwischen immer mehr der regionalen Quellen durch Vertreter diverser esoterischer Gruppierungen »besetzt« und von irgendwelchen Personen »besungen«. Auch Chemikalien oder Bakterien haben schon viele Quellen zum Umkippen gebracht. Nur die Firma Wala hat es bisher zustande gebracht, Wasser so zu rhythmisieren, dass es sogar über viele Jahre hinweg nicht umkippt und verjaucht. Somit ist das zweckmäßigste Medium für die eigene Mittelherstellung im privaten Rahmen der Ethanolalkohol.

»Ethanol wird inzwischen hauptsächlich durch Gärung aus Biomasse gewonnen, man kann es aber auch durch rein chemische Synthese aus Wasser und Ethen unter Zugabe von Schwefelsäure als Katalysator herstellen, auf welche Weise es lange Zeit im 20. Jahrhundert aus Erdöl hergestellt wurde.« [52] Wenn man es also genau nimmt, ist das handelsübliche Ethanol aus der Apotheke mit den Informationen einer unbekannten Biomasse besetzt. Und was da verwendet wird, kann informationsmäßig – chemisch, elektromagnetisch oder gentechnisch – hochgradig verseucht sein. Hierzu schreibt Peter Hochmeier: »Kein ernsthaft

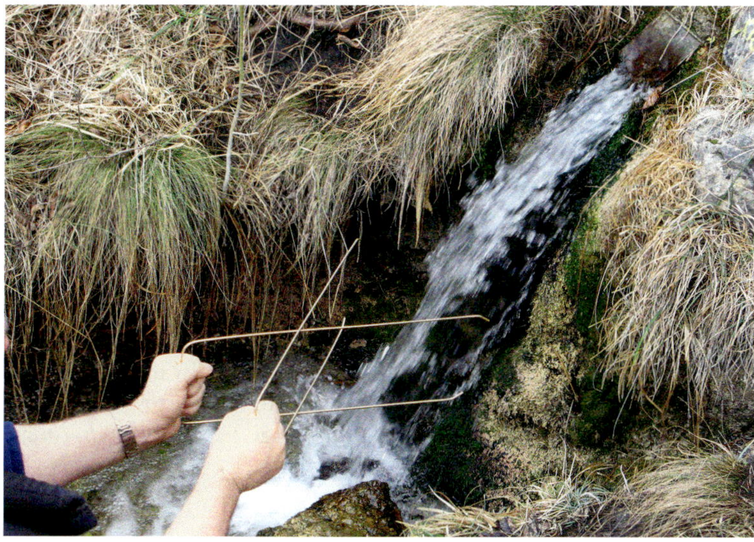

Radiästhetische Prüfung des Quellwassers.

arbeitender Spagyriker wird zur Herstellung von ›Heilmitteln‹ auf zweifelhafte Flüssigkeiten zurückgreifen, die bloß durch ein Etikett als ›Weingeist‹ ausgezeichnet werden, in Wahrheit aber nie mit echtem Wein in Berührung gekommen sind.«[53]

Industrie-Ethanol, ein hochprozentiger Wein aus dem Bio-Markt oder nur destilliertes Wasser – keine dieser Flüssigkeiten ist wirklich informationsfrei. Es gibt keinen absolut neutralen Informationsträger. Also ist es auch nicht schädlicher, wenn man zur Streckung bzw. zur ersten Konservierung Grappa oder einen regionalen Kartoffelschnaps verwendet. Biologisch hergestellte Ware sollte natürlich schon bevorzugt werden. Hildegard von Bingen (1098–1179) und Paracelsus verwendeten Branntwein, der aus Wein hergestellt wird, und auch heute verwendet Soluna für ihre Präparate nur den Weingeist, der aus Burgunderwein hochdestilliert wurde.

Die gesamte Verarbeitung sollte so einfach und natürlich wie möglich, also in Handarbeit ohne elektrische Geräte (Erhitzen, Zerkleinern, Pressen und so weiter), Kontakt mit Metall und Ähnlichem geschehen. Durch eine möglichst schonende Verarbeitung der Pflanze wird ihre Eiweißstruktur nicht denaturiert, und sie bleibt in ihrer wirksamen Gestalt erhalten. Das Wesen und die Eigenart der Pflanze, ihr *Astrum* – also ihr astrologisches Prinzip –, kann hierdurch im noch lebendigen Zustand in ein neutrales Medium überführt werden. Man scheidet den Geist der Pflanze von seiner Hülle.

Um Urtinkturen herzustellen, gibt es wie gesagt viele Vorgehensweisen. Man kann spagyrisch oder anthroposophisch, schamanisch oder magisch, nach Hahnemann oder Paracelsus vorgehen oder auch ganz einfach mit einem Kräuterbuch anfangen und auf eigene Art Tinkturen zubereiten. Wichtig ist, das heilende Prinzip der Pflanze nicht zu zerstören und stimmig zu potenzieren. Man kann sich ja bei der Erstellung der Mittel für den privaten Bereich einen eigenen Stil erarbeiten, der sollte auch beibehalten werden, braucht dabei aber weitere Entwicklungen und Erfahrungen nicht auszuschließen.

Sind also die Pflanzen sauber und alle Insekten entfernt, auch die welken und kranken Teile, dann geht es ans Zerkleinern. Auch hier ist wie immer darauf zu achten, dass die Pflanzen so selten wie möglich mit Metall in Kontakt kommen. Nun ist das in diesem Fall sehr schwierig. Eine andere Möglichkeit, als mit dem Wiegemesser oder einem Fleischwolf Pflanzen zu zerkleinern, scheint es nicht zu geben.

Wie aber kommt man zum Beispiel an den Saft von Belladonna? Sicherlich gibt es Keramikmesser, -reiben oder mechanische Steinmühlen, aber ob der Aufwand – finanziell oder hygienisch – hierfür durch das Ergebnis gerechtfertigt wird, ist eine individuelle Entscheidung. Und wer eine Steinmühle nach jedem Gebrauch komplett zerlegen und alle mit dem Saft oder den Pflanzenteilen in Berührung gekommenen Teile abkochen muss, weiß, wie aufwendig so etwas ist.

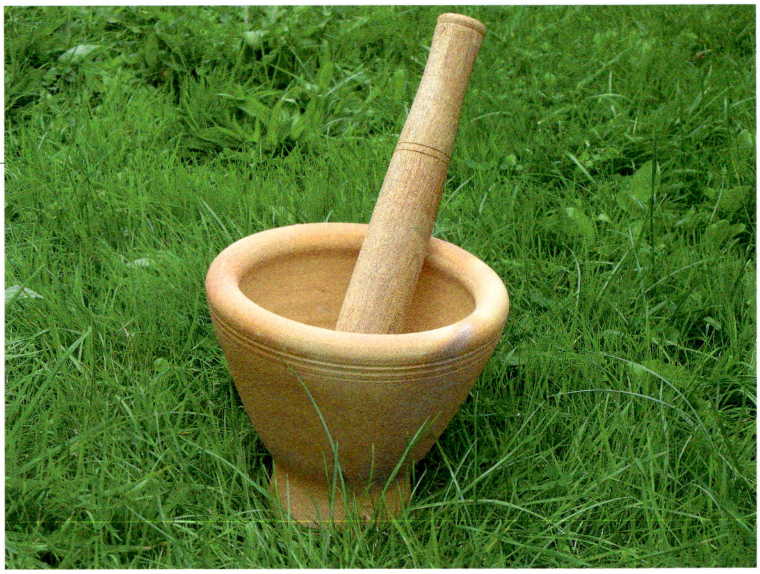

Zum Zerkleinern und Aufschließen des Pflanzenguts genügt bereits ein einfacher Tonmörser mit Holzpistill.

Als vorzügliche Alternative für die Aufschließung der Pflanzen eignet sich ein Tonmörser mit Holzpistill. Die Zellstrukturen werden aufgebrochen und nicht durch Metall zerstört. Der körperliche Aufwand ist zwar höher, aber je mehr natürliche Kraft für die Öffnung der Pflanzen aufgewendet wird, desto umfangreicher wird ihre eigentümliche Kraft frei.

Schon hier beginnt die unterscheidende feine Heilmittelherstellung. Man kann also die Pflanzen in einem Tonmörser aufschließen, tierische oder menschliche Produkte in einem Porzellanmörser, Kalke oder überhaupt alle Mineralien und Edelsteine in einem Granitmörser, und wenn man noch die Signatur der Planetenbeziehung subtil hervorholen möchte, dann verreibt man Brennnessel, Kardamom oder Senf – als Beispiel für das Prinzip Mars – in einem Eisenmörser. Nebenbei bitte ich trotzdem immer sorgfältig abzuwägen, ob es unbedingt notwendig ist, ein Tier zu töten. Man muss grundsätzlich die Tierschutzgesetze beachten und sollte zuvor immer abwägen, ob ein pflanzliches oder mineralisches Präparat nicht eine vergleichbare Hilfestellung leisten kann.

Die Wirkung eines Mittels richtet sich hauptsächlich danach, dass man fachmännisch so weit wie möglich korrekt und sauber arbeitet, gedanklich sollte man dabei aber nicht dogmatisch und verbissen sein. Sicherlich ist es wichtig, dass keine Insekten und dergleichen mitverarbeitet werden, dass die Hände und der Arbeitsplatz sauber sind, keine offenen ätherischen Öle bzw. chemischen Putzmittel mit im Raum stehen, und die verschiedenen Füllmengen und Verhältnisse müssen stimmen. Schlampigkeit ist nicht erlaubt, die gewählte Herstellungsmethode sollte man so gut wie möglich einhalten – das Ganze soll aber kein Erbsenzählwerk werden. Ein technisches Korsett für die Verarbeitung und Mittelgabe, das somit nur die Form regelt, aber dem Inhalt, dem Gestalthaften, nicht gerecht wird, erstickt das Lebendige – in den Tinkturen sowie in der Therapie.

Man darf sich immer fragen, wie viel Menschlichkeit und Güte in einem Heilmittel stecken: Will man ein Medikament strikt im Geiste des Europäischen Arzneibuchs herstellen oder Heilkunst betreiben? Das *Quantum satis* – »So viel als nötig« – gilt nicht nur für die Mengenangabe des zu verwendenden Stoffes, sondern ist auch bei der Geisteshaltung des Herstellers zu suchen, der den rechten Umgang mit den Dingen der Natur pflegt – der dies überhaupt als künstlerisch-initiatorisches Kriterium für ein Heilmittel voraussetzt. Nur die Mächtigkeit einer heilen Gestalt kann erkranktes Leben heilen – durch ihre zeugende Fähigkeit Leben orientieren. Die jeweiligen Gestalten der Pflanzen *wesen* in den Tinkturen weiter, und sie *wesen* in dem Maße und so kräftig weiter, wie man sie nicht durch wesenheitsabtötende Bearbeitungsrichtlinien vertreibt.

»Die Bereitung der Arznei soll also in der Weise erfolgen, dass die vier Corpora [siehe Glossar] von den Arcana genommen werden, und dann soll man wissen, welches Astrum in diesem Arcanum, welches das Astrum der betreffenden Krankheit ist und welches Astrum es in der Arznei wider die Krankheit gibt.«[54]

Eine Essentia wird frei durch *Läutern*, aber nicht durch brutales Sterilisieren der Ausgangssubstanz mittels Erhitzen auf 121 °C oder durch das selektive Herausbrechen von Einzelstoffen aus seinem Wirkstoffgefüge mit 90-prozentigem Ethanol. Je mehr man daran herumdoktert und raffiniertere technische Verfahren anwendet, die Pflanzenmoleküle gezielt auszusondern, um spezielle chemische Gruppen zu isolieren, desto amorpher wird dann die Urtinktur. Ihr fehlt die Quinta Essentia. Das Wichtigste in der Tinktur ist nicht die erreichte Höhe der gewünschten chemisch nachweisbaren Bestandteile, sondern dass das heilende religiöse Pflanzenprinzip in seiner Ganzheit so unverletzt wie möglich in die Erscheinungsform der Trägersubstanz Wasser, Zucker oder Alkohol, übergeht. Die Heilkraft in solcherart selbsthergestellten Tinkturen ist allen Industrieprodukten überlegen.

Das Ansetzen der Urtinkturen sollte bei frischen Pflanzen zügig geschehen, am besten noch während derselben Tageshälfte des Pflückens. Manche Pflanzen welken sehr schnell, somit verweht auch rasch der Pflanzengeist. Ziel ist es aber, das Prinzip der Pflanze, ihre Gestalt, in *lebendiger* Verfassung in ein Medium zu überführen. Entweder man mörsert sie sofort, oder man zerschneidet sie auf einem Teller, Holzbrett (Holzbretter sind unbedenklich, siehe hierzu auch die Erläuterung auf Seite 237), Keramikteller oder einer Glasplatte so klein wie möglich. Danach werden die kleinen Pflanzenstücke im Mörser nochmals bearbeitet und zu Brei gequetscht. Hierdurch wird die Zellmembran geöffnet, die Pflanze wird sozusagen *aufgeschlossen,* und der Übertritt des Pflanzenprinzips hinein in die Lösung durch Vergrößerung der Pflanzenoberfläche, der Grenzstrecke zwischen Pflanze und Medium, wird erleichtert.

Nun füllt man den Pflanzenbrei locker in ein sauberes Konservierungsglas. Die zerkleinerten Pflanzenteile werden mit einem Glasstab noch etwas nachgestopft, um eventuelle Luftbläschen aufzutreiben. Hier ist es dann sinnvoll, mit durchsichtigen Gläsern zu arbeiten. Während der Auszugszeit können die Tinkturen beobachtet und der Farbton betrachtet werden. Ich empfehle die handelsüblichen Einweckgläser. Sie sind in verschiedenen Größen erhältlich und gut zu reinigen. Selbstverständlich können auch ausrangierte Marmeladen- oder Gurkengläser benutzt werden. In diesem Fall ist es empfehlenswert, zwischen Deckel und Füllgut eine kleine zurechtgeschnittene Plastikfolie zu legen. Die einmal gebrauchten Deckel dieser Gläser werden nämlich nie wieder richtig sauber.

Nach der Abfiltrierung wird die fertige Urtinktur in Braungläsern an einem dunklen, kühlen Ort verwahrt. Frische Pflanzenteile füllen das Glas fast vollständig, getrocknete nur etwa zu drei Vierteln. (Achtung bei getrockneten Pflanzenteilen: Viele Wirkstoffe zerfallen beim Trocknungsvorgang oder erhalten sich nur bei schonendster Trocknung, zum Beispiel die ätherischen Öle im Rosmarin, die Bitterstoffe des Wegerichs oder das Saponin in der Vogelmiere. Solche Pflanzen werden auf keinen Fall getrocknet, sondern gleich als Urtinktur angesetzt.)

Der Rest des Glases wird mit Ethanol unbedingt bis zum Glasrand aufgefüllt. Wenn man sich vorgenommen hat, Urtinkturen nur für homöopathische Mittel zu erstellen, dann reichen kleine Mengen. Wer Tinkturen, Salben und so weiter herstellen möchte, wird selbstverständlich größere Mengen ansetzen. 50- bis 100-ml-Gäser genügen als Grundlage für die Homöopathie vollauf. Nach dem Abfiltern ergibt das dann zwischen 30 und 80 ml Urtinktur. Diese ist ausreichend für die nächsten fünfzig Jahre. Die Gläser werden mit dem Pflanzennamen, den verwendeten Pflanzenteilen, dem Fundort, dem Datum und dem Ethanolgehalt beschriftet. Auch sollte eine eventuelle Giftigkeit vermerkt sein und ob die Ernte vor, während oder nach der Blüte erfolgte. Die Gläser bleiben nun mindestens 4 bis 6 Wochen – einen philosophischen Monat also, lieber länger – in einem trockenen, dunklen und nicht zu kühlen Raum stehen. Zwischendurch wird immer wieder einmal das Glas geschüttelt und umgedreht hingestellt.

Die Vorgehensweise ist vor allem für die Pflanzenauswahl in diesem Buch geeignet. Daneben gibt es andere Pflanzen oder Substanzen, die ausgeglüht (Rotbuche), destilliert (Buchenholz) oder wie die Austernschale gleich mit Milchzucker verrieben werden (siehe Seite 231).

Eine eindeutige Beschriftung der Gläser schützt vor Verwechslungen.

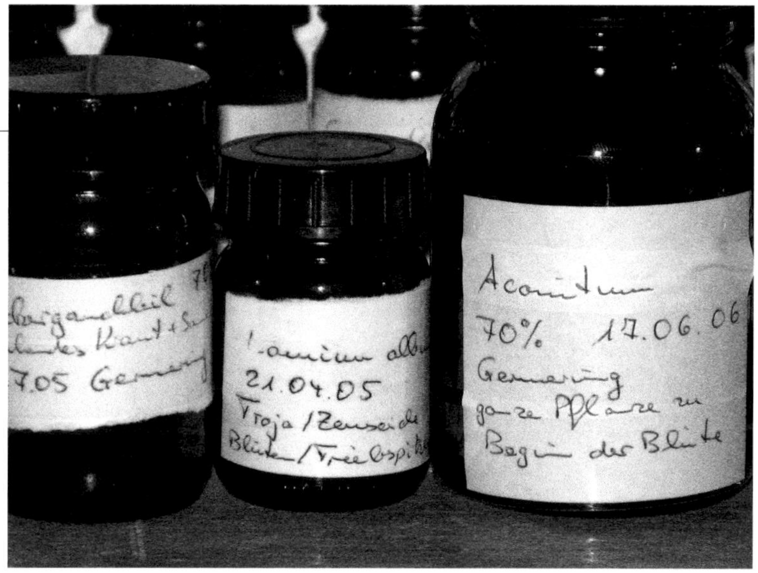

Max Amann hat über die Höhe des zu verwendenden Ethanolgehalts anhand seiner vierzigjährigen Erfahrung mit der Tinkturenherstellung eine Tabelle über die »Löslichkeit von Wirkstoffen in Ethanol« zusammengestellt, die er in seinen Seminaren vermittelt.[55] Darin wird anschaulich, welche Wirkstoffe hauptsächlich wasserlöslich sind und welche eher durch Ethanol herausgelöst werden. (Eine detaillierte Übersicht der biochemischen Wirkstoffe der Pflanzen befindet sich auf Seite 263ff.)

Löslichkeit von Wirkstoffen in Ethanol

wasserlöslich — **alkohollöslich**

0% — 96%

Schleime/Zucker: 0–30 %
Rosenblüten: 25 %
Saponine/Salicylsäure: 0–40 %
Glykoside: 0–45 %
Bitterstoffe/Alkaloide: 0–50 %
Scharfstoffe/Cumarine: 35–50 %
Flavonoide: 40–55 %
Gerbstoffe: 40–60 %
Ätherische Öle: 50–70 %
Harze: 96 %

Bei der Extraktion ist es wichtig, dass sowohl wasser- als auch alkohollösliche Stoffe ausgezogen werden. Ein hoher Ethanolgehalt lässt aber hauptsächlich nur die ätherischen Öle und ein niedriger Ethanolgehalt vor allem die wasserlöslichen Verbindungen wie Schleime oder Saponine in Lösung gehen. Hier scheint ein Kompromiss manchmal schwierig zu sein.

Es können also von einer Pflanze parallel mehrere Tinkturen mit unterschiedlichem Ethanolgehalt angesetzt werden. Somit befinden sich in der einen Tinktur eher die ätherischen Öle und in der anderen überwiegend die Saponine aus der gleichen Pflanze. Beide Fraktionen schüttet man zusammen und verarbeitet sie gemeinsam weiter (Formel siehe Seite 227). Beim teuren Ginseng empfiehlt es sich, im Anschluss an die erste Mazeration noch einen zweiten oder sogar dritten Auszug zur gründlicheren Erschöpfung des Ausgangsmaterials vorzunehmen.

Auch ist es manchmal überlegenswert, von einer Pflanze die Wurzel im Frühjahr und von einer anderen Pflanze der gleichen Art die Wurzel im Herbst zu sammeln. Die Wurzel vom Löwenzahn zum Beispiel (Ähnliches gilt auch für den Beinwell) enthält im Frühjahr mehr Taraxerin (das hat eher einen Bezug zur Leber), und im Herbst ist der Inulingehalt höher (Inulin pflegt die Milz). Nach der Auszugszeit werden auch hier beide Wurzelextrakte zu einer Tinktur vereinigt.

Alkohol

Welcher Alkohol wird verwendet? Für allgemeine Pflanzentinkturen kann man sich an das Deutsche oder das Europäische Arzneibuch halten und mischt in den meisten Fällen pauschal 5 oder 10 Teile Ethanol mit dem dort angegeben Prozentsatz und 1 Teil frische Pflanze im Verhältnis 1 : 5 oder 1 : 10, je nach Giftigkeit der Pflanze. Paracelsus arbeitete alchemistisch und verwendete wahrscheinlich hauptsächlich 40- bis 50-prozentigen Weingeist. In Heilpflanzenbüchern wie denen des Apothekers Pahlow,[56] Maria Trebens,[57] Andrew Chevalliers[58] oder anderer steht, dass für Tinkturen pauschal 70- bzw. 25- bis 30-prozentiger Alkohol verwendet wird.

Für die Zubereitung der Urtinkturen in diesem Buch habe ich mich an den »roten Faden« des Europäischen Arzneibuchs, 7. Ausgabe, 2. Nachtrag gehalten. Dort gibt es spezielle Herstellungsvorschriften für Urtinkturen, Salben und Tabletten. Die gebräuchlichsten für die hier verwendeten Pflanzen sind in den Einzeldarstellungen (ab Seite 57) aufgeführt und im Anhang (siehe Seite 251) noch einmal zusammengestellt.

Um im richtigen Moment den Alkohol mit dem benötigten Prozentgehalt auch parat zu haben, ist es sinnvoll, schon vor der Pflanzensammlung 3 oder 4 verschiedene Alkohol-Wasser-Mischungen vorzubereiten.

Der Ethanolalkohol, den man in der Apotheke erhält, wird immer mit (v/v), also in Volumenprozent angegeben. Um verschiedene Ethanolstufen durch Mischen des gekauften Ethanols mit destilliertem Wasser herzustellen, wird das Volumenprozent (v/v) in Masseprozent (m/m) umgerechnet. Ethanol und Wasser haben dann die gleiche Maßeinheit. Die entsprechenden Prozente sind in der Ethanoltabelle aufgelistet.

Auszug aus der Ethanoltabelle des Deutschen Arzneibuchs

Ethanol 96 % (v/v)	=	93,0 % (m/m) – für ätherische Öle
Ethanol 94,7 % (v/v)	=	92,0 % (m/m)
Ethanol 90 % (v/v)	=	85,6 % (m/m) – für organische Substanzen, harte Samen und Harze
Ethanol 80 % (v/v)	=	73,4 % (m/m)
Ethanol 77 % (v/v)	=	70,0 % (m/m)
Ethanol 70 % (v/v)	=	62,4 % (m/m) – für härtere Blätter, Rinden oder Wurzeln
Ethanol 67,8 % (v/v)	=	60,0 % (m/m)
Ethanol 52,8 % (v/v)	=	45,0 % (m/m)
Ethanol 50,6 % (v/v)	=	43,0 % (m/m) – ist die gebräuchlichste Dilutionsgrundlage
Ethanol 36,3 % (v/v)	=	30,1 % (m/m) – für Blüten und weiche Blätter
Ethanol 30,5 % (v/v)	=	25,0 % (m/m) – ist die gebräuchlichste Reihenpotenzierungsgrundlage
Ethanol 18,6 % (v/v)	=	15,0 % (m/m)

Die Bereitstellung dieser Alkoholgemische wird pauschal nach der folgend beschriebenen Kreuzregel vorgenommen. Als Grundlage kann 70- oder 90-prozentiges Ethanol (v/v) aus der Apotheke und zum Verdünnen destilliertes Wasser verwendet werden. Als Alternative bietet sich auch die Möglichkeit der eigenen Alkohol- und Wasserdestillation an.

Für den gewünschten Alkohol kann ein guter ökologischer Rotwein hochdestilliert werden oder auch ein Grappa aus dem Handel. Dieser wird entweder pur verwendet oder zuerst gereinigt. Das heißt, das »schlechte« destillierte Wasser wird mit einer Destillation vom puren Alkohol wegdestilliert. Man hat dann in etwa 73-prozentigen Alkohol aus dem Grappa. Diesen kann man dann wieder mit »gutem« selbst hergestelltem destilliertem Wasser vermengen, um den gewünschten Ethanolgehalt für die weitere Verwendung zu erhalten.

Um destilliertes Wasser herzustellen, wird Regenwasser gesammelt, das an sich schon nahezu mineralfrei ist, und noch einmal destilliert. Auch hier gilt, dass – wegen der Luftverschmutzung – nicht das Regenwasser der ersten Stunde zu verwenden ist, sondern erst danach in Keramik- oder Glasbehältern aufgefangen wird.

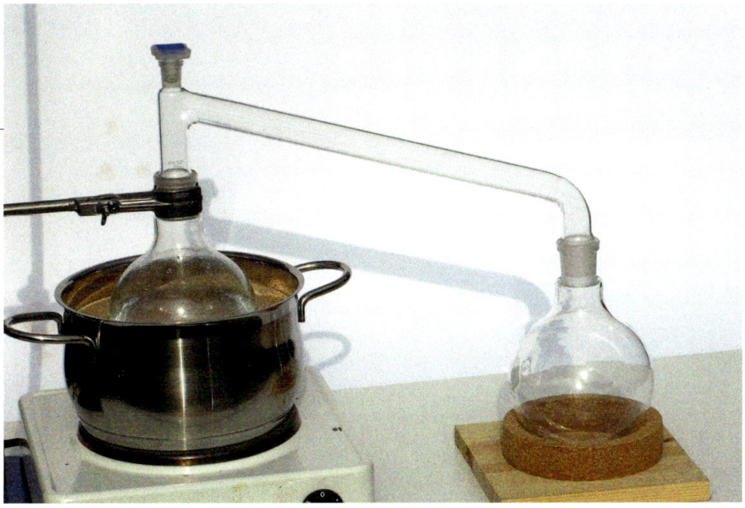

Das Destillieren des Quellwassers erhöht die Qualität.

Kreuzregel

Herstellung von 30-prozentigem (m/m) Ethanol für Blüten und weiche Blätter
Wie viele Teile destilliertes Wasser gebe ich zu wie vielen Teilen 70-prozentigem (v/v) Ethanol (= 62 Prozent [m/m]) hinzu, um 30-prozentiges (m/m) Ethanol zu erhalten?

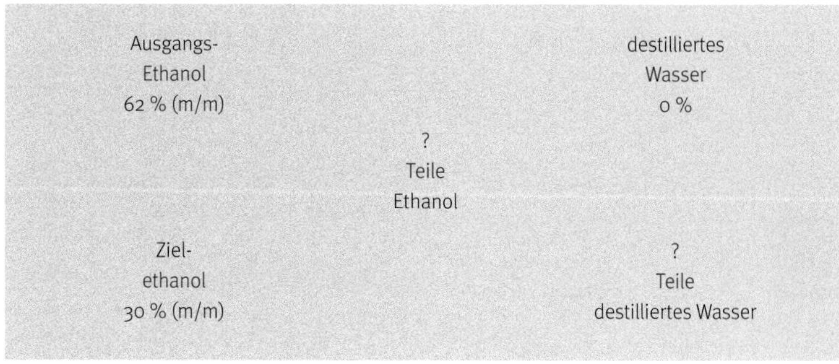

Ergebnis:

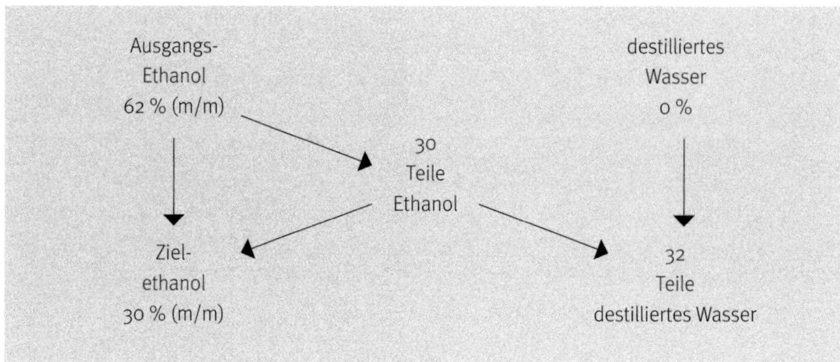

Wenn ich 30 Teile eines 62-prozentigen Ethanols (m/m) mit 32 Teilen destilliertem Wasser mische, erhalte ich 62 Teile eines 30-prozentigen Ethanols (m/m). Oder in ml ausgedrückt: Wenn ich 30 ml des 70-prozentigen (v/v) Ethanols (= 62 Prozent [m/m]) mit 32 ml destilliertem Wasser mische, erhalte ich insgesamt 62 ml des 50,6-prozentigen (v/v) Ethanols (= 43 Prozent [m/m]).

Herstellung von 62-prozentigem (m/m) Ethanol für härtere Blätter, Rinden oder Wurzeln

Wie viele Teile destilliertes Wasser gebe ich zu wie vielen Teilen 90-prozentigem (v/v) Ethanol (= 86 Prozent [m/m]) hinzu, um 62-prozentiges (m/m) Ethanol zu erhalten?

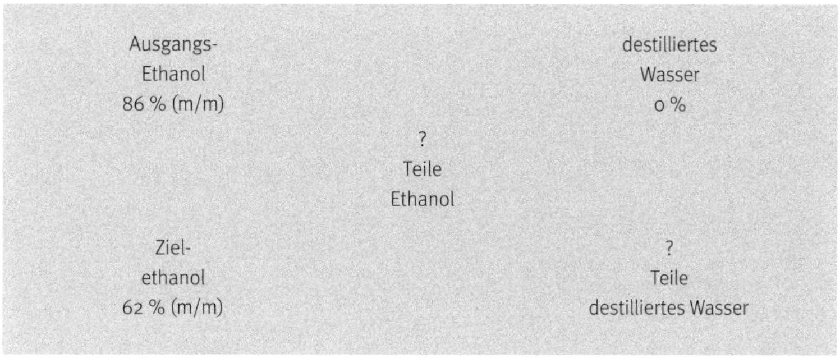

Ergebnis:

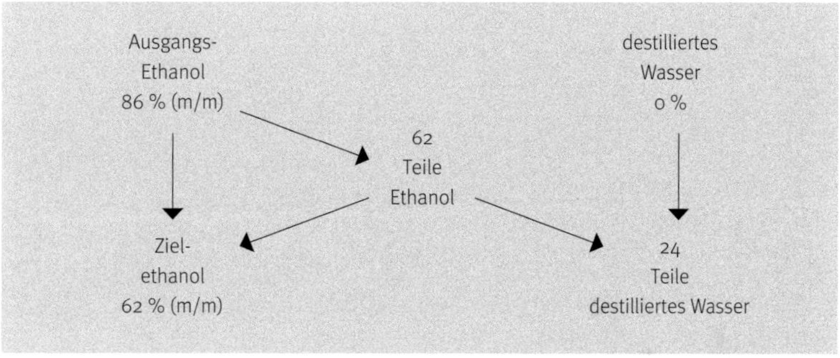

Wenn ich 62 Teile eines 86-prozentigen Ethanols (m/m) mit 24 Teilen destilliertem Wasser mische, erhalte ich 86 Teile eines 62-prozentigen Ethanols (m/m). Oder in ml ausgedrückt: Wenn ich 62 ml des 90-prozentigen (v/v) Ethanols (= 86 Prozent [m/m]) mit 24 ml destilliertem Wasser mische, erhalte ich insgesamt 86 ml des 70-prozentigen (v/v) Ethanols (= 62 Prozent [m/m]).

90-prozentiges (v/v) Ethanol

Das 90-prozentige (v/v) Ethanol entspricht 86 Prozent (m/m) und ist so verwendbar, wie es gekauft wird. Mit ihm als Grundlage können niedrigere Ethanolstufen angemischt werden. Man benötigt es recht selten. Es kann selbstverständlich jederzeit als Ausgangsethanol ein anderer Prozentgehalt verwendet werden. Man muss nur die gewünschten Werte an die richtige Stelle in die Kreuzregel einsetzen.

Umrechnungstabelle

Zielethanol m/m[59]	Ausgangsethanol															
	90	85,5	80	77	70	60	57,9	50,6	50	48,3	47,4	40	36,2	30,4	30	v/v
	86	80	73	70	62	52,1	50	43	42,4	40,8	40	33,3	30	25	24,6	m/m
80	6															80
73	13	7														73
70	16	10	3													70
62	24	18	11	8												62
52,1	33,9	27,9	20,9	17,9	9,9											52,1
50	36	30	23	20	12	2,1										50
43	43	37	30	27	19	9,1	7									43
42,4	43,6	37,6	30,6	27,6	19,6	9,7	7,6	0,6								42,4
40,8	45,2	39,2	32,2	29,2	21,2	11,3	9,2	2,2	1,6							40,8
40	46	40	33	30	22	12,1	10	3	2,4	0,8						40
33,3	52,7	46,7	39,7	36,7	28,7	18,8	16,7	9,7	9,1	7,5	6,7					33,3
30	56	50	43	40	32	22,1	20	13	12,4	10,8	10	3,3				30
25	61	55	48	45	37	27,1	25	18	17,4	15,8	15	8,3	5			25
24,6	61,4	55,4	48,4	45,4	37,4	27,5	25,4	18,4	17,8	16,2	15,4	8,7	5,4	0,4		24,6
	Wasserteile															

Teile des Ausgangsethanols

Beispiel: Gesucht ist ein Zielethanol von 43 Prozent (m/m) aus einem Ausgangsethanol von 62 Prozent (m/m).

Zielethanol m/m	Ausgangsethanol															
	90	85,5	80	77	70	60	57,9	50,6	50	48,3	47,4	40	36,2	30,4	30	v/v
	86	80	73	70	62	52,1	50	43	42,4	40,8	40	33,3	30	25	24,6	m/m
80	6															80
73	13	7														73
70	16	10	3													70
62	24	18	11	8												62
52,1	33,9	27,9	20,9	17,9	9,9											52,1
50	36	30	23	20	12	2,1										50
43	43	37	30	27	19	9,1	7									43
42,4	43,6	37,6	30,6	27,6	19,6	9,7	7,6	0,6								42,4
40,8	45,2	39,2	32,2	29,2	21,2	11,3	9,2	2,2	1,6							40,8
40	46	40	33	30	22	12,1	10	3	2,4	0,8						40
33,3	52,7	46,7	39,7	36,7	28,7	18,8	16,7	9,7	9,1	7,5	6,7					33,3
30	56	50	43	40	32	22,1	20	13	12,4	10,8	10	3,3				30
25	61	55	48	45	37	27,1	25	18	17,4	15,8	15	8,3	5			25
24,6	61,4	55,4	48,4	45,4	37,4	27,5	25,4	18,4	17,8	16,2	15,4	8,7	5,4	0,4		24,6
	Wasserteile															

Ergebnis: 43 Teile eines 62-prozentigen (m/m) Ethanols, vermischt mit 19 Teilen destillierten Wassers, ergeben 62 Teile eines 43-prozentigen (m/m) Ethanols.

»Was ist Höheres an einem Arzt als das Wissen um die Übereinstimmung der Astra? Denn da liegt der Grund aller Krankheiten.«[60]

Eine Auswahl wichtiger Heilpflanzen

Der Einfachheit halber habe ich bei dem folgenden kleinen Spektrum wichtiger Pflanzen »für den Hausgebrauch« darauf geachtet, dass die meisten in etwa auf die gleiche Art wie im Europäischen Arzneibuch (Ph. Eur.) beschrieben verarbeitet werden. Weiterführende Literatur ist aber trotzdem zu empfehlen. Wahrscheinlich werden Sie dort je nach aktuellem Stand oder ideologischer Orientierung andere Empfehlungen finden. Mit geht es hier jedoch in der Hauptsache um ein schlüssiges Verständnis für die Herstellung homöopathischer Mittel nach pragmatischen Gesichtspunkten.

Auch halte ich es für wichtig, Paracelsus zu folgen. Der empfiehlt erwartungsgemäß zuerst einmal, einheimische Pflanzen und nicht sofort exotische zu verwenden, obwohl er Letzteres nicht ausdrücklich ablehnt, ganz im Gegenteil. Wer seinen Mittelschatz erweitern möchte, sollte auf keinen Fall auf Pflanzen und mineralische Substanzen aus anderen Gegenden verzichten.

Wollen Sie homöopathische Mittel exakt nach dem Ph. Eur. herstellen, besorgen Sie sich am besten die dazugehörigen Handbücher (siehe Seite 277). Für diejenigen, die homöopathische Mittel nur für den privaten Gebrauch herstellen, ist das Homöopathische oder Europäische Arzneibuch allerdings nicht ausschlaggebend. Jeder kann sich die Urtinkturen und Potenzen nach seiner Erfahrung und Intuition zusammenstellen, solange er nicht gegen die gültige Rechtsprechung verstößt. Das HAB und das Ph. Eur. richten sich hauptsächlich nach der reproduzierbaren Norm sowie einer sogenannten höchstmöglichen Sicherheit.

Manchmal kommt es vor, dass die verschiedenen Hersteller homöopathischer Mittel nicht die gleichen Pflanzenteile verwenden. Hahnemann nahm andere als Paracelsus, Wala und Weleda verarbeiten von einer Pflanze unterschiedliche Teile für die Urtinktur sowie für verschiedene Heilverfahren, und das Ph. Eur. schreibt bei der Herstellung der Urtinkturen andere Mischungsverhältnisse vor bzw. verwendet oftmals ganz andere Pflanzenteile als Hahnemann (zum Beispiel bei *Belladonna*). Auch die deutschen und englischen Zubereitungen weichen voneinander ab. Es ist ebenso zu berücksichtigen, dass die ersten homöopathischen Arzneimittelbilder sehr oft durch Erfahrungen mit Tinkturen entstanden sind, die aus getrockneten Pflanzenteilen hergestellt wurden. Es ist also nicht immer sinnvoll, homöopathische Mittel ausschließlich aus Frischpflanzen herzustellen, zumal sich manche Wirkstoffe erst nach der Trocknung der Pflanze entwickeln. Manchmal ist es somit notwendig, die Mittel aus getrockneten sowie frischen Pflanzen gleichzeitig herzustellen. Ich habe in diesem Fall bei den betreffenden Pflanzen einen Hinweis gegeben.

Die folgende Auswahl der Heilpflanzen ist nur als Anregung gedacht und beschreibt traditionell bzw. aktuell verwendete Pflanzen sowie Pflanzenteile und Verarbeitungsmethoden. Für den Anfang kann man sich erst einmal an den »roten Faden«, das Ph. Eur., halten und erarbeitet sich dann je nach Pflanzenverfügbarkeit, Signatur, Jahreszeit, Erfahrung, Therapie, Elementelehre oder astrologischer Zuordnung seinen eigenen Stil.

Auch bei der Wahl des richtigen Zeitpunkts für das Graben der Wurzeln gehen die Meinungen auseinander. Die gängige Meinung ist, die Wurzeln im Frühjahr oder im Herbst aus der Erde zu holen. Ich denke, sollte es sich nicht um einen Spezialfall handeln (zum Beispiel die Mistelwurzel), wird die der Genesung förderlichste Kraft der Pflanzen im Herbst am stärksten sein: Die Wurzel ist reif, alle Inhaltsstoffe stehen auf dem Höhepunkt ihrer Wirkfähigkeit.

Geht man davon aus, dass es das Prinzip einer Pflanze ist, das die Heilung einleitet, dann müsste für eine Urtinktur eigentlich nur eine einzige, gesunde Pflanze genügen.

Über die Konzentration des Pflanzenauszugs schreibt Roger Kalbermatten: »Die Urtinkturen unterscheiden sich von gewöhnlichen Tinkturen in zwei Punkten: Erstens werden Urtinkturen meistens aus frischen Pflanzen hergestellt (Tinkturen aus getrockneten), und zweitens sind aufgrund eines verdünnteren Ansatzverhältnisses die Wirkstoffe in den Urtinkturen nur halb so konzentriert. Diese Unterschiede haben zur Folge, daß die Wirkstoffe in den Urtinkturen noch stärker gelöst sind als in den Tinkturen. Denn der Trocknungsprozeß, den die Arzneipflanze vor der Herstellung einer gewöhnlichen Tinktur durchschritten hat, ist das Gegenteil einer Lösung, es ist ein Verdichtungs-, ein Konzentrierungsprozeß. Der Weg zur Urtinktur geht nicht über diesen Verdichtungsprozeß der Trocknung, weshalb ihre Wirkstoffe stärker gelöst sind. Dadurch wird noch mehr Raum für die Information geschaffen, was sich darin bestätigt, daß Urtinkturen nur etwa in der halben Dosis eingenommen werden müssen.«[61]

Der Gehalt einer Lösung an gelöstem Stoff scheint also auch noch eine Rolle zu spielen. Die Allopathie versucht, eine Reaktion im Organismus mit hochkonzentrierten Dosen auszulösen, das homöopathische Mittel aber orientiert das Bewusstsein, was dann automatisch zu einer Wiederbelebung der betroffenen Organeinschränkung führt. Beides wird in der Heilkunde benötigt.

Die Allopathie spricht das Organ direkt an, aktiviert unter anderem sozusagen die Eigenmotorik des Organs. Die Homöopathie wiederum, und besonders natürlich die Spagyrik, wirken wie ein heilendes Vorbild für »verquälte« Bewusstseinsprozesse – die ja eigentlich erst zur organischen Fehlleistung geführt haben. Man behandelt bzw. belebt und orientiert das »entgleiste« Organ sozusagen von zwei Seiten – einmal das Organ selbst und dann dasjenige, das für das Körperteil zuständig ist: das Astrum. Ein Kompositum aus Pflanzentinktur und homöopathischem Mittel stellt somit in vielen Fällen einen unverzichtbaren Synergismus dar.

Für die Homöopathie ist nicht unbedingt der hochkonzentrierte Pflanzenauszug wichtig, sondern einerseits, dass die Gestalt der Pflanze unverletzt in das Medium übergegangen ist, und andererseits, dass potenziert wurde. Deshalb genügen tatsächlich nur ein paar qualitativ hochwertige frische Pflanzen oder Pflanzenanteile für den Auszug.

Die Homöopathie versöhnt den isolierten Menschen wieder mit seinem Firmament. Es ist auch nicht ein sogenannter Reiz, der hier gesetzt wird, sondern Homöopathie ist eine Art Handreichung, ein Wegweiser, der in der Situation der gesundheitlichen Ausweglosigkeit auf den eigenen Weg zurückführt. Der Einzelne erhält wieder eine himmlische Orientierung und Führung, oft so sanft, dass es fast nicht zu bemerken ist. Das richtige homöopathische Mittel, sprich die entsprechende Pflanzengestalt, und dann die passende Potenz, beide gemeinsam leiten erst die Gesundung ein.

Auch wissenschaftlich ist die Notwendigkeit zweier sich ergänzender Faktoren von Ross Adey bestätigt worden. Peter Schumacher zitiert den Biophysiker Wolfgang Ludwig, den Entwickler der Magnetfeldtherapie, der über Adey schreibt: »Der amerikanische Physiker R. Adey entdeckte bei Versuchen an Hirnzellen von Küken, daß diese einerseits nur auf eine bestimmte Frequenz (ca. 10 Hz) selektiv ansprechen, gleichzeitig muß aber auch die Intensität in einem ganz bestimmten (ultraschwachen) Bereich liegen. Unterhalb dieses Intensitätsbereiches und darüber sind keine Reaktionen mehr registrierbar. Für diesen begrenzten Bereich der Ansprechbarkeit eines biologischen Systems auf elektromagnetische Informationssignale hat sich der Begriff *Adey-Fenster* eingebürgert. Nur wenn Frequenz und Intensität des Signals innerhalb dieses engen *Fensters* liegen, ist offenbar eine Weiterleitung in sog. Molekülkettenleitern möglich. Ist die Signalintensität zu schwach, liegt sie unter der Ansprechschwelle und bleibt wirkungslos, ist sie zu groß, brechen Proteinketten auf, und das Signal wird blockiert.«[62]

Frequenz und Intensität entsprechen hier, auf die Homöopathie übertragen, der Heilpflanze sowie der Potenz des homöopathischen Mittels. Das bedeutet, wenn Symphytum in der D8 genommen wird, kann es sein, dass es keine oder nur ungenügende Wirkung zeigt, obwohl es die passende Pflanze wäre. Wird es aber in der D30 eingenommen, weil ein chronischer Prozess vorliegt, dann stellt sich die Heilung ein.

Jede Pflanze hat bei unterschiedlichen Krankheitsgeschehen ihre eigene individuelle Potenz mit dem höchsten Wirkungsgrad. Es taucht auch sicherlich die Frage auf: »Sind Pflanzen aus dem Garten – oder notfalls auch nur aus einem Blumentopf – überhaupt heilkräftig?« Das möchte ich ausdrücklich mit Ja beantworten. Solange die Pflanze sich fortpflanzt, ist das schöpferische Prinzip erhalten, und auf den Erhalt dieser Pflanzengestalt kommt es ja in der Homöopathie hauptsächlich an. Sicherlich sind Kräuter aus Schrebergärten oder Monokulturen wenig geeignet. Ich bevorzuge es auch, Kräuter in der Natur zu sammeln, aber wo ist tatsächlich noch unbelastete Natur? Wo sind noch irgendwelche schadstofffreie Naturreservate, in denen man sorglos sammeln kann?

Auch die großen Firmen wie Weleda, Staufen-Pharma oder Wala haben ihre Pflanzengärten in der Nähe von Städten. In deren Nachbarschaft bearbeiten die Bauern ihre Felder genauso konventionell mit hormonell verseuchtem Kuhmist und Phosphaten wie in allen Gegenden Europas. Jeder kann in seinem Garten die Pflanzen fast ebenso unbelastet aufwachsen lassen wie Soluna bei San Pellegrino oder Wala in Bad Boll. Auch bei Weleda wird in Treibhäusern gezüchtet. Oder Alcea und Phylak Sachsen, sie hegen die Kräuter ebenfalls – natürlich fürsorglicher als die industriellen Monokulturen – auf großen Feldern oder in Glashäusern. Selbstverständlich werden dort eine bestimmte Wasserqualität oder biologisch-dynamischer Dünger verwendet, aber die Pflanzen im eigenen Garten sind, solange sie üppig wachsen und wenn kein chemischer Dünger verwendet wird, genauso verwendbar wie die aus der freien Natur.

Selbstverständlich ist mir auch bewusst, dass zum Aufwachsen einer heilen Pflanze eine ganze Landschaft gehört. Aber die Pflanzenteile einer selbst gezogenen Topfpflanze, wie zum Beispiel des Spanischen Pfeffers oder des Kaffees, sind im Zweifel erst einmal einer bedenklichen handelsüblichen Trockenaufbereitung vorzuziehen. Die Pflanze kann ja nach der ersten Zeit des Aufwachsens in die Erde gesetzt und in einem »mobilen« Glashaus gesondert gepflegt werden. Wenn die Aufzucht aber zu kompliziert, zu teuer, nur mit Kunstdünger und ausschließlich im Treibhaus möglich ist, degeneriert die Pflanze und somit ihr Heilwert.

Empfindliche exotische Kräuter, die bei uns weder die klimatischen Bedingungen noch den Boden vorfinden, werden in Europa auch nicht wachsen und sollten für heilkundliche Zwecke tatsächlich weder gehegt noch verwendet werden.

Dasjenige, was heilt, ist nicht das, woraus die Pflanze besteht – also nicht der chemische Stoff. Im homöopathischen Mittel ist das Wesenhafte aufbewahrt, das Wirkende, das, was die Pflanze sich entwickeln und heil sein lässt. Die Gesundung des Menschen wird mittels dieser Pflanzengestalt erwirkt – »durch die Orientierung am Geist«, wie Rudolf Hauschka sagt.

Dieses Prinzip – das Numen der Pflanze –, das durch das Kalkül des Menschen nicht erreichbar ist, was durch ihn weder zerstört noch manipuliert werden kann, das bewirkt wahre Heilung.

Die Pflanzengestalt kann vertrieben werden, indem man ihr die Herberge zerstört, die Lebensgrundlage und das Gefüge auf diesem Planeten. In dem Fall wächst die Pflanze ganz einfach nicht mehr. Sie geht ein und stirbt letztendlich aus, weil ihr die schöpferische Entfaltung genommen wurde.

Auf die Berechnung des Trocknungsverlustes bei der Herstellung von Urtinkturen wird in diesem Buch nicht eingegangen. Zum einen ist der Aufwand für den privaten Bereich zu hoch. Zum anderen ist diese Regelung an sich schon absurd, da der Übergang eines Wesens, des Pflanzenprinzips, in eine alkoholische Tinktur nicht anhand seiner getrockneten Hülle geregelt werden kann.

Als Faustregel kann gelten: Frischpflanzen haben ungefähr 30 Prozent Wasser. Bei der Verwendung von Frischpflanzen wird also die Menge der Pflanzenanteile höher gewählt als bei getrockneten Pflanzen.

Frischpflanzen: 1 Teil Pflanze : 3 Teile Alkohol
Trockenpflanze: 1 Teil Pflanze : 5 Teile Alkohol

Die Pflanzenteile müssen immer komplett mit Alkohol bedeckt sein. Die Anteile des Alkohols sollten auch mit der Giftigkeit der Pflanze ansteigen. Beim Knollenhahnenfuß wird also *1 Teil Pflanze auf 6 Teile Alkohol* und bei *Aconitum* oder *Colchicum 1 Teil Pflanze auf 9 Teile Alkohol* verwendet. Der Prozentsatz des Alkohols ist vorgegeben und steht bei der Beschreibung der jeweiligen Pflanze.

Bei manchen Pflanzen wie zum Beispiel *Grindelia* oder Hopfen, deren phytotherapeutisch-arzneiliche Wirkung aus den getrockneten Anteilen resultiert, habe ich diese auch mit aufgeführt. In diesen Pflanzenteilen fehlt zwar der frische Pflanzengeist, aber der Trocknungsvorgang hat im Pflanzengerüst einen transformatorischen Prozess bewirkt. Hier wird die alchemistische Wirkung der »Exsikkation« (Trocknung oder Austrocknung) mit einbezogen.

Die Urtinkturen sind selbstverständlich alle auch als arzneiliche Tinkturen verwendbar. Eine *Calendula*- oder Arnika-Urtinktur ist jederzeit als phytotherapeutische Tinktur oder als Grundlage für Salben und Öle anwendbar, vorausgesetzt, man beachtet auch hier wiederum das Arzneimittelgesetz, medizinische Behandlungsverbote, eine eventuelle Pflanzengiftigkeit oder sonstige juristische Vorschriften. Wenn man es genau nimmt, dann ist die Verwendung von niedrigen Potenzen bis einschließlich der D24 sowieso noch keine echte Homöopathie, sondern Phytotherapie, da sich rein rechnerisch immer noch Pflanzenmoleküle in der Dilution befinden.

Wer nicht nur nach jahreszeitlichen, sondern auch nach astrologischen Gesichtspunkten sammelt – »denn das Gestirn wird geheilt durch das Gestirn«[63] –, also zum Beispiel die Blüten zu einem anderen Zeitpunkt als die Wurzeln, wird diese einzelnen Fraktionen separat ernten sowie ansetzen und nach der Abfiltrierung zu gleichen Teilen wiedervereinen. Astrologisch orientierte Homöopathen können das Wurzelgraben, Pflanzensammeln oder das Ansetzen der Tinkturen noch zusätzlich nach dem Sonnen- oder Mondstand, dem zur Pflanze passenden Planeten, Aszendenten oder Medium Coeli ausrichten.

Die bei den hier aufgeführten Pflanzen angegebenen Erntezeitpunkte sind Empfehlungen aufgrund meiner Erfahrungen und Überlegungen. Auch kann es sein, dass man sich zwar wochenlang auf einen bestimmten Termin vorbereitet, aber dann regnet es, oder ein anderer wichtiger Termin macht das Einhalten des Zeitpunktes unmöglich. Also auch hier ist es eher wichtig, zu sammeln, wenn die Pflanze reif ist.

Die im Europäischen Arzneibuch (Ph. Eur.) vorgeschriebenen Regelungen der Tinkturenherstellung für die Pflanzen sind im Anhang (siehe Seite 252ff.) noch einmal ausführlich wiedergegeben.

Da Hahnemann kein einzelnes Buch verfasst hat, in dem die verwendeten Pflanzenteile vollständig aufgelistet stehen, habe ich seine Empfehlungen aus folgenden Werken zusammengetragen: *Apothekerlexikon, Organon der Heilkunst, Reine Arzneimittellehre* und *Die chronischen Krankheiten*. Bei den einzelnen Pflanzen wird nicht noch einmal explizit auf die genaue Quelle hingewiesen.

Es war mir wichtig herauszufinden, welcher Arzt oder Heilkundige welche Pflanzenteile verwendet. Ich wollte feststellen und bestätigen, dass Hahnemann oder die aktuelle Homöopathie tatsächlich die Pflanzenteile nennen, die auch Paracelsus, Dioskurides oder Leonhard Fuchs ausgewählt hatten. Alle Autoren konnte ich nicht berücksichtigen, aber anhand des Spektrums der ausgewählten Referenzen ist zu erkennen, welche Pflanzenteile nun sinnvoll sind. Bei Gerhard Madaus wird nicht immer seine eigene Stellungnahme zitiert, sondern auch er hat wiederum die Erfahrungen anderer gemeinsam mit seinen eigenen zu einer Empfehlung zusammengefasst. Im Zweifel kann entweder, wenn es machbar ist, die ganze Pflanze oder, bei großen Pflanzen wie Holunder, *Belladonna* oder Königskerze, nur Teile davon geerntet werden. Also werden Blüten, Rinde, Blätter oder Wurzeln separat geerntet, wenn machbar, gemeinsam angesetzt, ansonsten einzeln. Später können alle Fraktionen zu einer zusammengefasst werden und noch einmal eine Zeit lang miteinander ausziehen.

Metalle, Minerale oder Quarze bilden eine Ausnahme bei der Herstellung homöopathischer Mittel. Man kann natürlich nicht einfach ein Stück davon schlucken. Als Vorbereitung muss sehr sorgfältig eine kolloidale Verteilung durchgeführt werden, um die Aufnahme in den Körper zu ermöglichen, und zwar mittels Verreibung dieser Stoffe im Mörser in einem neutralen Medium, meistens Milchzucker.

Die Fotos der Pflanzen, Laborgerätschaften und Bearbeitungsmethoden sind alle privat aufgenommen und dokumentieren somit die Reichhaltigkeit der eigenen Möglichkeiten.

Manche große Pflanzen für homöopathische Mittel sind für unseren Garten zu exotisch (*Nux vomica, Gelsemium* oder *Sabal serrulata*), manche für die Bearbeitung zu giftig *(Rhus toxicodendron)*, einige unterliegen dem Rauschmittelgesetz (*Cannabis* oder *Papaver somniferum*), andere kann man in der freien Natur nicht ernten, weil sie strengstens geschützt sind (*Ledum palustre, Drosera* oder *Veratrum album*). Diese Pflanzen gibt es zum Teil beim Kräuterhändler in getrockneter Form. Daneben besteht die Möglichkeit, geschützte Pflanzen käuflich zu erwerben (Arnika, Sonnentau, *Ledum palustre* und andere) und im eigenen Garten anzusiedeln. Diese privaten, selbstgehegten Pflanzen unterliegen nicht den Vorgaben des Naturschutzes und dürfen nach Belieben verarbeitet werden.

Auch habe ich noch eine kurze Zusammenfassung erstellt, welche Wirkstoffe sich hauptsächlich in einer Pflanze befinden, und für die Mazeration den passenden Alkohol dazu bestimmt.

Es ist mir bewusst, dass die aufgelisteten biochemischen Wirkstoffe vorrangig in der Phytotherapie benötigt werden. Da die in den Pflanzen befindlichen Wirkstoffe aber mit einem niedrigen Ethanol ausgezogen werden können, möchte ich dadurch aufzeigen, dass ein hoher Ethanolgehalt auf die Pflanze eher wie eine Peitsche wirkt und deren schöpferische Wirkung kontraproduktiv beeinflussen dürfte. Tatsächlich genügt es, aus den Pflanzen mit dem im Anhang (siehe Seite 259ff.) empfohlenen niedrigeren Ethanolgehalt einen Auszug herzustellen. Die Spagyrik geht noch vorsichtiger vor. »Die Auflösung und Trennung soll so vorzunehmen sein, daß die Seele des natürlichen Dinges dabei keinen Schaden nimmt (...), daß der König im roten Meer die Krone nicht verliert.«[64]

Auch möchte ich noch einmal erwähnen, dass sich die private Herstellung nach der Praktikabilität und nicht nach der Einhaltung exakt aller Vorschriften richten sollte. Natürlich wäre selbsthergestelltes destilliertes Wasser optimal. Und wenn ich vom Mondstand schreibe oder die Ernte nur tautrocken und vormittags durchgeführt werden sollte, dann sind das Ergänzungen und kein Muss. Wichtig ist, das Grundgerüst verstanden zu haben und durchzuführen. Vieles ist wegen des Zeitaufwands für den privaten Anwender auch gar nicht zu schaffen und nicht unbedingt immer notwendig. Der richtige Zeitpunkt für die Ernte ist genau dann, wenn die Pflanze reif ist, und das entscheidet die Pflanze und nicht der eigene Terminkalender.

Da die homöopathischen Mittel nur ein Bereich der therapeutisch einsetzbaren Heilmittel sind, ist es manchmal sinnvoll, Urtinkturen so herzustellen, dass sie auch für eine spagyrische Weiterverarbeitung verwendbar bleiben. Man kann somit, parallel zur homöopathischen Urtinktur, gleich die entsprechende spagyrische Tinktur zusammen mit der folgenden Veraschung produzieren. Da dieser Gedanke aber über das hier Beschriebene hinausreicht, möchte ich ihn nur als weiterführende Idee kurz angesprochen haben.

Die Herstellung homöopathischer Mittel hat einen starken künstlerischen Aspekt – sie soll lebendig und assoziativ bleiben, und eine Weiterentwicklung sollte jederzeit möglich sein. Wenn es allzu ernst, penibel oder auch magisch-esoterisch wird, verflüchtigt sich der schöpferische Geist genauso, wie wenn man den Vögeln eine Landebahn vorschreiben wollte.

»Die Sterne sind nichts anderes, sondern wie die Form zur Büchsenkugel ein Modell ist, nach dem die Kugel oder das Lot geformt wird, so sind die Sterne ein Modell, Patronen, Formen und Matrices aller Kräuter etc.: So zieht jeder Stern durch die anziehende Kraft sein Kraut aus der Erde hervor.
Jedes Kraut ist also ein irdischer Stern und gehört zum Himmel. Jeder Stern ist ein himmlisches Kraut in geistiger Weise und Form, das sich nicht von diesen Kräutern, die auf der Erde sind, unterscheidett.«[65]

Ablaufschema der Vorgehensweise

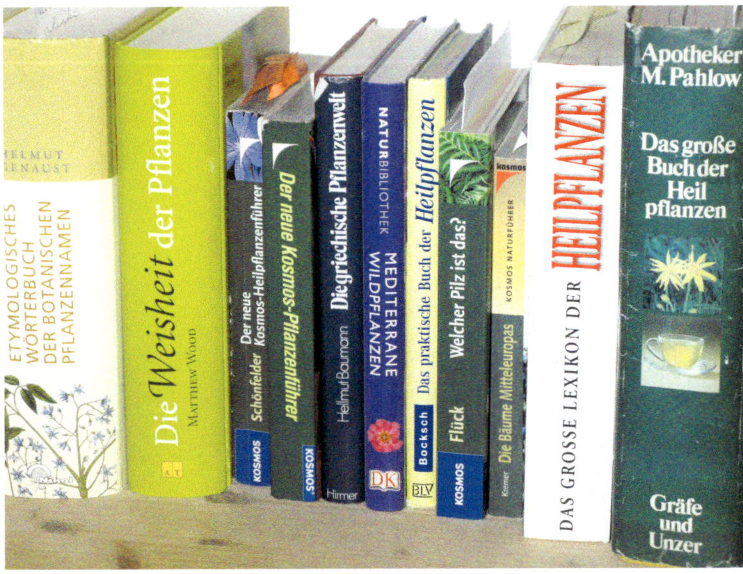

1

Pflanzeninformation
- Welche Pflanze?
- Welche Pflanzenteile?
- Geschützt?
- Sammlung wann?
- Wo?

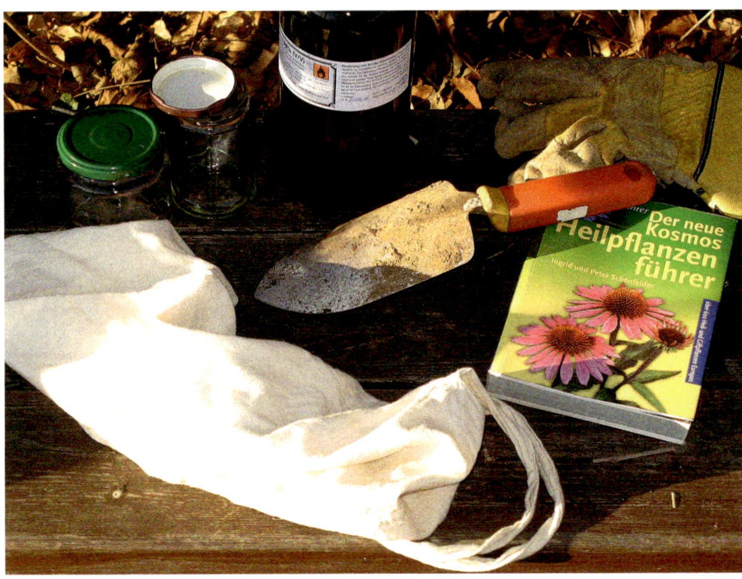

2

- Alkohol vorbereiten
- Gläser vorbereiten
- Sammelwerkzeug

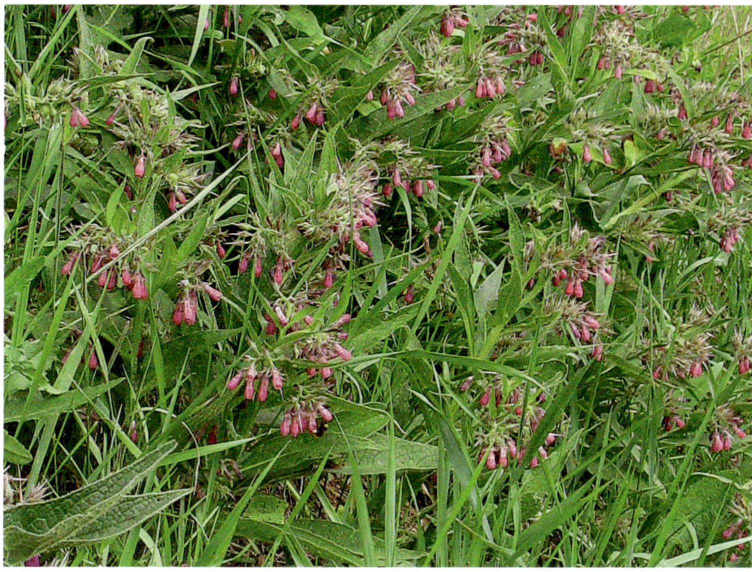

3

Pflanzenernte
- Ort
- Zeitpunkt
- Menge

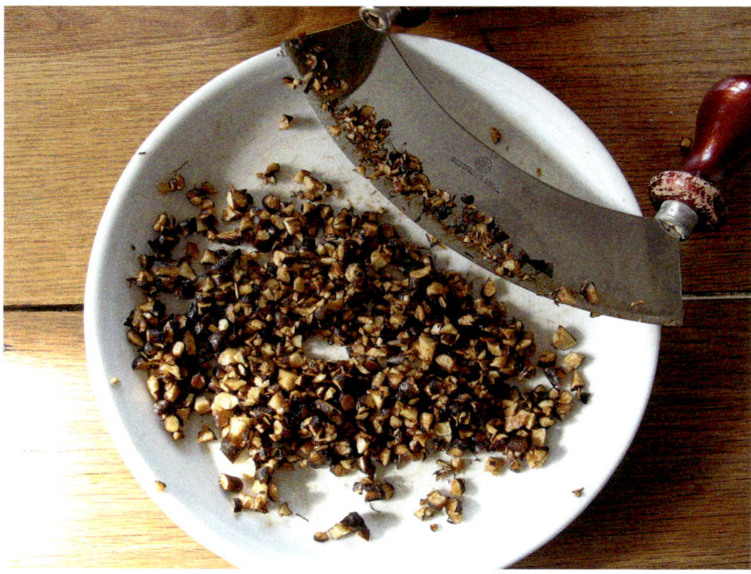

4

Pflanze verarbeiten
- Unverzüglich/frisch
- Stromlose Verarbeitung
- Passender Alkohol
- Einlagerung kann vorerst in Weißgläsern erfolgen
- Beschriftung

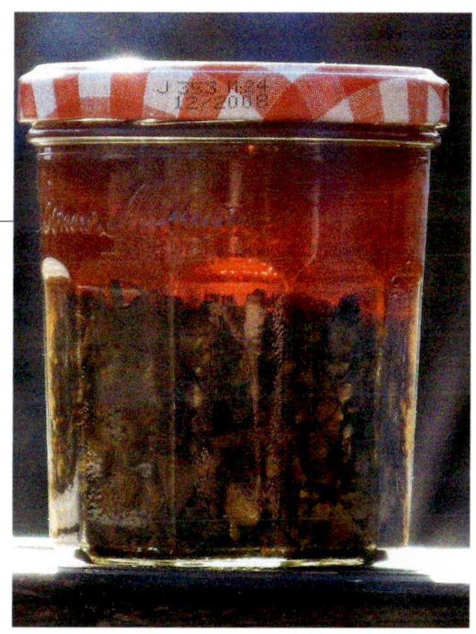

5

Lagerung
- Etwa ein Jahr lang
- Dunkel und kühl
- Ab und zu bewegen

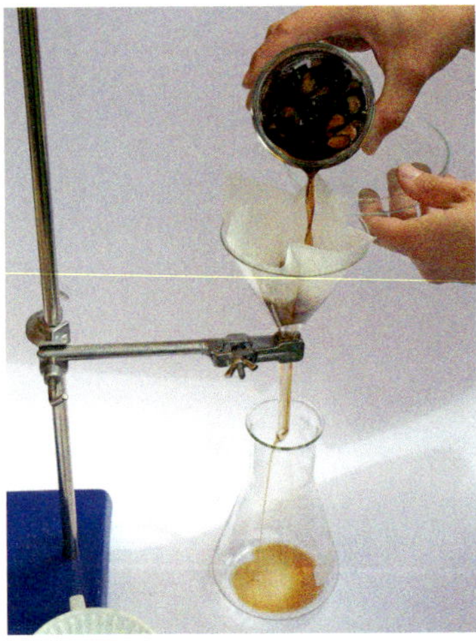

6

Abfiltern

- Ohne mechanischen Druck
- Frei von Schwebstoffen
- Einfüllen in Braungläser
- Pflanzenreste für eine eventuelle Spagyrikveraschung aufbewahren

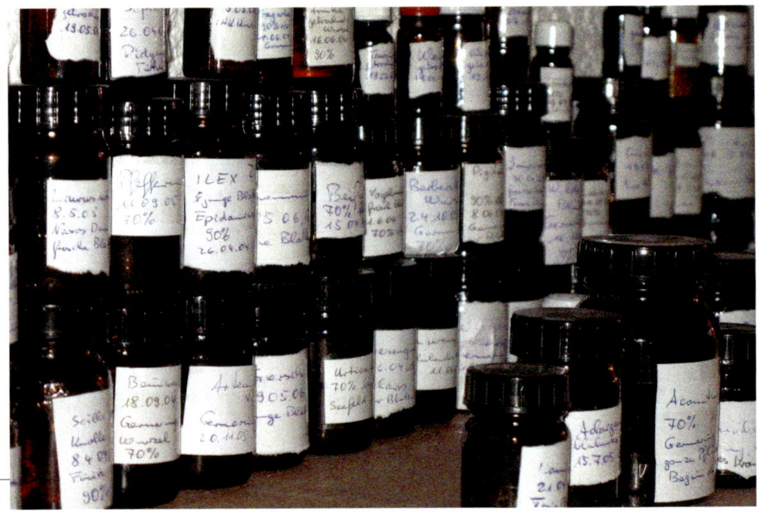

7

Potenzieren

- Vorbereitung: Ablauf, Alkohole, Formeln, Fläschchenanzahl, Pipette, Buch für Potenzierstöße
- Ruhe und Konzentration
- Vermischen: 1 Teil Urtinktur mit 9 Teilen Ethanol
- Potenzieren: 10 mal auf ein Buch aufstoßen

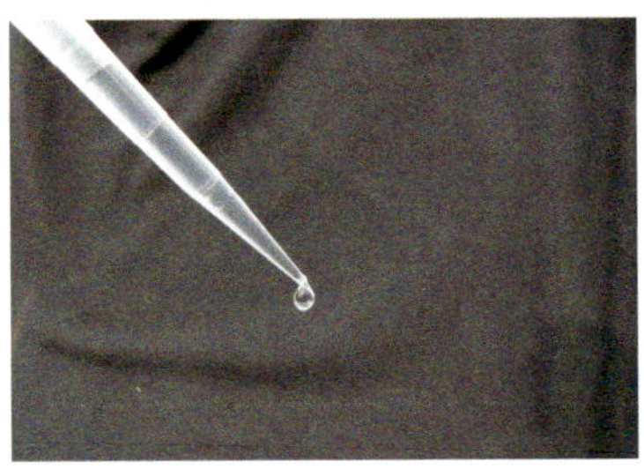

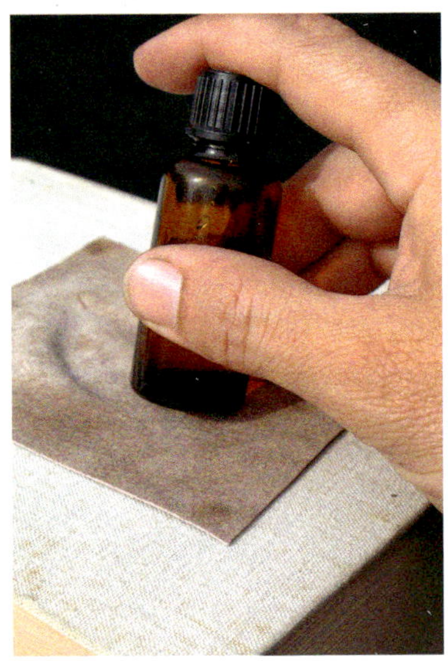

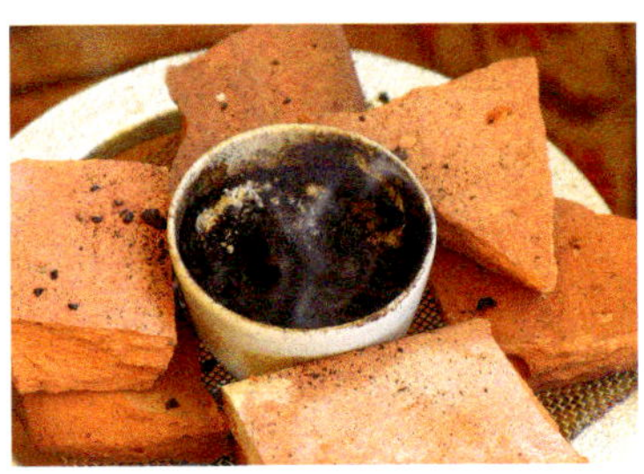

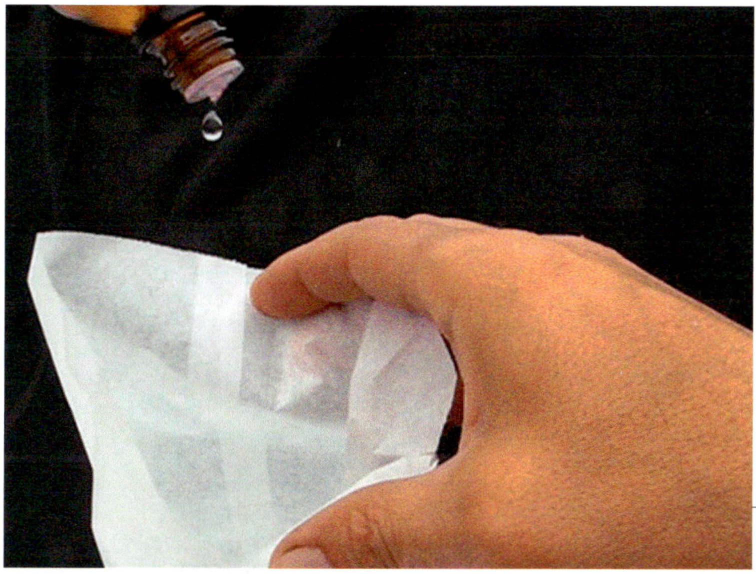

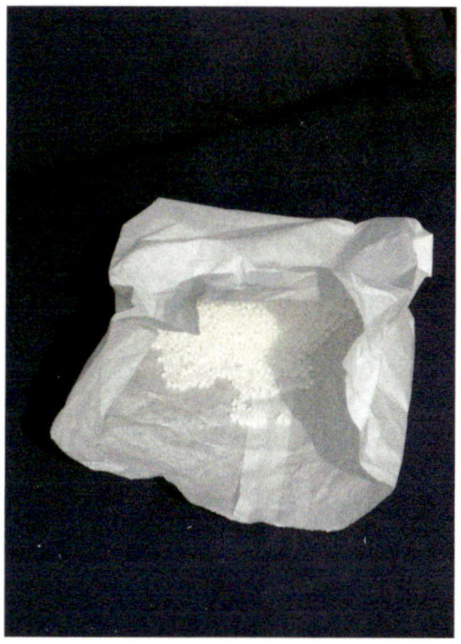

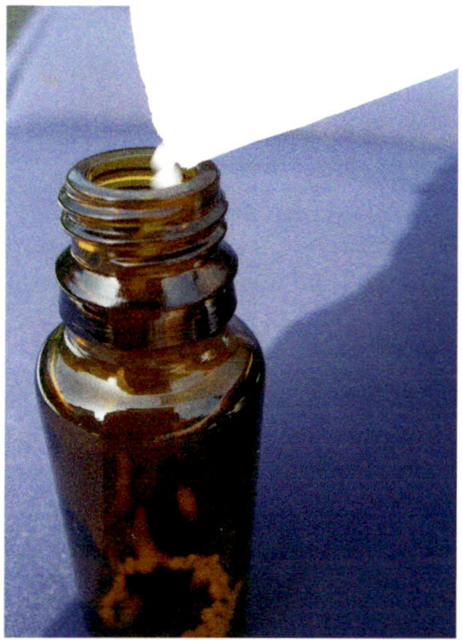

8

Erstellung homöopathischer Globuli

- Vorbereitung: Gläser, Tüten, Etiketten, Deckel
- Globulimenge abmessen und mit etwa 15 Tropfen beträufeln
- Drei bis vier Stunden gut trocknen lassen
- Abfüllen

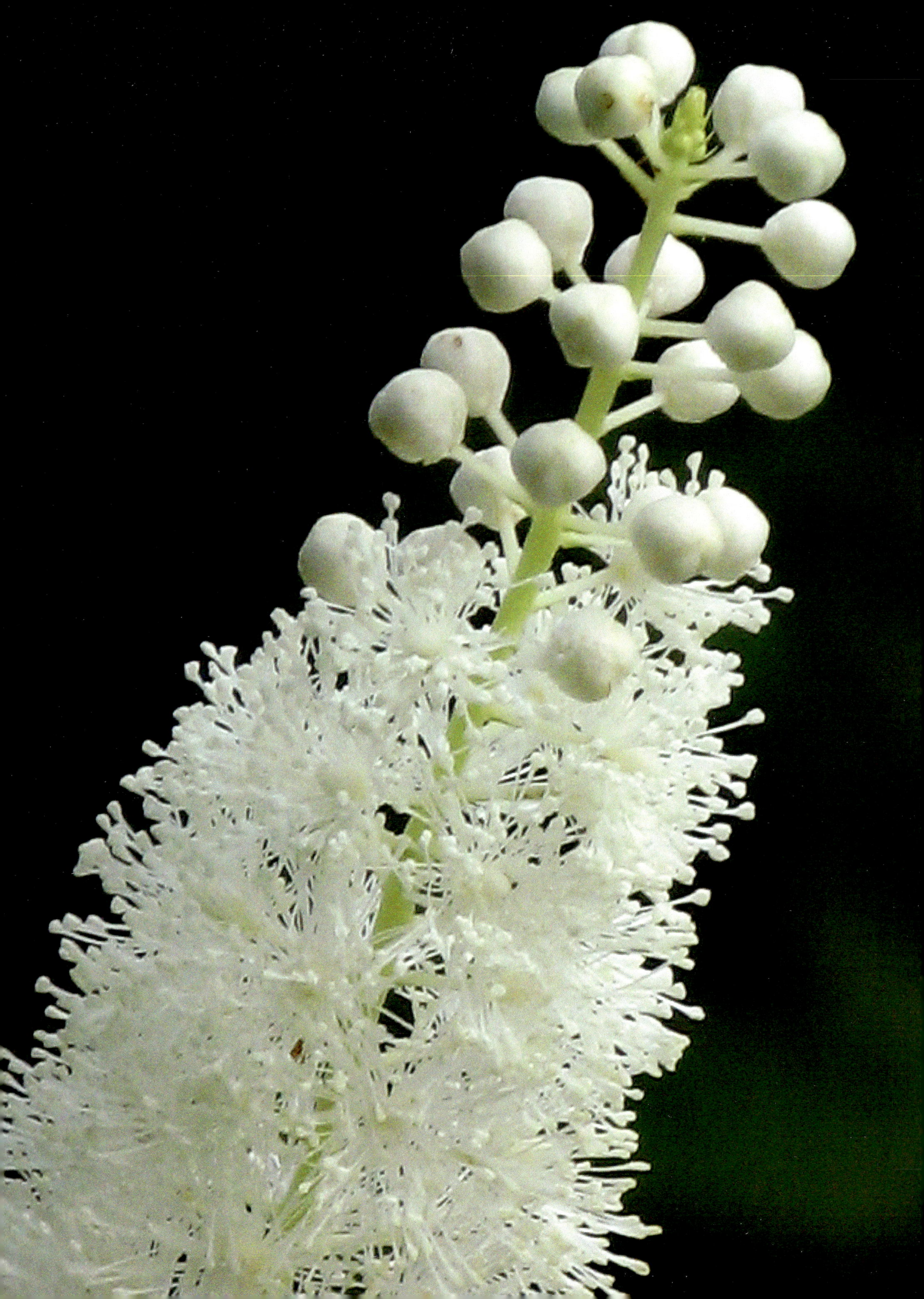

PFLANZENPORTRÄTS

Achillea millefolium

Gewöhnliche Schafgarbe

Standort

In Europa auf Wiesen, Weiden, an Wegrändern, Böschungen und Feldrändern.

Verwendete Teile

Boericke:[66] Frisches, zur Zeit der Blüte gesammeltes Kraut. **Clarke:**[67] Ganze frische Pflanze. **DHU:**[68] Frische oberirdische Teile zur Blütezeit. **HAB:** Frische oberirdische Teile zur Blütezeit. **Hahnemann:**[69] »Der gemeine Mann bedient sich des frisch ausgepreßten Saftes innerlich und äußerlich, die Aerzte aber (selten) des Aufgusses der Krautspitzen.« **Kalbermatten:**[70] Frisches blühendes Kraut. **Lockie:**[71] Die frischen oberirdischen Teile. **Madaus:**[72] Kraut zu Beginn der Blüte. **Vonarburg:**[73] Frisch blühendes Kraut. **Wala:**[74] Oberirdische Teile blühender Pflanzen. **Weleda:**[75] Blühendes Kraut.

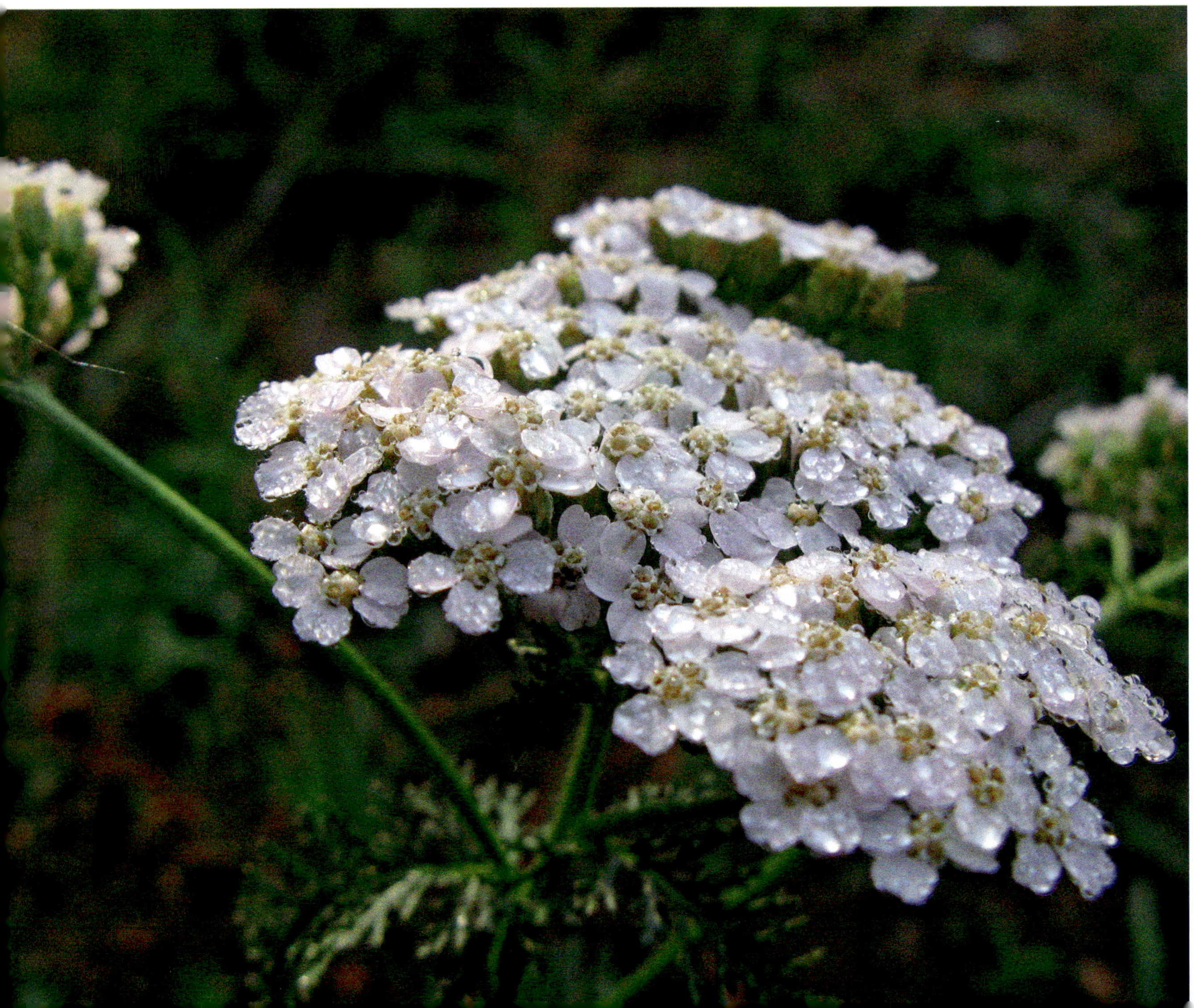

Zubereitung nach dem Europäischen Arzneibuch, 7. Ausgabe, 2. Nachtrag

Vorschrift 3a = Urtinktur
Urtinktur: 86 % (m/m), **ab der 1. Potenz:** 62 % (m/m), **ab der 4. Potenz:** 43 % (m/m)

Ernte und Zubereitung nach traditionellen und wesenserhaltenden Erwägungen

Erntezeitpunkt: Ganzjährig können die tautrockenen Blüten und jungen Blätter gemeinsam am Vormittag geerntet werden (bei Sonnenschein), wenn sich der zunehmende Mond im Tierkreiszeichen Zwillinge, Waage oder Wassermann befindet.
Die leicht rosafarbene Schafgarbe ist zu bevorzugen.
Inhaltsstoffe: Ätherisches Öl, Bitterstoffe, Cumarine, Chamazulen, Flavonoide, Gerbstoffe, Polyine, Salicylsäurederivate
Zubereitung: Gemäß den genannten Inhaltsstoffen (siehe hierzu die Tabelle »Löslichkeit von Wirkstoffen in Ethanol« von Dr. Amann auf Seite 39) empfiehlt es sich, das frische Kraut fein zu zerkleinern und in 50-prozentigem (m/m) Ethanol zur Urtinktur zu mazerieren.

Anwendungsgebiete und Leitsymptome

Verdauungsfördernd (krampfartige Beschwerden im Magen-Darm-Bereich, mangelnde Magensaftproduktion), Hämorrhoiden, Krampfadern, Stauungen im Pfortadergebiet, Schlaflosigkeit, Nervosität, Unterleibsbeschwerden.

»Allheilerin« wird sie genannt. Sie dient in der Kochkunst als aromatisches Bittermittel und ist eine der großen Heilpflanzen, die man immer im Medizinbeutel tragen sollte.

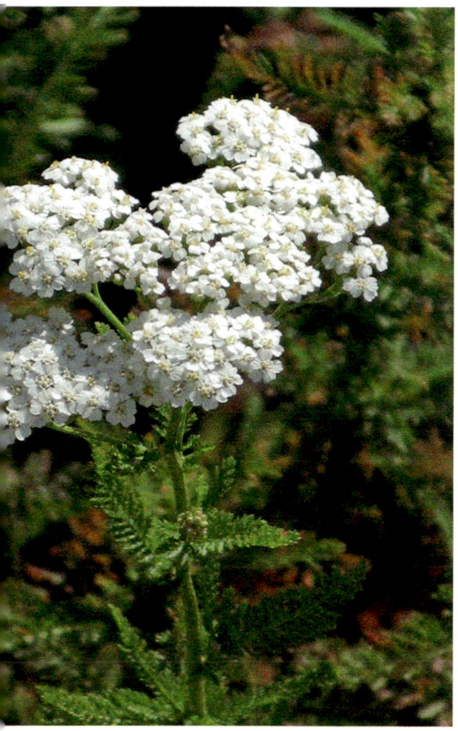

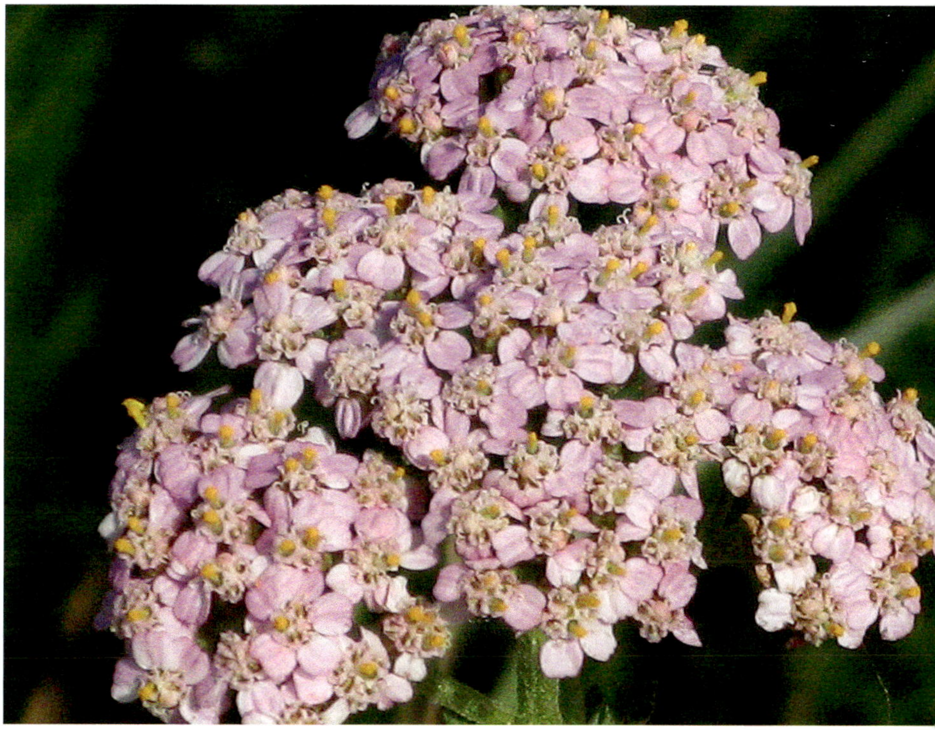

Aconitum napellus

Eisenhut

Die Pflanze ist hochgiftig.

Standort

In den Gebirgen ganz Mitteleuropas, besonders jedoch auf feuchten Hochgebirgswiesen.

Verwendete Teile

Boericke: Ganze wildwachsende Pflanze zu Beginn der Blüte. **Clarke:** Ganze Pflanze mit Wurzel zu Beginn der Blüte. **DHU:** Ganze frische, zur Zeit der beginnenden Blüte gesammelte Pflanze. **HAB:** Frische ganze Pflanzen zu Beginn der Blütezeit. **Hahnemann:** »Der aus dem Kraute zur Zeit der anfangenden Blüthe frisch ausgepreßte und mit gleichen Theilen Weingeist gemischte Saft.« **Lockie:** Die ganze Pflanze einschließlich der Wurzel während der Blütezeit. **Madaus:** Hauptsächlich Wurzel, aber auch Blätter (manchmal getrocknet) oder ganze Pflanze zur beginnenden Blüte. **Vonarburg:** Ganze blühende Pflanze samt Wurzelknolle. **Wala:** Unterirdische Teile. **Weleda:** Ganze Pflanze zu Beginn des Blühens oder Wurzelknolle.

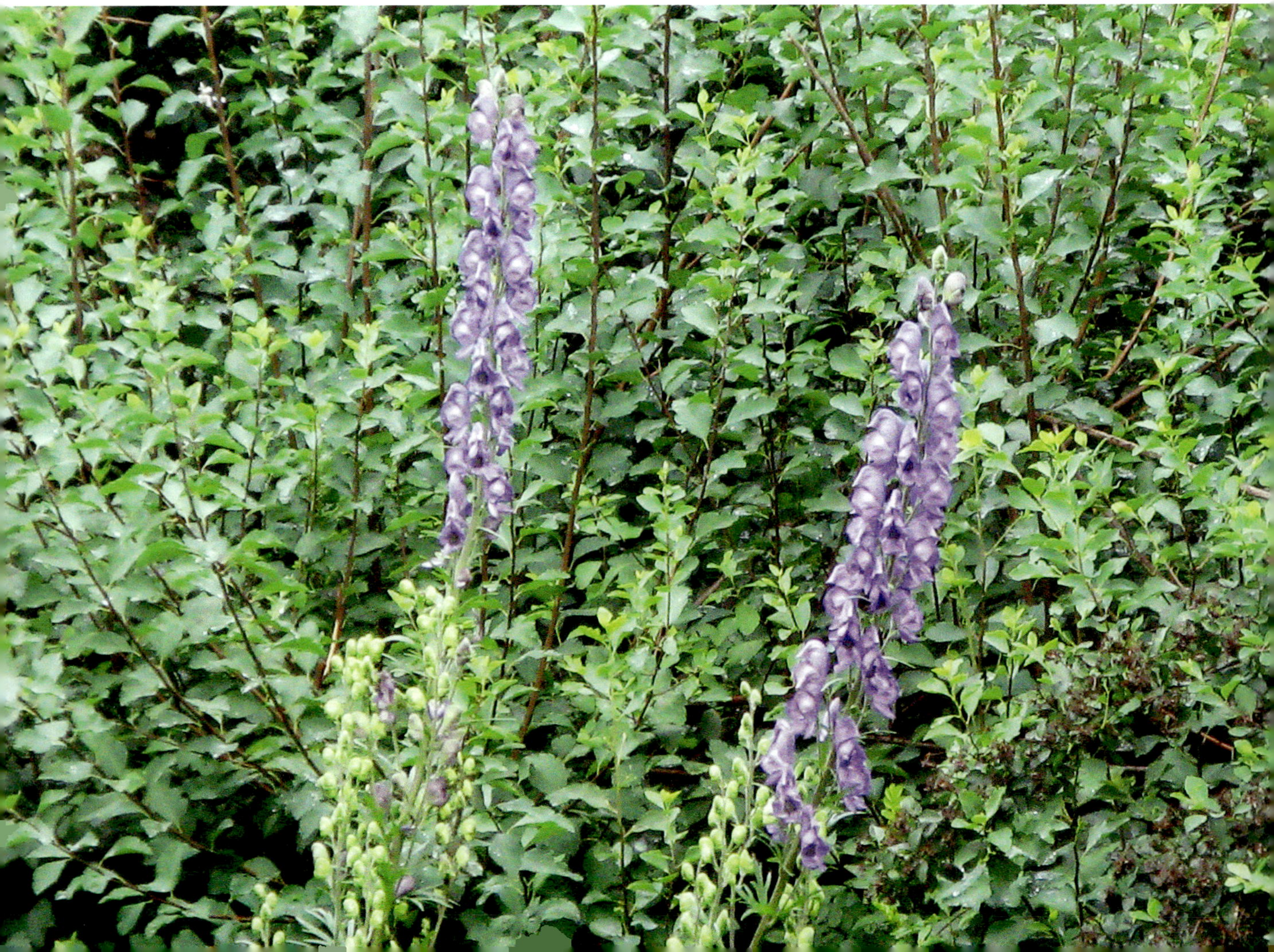

Zubereitung nach dem Europäischen Arzneibuch, 7. Ausgabe, 2. Nachtrag:

Vorschrift 2a = Urtinktur †
Urtinktur: 86 % (m/m), **ab der 1. Potenz:** 43 % (m/m)

Ernte und Zubereitung nach traditionellen und wesenserhaltenden Erwägungen

Erntezeitpunkt: Die tautrockenen Blüten und jungen Blätter können gemeinsam am Vormittag geerntet werden (bei Sonnenschein), wenn sich der zunehmende Mond im Tierkreiszeichen Zwillinge, Waage oder Wassermann befindet. Die Wurzel wird spätabends im Herbst ausgegraben, wenn sich der abnehmende Mond im Tierkreiszeichen Stier, Jungfrau oder Steinbock befindet.
Inhaltsstoffe: Aconitin, Diterpenalkaloide
Zubereitung: Gemäß den genannten Inhaltsstoffen können das frische Kraut und die Wurzel fein zerkleinert und gemeinsam in 45-prozentigem (m/m) Ethanol zur Urtinktur mazeriert werden.
Wer exakt nach dem Mondstand und der Jahreszeit arbeiten will, kann die Wurzel gesondert ansetzen. Hierbei empfiehlt es sich, die Wurzel von einer anderen Pflanze im Herbst zu nehmen. Diese wird auch fein zerkleinert und in 45-prozentigem (m/m) Ethanol mazeriert. Beide Extrakte werden nach der Abfiltrierung zu gleichen Teilen zusammengefasst und als Urtinktur weiterverarbeitet.

Eisenhut war traditionell ein Bestandteil von Hexensalben und diente als tödliches Pfeilgift. Ab der 4. bis 6. Potenzstufe kehrt sich seine Giftigkeit um in eine Heilkraft großer Stärke.

Anwendungsgebiete und Leitsymptome

Nervensystem, schmerzlindernde Wirkung bei Neuralgien, Ischias und Gicht, hochakute entzündliche Erkrankungen fast jeden Organsystems mit plötzlich heftig-stürmischem Krankheitsbeginn und Schüttelfrost.

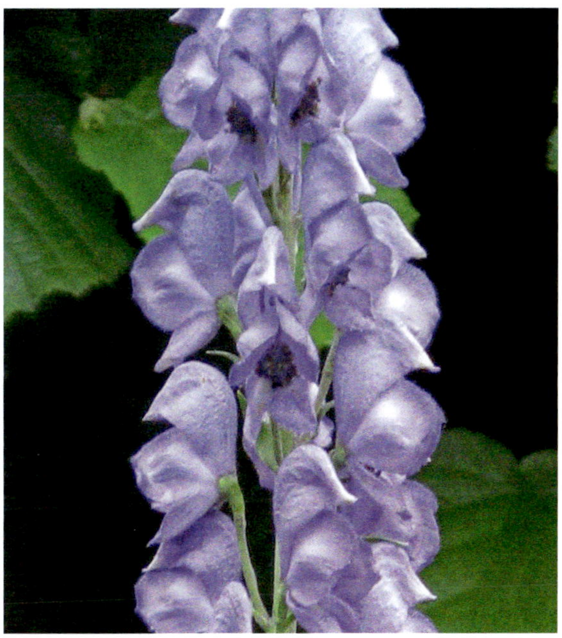

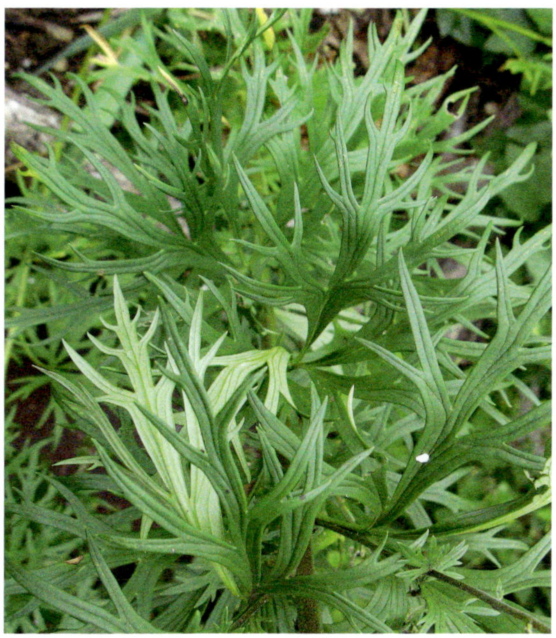

Adonis vernalis

Adonisröschen

Die Pflanze ist giftig.

Standort

Donaugebiet, Schwarzes Meer.

Verwendete Teile

Boericke: Frische blühende Pflanze. **Clarke:** Aufguss oder Tinktur der frischen Pflanze. **DHU:** Frische oberirdische Pflanze. **HAB:** Die frischen oberirdische Teile zur Blütezeit. **Hahnemann:** »Die Alten hielten die im August reifenden Samen sehr harntreibend.« **Lockie:** Die zerkleinerten oberirdischen Teile. **Madaus:** Hauptsächlich das frisch blühende Kraut, selten die Wurzel. **Vonarburg:** Frisch blühendes Frühlings-Adonisröschen. **Wala:** Oberirdische Teile blühender Pflanzen. **Weleda:** Kraut und Blüten.

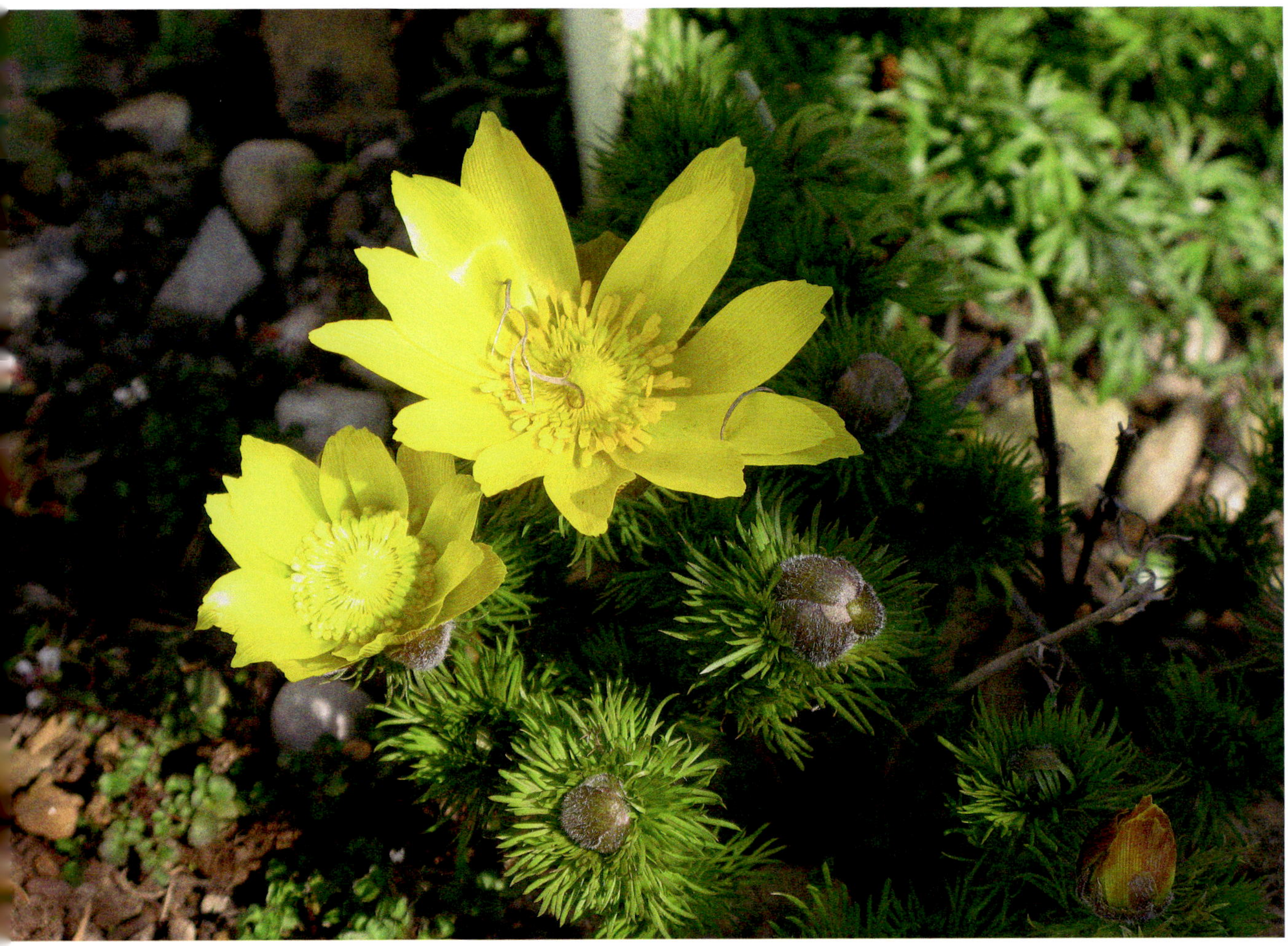

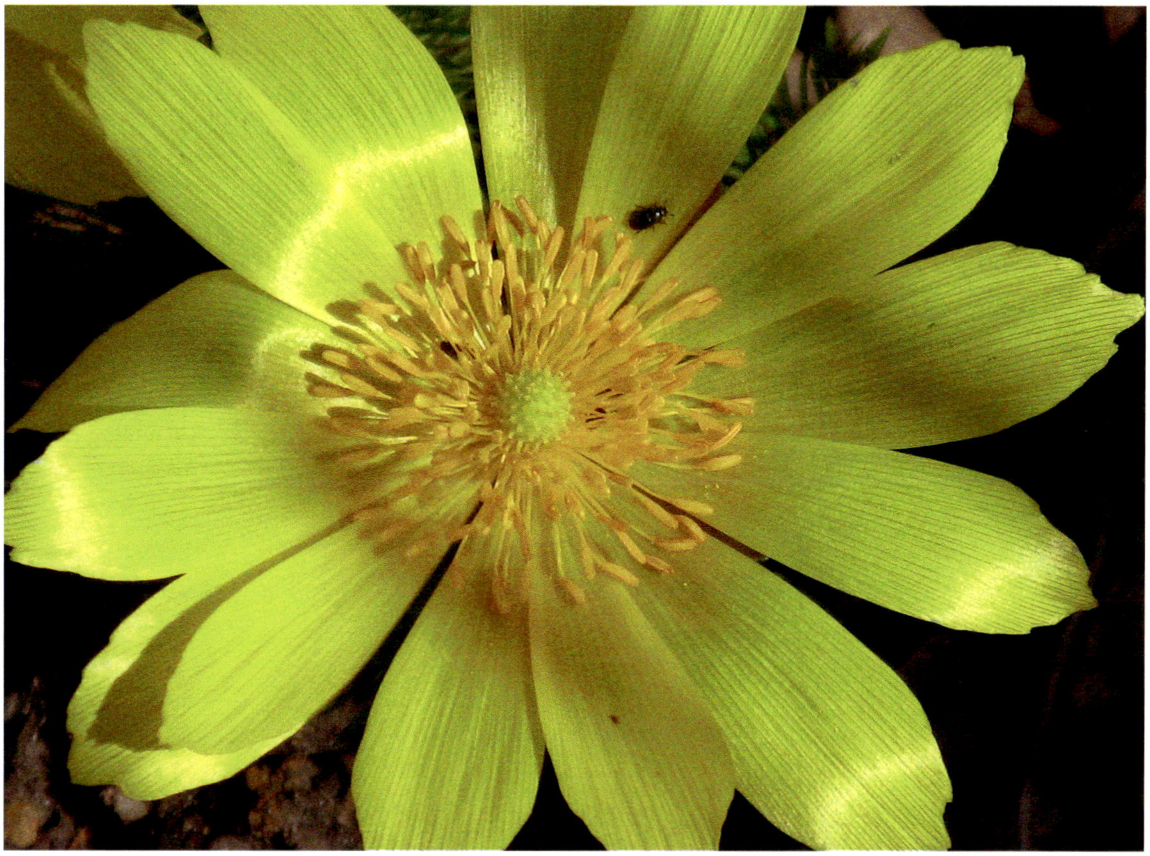

Als eine der ersten Pflanzen des Sonnenprinzips im Jahr wird das »Frühlings-Teufelsauge« in der Homöopathie bei leichter Herzschwäche eingesetzt. Auch hier gilt: Glänzende Blütenblätter sind ein Hinweis auf Giftigkeit.

Zubereitung nach dem Europäischen Arzneibuch, 7. Ausgabe, 2. Nachtrag:

Vorschrift 2a = Urtinktur †
Urtinktur: 86 % (m/m), **ab der 1. Potenz:** 43 % (m/m)

Ernte und Zubereitung nach traditionellen und wesenserhaltenden Erwägungen

Erntezeitpunkt: Die tautrockenen Blüten und jungen Blätter können gemeinsam am Vormittag geerntet werden (bei Sonnenschein), wenn sich der zunehmende Mond im Tierkreiszeichen Zwillinge, Waage oder Wassermann befindet.
Inhaltsstoffe: Cardenolidglykoside, Flavonoide, insgesamt über 20 herzwirksame Glykoside
Zubereitung: Gemäß den genannten Inhaltsstoffen empfiehlt es sich, das ganze frische Kraut und die Blüten fein zu zerkleinern und in 45-prozentigem (m/m) Ethanol zur Urtinktur zu mazerieren.

Anwendungsgebiete und Leitsymptome

Hyperthyreose mit Herzbeschwerden (Myokardschwäche, Tachykardie und Arrhythmie, Präkordialschmerz, Ödeme, Asthma cordiale, Altersherz), als Diuretikum, Schwächezustände nach akuten Infektionskrankheiten.

Aesculus hippocastanum

Rosskastanie

Standort

Ganz Europa.

Verwendete Teile

Boericke: Frische geschälte Samen. **Clarke:** Tinktur des reifen Kerns, Trituration des trockenen Kerns, Tinktur der Frucht mit Kapsel. **DHU:** Frische geschälte Samen. **HAB:** Frische geschälte Samen. **Hahnemann:** »Die von weder allzu alten, noch zu jungen Zweigen genommene, und von dem leicht hängen bleibenden Splinte befreiten Rinde *(Cort. Hippocastani)* [...] nach vielen damit angestellten Versuchen zu vierzig Gran in Pulver oder zu einem Skrupel des bei mäßiger Hitze bereiteten Extraktes gegeben.« **Kalbermatten:** Frische geschälte Samen. **Lockie:** Die frischen, reifen, geschälten und fein zerkleinerten Kastanien. **Madaus:** Hauptsächlich die reifen Früchte, seltener Rinde und Blüten. **Vonarburg:** Frische geschälte Samen. **Wala:** Samen. **Weleda:** Ganze Rosskastanie, Rinde.

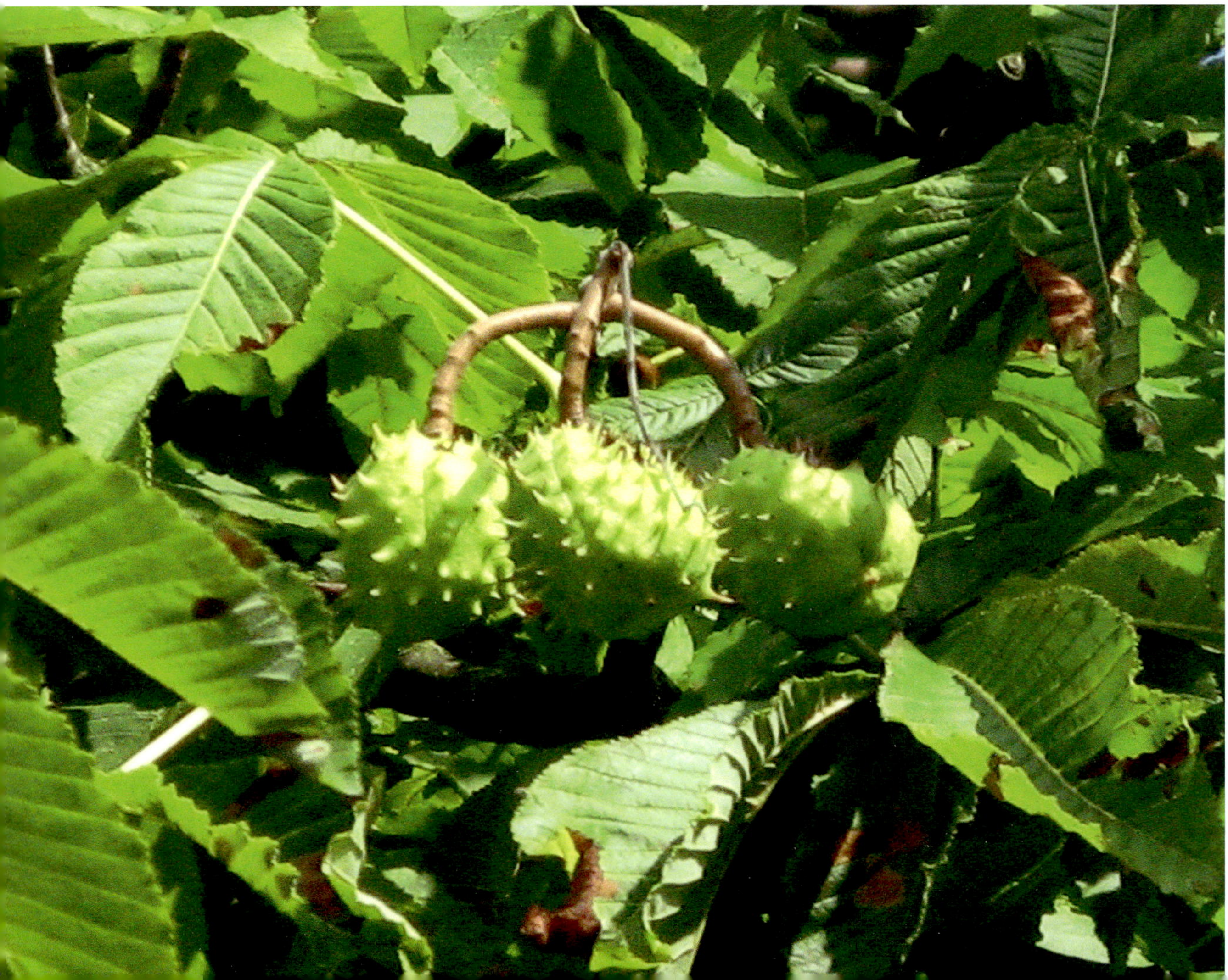

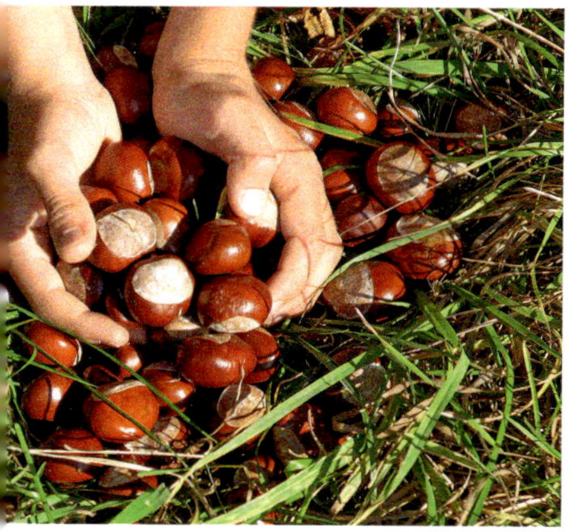

Man trage als Schutz vor Krankheit stets drei Kastanien in der Hosentasche – so der Volksmund –, verwende sie volksmedizinisch als Paste bzw. Tinktur oder setze sie homöopathisch ein.

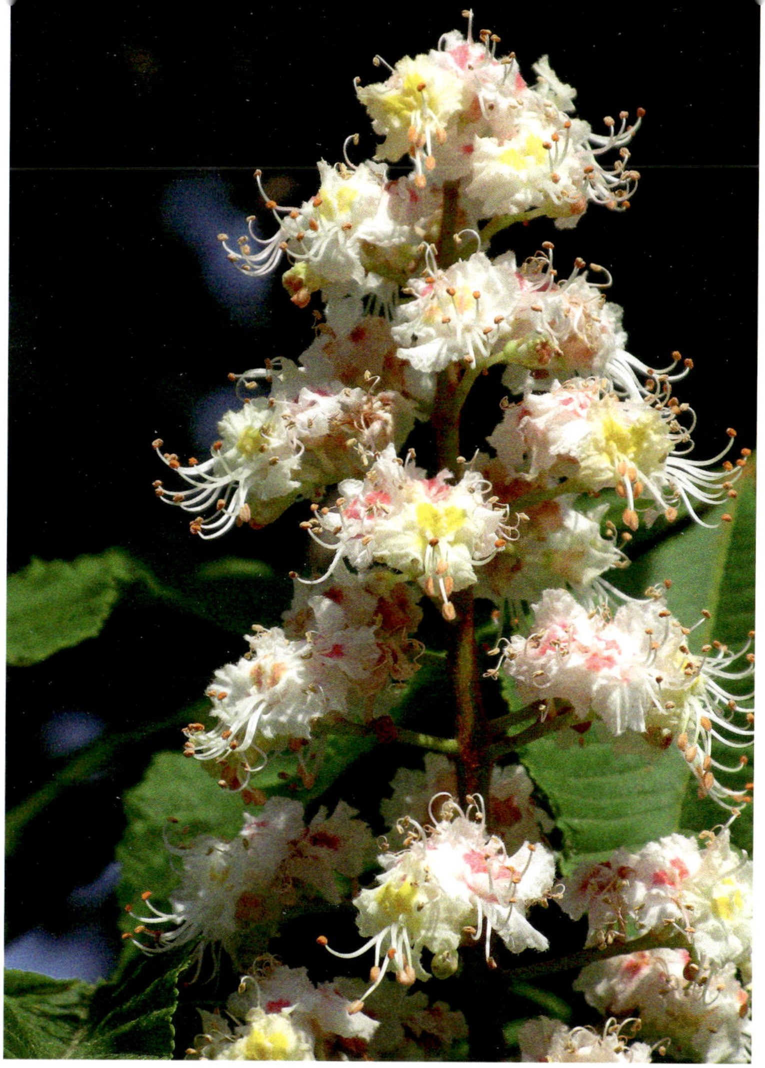

Zubereitung nach dem Europäischen Arzneibuch, 7. Ausgabe, 2. Nachtrag:

Vorschrift 3a = Urtinktur
Urtinktur: 86 % (m/m), **ab der 1. Potenz:** 62 % (m/m), **ab der 4. Potenz:** 43 % (m/m)

Ernte und Zubereitung nach traditionellen und wesenserhaltenden Erwägungen

Erntezeitpunkt: Die Samen können geerntet werden, wenn sich der zunehmende Mond im Tierkreiszeichen Löwe, aber auch Widder oder Schütze befindet.
Inhaltsstoffe: Catechingerbstoffe, Cumaringlykoside, Flavonoide, Glykoside, Triterpensaponine
Zubereitung: Gemäß den genannten Inhaltsstoffen empfiehlt es sich, die frischen Kastanien ohne Schale fein zu zerkleinern und in 45-prozentigem (m/m) Ethanol zur Urtinktur zu mazerieren.

Anwendungsgebiete und Leitsymptome

Gesamtes venöses Gefäßsystem, ist venentonisierend und damit durchblutungsfördernd. Wird auch bei Hirnödemen, Wadenkrämpfen, Ödemen, Juckreiz, Ulcus cruris, Hämorrhoiden verwendet, wirkt postoperativ gefäßabdichtend, blutstillend und als Diuretikum.

Agaricus muscarius, Amanita phalloides

Fliegenpilz

Der Pilz ist giftig.

Standort

Wächst im Sommer in Nadelwäldern, vor allem Fichtenwäldern, Europas, Asiens und den USA.

Verwendete Teile

Boericke: Frischer oberirdischer Fruchtkörper. **Clarke:** Trituration des sorgfältig getrockneten Hutes (Pileus) oder Tinktur des frischen Pilzes. **DHU:** Frische Fruchtkörper. **HAB:** Frische Fruchtkörper. **Hahnemann:** »Von diesem stinkenden Pilze [...] nimmt man, wenn er vorsichtig getrocknet worden, einen, vom frischen aber, zwei Gran, um durch dreistündiges Reiben auf gewöhnliche Weise mit Milchzucker, nochmaliges Auflösen, Verdünnen und Potenzieren mittels jedesmaliger zweier Schüttelschläge seine Kraft-Entwicklungen bis zur 10. Potenzstzufe zu bereiten.« **Lockie:** Ganzer frischer Pilz oder die getrocknete Kappe. **Paracelsus:** Je nach Indikation der Kopf oder der ganze Körper des Pilzes. **Madaus:** Frischer oberirdischer Fruchtkörper. **Vonarburg:** Oberirdischer Fruchtkörper. **Wala:** Fruchtkörper. **Weleda:** Fruchtkörper oder die rote Haut der Kappe.

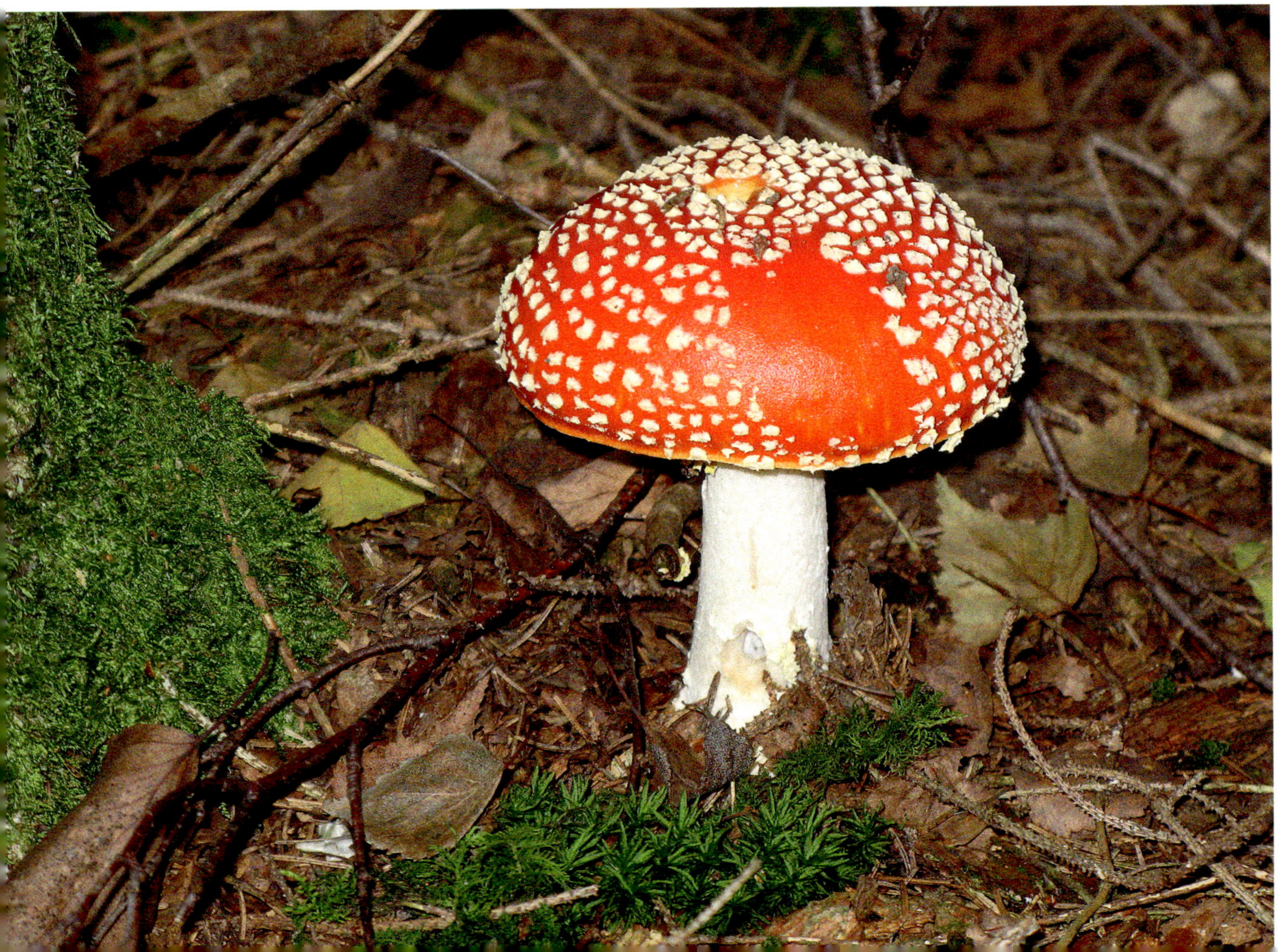

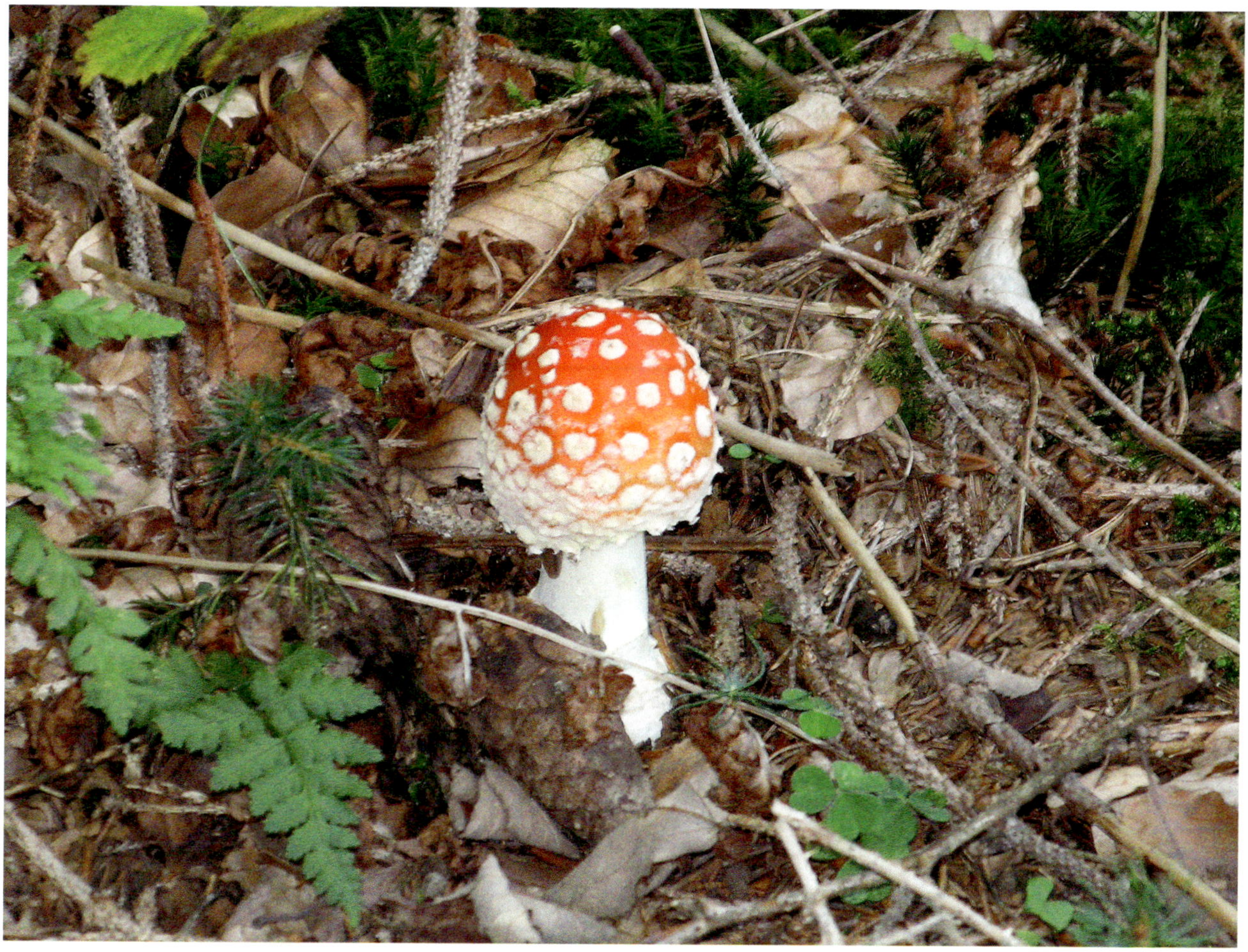

Zum einen ein Glückssymbol und guter Zauber, war der Fliegenpilz andererseits aber auch Bestandteil vieler giftiger »Hexensuppen« mit psychoaktiver und oft auch letaler Wirkung.

Zubereitung nach dem Europäischen Arzneibuch, 7. Ausgabe, 2. Nachtrag:

Vorschrift 3a = Urtinktur †
Urtinktur: 86 % (m/m), **ab der 1. Potenz:** 62 % (m/m), **ab der 4. Potenz:** 43 % (m/m)

Ernte und Zubereitung nach traditionellen und wesenserhaltenden Erwägungen

Erntezeitpunkt: Pilze können am Vormittag bei Vollmond sowie hoher Feuchtigkeit geerntet werden und wenn der Mond Erdnähe hat.
Inhaltsstoffe: Alkaloide (Atropin, Bufetinin, Muskarin)
Zubereitung: Gemäß den genannten Inhaltsstoffen empfiehlt es sich, die frischen Pilze fein zu zerkleinern und in 50-prozentigem (m/m) Ethanol zur Urtinktur zu mazerieren.

Anwendungsgebiete und Leitsymptome

Neurologische Erkrankungen mit Zuckungen und Spasmen bald jeder Muskelgruppe, begleitet von stechenden Schmerzen, Tremor, Zittern der Hände, Bewegungsdrang und Ruhelosigkeit.

Agnus castus

Mönchspfeffer

Standort

Mittelmeerländer, Westasien. Der Strauch wächst bei gutem Winterschutz auch hierzulande in Gärten. Sollte er keine Früchte tragen, kann man ihn im Kräuterladen kaufen oder über den Versandhandel beziehen.

Verwendete Teile

Boericke: Getrocknete, reife Früchte. **Clarke:** Reife Beeren. **DHU:** Reife getrocknete Früchte. **HAB:** Ph. Eur.: die getrockneten reifen Früchte von *Vitex agnus-castus L.* **Hahnemann:** Die hanfsamengroßen, grauschwarzen Samenbeeren. **Lockie:** Reife getrockneten Beeren. **Vonarburg:** Reife Früchte und Blüten. **Madaus:** Frische, im Herbst geerntete Früchte. Früchte haben eine stärkere Wirkung als Blätter. **Stapfs Archiv:**[76] »Am zweckmäßigsten dürfte es sein, aus der frischen, sehr stark riechenden und schmeckenden Beere, welche fälschlich mit dem Namen eines Saamens belegt wird, den Saft auszupressen, denselben mit gleichen Theilen Weingeist zu vermischen und so zu weiterm Gebrauche aufzubewahren. Da jedoch diese frischen Beeren schwer zu bekommen sind, so ist man genöthigt sich mit den getrockneten zu begnügen, wo man dann jedoch nur solche auswählen darf, welche ein noch ziemlich frisches Ansehen und einen starken Geruch und Geschmack haben. Hiervon wird entweder mit zwanzig Theilen Weingeist auf die bekannte Weise eine Tinktur bereitet, oder, was noch besser sein dürfte, ein Gran derselben mit 100 Gran Milchzucker eine Stunde lang innigst verrieben und so als erste Verdünnung aufbewahrt.«

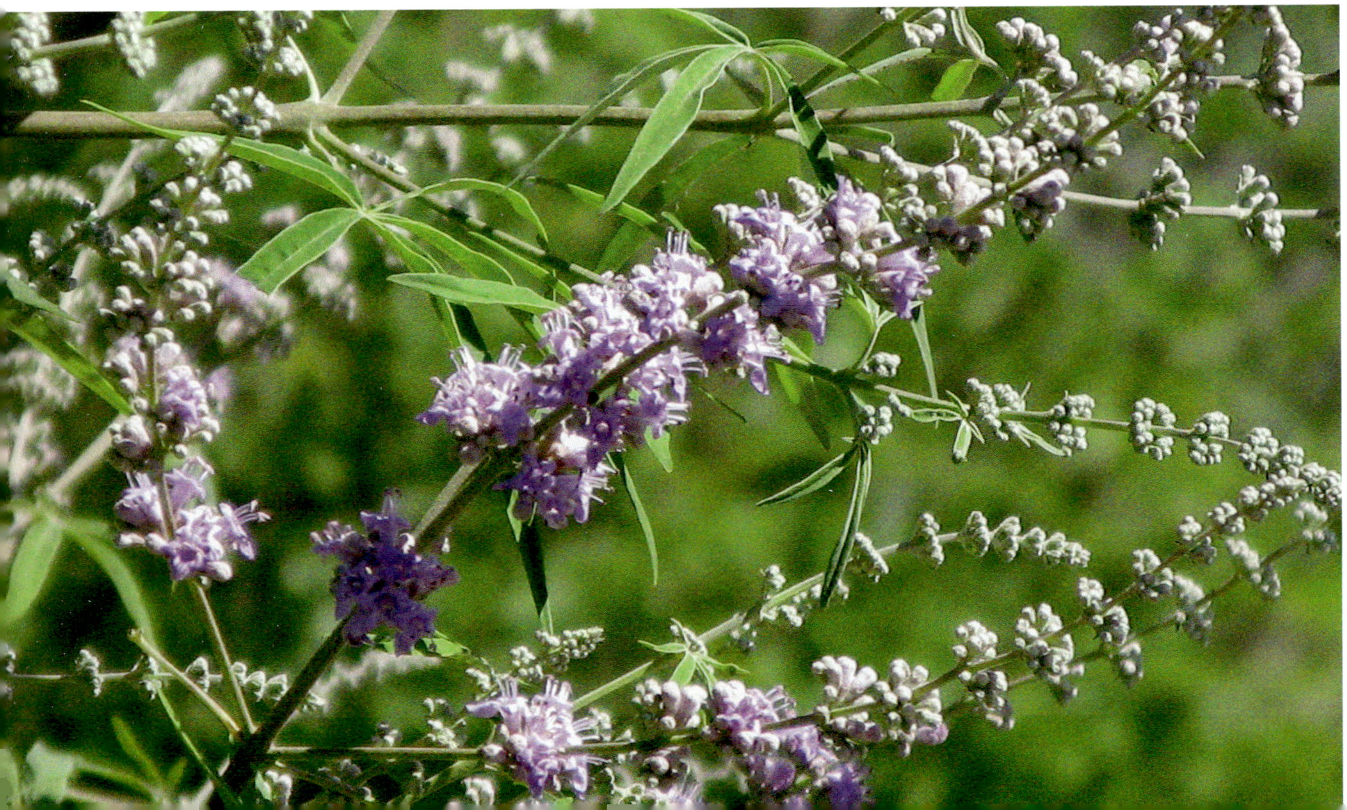

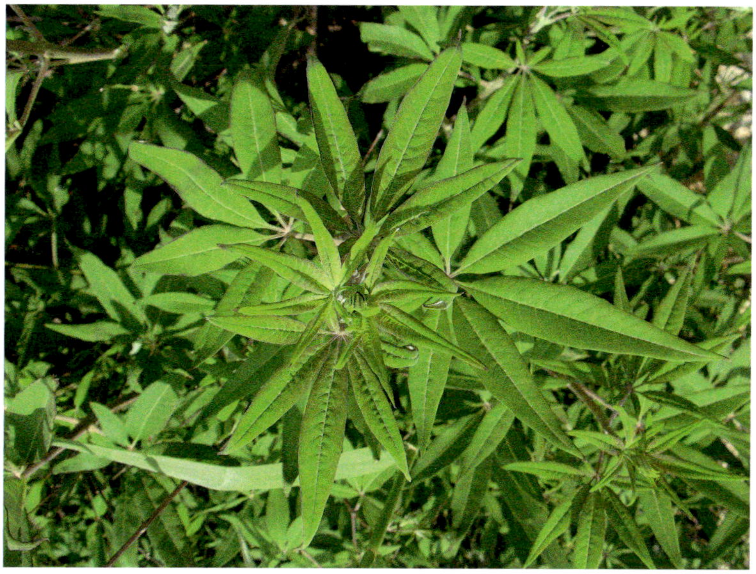

Als Keuschheitskraut der Göttin Hera legten es sich die Ehefrauen in der Antike und später auch die Mönche als Schlafunterlage ins Bett. Homöopathisch zubereitet regt es die Libido eher an.

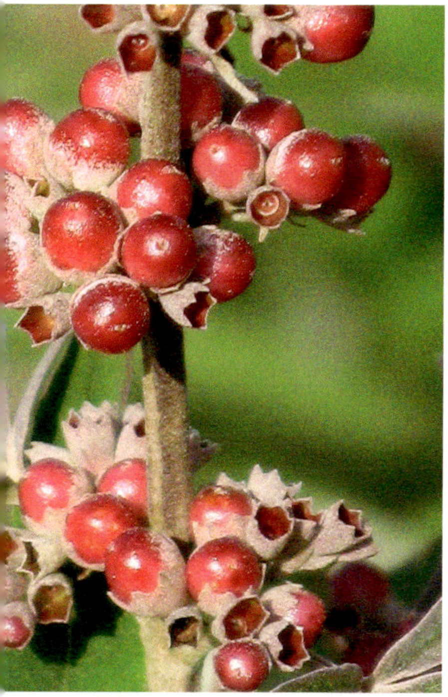

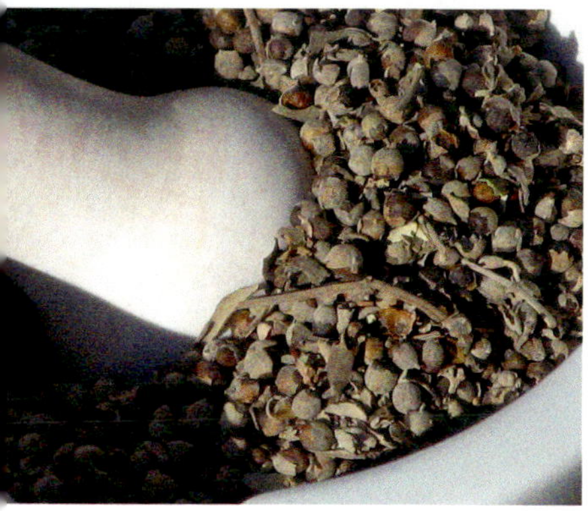

Zubereitung nach dem Europäischen Arzneibuch, 7. Ausgabe, 2. Nachtrag:

Vorschrift 4a: Urtinktur = D1
Urtinktur/D1: 62 % (m/m), **ab der 2. Potenz:** 62 % (m/m), **ab der 4. Potenz:** 43 % (m/m)

Ernte und Zubereitung nach traditionellen und wesenserhaltenden Erwägungen

Erntezeitpunkt: Die Früchte werden im Herbst am Vormittag geerntet, wenn sich der zunehmende Mond im Tierkreiszeichen Widder, Löwe oder Schütze befindet. Besonders im Tierkreiszeichen Löwe scheint die Gestalt der Samen in der Frucht am wirkungsvollsten zu sein.
Inhaltsstoffe: Ätherische Öle, Diterpene, Flavonoide, Iridoidglykoside
Zubereitung: Gemäß den genannten Inhaltsstoffen empfiehlt es sich, die frischen oder getrockneten Früchte in 50-prozentigem (m/m) Ethanol zur Urtinktur zu mazerieren.

Anwendungsgebiete und Leitsymptome

Männliche und weibliche Geschlechtsorgane, fruchtbarkeitsfördernd, mangelnde oder gesteigerte Libido, Hyper- oder Dysmenorrhö, prämenstruelles Syndrom mit Migräne und klimakterische Beschwerden, Harmonisierung des weiblichen Sexualzyklus, schlafbringend und verdauungsfördernd. Die Urtinktur oder niedrige Potenzen wirken wie ein Anaphrodisiakum (Pflanze der »Ehegöttin« Hera und »Schutzpflanze« der Mönche), aber als Homöopathikum in erhöhter Potenzierung fördert es wiederum die Libido beiderlei Geschlechts.

Allium cepa

Zwiebel

Standort

Europa, Gartenpflanze.

Verwendete Teile

Boericke: Ganze frische Sommerzwiebel. **Clarke:** Zwiebel oder gesamte frische Pflanze, gesammelt von Juli bis August. **DHU:** Frische Zwiebel. **HAB:** Frische Zwiebel. **Hahnemann:** Der Saft. **Lockie:** Die ganze reife Zwiebel, im Sommer geerntet und zerkleinert. **Madaus:** Zwiebelknollen. **Paracelsus:** »Die Schärfe des Salzes ist in der Zwiebel.« **Vonarburg:** Frische Blattscheiden und Zwiebel. **Wala:** Reife Zwiebel. **Weleda:** Küchenzwiebel.

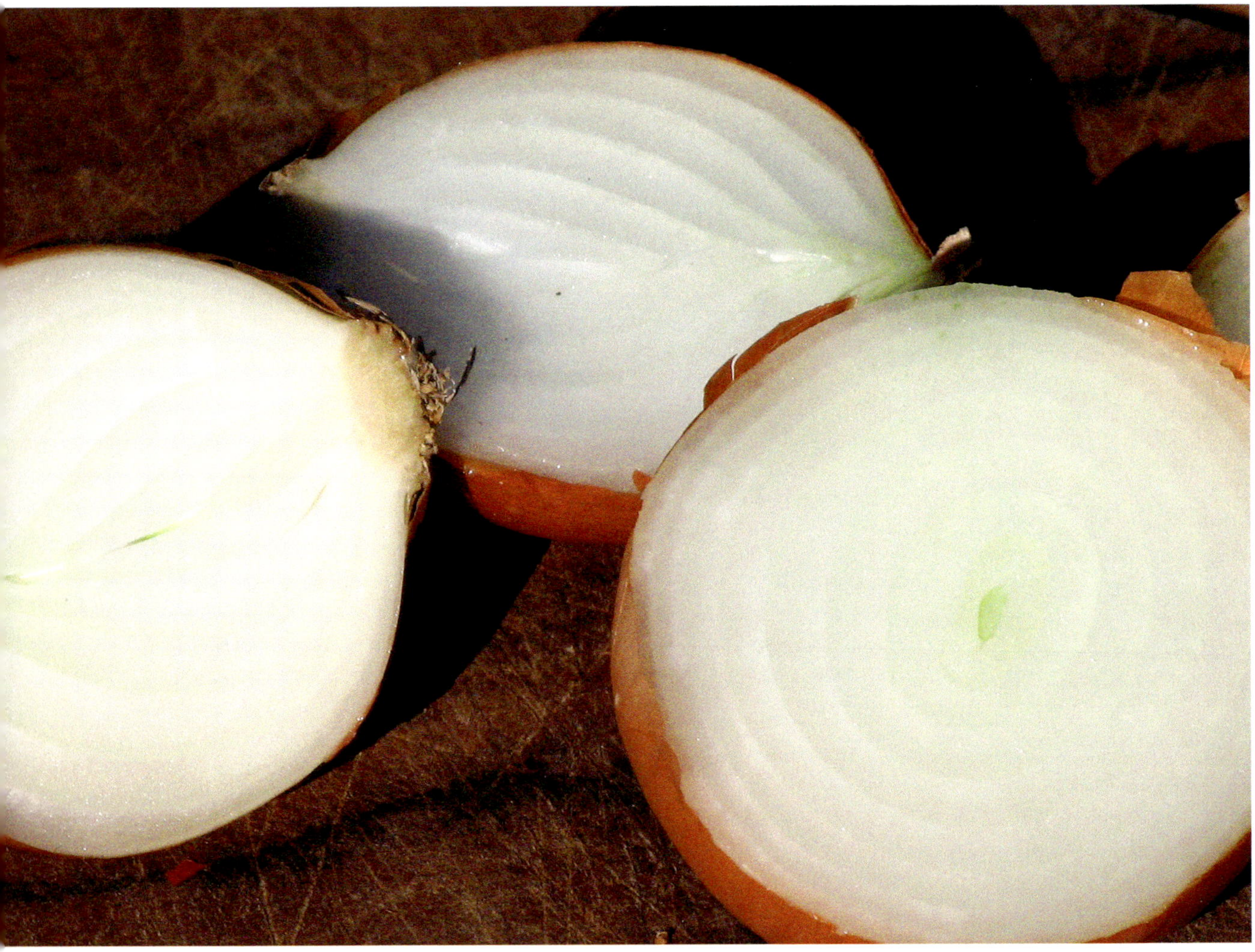

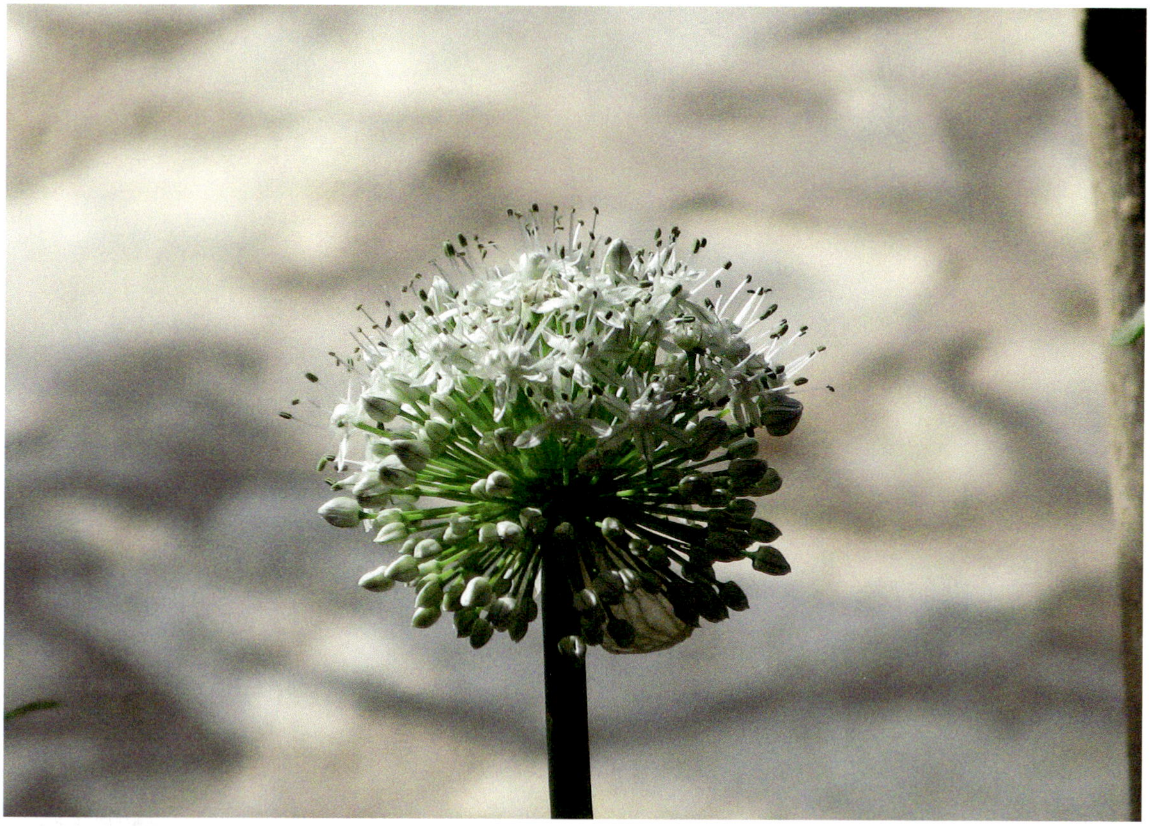

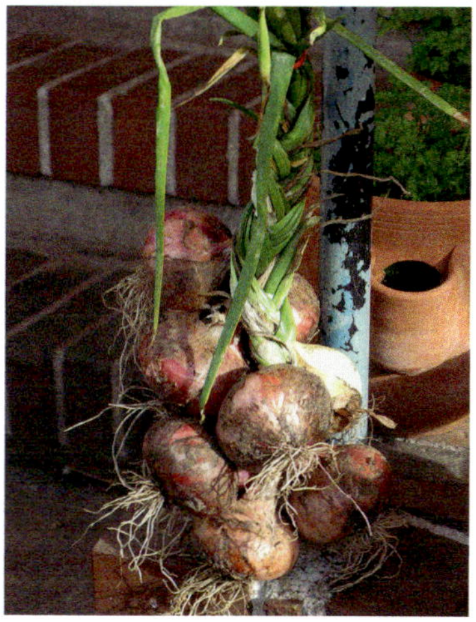

Die Zwiebel entfaltet nicht nur homöopathisch ihre krebshemmende und lebensverlängernde Wirkung, sondern ist auch in Honig, Milch, Öl oder Wein ausgezogen ein wahres Universalheilmittel.

Zubereitung nach dem Europäischen Arzneibuch, 7. Ausgabe, 2. Nachtrag:

Vorschrift 2a = Urtinktur
Urtinktur: 86 % (m/m), **ab der 1. Potenz:** 43 % (m/m)

Ernte und Zubereitung nach traditionellen und wesenserhaltenden Erwägungen

Erntezeitpunkt: Wenn die oberirdischen Teile verwelkt sind, wird die Zwiebel spätabends ausgegraben, während sich der abnehmende Mond im Tierkreiszeichen Stier, Jungfrau oder Steinbock befindet.
Inhaltsstoffe: Ätherisches Öl, Enzyme, Flavonoide, Glutamylpeptide, organische Schwefelverbindungen
Zubereitung: Gemäß den genannten Inhaltsstoffen empfiehlt es sich, die frische Zwiebelknolle fein zu zerkleinern und in 50-prozentigem (m/m) Ethanol zur Urtinktur zu mazerieren.

Anwendungsgebiete und Leitsymptome

Für die Atemwege als Expektorans, Rhinitis (auch bei Heuschnupfen), Bronchialkatarrh, Sinusitis, Husten mit Heiserkeit. Pflanzliches Antibiotikum, Entzündungen, Schwellungen und Insektenstiche, erhöhte Cholesterol- und Lipidwerte und somit auch den Blutdruck und Blutzucker senkend, Verbesserung der Fließfähigkeit des Blutes, verdauungsfördernd.

Arnica montana, Arnica chamissonis

Arnika, Bergwohlverleih

Die Pflanze ist giftig.

Der Bergwohlverleih ist eine typische Sonnenpflanze und unterstützt somit heilend alles Sonnenhafte des Körpers und auch das Herz. Gemeinsam mit *Calendula* die erste Wahl bei Verletzungen.

Standort

Europa, Hoch- und Mittelgebirge.

Verwendete Teile

Boericke: Vorsichtig getrockneter und gepulverter Wurzelstock. Ferner ganze blühende Pflanze. **Clarke:** Gesamte frische Pflanze. Wurzel. **DHU:** Getrockneter und gepulverter Wurzelstock nebst Wurzeln. Frische oberirdische Teile zur Blütezeit. **HAB:** Getrocknete unterirdische Teile. **Hahnemann:** »Der frisch ausgepreßte Saft aus der, ihrer Blüthe-Zeit nahen, ganzen Pflanze, mit gleichen Theilen Weingeist gemischt [...] Wo man aber die Pflanze nicht grün haben kann, muß man sich mit der Tinktur, aus 10 Gran feingepülverter, möglichst frischer Wurzel, mit 1000 Tropfen Weingeist binnen einer Woche, unter täglich einmaligem Umschütteln, ausgezogen, behelfen.« **Lockie:** Die ganze blühende Pflanze einschließlich der Wurzel. **Madaus:** Frische Blüten und frischer Wurzelstock. Bei Einsatz nur der Urtinktur: Der Wurzelstock hat eine den Darm weniger reizende Wirkung. **Vonarburg:** Nur die Wurzel. *Arnica chamissonis* »ist offizinell (arzneilich wirksam) und steht in Menge und Güte ihrer Inhaltsstoffe nicht hinter unserer bekannten Arnika der Berge. Sie eignet sich besonders für den Kräutergarten.«[77] **Wala:** Je nach Heilverfahren Blütenstände, ganze blühende Pflanze oder unterirdische Teile. **Weleda:** Je nach Heilverfahren Wurzelstock mit Wurzeln, Blüte oder ganze blühende Pflanze.

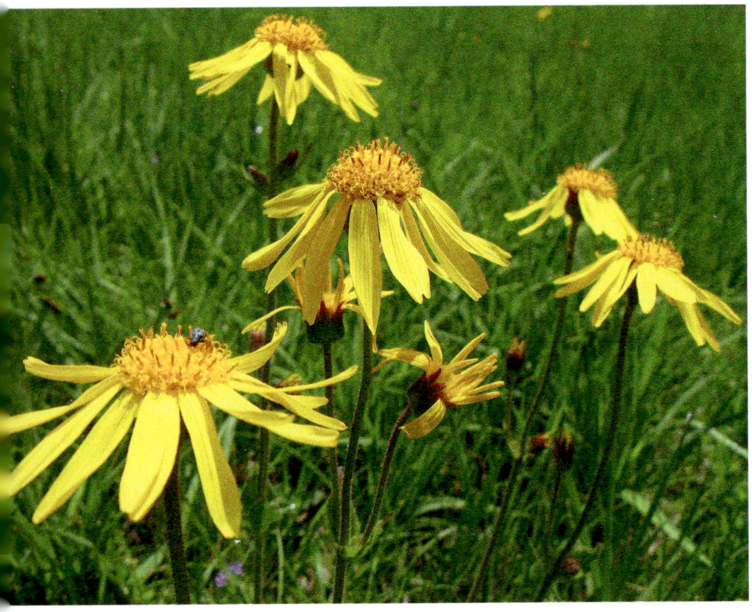

Arnica montana

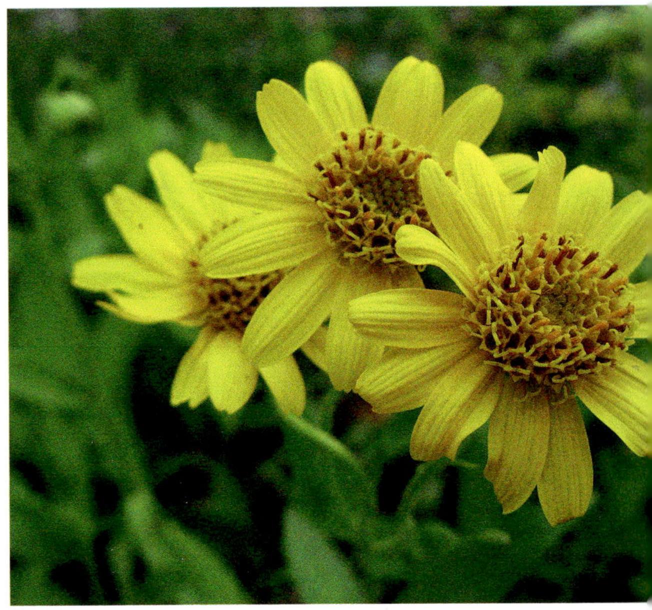

Arnica chamissonis

Zubereitung nach dem Europäischen Arzneibuch, 7. Ausgabe, 2. Nachtrag:

Vorschrift 4a: Urtinktur = D1 †
Urtinktur/D1: 86 % (m/m), **ab der 2. Potenz:** 62 % (m/m), **ab der 4. Potenz:** 43 % (m/m)

Ernte und Zubereitung nach traditionellen und wesenserhaltenden Erwägungen:

Erntezeitpunkt: Bester Zeitpunkt ist der Johannistag (24. Juni). Die tautrockenen Blüten und jungen Blätter können gemeinsam am Vormittag geerntet werden (bei Sonnenschein), wenn sich der zunehmende Mond im Tierkreiszeichen Zwillinge, Waage oder Wassermann befindet. Die Wurzel wird im Herbst spätabends ausgegraben, am besten bei Dunkelheit, wenn sich der abnehmende Mond im Tierkreiszeichen Stier, Jungfrau oder Steinbock befindet.
Inhaltsstoffe: Ätherisches Öl, Bitterstoffe, Cumarine, Flavonoide, Gerbstoffe, Phenolcarbonsäuren, Sesquiterpenlactone
Zubereitung: Gemäß den genannten Inhaltsstoffen können das frische Kraut und die Wurzel fein zerkleinert und gemeinsam in 45-prozentigem (m/m) Ethanol zur Urtinktur mazeriert werden.
Wer exakt nach dem Mondstand und der Jahreszeit arbeiten will, kann die Wurzel gesondert ansetzen. Hierbei empfiehlt es sich, die Wurzel von einer anderen Pflanze im Herbst zu nehmen. Diese wird auch fein zerkleinert und in 45-prozentigem (m/m) Ethanol mazeriert. Beide Extrakte werden nach der Abfiltrierung zu gleichen Teilen zusammengefasst und als Urtinktur weiterverarbeitet.
Da *Arnica montana* geschützt ist, kann die Herstellung dieser so wichtigen Urtinktur aus Pflanzen im eigenen Garten erfolgen.
Anmerkung: Die Bohrfliege *Tephritis arnicae* legt in die Blüten ihre Eier, die zu Reizungen führen können. Es besteht Vergiftungsgefahr dadurch, wenn die pure Tinktur innerlich verwendet wird.
Die erste Potenzierungsstufe der C1 im HAB wird nicht durch Dynamisation von 1 Teil Urtinktur mit 99 Teilen Ethanol vorgenommen, sondern 10 Teile Urtinktur werden mit 90 Teilen Ethanol (also eher eine D1) potenziert. Hier weicht das HAB vom Original Hahnemanns ab: »… wovon zwei Tropfen der durch Stehen abgehelleten Flüssigkeit, erst mit 98 Tropfen Weingeist durch zwei Schüttel-Schläge verdünnt und potenzirt werden und dann ferner, durch 29 andre Verdünnungs-Gläschen, immer ein Tropfen von der schwächern Verdünnung zu 100 Tropfen des folgenden Gläschens getröpfelt …«[78]

Anwendungsgebiete und Leitsymptome

Altersherz und koronare Herzkrankheiten, schnell wirkend bei akuten Schwächezuständen des Herzens. Arteriosklerose, Thrombophlebitis, Thrombose, wundheilend, entzündungswidrig, krampflösend, Traumen aller Art. Entzündungen jeder Art. Antimikrobiell, bakteriostatisch und fungistatisch.
Kontraindikation: nicht auf offene Wunden auftragen. Urtinktur innerlich und äußerlich nicht bei Allergikern anwenden.

Asarum europaeum

Haselwurz

Die Pflanze ist giftig.

Standort

Europa. Wächst versteckt in schattigen Laubmischwäldern, Gebüschen und Schluchten.

Verwendete Teile

Boericke: Frischer Wurzelstock. **Clarke:** Wurzel und gesamte frische Pflanze. **DHU:** Frische unterirdische Teile. **HAB:** Frische unterirdische Teile phenylpropanhaltiger Rassen von *Asarum europaeum.* **Hahnemann:** »Die geistige Tinctur der trockenen Wurzel oder der mit Weingeist gemischte Saft des ganzen Krautes von *Asarum europaeum.*« **Lockie:** Frische unterirdische Teile der Pflanze. **Madaus:** Frischer Wurzelstock, Sammelzeit im August. Der getrocknete Wurzelstock soll wertlos sein. **Vonarburg:** Frische Wurzel sowie ganze Pflanze.

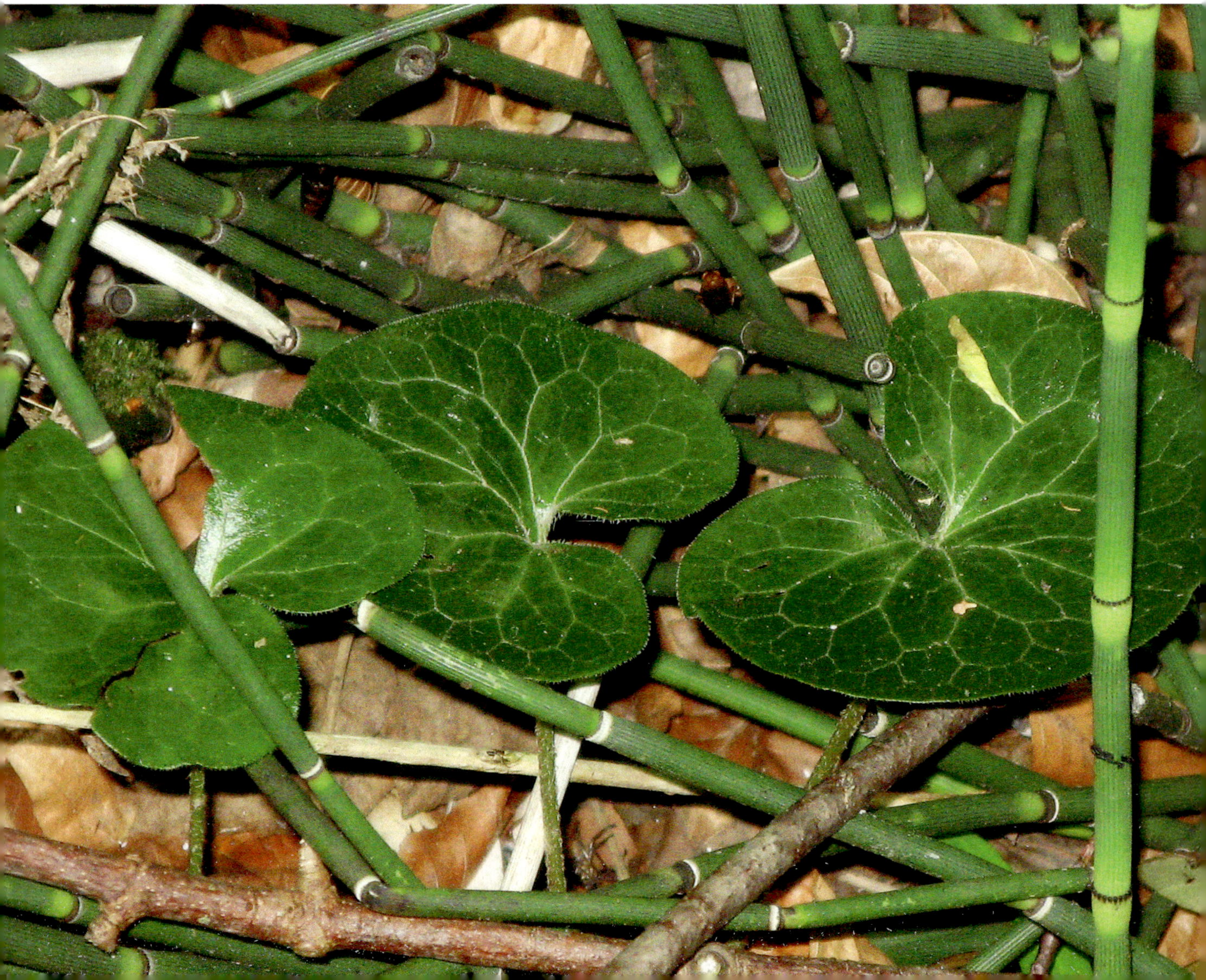

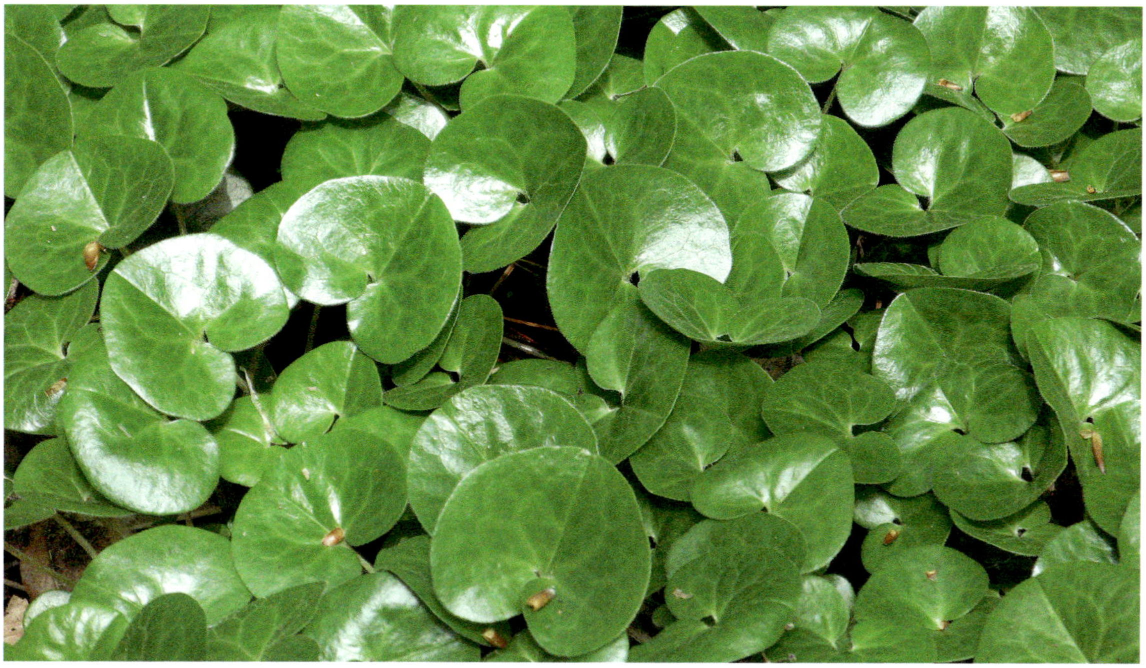

Die leicht erkennbare Signatur der Nierenform weist auf die Förderung der Nierentätigkeit bei Wassersucht oder Lymphstau hin – zudem ein wunderbares Mittel zur Lösung von Zwangsneurosen.

Zubereitung nach dem Europäischen Arzneibuch, 7. Ausgabe, 2. Nachtrag:

Vorschrift 3a = Urtinktur †
Urtinktur: 86 % (m/m), **ab der 1. Potenz:** 62 % (m/m), **ab der 4. Potenz:** 43 % (m/m)

Ernte und Zubereitung nach traditionellen und wesenserhaltenden Erwägungen

Erntezeitpunkt: Die tautrockenen Blätter können am Vormittag geerntet werden, wenn sich der zunehmende Mond im Tierkreiszeichen Zwillinge, Waage oder Wassermann befindet.
Die Wurzel wird im Herbst spätabends ausgegraben, wenn sich der abnehmende Mond im Tierkreiszeichen Stier, Jungfrau oder Steinbock befindet.
Inhaltsstoffe: Ätherisches Öl, Flavonoide
Zubereitung: Gemäß den genannten Inhaltsstoffen können das frische Kraut und die Wurzel fein zerkleinert und gemeinsam in 50-prozentigem (m/m) Ethanol zur Urtinktur mazeriert werden.
Wer exakt nach dem Mondstand und der Jahreszeit arbeiten will, kann die Wurzel gesondert ansetzen. Hierbei empfiehlt es sich, die Wurzel von einer anderen Pflanze im Herbst zu nehmen. Diese wird auch fein zerkleinert und in 50-prozentigem (m/m) Ethanol mazeriert. Beide Extrakte können nach der Abfiltrierung zu gleichen Teilen zusammengefasst und als Urtinktur weiterverarbeitet werden.

Anwendungsgebiete und Leitsymptome

Gastroenteritis mit Kolikschmerzen, zentrales Nervensystem (Hysterie, Nervosität, Schluckauf), Alkoholismus, chronische Übelkeit.

Atropa belladonna

Tollkirsche

Die Pflanze ist giftig.

Standort

In den Berggegenden von Europa, Asien und Südamerika.

Verwendete Teile

Boericke: Frische Pflanze ohne Wurzel bei beginnender Blüte. Ferner nur die frischen unreifen Beeren oder nur die reifen Beeren oder nur der getrocknete Samen oder nur die im Herbst gesammelte Wurzel. **Clarke:** Gesamte Pflanze zu Beginn der Blüte. **DHU:** Frische Pflanze am Ende der Blütezeit mit Wurzelstock. **HAB:** Frische ganze Pflanzen ohne die verholzten unteren Stängelteile am Ende der Blütezeit. **Hahnemann:** »Der frisch ausgepresste Saft der ganzen Pflanze zu Anfange ihrer Blüthe mit gleichen Teilen Weingeist vermischt.« **Lockie:** Frische ganze Pflanze einschließlich Wurzel zu Beginn der Blütezeit ausgegraben. **Madaus:** Frische Blätter zur beginnenden Blüte. Separat die im Frühjahr oder Herbst gesammelte Wurzel. **Paracelsus:** Blätter. **Vonarburg:** Frische Pflanze am Ende der Blütezeit samt Wurzelstock. **Wala:** Je nach Heilverfahren oberirdische Teile blühender Pflanzen, unterirdische Teile oder nur die Früchte. **Weleda:** Je nach Heilverfahren Pflanze am Ende der Blütezeit oder Wurzel.

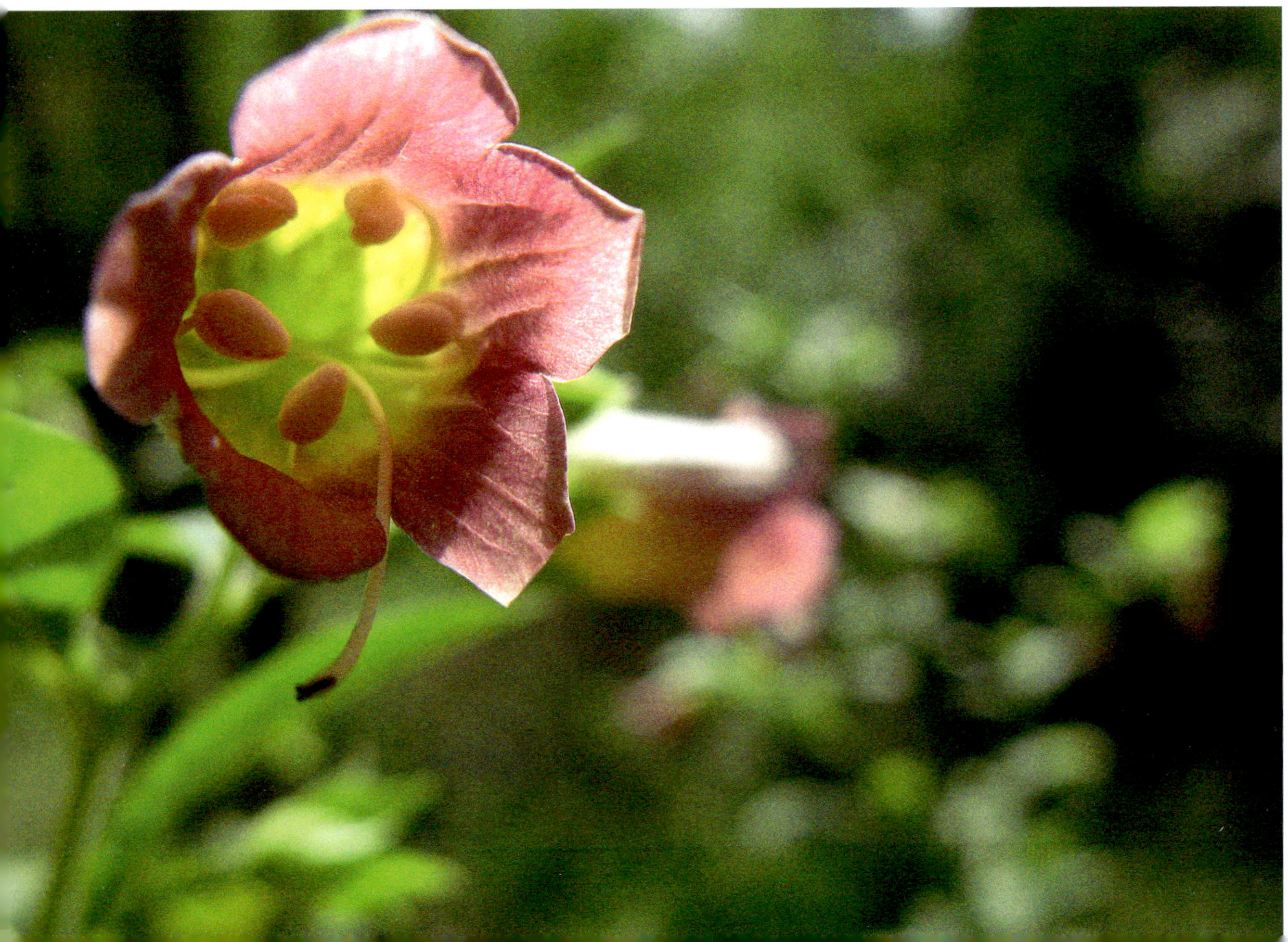

Zubereitung nach dem Europäischen Arzneibuch, 7. Ausgabe, 2. Nachtrag:

Vorschrift 2a = Urtinktur †
Urtinktur: 86 % (m/m), **ab der 1. Potenz:** 43 % (m/m)

Ernte und Zubereitung nach traditionellen und wesenserhaltenden Erwägungen

In den Ketzerprozessen diente die als Salbe aufgetragene »Irrbeere« dazu, den Opfern schneller das gewünschte Geständnis abzuringen.

Erntezeitpunkt: Die tautrockenen Blüten und jungen Blätter können gemeinsam am Vormittag geerntet werden (bei Sonnenschein), wenn sich der zunehmende Mond im Tierkreiszeichen Zwillinge, Waage oder Wassermann befindet. Die Wurzel wird im Herbst spätabends ausgegraben, wenn sich der abnehmende Mond im Tierkreiszeichen Stier, Jungfrau oder Steinbock befindet. Auch die Beeren werden am Vormittag geerntet, wenn sich der Vollmond im Tierkreiszeichen Widder, Löwe oder Schütze befindet.
Inhaltsstoffe: Oberirdische Teile: Atropin (entsteht während der Trocknung), Cumarine, Flavonoide, Gerbstoffe, Tropanalkaloide; Wurzel: Alkaloide, Hyoscyamin
Zubereitung: Gemäß den genannten Inhaltsstoffen können das frische Kraut, die Beeren, die Wurzel und die restlichen Blüten ohne verholzte Teile fein zerkleinert und gemeinsam in 50-prozentigem (m/m) Ethanol zur Urtinktur mazeriert werden. Wer exakt nach dem Mondstand und der Jahreszeit arbeiten will, kann die Wurzel gesondert ansetzen. Hierbei empfiehlt es sich, die Wurzel von einer anderen oder gleichen Pflanze – wenn man die Wurzel bei der ersten Ernte nicht schon geerntet hat – im Herbst zu nehmen. Diese wird auch fein zerkleinert und in 50-prozentigem (m/m) Ethanol mazeriert. Beide Extrakte werden nach der Abfiltrierung zu gleichen Teilen zusammengefasst und als Urtinktur weiterverarbeitet.
Um auch noch ausreichend Atropin zu mazerieren, kann man eine Tinktur aus getrockneten Pflanzenteilen zubereiten und diese dann als weitere Fraktion dazugeben.

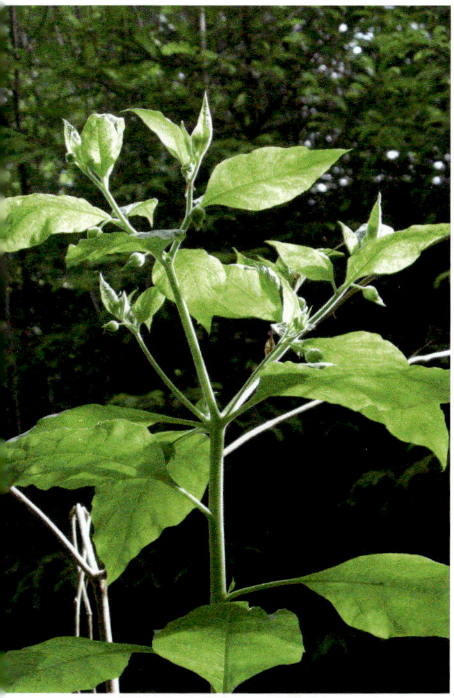

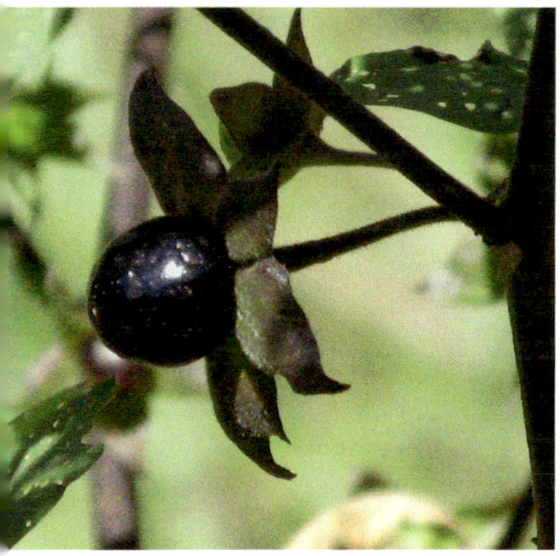

Anwendungsgebiete und Leitsymptome

Arterielles Gefäßsystem, zentrales und peripheres Nervensystem mit aktiven Kongestionen, krampfartige Zustände der glattmuskulären Hohlorgane, akute fieberhafte Entzündungen mit heißer roter Haut und gerötetem Gesicht, kolikartige Schmerzzustände, Überempfindlichkeit gegen Licht, hämmernde Kopfschmerzen, Trigeminusneuralgie, Scharlach, Basedow-Krankheit.

Avena sativa

Hafer

Standort

Alle Getreideanbauländer.

Verwendete Teile

Boericke: Frische blühende Pflanze. **Clarke:** Frische blühende Pflanze. **DHU:** Frisches blühendes Kraut. **HAB:** Frische oberirdische Teile zur Blütezeit. **Hahnemann:** Samen. **Kalbermatten:** Frisches blühendes Kraut. **Lockie:** Die frischen grünen oberirdischen Teile zur Blütezeit. **Madaus:** Frische blühende Pflanze. **Vonarburg:** Frische blühende Pflanze. **Wala:** Stängel, Blatt und Fruchtähre im Stadium der Milchreife. **Weleda:** Blühendes Kraut.

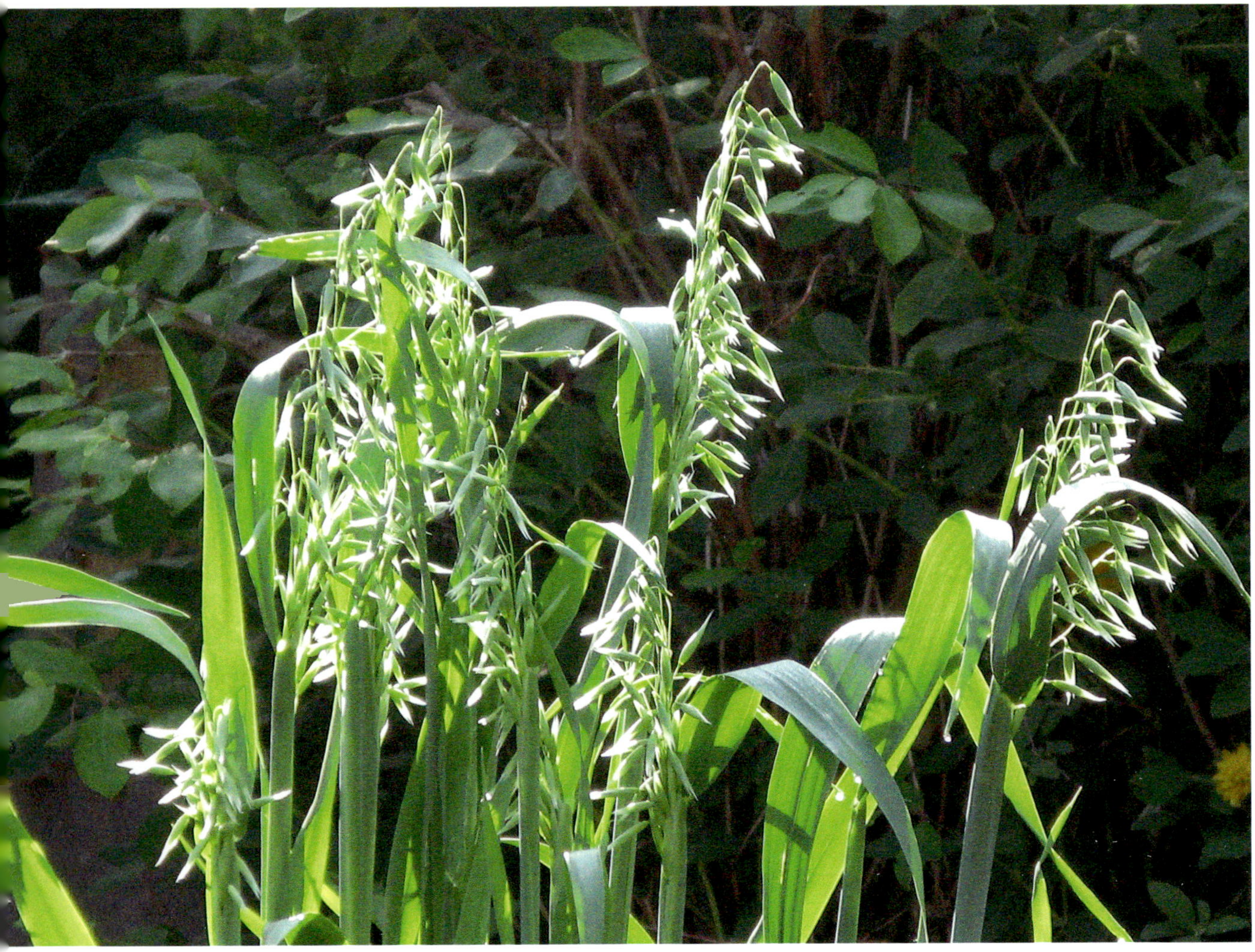

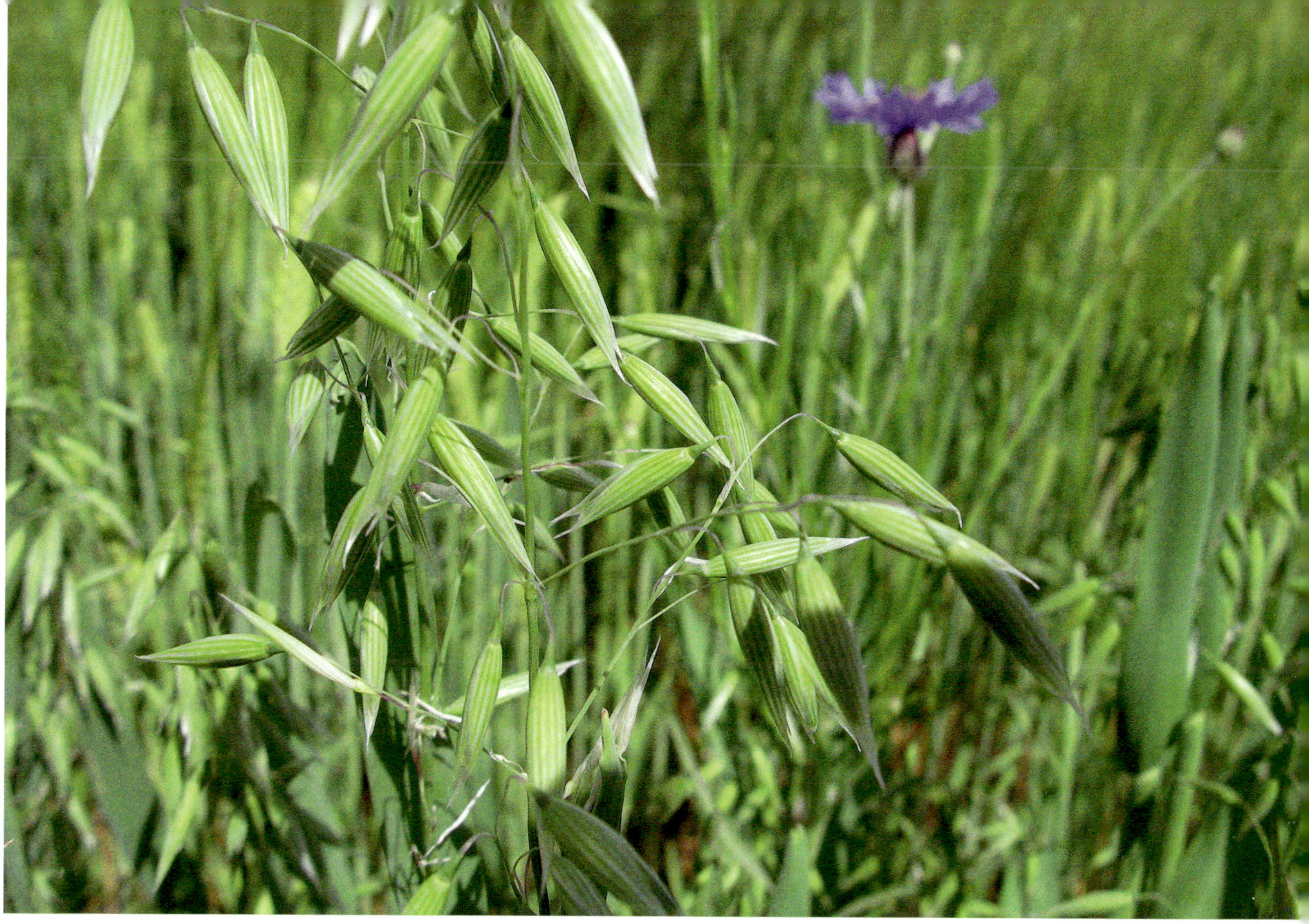

Wispernd, raschelnd und flüsternd führt der Gott Hermes mit Hilfe des Hafers überlastete und unruhige Gemüter in den Schlaf.

Zubereitung nach dem Europäischen Arzneibuch, 7. Ausgabe, 2. Nachtrag:

Vorschrift 1a = Urtinktur
Urtinktur: Aus gleichen Teilen Presssaft und Ethanol 86 % (m/m), **ab der 1. Potenz:** 43 % (m/m)

Ernte und Zubereitung nach traditionellen und wesenserhaltenden Erwägungen

Erntezeitpunkt: Das blühende Kraut (nicht der Samen) kann am Vormittag tautrocken geerntet werden, wenn sich der zunehmende Mond im Tierkreiszeichen Zwillinge, Waage oder Wassermann befindet.
Inhaltsstoffe: Flavonoide, Polysaccharide, Silikate, Steroidsaponine
Zubereitung: Gemäß den genannten Inhaltsstoffen empfiehlt es sich, das frische blühende Kraut fein zu zerkleinern und in 40-prozentigem (m/m) Ethanol zur Urtinktur zu mazerieren.

Anwendungsgebiete und Leitsymptome

Nervöse Erschöpfung, Schlaflosigkeit und Nervenschwäche, Gastroenteritis, Dyspepsie, Rekonvaleszenz, Ekzeme, Bindegewebsschwäche, Diuretikum mit Senkung eines überhöhten Harnsäure-Blutspiegels, Schwäche nach erschöpfenden Krankheiten.

Bellis perennis

Gänseblümchen

Standort
Auf Wiesen in ganz Europa und Asien.

Verwendete Teile
Boericke: Frische blühende Pflanze mit Wurzeln. **Clarke:** Gesamte frische Pflanze. **DHU:** Frische ganze Pflanzen zur Blütezeit. **HAB:** Frische ganze Pflanzen zur Blütezeit. **Hahnemann:** Frisch ausgepresster Saft der Blätter. **Kalbermatten:** Frisches blühendes Kraut. **Lockie:** Die ganze frische Pflanze, einschließlich Wurzel, während der Blüte gepflückt. **Madaus:** Frische blühende, im Sommer gesammelte Pflanze ohne Wurzel. **Vonarburg:** Blühende Pflanze samt Wurzeln. **Wala:** Oberirdische Teile zur Blütezeit.

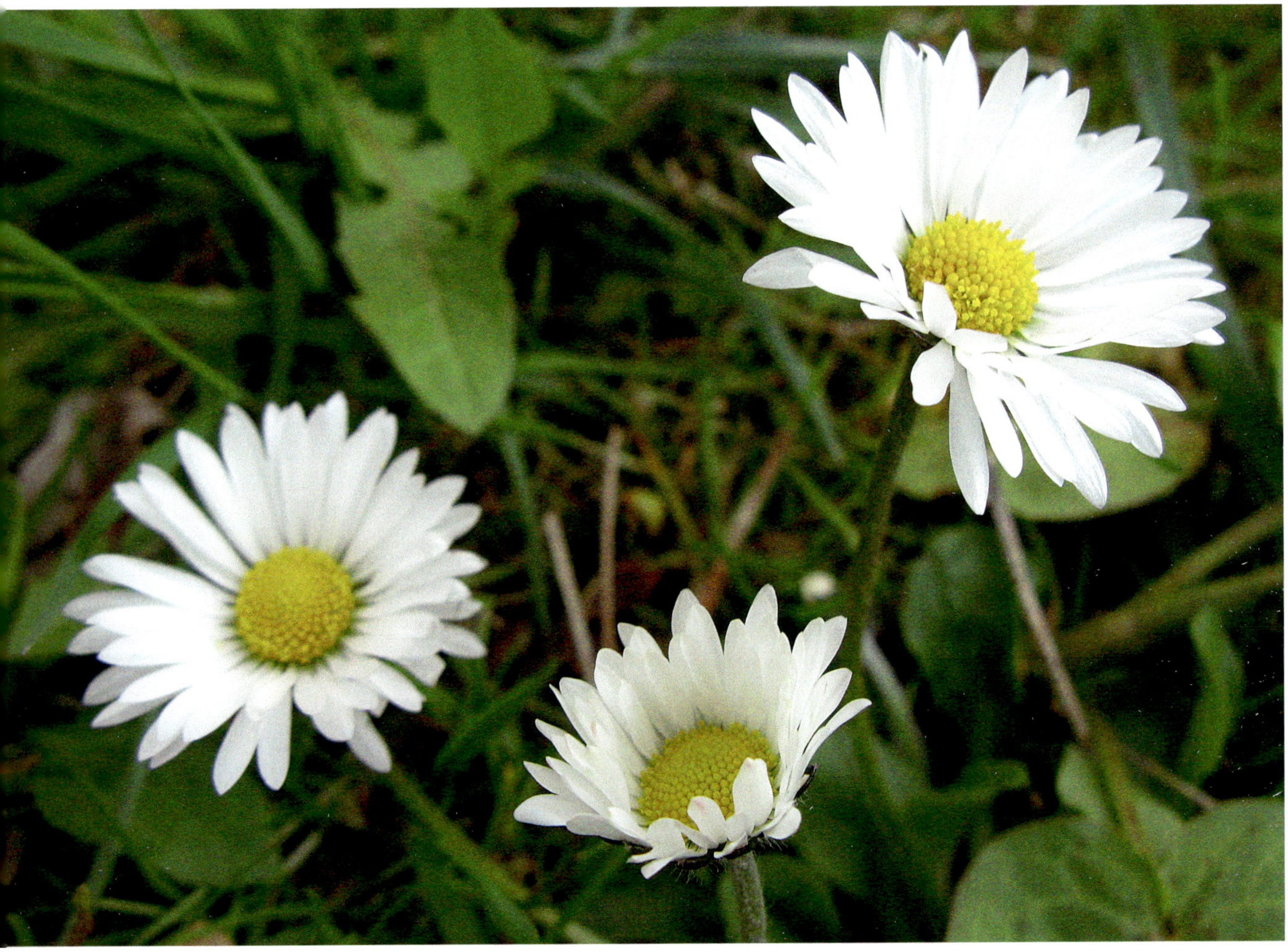

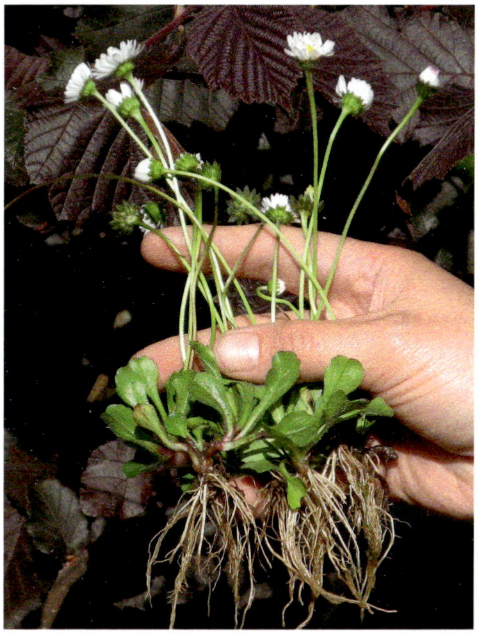

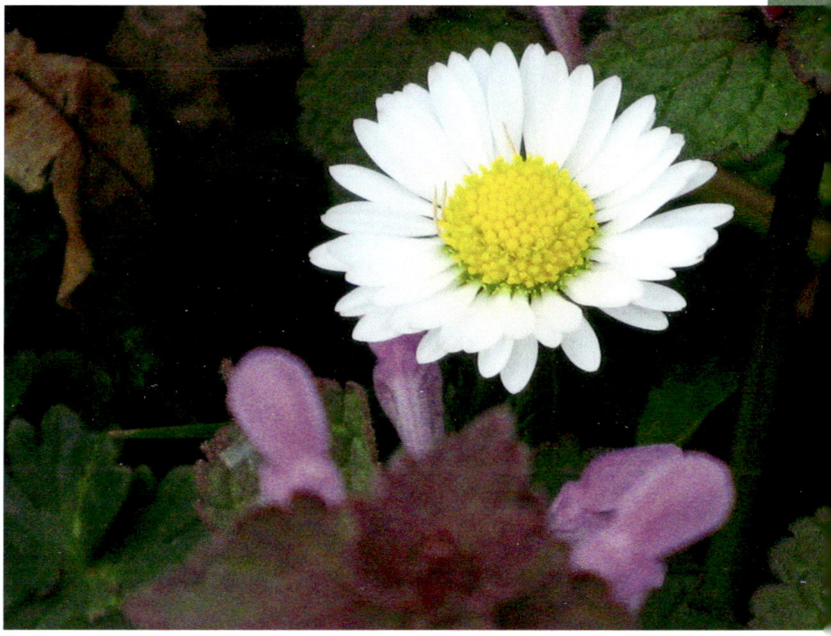

Klein, unscheinbar und doch die Zierde jeder Blumenwiese kann das »Mümmeli« für den Praktiker das erste große Mittel zur Selbstherstellung darstellen – ein schönes Wundheilmittel.

Zubereitung nach dem Europäischen Arzneibuch, 7. Ausgabe, 2. Nachtrag:

Vorschrift 2a = Urtinktur
Urtinktur: 86 % (m/m), **ab der 1. Potenz:** 43 % (m/m)

Ernte und Zubereitung nach traditionellen und wesenserhaltenden Erwägungen

Erntezeitpunkt: Die tautrockenen Blüten und jungen Blätter können gemeinsam am Vormittag geerntet werden (bei Sonnenschein), wenn sich der zunehmende Mond im Tierkreiszeichen Zwillinge, Waage oder Wassermann befindet. Die Wurzel wird im Herbst spätabends ausgegraben, wenn sich der abnehmende Mond im Tierkreiszeichen Stier, Jungfrau oder Steinbock befindet.
Inhaltsstoffe: Ätherisches Öl, Flavonoide, Polyine, Tritersaponine
Zubereitung: Gemäß den genannten Inhaltsstoffen können das frische Kraut und die Wurzel fein zerkleinert und gemeinsam in 45-prozentigem (m/m) Ethanol zur Urtinktur mazeriert werden.
Wer exakt nach dem Mondstand und der Jahreszeit arbeiten will, kann die Wurzel gesondert ansetzen. Hierbei empfiehlt es sich, die Wurzel von einer anderen Pflanze im Herbst zu nehmen. Diese wird auch fein zerkleinert und in 50-prozentigem (m/m) Ethanol mazeriert. Beide Extrakte werden nach der Abfiltrierung zu gleichen Teilen zusammengefasst und als Urtinktur weiterverarbeitet.

Anwendungsgebiete und Leitsymptome

»Das kleine Arnika« (Symptome wie Arnica montana, nur schwächer), Verletzungen, Traumen oder Überanstrengung der Muskeln, innere Verletzungen, Verstauchungen, Prellungen, Quetschungen. Auch für die Frühlingskur: appetitanregend, abführend und harntreibend.

Berberis vulgaris

Gemeine Berberitze, Sauerdorn

Standort

Europa, Westasien, Nordamerika an warmen Waldrändern, in Gebüschen und Hecken.

Verwendete Teile

Boericke: Getrocknete Wurzelrinde. **Clarke:** Tinktur der Wurzelrinde. **DHU:** Getrocknete Rinde der ober- und unterirdischen Teile. **HAB:** Getrocknete Rinde ober- und unterirdischer Teile, die mindestens 2 Prozent Alkaloide enthält, berechnet als Berberin. **Hahnemann:** Rinde der Wurzel und Rinde des Strauchs. **Lockie:** Die Rinde der kleinen oder mittelgroßen Wurzeltriebe, getrocknet. **Madaus:** Frische Wurzel- und Stammrinde. **Vonarburg:** Getrocknete Wurzelrinde. **Wala:** Je nach Heilverfahren oberirdische Teile blühender Pflanzen, Beeren oder unterirdische Teile. **Weleda:** Je nach Heilverfahren Wurzelrinde, Stammrinde oder Frucht.

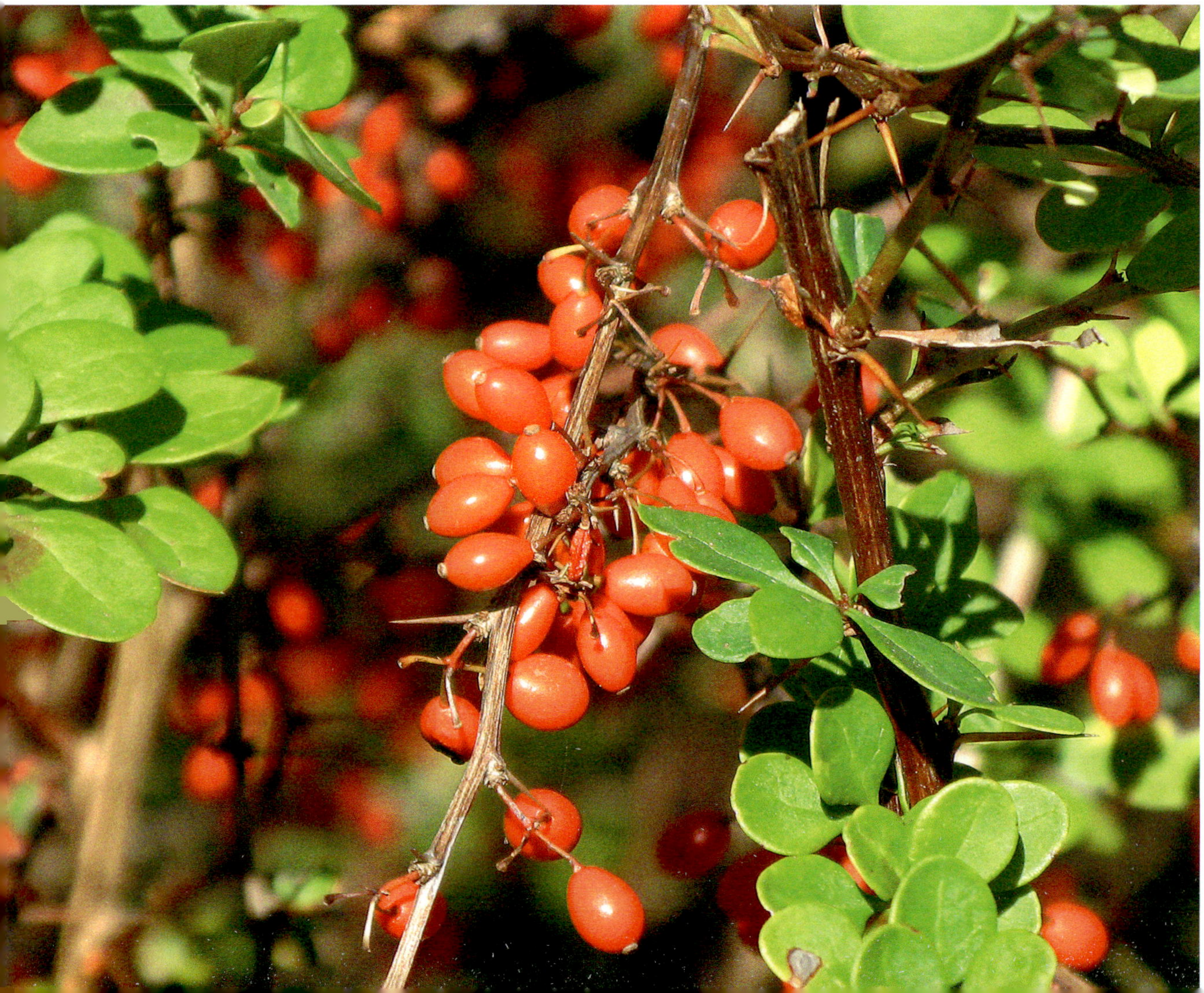

Zubereitung nach dem Europäischen Arzneibuch, 7. Ausgabe, 2. Nachtrag:

Vorschrift 4a: Urtinktur = D1
Urtinktur/D1: 86 % (m/m), **ab der 2. Potenz:** 62 % (m/m), **ab der 4. Potenz:** 43 % (m/m)

Ernte und Zubereitung nach traditionellen und wesenserhaltenden Erwägungen

Erntezeitpunkt: Die tautrockene Rinde der oberirdischen Teile wird am Vormittag geerntet, wenn sich der zunehmende Mond im Tierkreiszeichen Zwillinge, Waage oder Wassermann befindet.
Die Rinde der Wurzel wird im Herbst spätabends abgenommen, am besten bei Dunkelheit, wenn sich der abnehmende Mond im Tierkreiszeichen Stier, Jungfrau oder Steinbock befindet.
Inhaltsstoffe: Ätherisches Öl, Gerbstoffe, Isichinolinalkaloide
Zubereitung: Gemäß den genannten Inhaltsstoffen können die Rinde der Wurzel und die Rinde der oberirdischen Teile fein zerkleinert und gemeinsam in 50-prozentigem (m/m) Ethanol zur Urtinktur mazeriert werden.
Wer exakt nach dem Mondstand und der Jahreszeit arbeiten will, kann die Wurzel gesondert ansetzen. Hierbei empfiehlt es sich, die Wurzel von einer anderen Pflanze im Herbst zu schälen. Diese Rinde wird auch fein zerkleinert und in 50-prozentigem (m/m) Ethanol mazeriert.
Beide Extrakte werden nach der Abfiltrierung zu gleichen Teilen zusammengefasst und als Urtinktur weiterverarbeitet.

Anwendungsgebiete und Leitsymptome

Cholagogum, zur Leberentgiftung: galletreibend, abführend, appetitanregend. Diuretikum, unterstützend bei Nierensteinen. Harnsäurelösend bei Rheuma und Gicht. Kreislaufregulation, auch bei Erschöpfungszuständen, beruhigt beschleunigten Puls, verbessert den Kreislauf. Wala sieht es unter anderem auch bei Polypen und Myomen indiziert.

Das Gallenfließmittel schlechthin. Die Marssignaturen – die Farbe Rot sowie die spitzen Dornen – geben den ersten Hinweis für den heilkundlichen Einsatz.

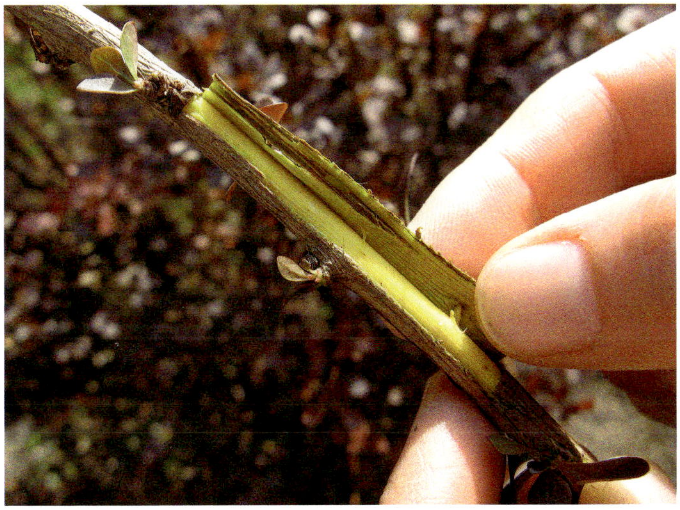

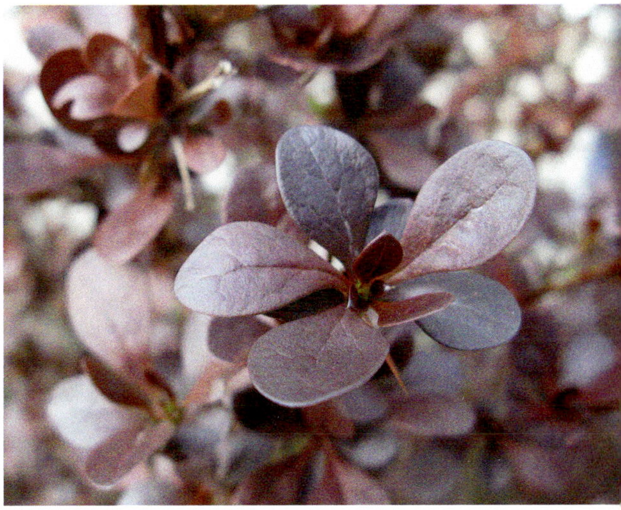

Bryonia alba

Schwarzfrüchtige Zaunrübe

Die Wurzel ist giftig.

Standort

Europa, Westasien an Zäunen, Hecken, in Auwäldern und an Waldrändern.

Verwendete Teile

Boericke: Frische Wurzel. **Clarke:** Wurzel vor der Blüte. **DHU:** Frische Wurzel vor der Blütezeit. **HAB:** Frische Wurzel von *Bryonia cretica* ssp. *dioica* (Jacq.) Tutin oder *Bryonia alba* vor der Blütezeit. **Hahnemann:** »Der aus der frischen, vor der Blüthe gegrabenen Wurzel ausgepresste und mit gleichen Theilen Weingeist gemischte Saft wird auf gleiche Weise, wie im Vorworte zu Pulsatille [siehe bei Pulsatilla, Seite 166] gelehrt, bis zur dreißigsten Kraft-Entwickelung verdünnt und potenziert, zur homöopathischen Heilung angewendet.« **Lockie:** Frische Wurzel. **Madaus:** Frische, im Herbst gesammelte Wurzel. Madaus zitiert aber auch das HAB, wo die Wurzel vor der Blüte gesammelt wird. Die getrocknete Wurzel ist bedeutend weniger wirksam. **Vonarburg:** »In der Homöopathie wird die Urtinktur aus der zur Blütezeit frisch gesammelten Wurzel von *Bryonia alba* hergestellt. Vereinzelt wird auch *Bryonia cretica* ssp. *dioica* Jacq. eingesetzt, jedoch stimmt das Arznei-

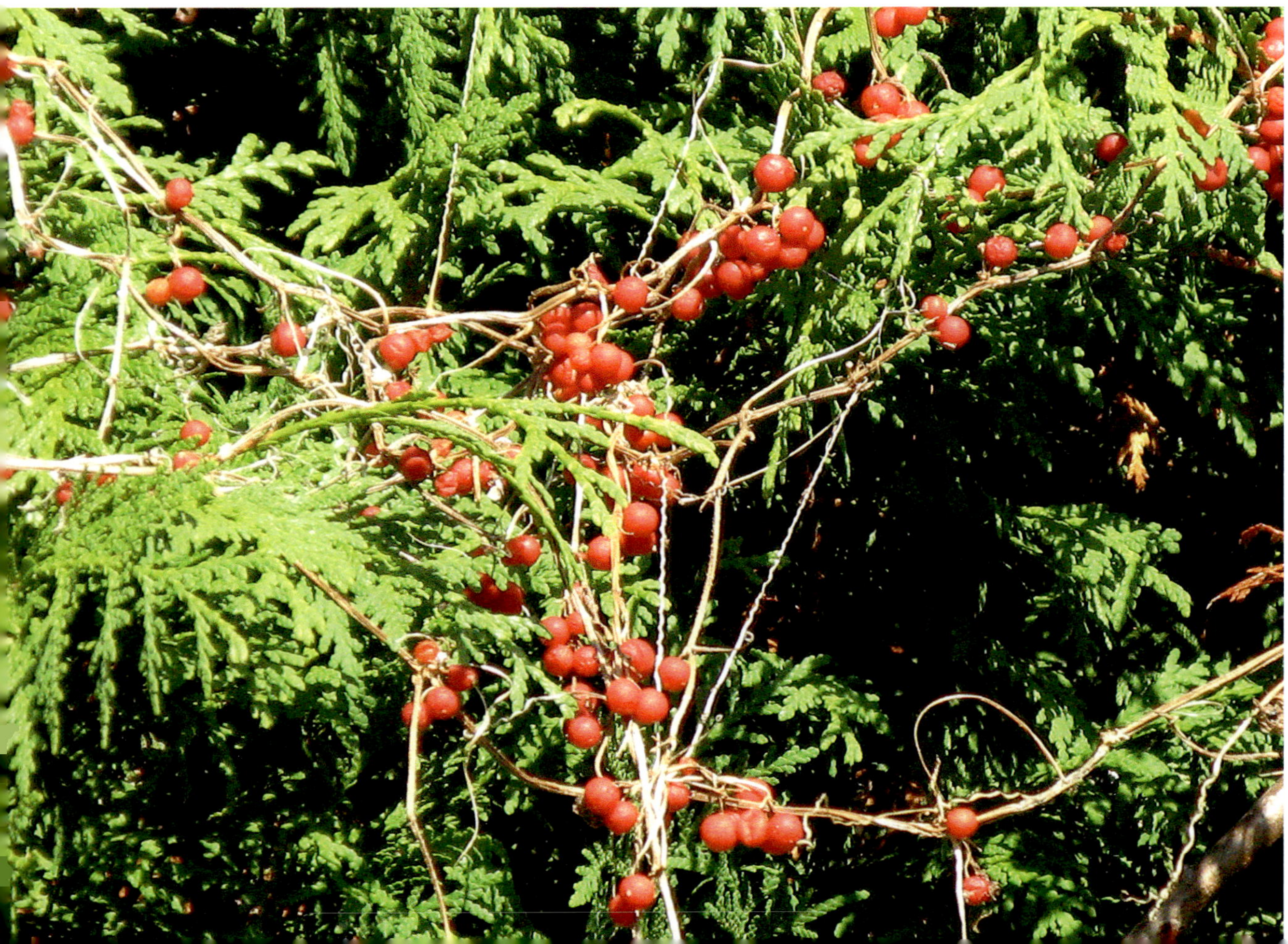

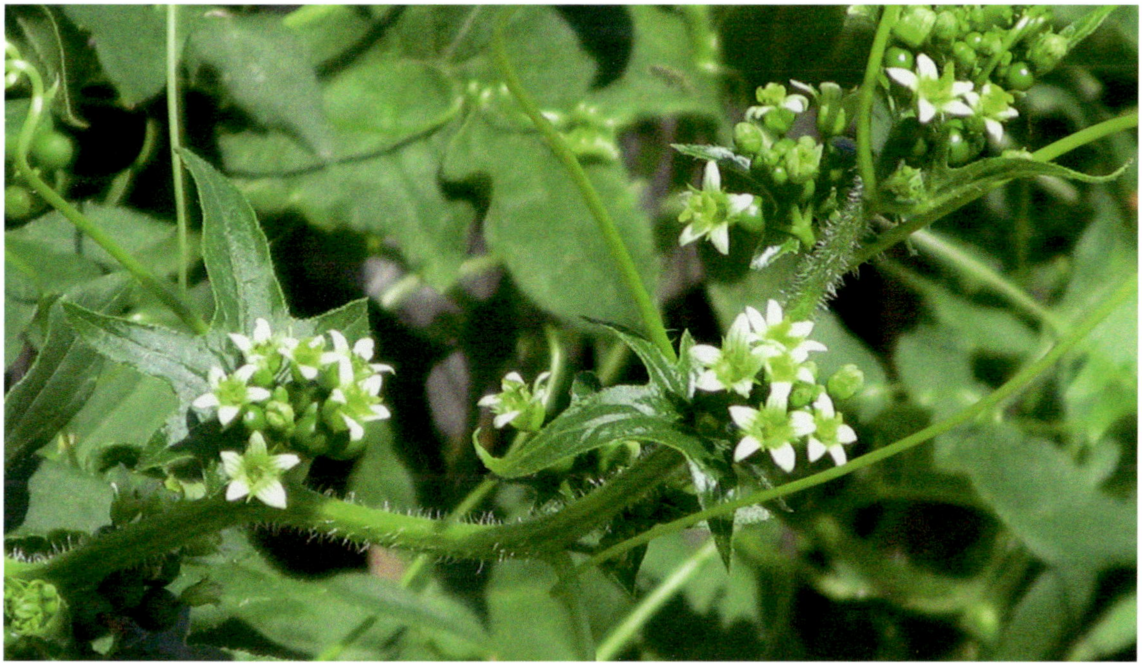

Die langlebige »Heilige Rübe« ist selten geworden, kann aber sehr leicht aus Samen gezogen werden. In der freien Natur zeigt sie gerne geomantische Störzonen an.

mittelbild der Rotfruchtigen Zaunrübe nicht mit der Weißen Zaunrübe überein.« **Wala:** Wurzel, vor dem Austreiben geerntet. **Weleda:** Wurzel.

Zubereitung nach dem Europäischen Arzneibuch, 7. Ausgabe, 2. Nachtrag:

Vorschrift 2a = Urtinktur †
Urtinktur: 86 % (m/m), **ab der 1. Potenz:** 43 % (m/m)

Ernte und Zubereitung nach traditionellen und wesenserhaltenden Erwägungen

Erntezeitpunkt: Die Wurzel wird im Frühjahr bei Dunkelheit ausgegraben, am besten spätabends, wenn sich der abnehmende Mond im Tierkreiszeichen Stier, Jungfrau oder Steinbock befindet.
Inhaltsstoffe: Alkaloide, ätherisches Öl, Gerbstoffe, Glykoside
Zubereitung: Gemäß den genannten Inhaltsstoffen empfiehlt es sich, die frische Wurzel fein zu zerkleinern und in 50-prozentigem (m/m) Ethanol zur Urtinktur zu mazerieren.

Anwendungsgebiete und Leitsymptome

Akute entzündliche Prozesse mit langsam steigendem Fieber, stechenden Schmerzen und trockenen Schleimhäuten.
Entzündungshemmende Wirkung auf seröse (überwiegend aus Serum bestehende) Haut: Polyarthritis, rheumatisches Fieber, Gelenkerkrankungen, Pleuritis, Rippenfell-, Herzbeutel- und Hirnhautentzündung. Schleimhauterkrankungen.
Achtung: keine allopathische Verwendung, auf keinen Fall in der Schwangerschaft!

Calendula officinalis

Ringelblume

Standort
Südosteuropa. Fast nur noch im Garten heimisch.

Verwendete Teile
Boericke: Zur Zeit der Blüte gesammeltes Kraut. **Clarke:** Tinktur der Blätter und Blüten. **DHU:** Frische oberirdische Teile zur Blütezeit. **HAB:** Frische oberirdische Teile zur Blütezeit. **Hahnemann:** »Vorzüglich die Blumen.« **Kalbermatten:** Frisches blühendes Kraut. **Lockie:** Die fein zerkleinerten frischen Blüten und Blätter. **Madaus:** Frische Blütenköpfchen. **Vonarburg:** Frisch blühendes Kraut. **Wala:** Je nach Heilverfahren Blütenstände oder oberirdische Teile zur Blütezeit. **Weleda:** Je nach Heilverfahren blühendes Kraut oder Blüte.

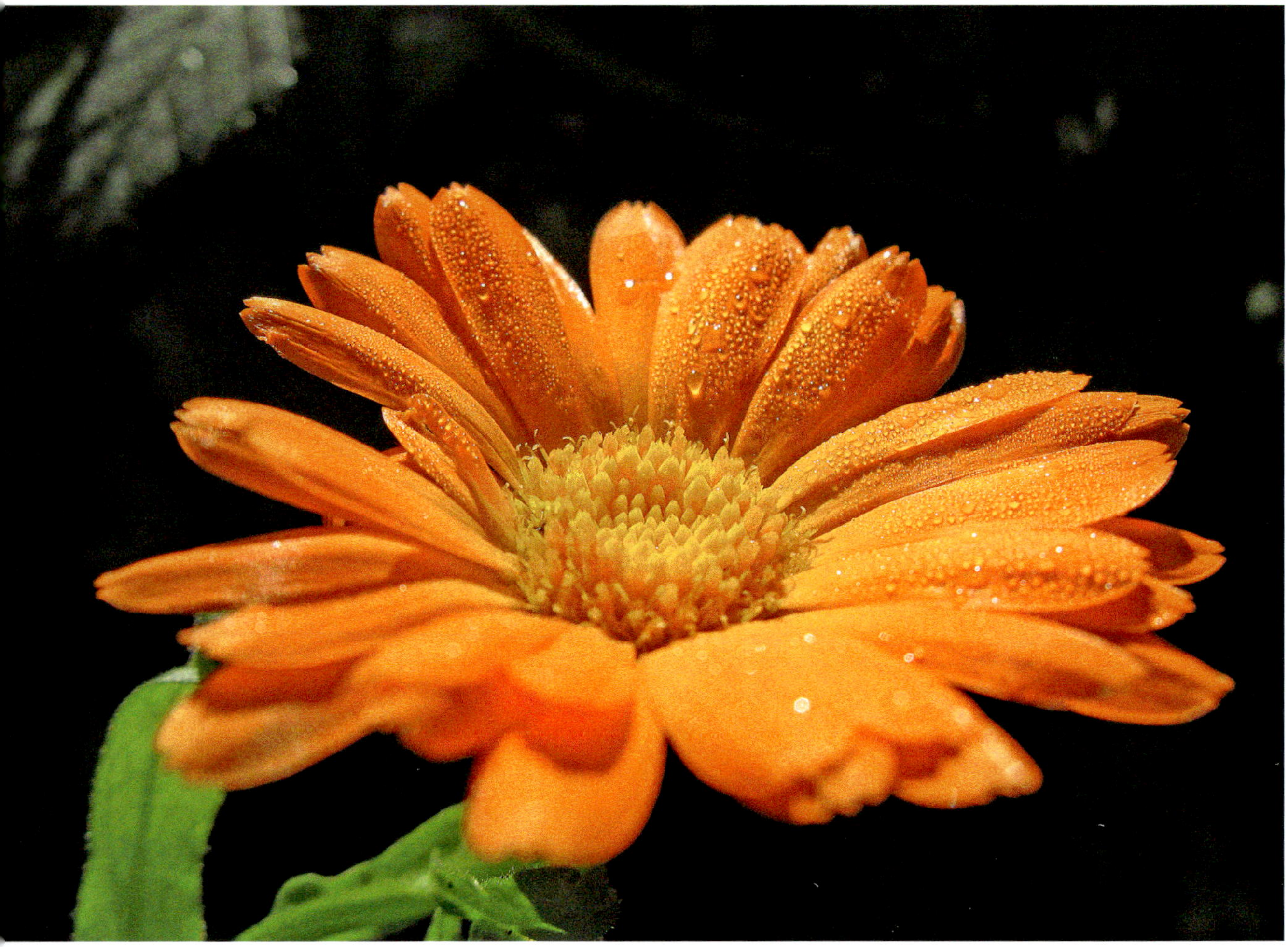

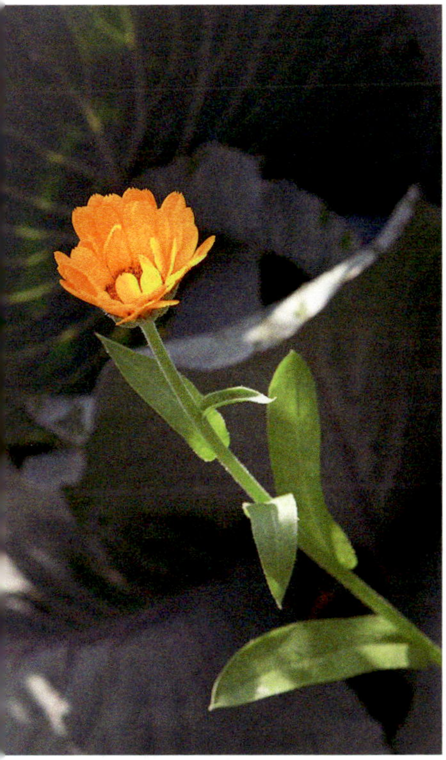

Die orangefarbenen Blüten bieten im Sommer nicht nur einen morgendlichen Augenschmaus, sondern sind auch für die Einarbeitung in Salben hervorragend geeignet.

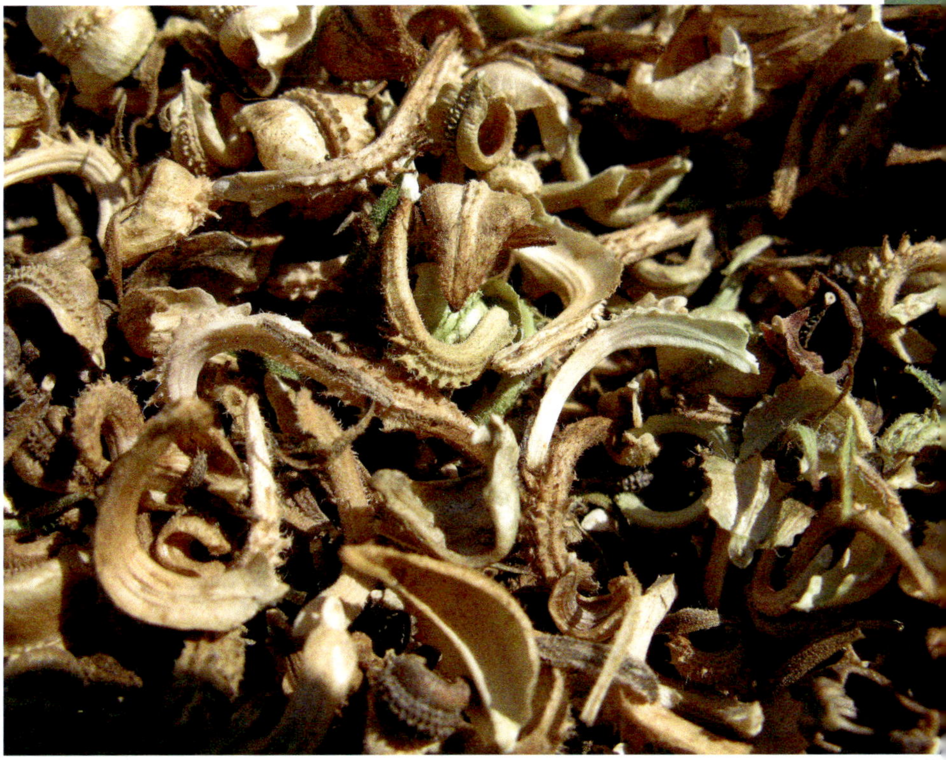

Zubereitung nach dem Europäischen Arzneibuch, 7. Ausgabe, 2. Nachtrag:

Vorschrift 3a = Urtinktur
Urtinktur: 86 % (m/m)
Ab der 1. Potenz: 62 % (m/m), **ab der 4. Potenz:** 43 % (m/m)

Ernte und Zubereitung nach traditionellen und wesenserhaltenden Erwägungen

Erntezeitpunkt: Die tautrockenen Blüten und jungen Blätter können gemeinsam am Vormittag geerntet werden (bei Sonnenschein), wenn sich der zunehmende Mond im Tierkreiszeichen Zwillinge, Waage oder Wassermann befindet.
Inhaltsstoffe: Ätherisches Öl, Carotinoide, Flavonoide, Polysaccharide, Saponine, Triterpenalkohole
Zubereitung: Gemäß den genannten Inhaltsstoffen empfiehlt es sich, die frischen Blüten gemeinsam mit dem Kraut fein zu zerkleinern und in 45-prozentigem (m/m) Ethanol zur Urtinktur zu mazerieren.

Anwendungsgebiete und Leitsymptome

Haut: alle Verletzungen, insbesondere Risswunden. Hauptsächlich zur Wundheilung nach Substanzverlust. Beginnende Eiterung, Ulcus cruris und Wundfieber.
Sollte immer gemeinsam mit *Arnica* gegeben werden. *Arnica* schließt die Wunde, *Calendula* fördert die Heilung und sorgt für den Abtransport des geschädigten Gewebes.

Capsicum annuum

Spanischer Pfeffer

Standort

Mittelamerika. Die Schote ist hierzulande nur im Handel erhältlich, oder man pflanzt und hegt eine eigene Pflanze im Haus.

Verwendete Teile

Boericke: Frische reife Früchte. **Clarke:** Tinktur der getrockneten Schoten. **DHU:** Reife getrocknete Früchte. **HAB:** Reife getrocknete Früchte. **Hahnemann:** »Die reifen Samenkapseln nebst den Samen gepülvert und mit Weingeiste, im Verhältnisse von 20 Gran des Pulvers zu 400 Tropfen Weingeiste, ohne Wärme, binnen einer Woche, unter täglich zweimaligem Umschütteln zur Tinktur ausgezogen, wovon dann zwanzig Tropfen einen Gran Kapsikum-Kraft enthalten.« **Lockie:** Getrocknete Schoten. **Madaus:** Frische reife Früchte. **Paracelsus:** Früchte. **Vonarburg:** Frische reife Früchte. **Weleda:** Früchte.

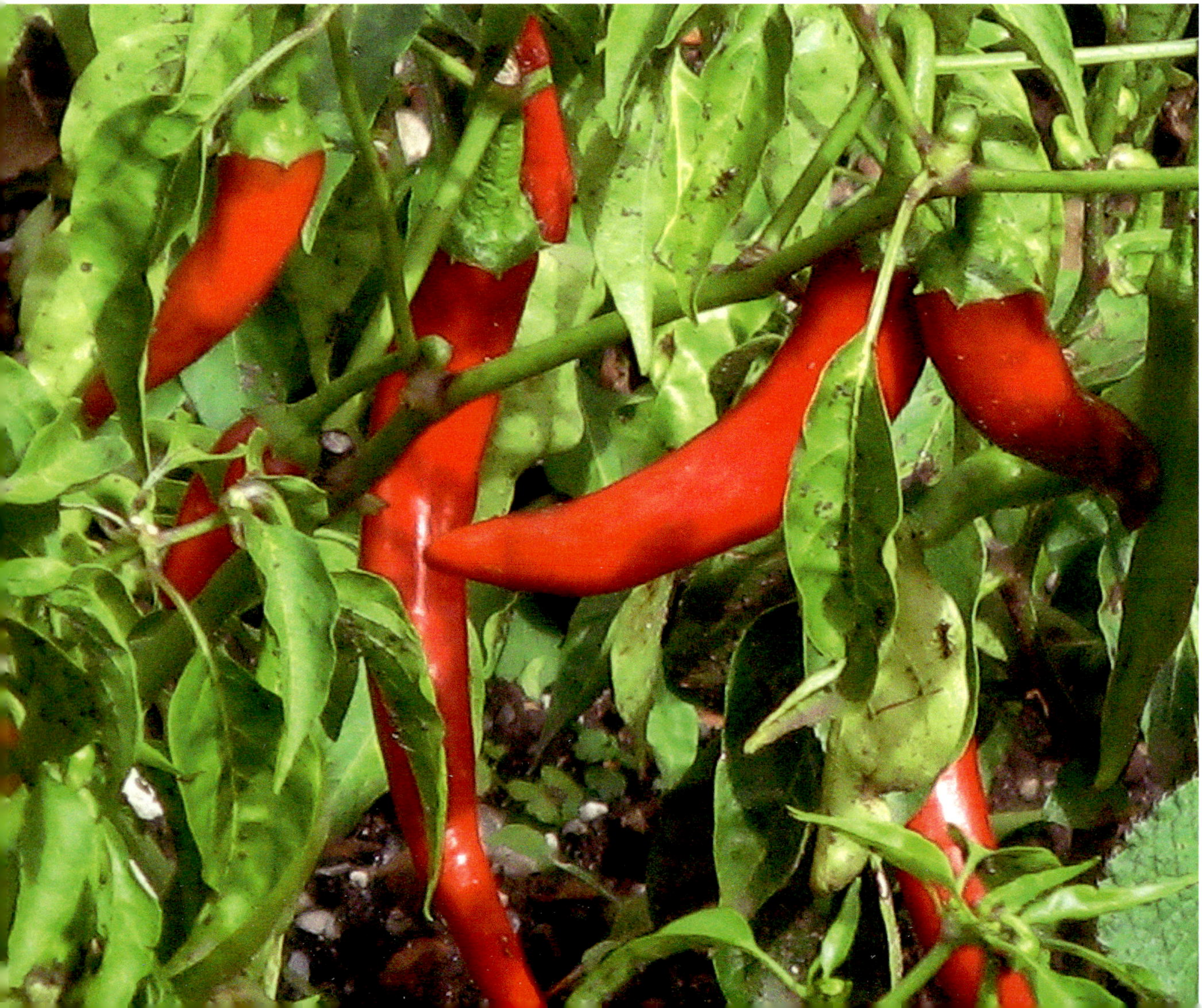

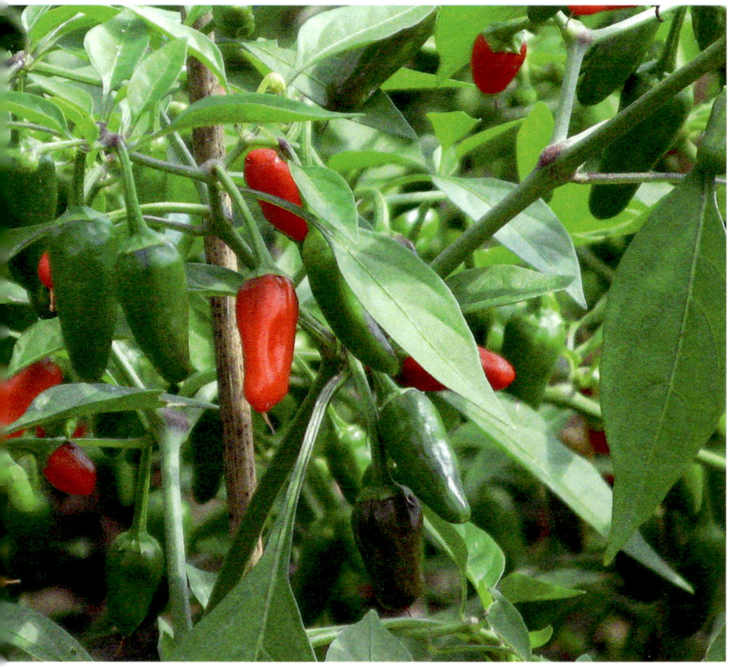

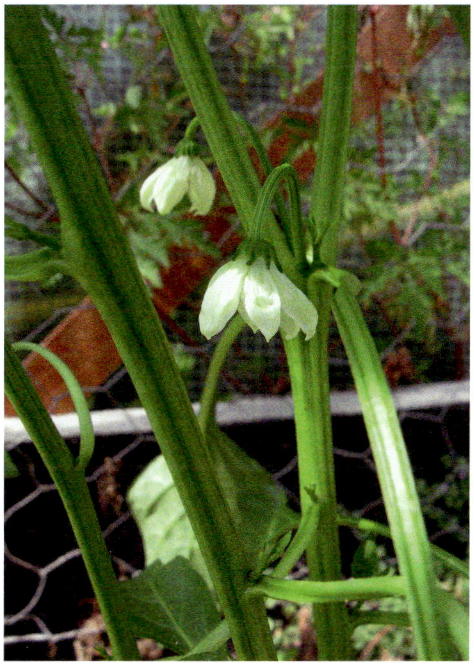

Die hitzige Marssignatur bringt den ganzen Kreislauf in Schwung. Das Capsaicin kann chronische Krankheitszustände in Bewegung bringen und leichter therapierbar machen.

Zubereitung nach dem Europäischen Arzneibuch, 7. Ausgabe, 2. Nachtrag:

Vorschrift 4a: Urtinktur = D1
Urtinktur/D1: 86 % (m/m), **ab der 2. Potenz:** 62 % (m/m), **ab der 4. Potenz:** 43 % (m/m)

Ernte und Zubereitung nach traditionellen und wesenserhaltenden Erwägungen

Erntezeitpunkt: Die Schoten werden am Vormittag geerntet, wenn sich der zunehmende Mond im Tierkreiszeichen Widder, Löwe oder Schütze aufhält. Besonders im Tierkreiszeichen Löwe scheint die Gestalt der Samen in der Schote am wirkungsvollsten zu sein.
Inhaltsstoffe: Ätherisches Öl, Capsaicin, Carotinoide, Flavonoide
Zubereitung: Gemäß den genannten Inhaltsstoffen empfiehlt es sich, die frischen Schoten fein zu zerkleinern und in 50-prozentigem (m/m) Ethanol zur Urtinktur zu mazerieren.

Anwendungsgebiete und Leitsymptome

Charakteristisch sind die brennenden Schmerzen.
Haut, Schleimhäute, somit zentrales und peripheres Nervensystem. Angina, Otitis media, Mastoiditis. Verdauungsschwäche, aber auch Gastritis, Dyspepsie mit Sodbrennen und Mundgeruch. Zystitis und Urethritis.

Cardiospermum halicacabum

Ballonrebe, Herzsame

Standort
Tropen.

Verwendete Teile
Boericke: Frisch blühendes Kraut. **DHU:** Frische oberirdische Teile zur Blütezeit. **HAB:** Frische oberirdische Teile zur Blütezeit. **Vonarburg:** Oberirdische krautige Teile.

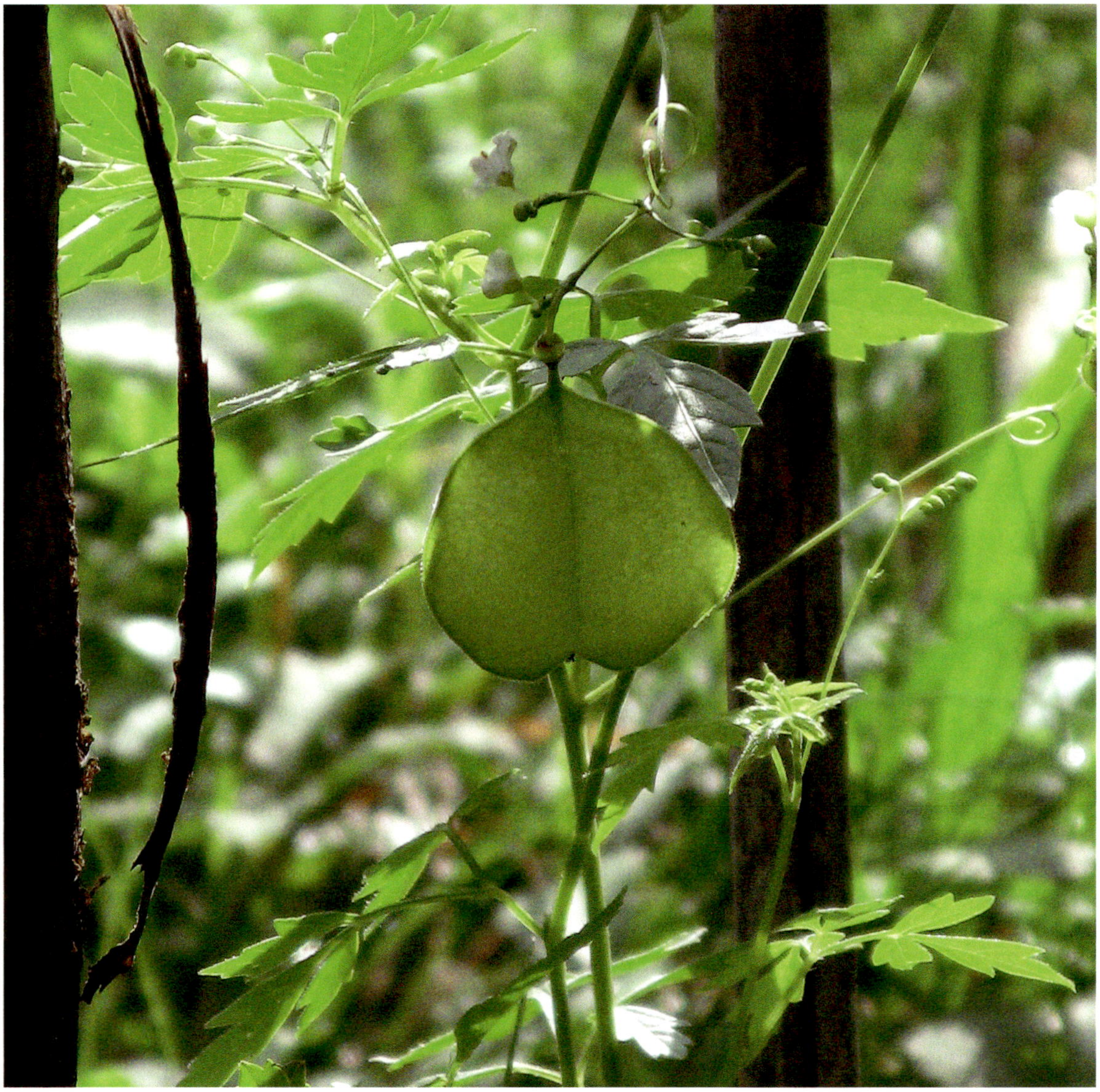

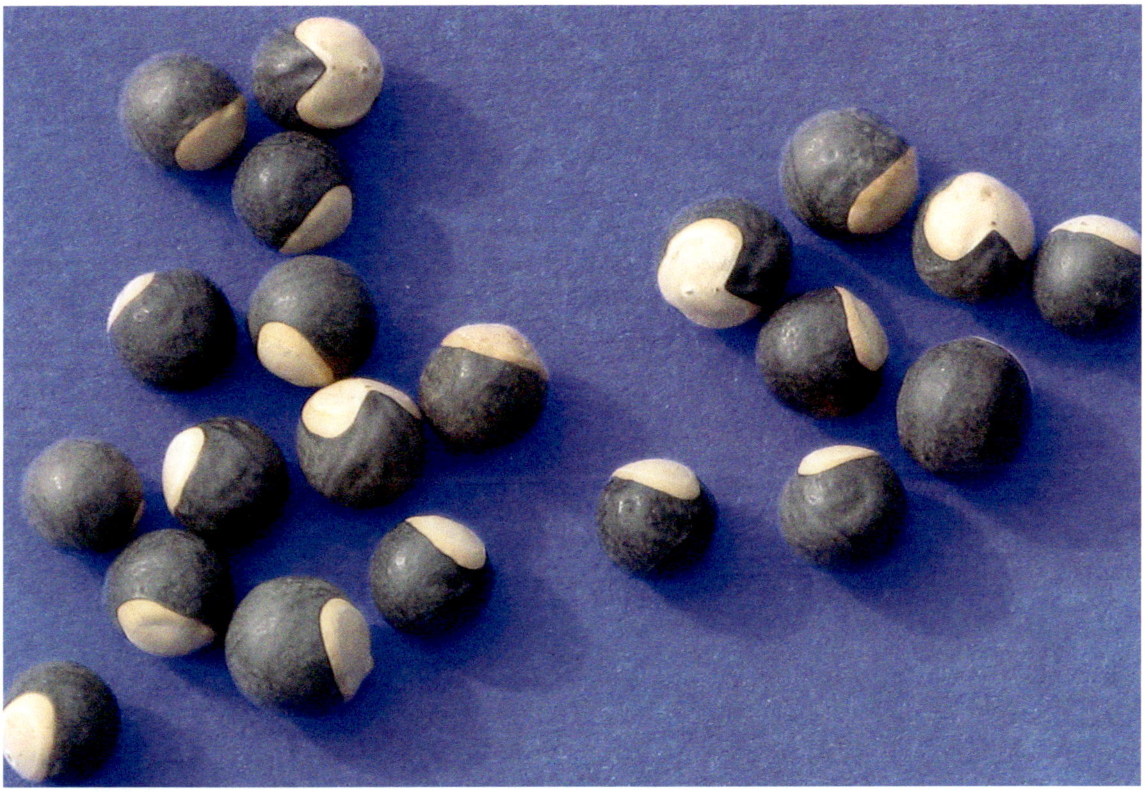

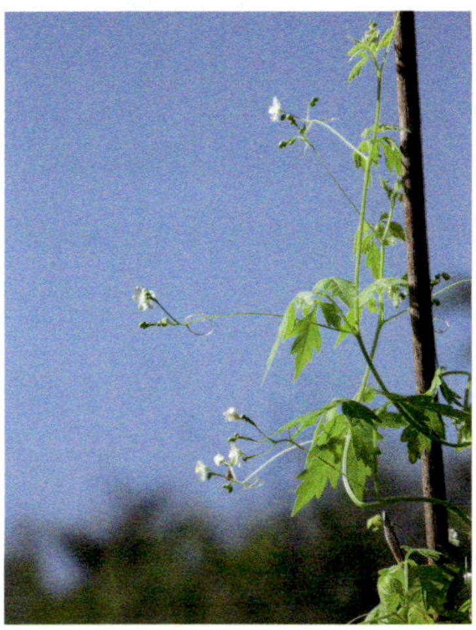

Die Signaturen des Merkurs prädestinieren diese Pflanze als hervorragendes Hautmittel.

Zubereitung nach dem Europäischen Arzneibuch, 7. Ausgabe, 2. Nachtrag:

Vorschrift 3a = Urtinktur
Urtinktur: 86 % (m/m), **ab der 1. Potenz:** 62 % (m/m), **ab der 4. Potenz:** 43 % (m/m)

Ernte und Zubereitung nach traditionellen und wesenserhaltenden Erwägungen

Erntezeitpunkt: Die tautrockenen jungen Blüten und Blätter werden vormittags geerntet, wenn der zunehmende Mond im Tierkreiszeichen Fische, Krebs oder Skorpion steht.
Inhaltsstoffe: Alkaloide, Gerbstoffe, Quebrachit (ein Zuckeralkohol), Triterpenglykoside
Zubereitung: Gemäß den genannten Inhaltsstoffen empfiehlt es sich, das frische Kraut während der Blüte zu sammeln, fein zu zerkleinern und in 50-prozentigem (m/m) Ethanol zur Urtinktur zu mazerieren.

Anwendungsgebiete und Leitsymptome

Ekzeme mit Juckreiz, Neurodermitis, Psoriasis.
Entzündungen der Atemwege, allergische Rhinitis, Heuschnupfen.
Aber auch entzündlich rheumatischer Bereich: Periarthritis, Spondylarthritis, rheumatoide Arthritis.

Ceanothus americanus

Säckelblume

Standort
Nordamerika, Ostküste.

Verwendete Teile
Boericke: Getrocknete Blätter. **Clarke:** Frische Blätter. **DHU:** Getrocknete Blätter. **HAB:** Getrocknete Blätter. **Hahnemann:** »Theeseckelblume: Der eirunden, hellgrünen Blätter bedient man sich.« **Lockie:** Getrocknete Blätter. **Madaus:** Frische Blätter, Stängel und Wurzeln. **Vonarburg:** Getrocknete Blätter.

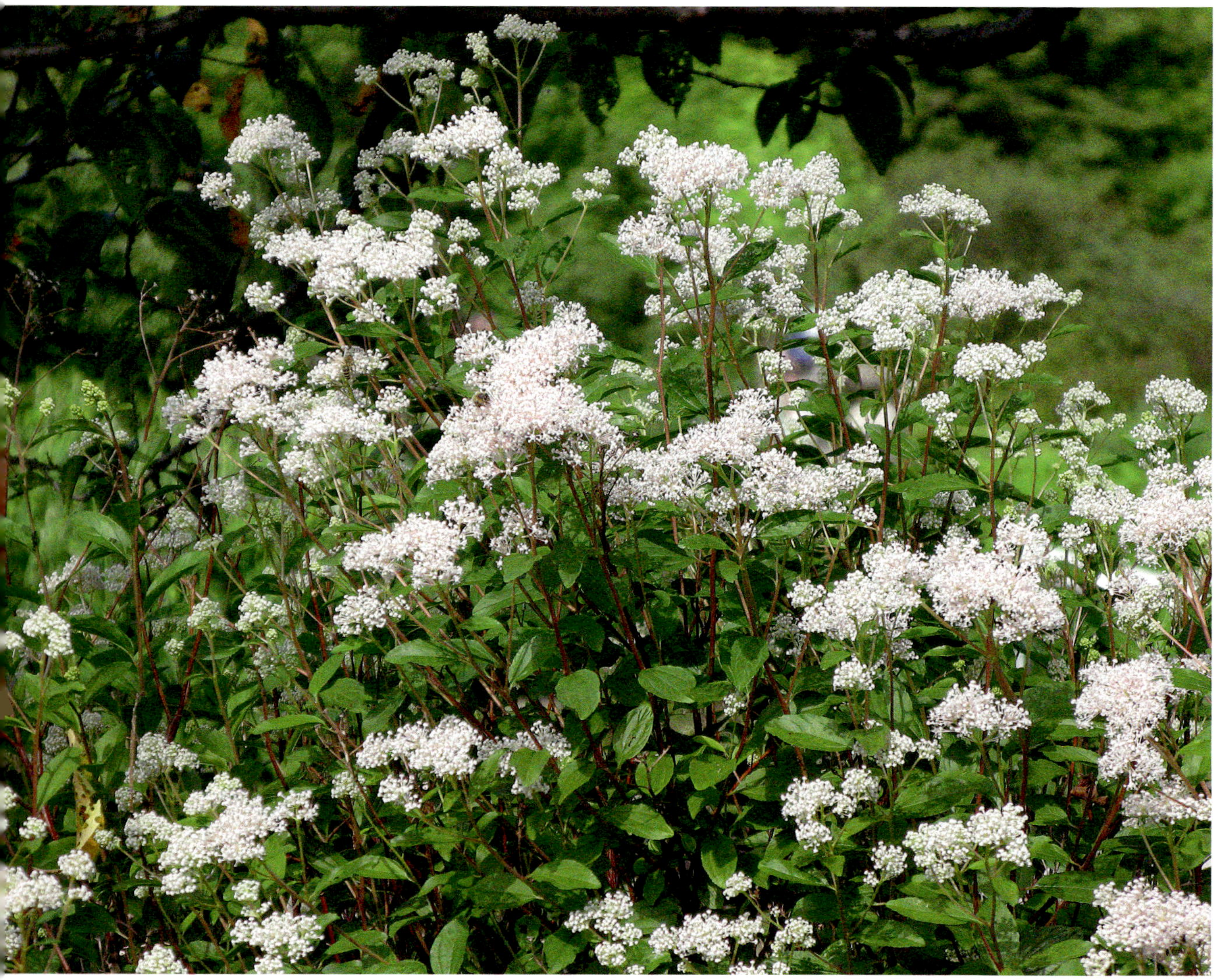

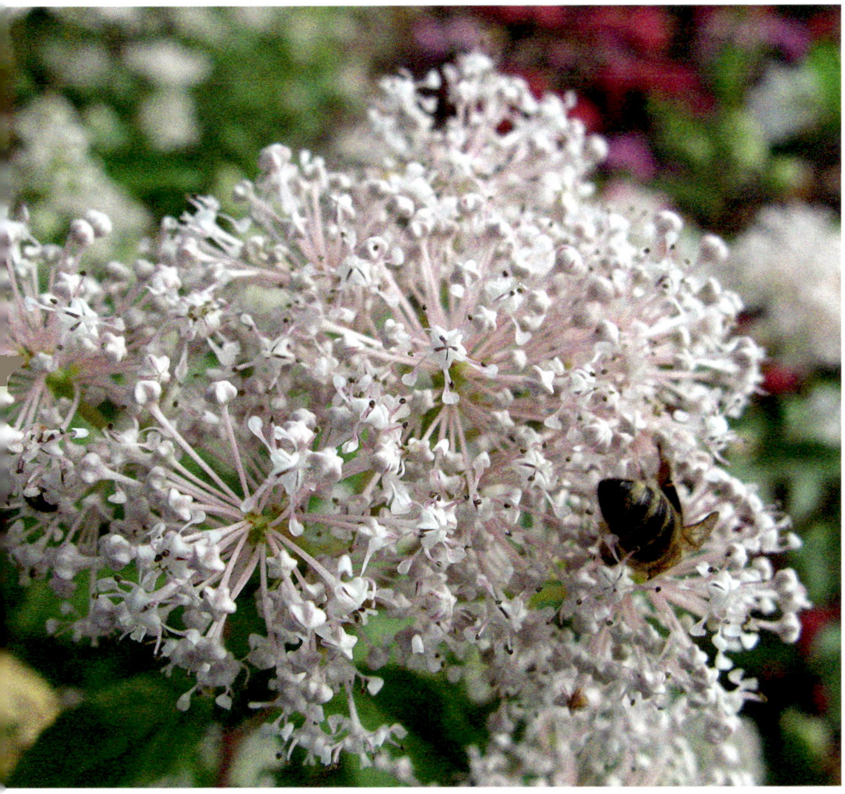

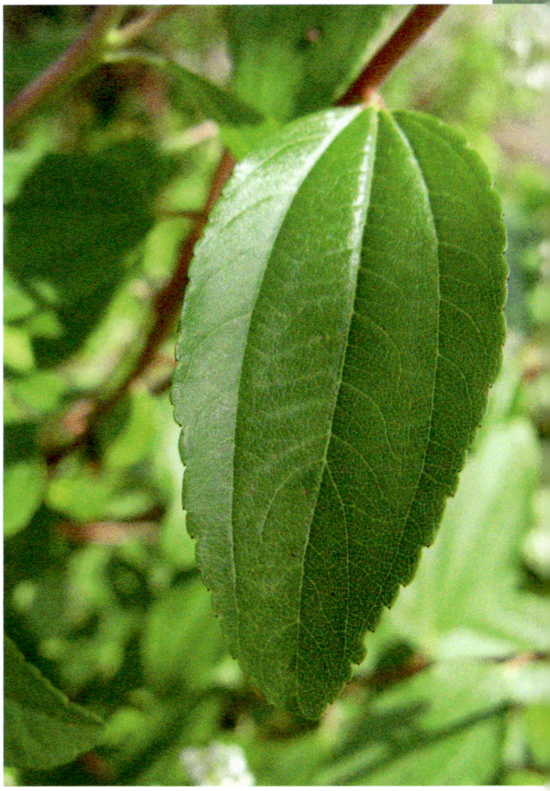

Eine Pflanze, die leicht im Garten kultivierbar ist und eines der wenigen großen Milzmittel darstellt. Mit ihr wird das Leben wieder unbeschwerter.

Zubereitung nach dem Europäischen Arzneibuch, 7. Ausgabe, 2. Nachtrag:

Vorschrift 4a: Urtinktur = D1
Urtinktur/D1: 86 % (m/m), **ab der 2. Potenz:** 62 % (m/m), **ab der 4. Potenz:** 43 % (m/m)

Ernte und Zubereitung nach traditionellen und wesenserhaltenden Erwägungen

Erntezeitpunkt: Die tautrockenen jungen Blätter werden vormittags geerntet, wenn der zunehmende Mond im Tierkreiszeichen Fische, Krebs oder Skorpion steht.
Inhaltsstoffe: Alkaloid: Ceanothin; ätherisches Öl, Chlorogensäure, Gerbstoffe
Zubereitung: Gemäß den genannten Inhaltsstoffen empfiehlt es sich, die frischen Blätter vor der Blüte zu sammeln, fein zu zerkleinern und in 50-prozentigem (m/m) Ethanol zur Urtinktur zu mazerieren.

Anwendungsgebiete und Leitsymptome

Milzfunktionsmittel, Entzündung und Vergrößerung der Milz. Leververgrößerung, Leberzirrhose und Hepatitis.
Hat blutstillende Wirkung.

Chamomilla recutita

Echte Kamille

Standort

Sonnige Wegränder, Schuttplätze oder Böschungen.

Verwendete Teile

Boericke: Frische blühende Pflanze. **Clarke:** Gesamte frische Pflanze. **DHU:** Frische ganze Pflanze zur Blütezeit. **HAB:** Frische ganze Pflanze zur Blütezeit. **Hahnemann:** »Der aus der ganzen Pflanze, *Matricaria chamomilla,* frisch ausgepresste und mit gleichen Theilen Weingeist gemischte Saft.« **Kalbermatten:** Frische blühende Pflanze. **Lockie:** Die ganze frische Pflanze, zur Blütezeit geerntet. **Madaus:** Frische Blüten. **Paracelsus:** Blüten, frisch oder getrocknet. **Vonarburg:** Frische, zur Blütezeit gesammelte Pflanze. **Wala:** Je nach Heilverfahren Blütenköpfe, ganze Pflanze zur Blütezeit oder unterirdische Teile. **Weleda:** Je nach Heilverfahren blühende Pflanze, Blüte oder Wurzel.

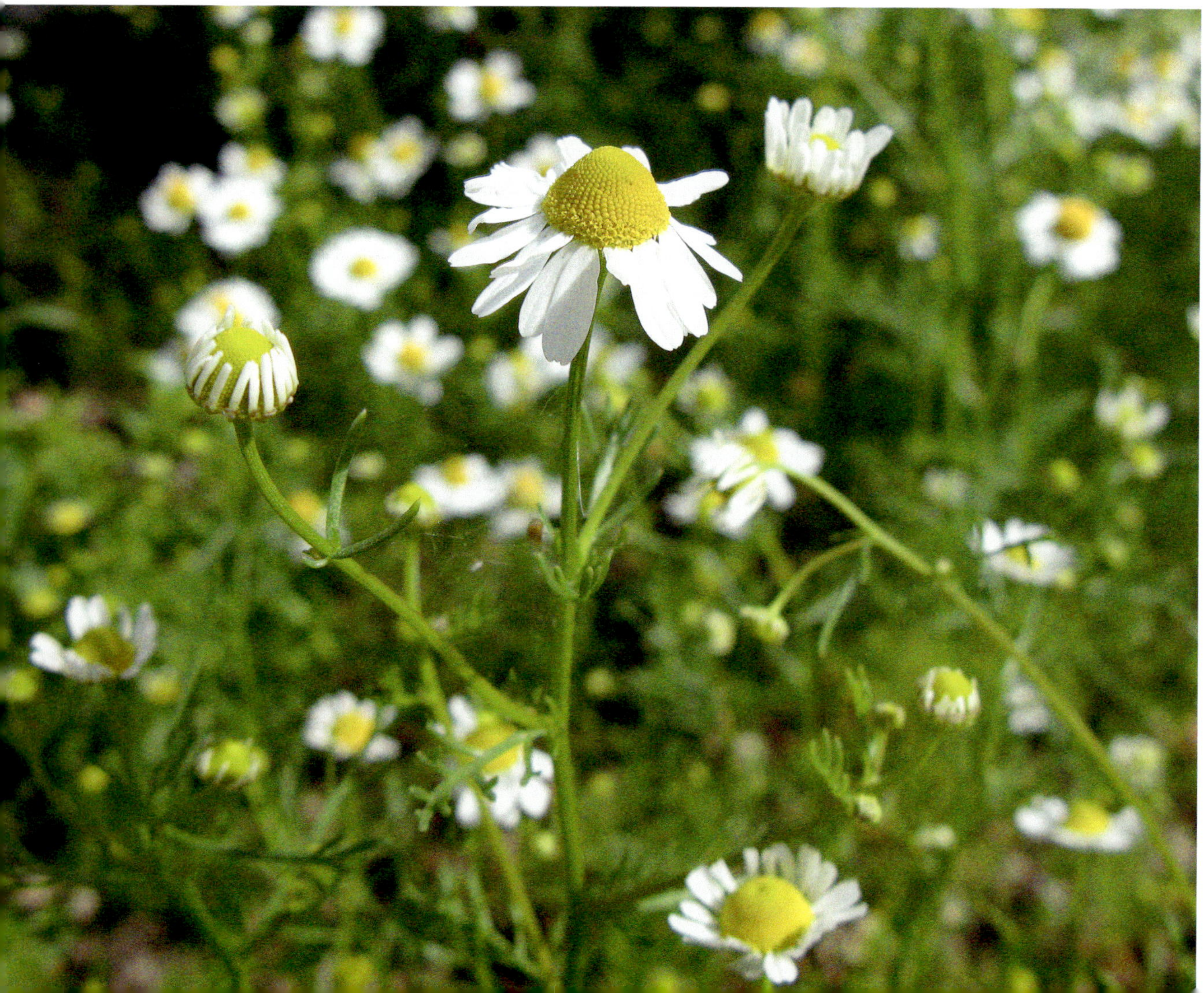

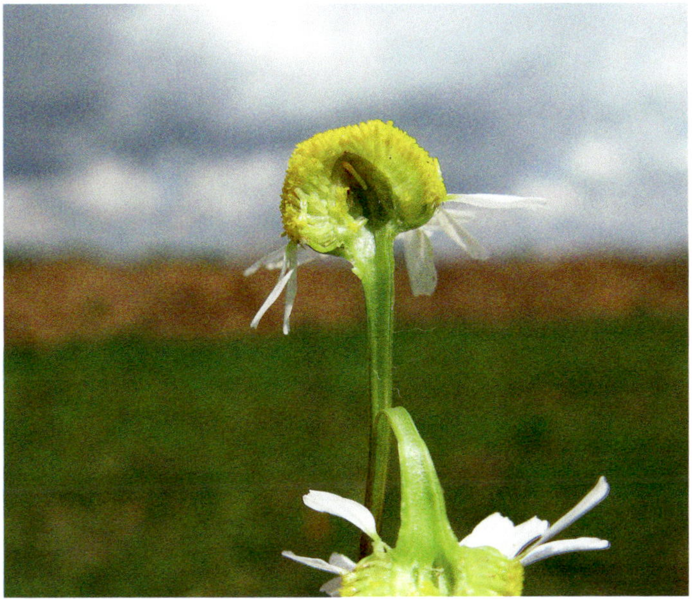

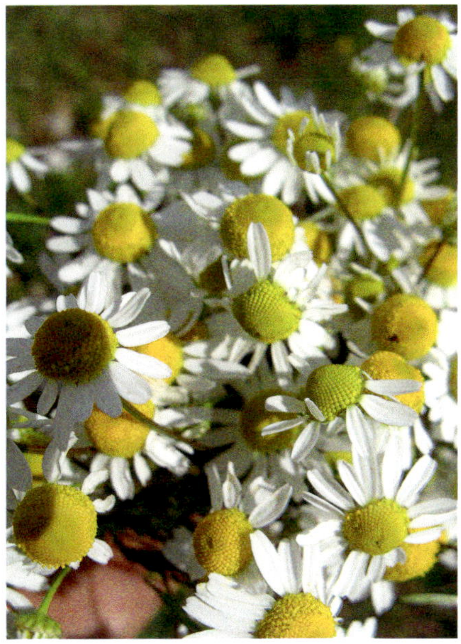

Die Echte Kamille hat einen kegelförmigen, hohlen Blütenboden. Als »Kummerblume« hilft die entkrampfend wirkende Venuspflanze, wieder zu sich selbst, zu seiner Identität zu kommen. Ein erstes großes homöopathisches Mittel.

Zubereitung nach dem Europäischen Arzneibuch, 7. Ausgabe, 2. Nachtrag:

Vorschrift 3a = Urtinktur
Urtinktur: 86 % (m/m), **ab der 1. Potenz:** 62 % (m/m), **ab der 4. Potenz:** 43 % (m/m)

Ernte und Zubereitung nach traditionellen und wesenserhaltenden Erwägungen

Erntezeitpunkt: Die tautrockenen Blüten und jungen Blätter können gemeinsam am Vormittag geerntet werden (bei Sonnenschein), wenn sich der zunehmende Mond im Tierkreiszeichen Zwillinge, Waage oder Wassermann befindet.
Die Wurzel kann im Herbst spätabends ausgegraben werden, wenn sich der abnehmende Mond im Tierkreiszeichen Stier, Jungfrau oder Steinbock befindet.
Inhaltsstoffe: Ätherisches Öl, Cumarine, Flavonoide, Schleimstoffe
Das phytotherapeutisch wertvolle Chamazulen bildet sich erst bei der Gewinnung des ätherischen Öls durch Wasserdampfdestillation bzw. bei der Bereitung von Aufgüssen aus seiner Vorstufe, dem Proazulen Matricin.
Zubereitung: Gemäß den genannten Inhaltsstoffen empfiehlt es sich, das frische Kraut und die Wurzel fein zu zerkleinern und gemeinsam in 50-prozentigem (m/m) Ethanol zur Urtinktur zu mazerieren.

Anwendungsgebiete und Leitsymptome

Besonders für empfindsame Naturen geeignet.
Überempfindlichkeit gegen Sinneseindrücke, Reizbarkeit, Ungeduld und schlechte Laune, übellaunige Kinder.
Bronchitis, Reizhusten, Tonsillitis, krampfartige Magen-Darm-Beschwerden, krampfartige Menstruationsbeschwerden, Zahnungsbeschwerden, Windeldermatitis.

Chelidonium majus

Schöllkraut

Die Pflanze ist giftig.

Standort

Fast ganz Europa, Asien, Nordafrika. Bevorzugt Mauern, Wegränder, Zäune oder Schuttplätze.

Verwendete Teile

Boericke: Vor Beginn der Blüte gesammelte Wurzel. **Clarke:** Gesamte frische Pflanze zur Blütezeit. **DHU:** Frischer Wurzelstock mit anhängenden Wurzeln im Spätherbst oder zu Beginn des Austriebes. **HAB:** Frischer Wurzelstock mit anhängenden Wurzeln, geerntet im Spätherbst vom September bis Oktober oder zu Beginn des Austriebs. **Hahnemann:** »Der aus der frischen Wurzel des *Chelidonium majus* ausgepreßte und mit gleichen Theilen Weingeist gemischte Saft.« **Lockie:** Die ganze blühende Pflanze oder Wurzel zerkleinert und püriert. **Madaus:** Gesamte Pflanze mit Wurzel vor der Blüte. **Paracelsus:** Saft. **Vonarburg:** Frisch blühendes Kraut. **Wala:** Je nach Heilverfahren oberirdische Teile blühender Pflanzen und/oder unterirdische Teile. **Weleda:** Je nach Heilverfahren Wurzelstock oder Blüte.

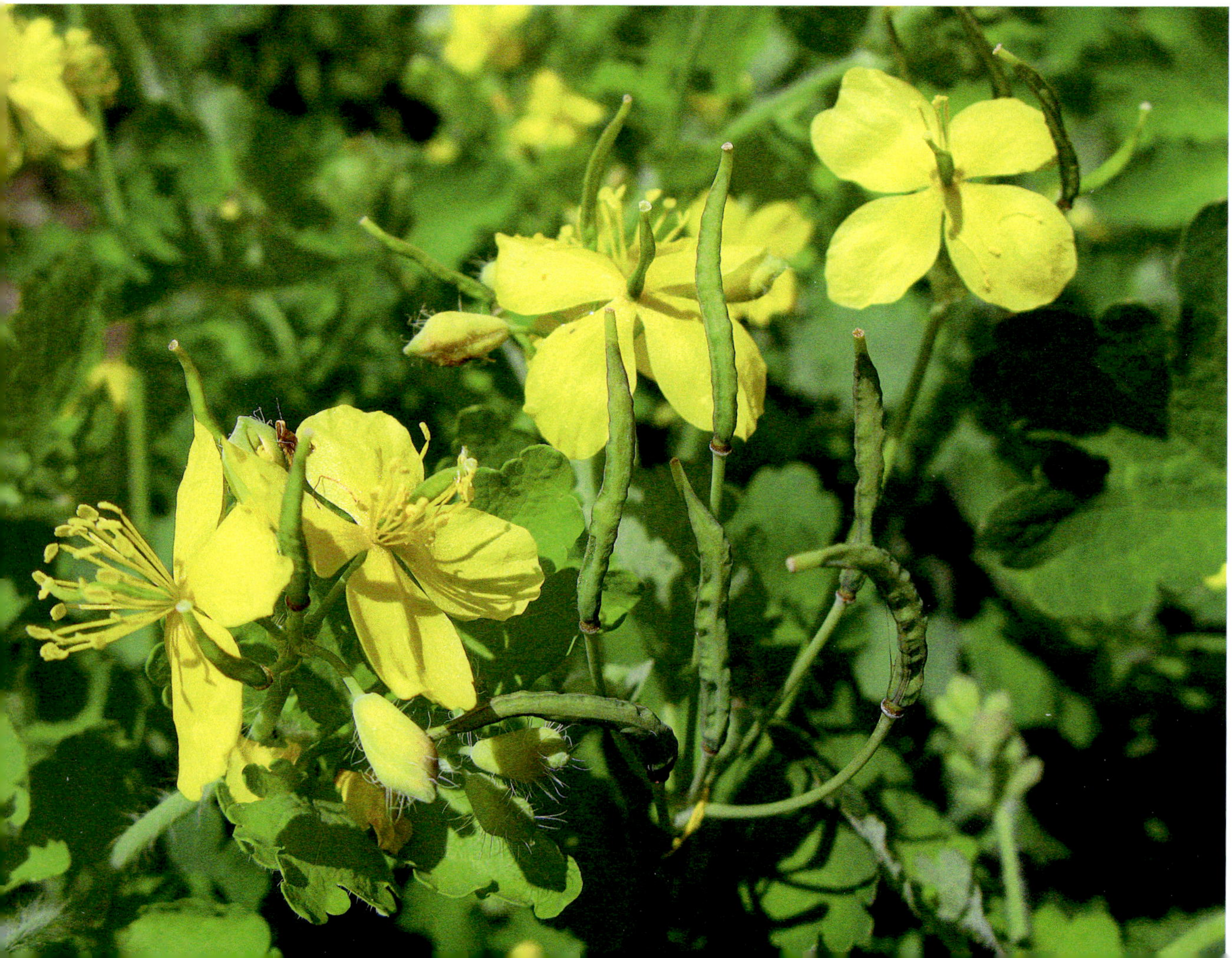

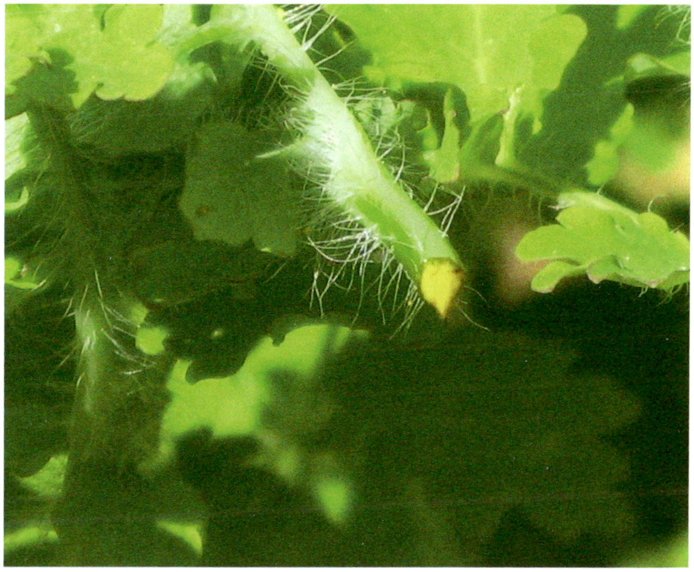

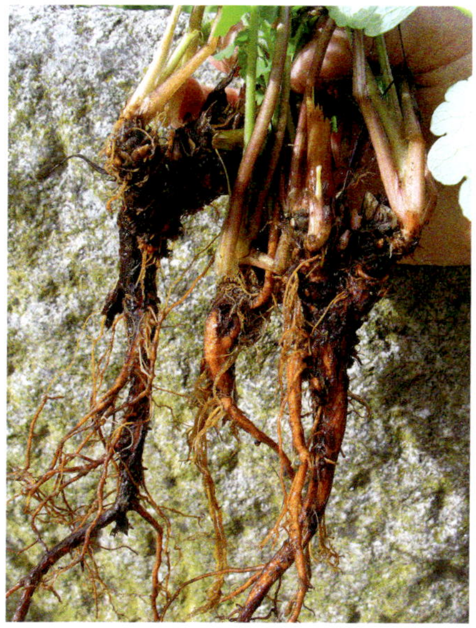

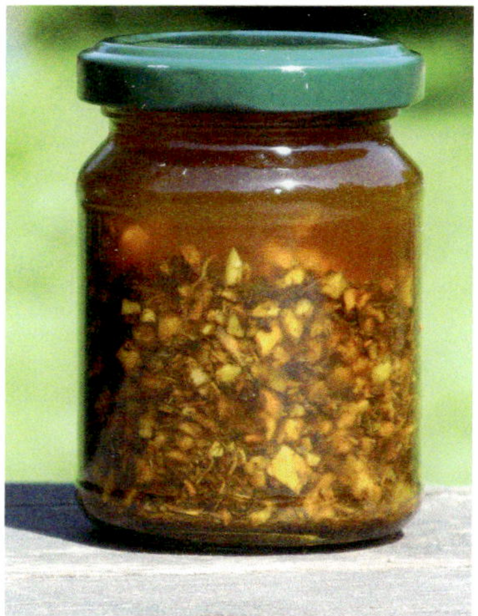

Die »Trudenmilch« verwendet man volksheilkundlich gegen Warzen. In homöopathischer Potenzierung löst die Pflanze Stauungszustände der Galle und somit auch im persönlichen Leben.

Zubereitung nach dem Europäischen Arzneibuch, 7. Ausgabe, 2. Nachtrag:

Vorschrift 3a = Urtinktur †
Urtinktur: 86 % (m/m)
Ab der 1. Potenz: 62 % (m/m), **ab der 4. Potenz:** 43 % (m/m)

Ernte und Zubereitung nach traditionellen und wesenserhaltenden Erwägungen

Erntezeitpunkt: Das tautrockene Kraut und die Blüten können am Vormittag geerntet werden, wenn sich der zunehmende Mond im Tierkreiszeichen Zwillinge, Waage oder Wassermann befindet.
Die Wurzel wird im Herbst spätabends ausgegraben, wenn sich der abnehmende Mond im Tierkreiszeichen Stier, Jungfrau oder Steinbock befindet.
Inhaltsstoffe: Alkaloide, eiweißspaltende Enzyme, Flavonoide
Beim Trocknen des Krauts geht der Alkaloidgehalt stark zurück. Den höchsten Alkaloidgehalt hat die Frucht.
Zubereitung: Gemäß den genannten Inhaltsstoffen können das frische Kraut und die Wurzel fein zerkleinert und gemeinsam in 50-prozentigem (m/m) Ethanol zur Urtinktur mazeriert werden.
Wer exakt nach dem Mondstand und der Jahreszeit arbeiten will, kann die Wurzel gesondert ansetzen. Hierbei empfiehlt es sich, die Wurzel von einer anderen Pflanze im Herbst zu nehmen. Diese wird auch fein zerkleinert und in 50-prozentigem (m/m) Ethanol mazeriert.
Beide Extrakte werden nach der Abfiltrierung zu gleichen Teilen zusammengefasst und als Urtinktur weiterverarbeitet.

Anwendungsgebiete und Leitsymptome

Gallenmittel, zum Beispiel bei Cholezystitis und Cholangitis, Hepatitis, Ikterus und Leberschwellung mit Schmerzen im rechten unteren Schulterblattwinkel. Spasmolytikum für Gallenwege.

Cimicifuga racemosa

Traubensilberkerze

Die Pflanze ist giftig.

Standort

Asien und Nordamerika. Die Pflanze ist inzwischen auch bei uns heimisch geworden.

Verwendete Teile

Boericke: Frischer Wurzelstock mit Wurzel nach der Fruchtreife. **Clarke:** Tinktur der Wurzel. Trituration des Harzes Macrotyn. **DHU:** Frischer Wurzelstock mit anhängenden Wurzeln. **HAB:** Frischer Wurzelstock mit anhängenden Wurzeln. **Kalbermatten:** Frischer Wurzelstock mit anhängenden Wurzeln. **Lockie:** Frische Wurzeln und Rhizome. **Madaus:** Frisches Rhizom und Wurzel. **Vonarburg:** Nach der Fruchtreife gegrabener Wurzelstock. **Weleda:** Wurzelstock mit Wurzeln.

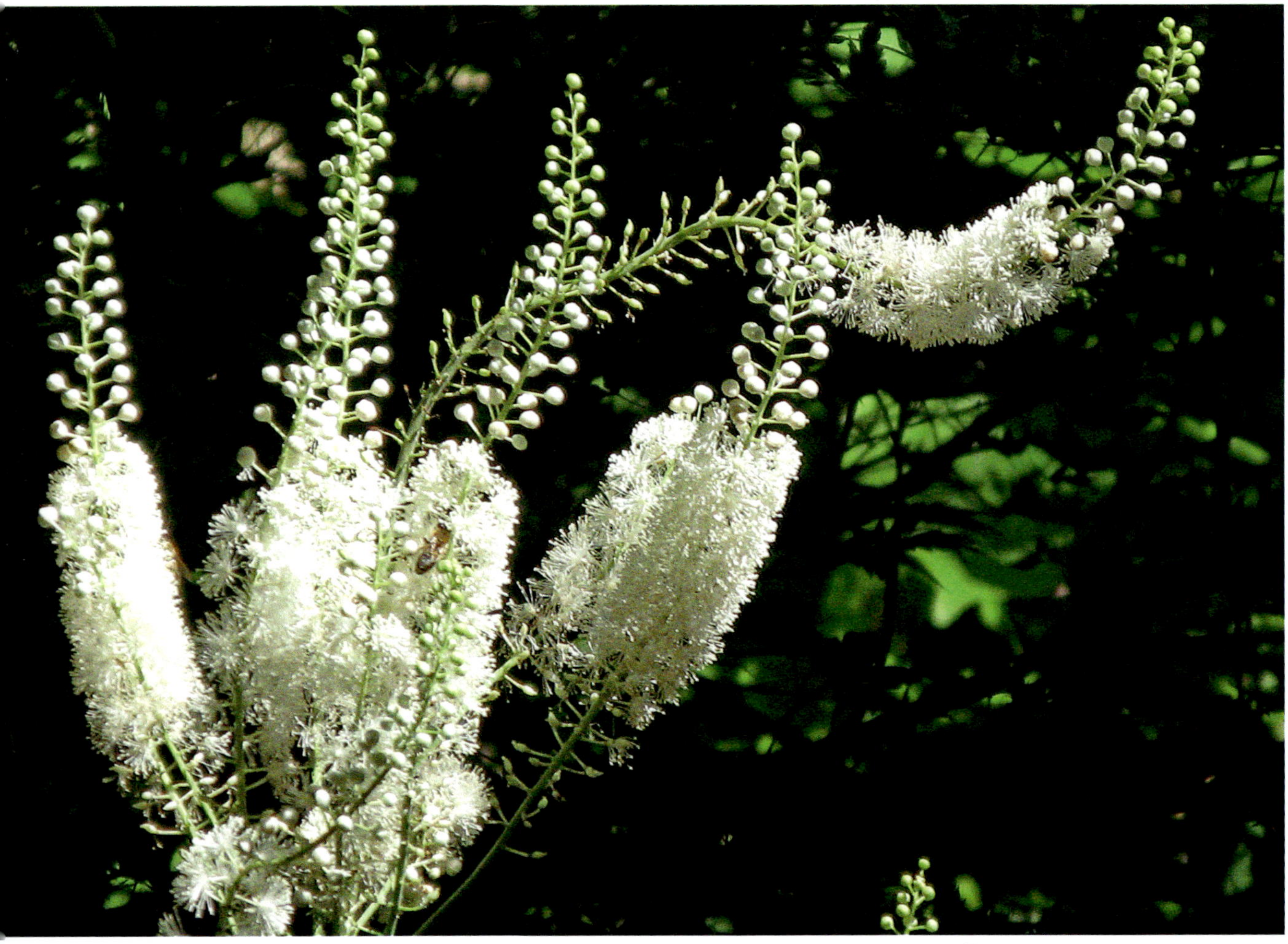

Zubereitung nach dem Europäischen Arzneibuch, 7. Ausgabe, 2. Nachtrag:

Vorschrift 3a = Urtinktur †
Urtinktur: 86 % (m/m), **ab der 1. Potenz:** 62 % (m/m), **ab der 4. Potenz:** 43 % (m/m)

Ernte und Zubereitung der Urtinktur nach traditionellen und das Wesen der Pflanze erhaltende Erwägungen

Erntezeitpunkt: Die Wurzel wird im Herbst am besten bei Dunkelheit spätabends ausgegraben, während sich der abnehmende Mond im Tierkreiszeichen Stier, Jungfrau oder Steinbock befindet.
Inhaltsstoffe: Acetin, Alkaloide, Cumicigenol, Gerbstoffe, Phenolsäuren, Saponine
Zubereitung: Gemäß den genannten Inhaltsstoffen empfiehlt es sich, die frische Wurzel fein zu zerkleinern und in 50-prozentigem (m/m) Ethanol zur Urtinktur zu mazerieren.

Anwendungsgebiete und Leitsymptome

Erkrankungen von Eileiter und Uterus, prämenstruelle Beschwerden, Schwangerschaftsbeschwerden. Klimakterische Beschwerden mit Depressionen sowie psychische und neurovegetative Störungen.

Die weißen Blüten und die langen Stängel weisen auf die Signatur von Mond und Merkur hin. Somit sind funktionelle Beschwerden der Schleimhäute sowie Störungen der »Flüsse« therapeutisch indiziert.

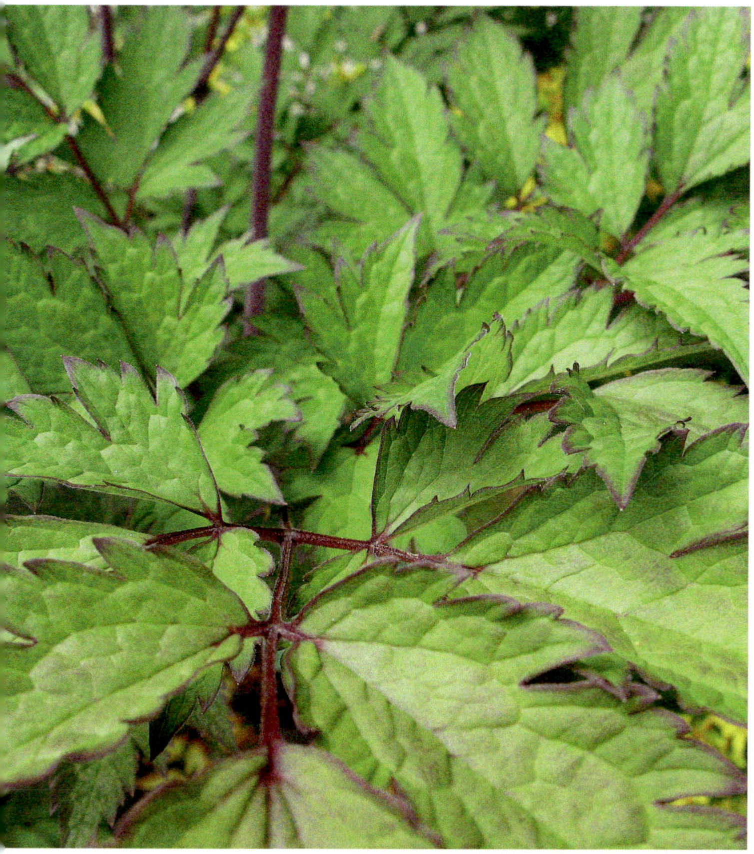

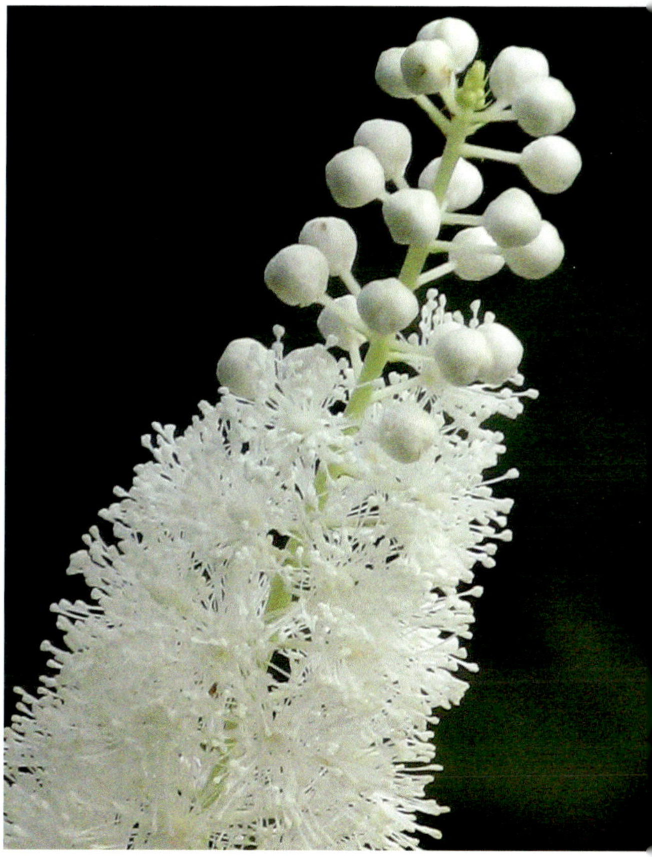

Coffea cruda, Coffea arabica

Kaffee

Standort

Afrika, Südamerika.

Verwendete Teile

Boericke: Ungeröstete, trockene Samen. **Clarke:** Rohe Steinfrüchte. **DHU:** Von der Samenschale befreite, reife, getrocknete, ungeröstete Samen. **HAB:** Die von der Samenschale (Silberhaut) weitgehend befreiten, reifen, getrockneten, ungerösteten Samen, die mindestens 1 Prozent Coffein enthalten. **Hahnemann:** »Araberkaffeebaum: Man bedient sich des Kaffees nie anders, als daß man diese Samen schnell über starkem Feuer soweit röstet, daß sie nur eben dunkelbraun werden, und etwas bränzlichtes angenehm riechendes Oel auf ihrer Oberfläche zu zeigen anfangen.« **Lockie:** Reife, ungeröstete Kaffeebohnen. **Madaus:** Die getrockneten, ungerösteten Kaffeebohnen. **Stapfs Archiv:** »Man bediente sich zu diesen Versuchen des rohen, ungebrannten Kaffees, in so fern in diesem die volle eigenthümliche Kraft der Bohnen unverändert enthalten ist, durch das Brennen hingegen, das wirksame Prinzip mehr oder weniger verflüchtiget oder modifizirt wird.« **Vonarburg:** Ungeröstete Kaffeebohnen. **Weleda:** Kaffeestrauch, geröstete Samen.

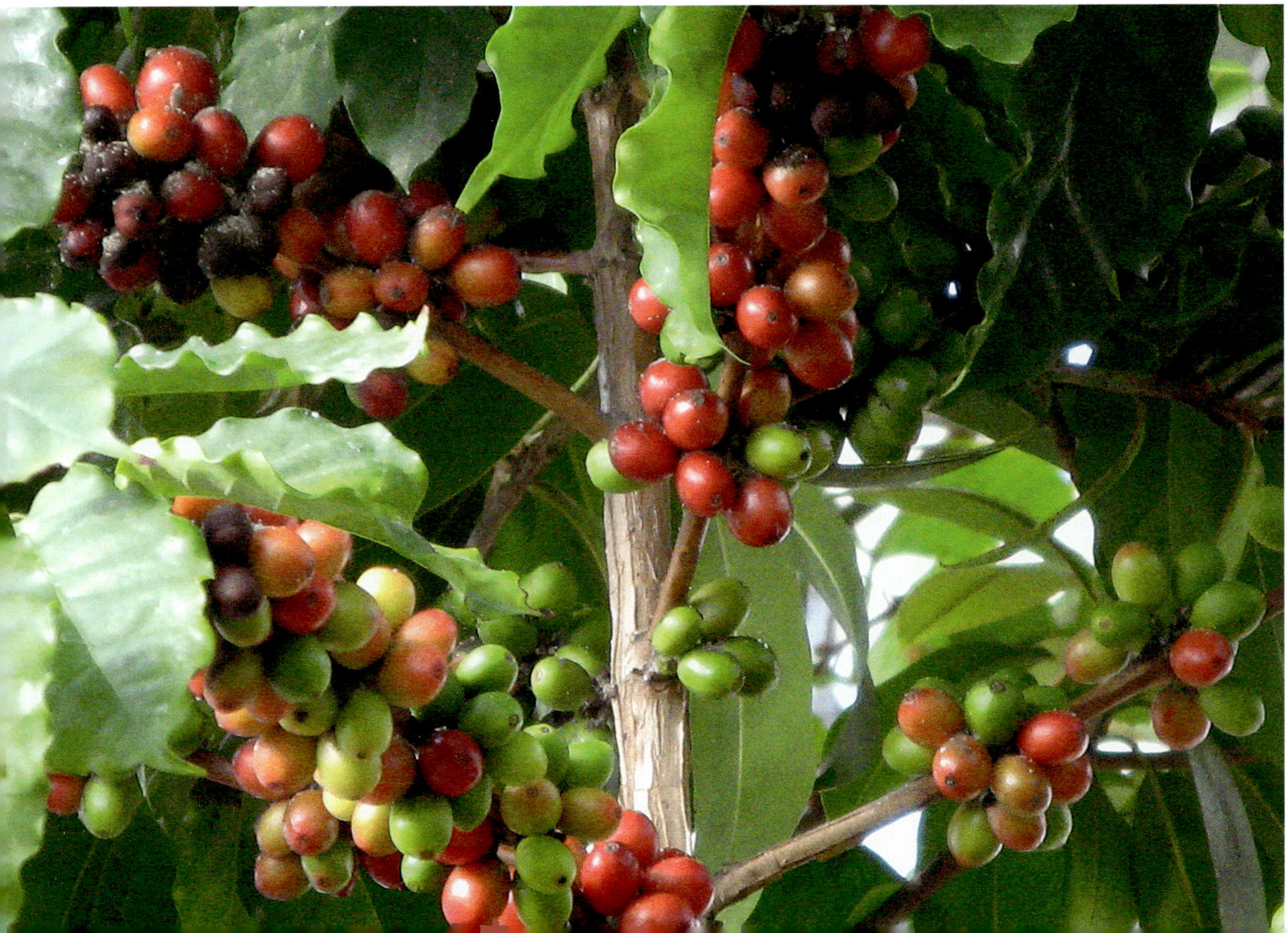

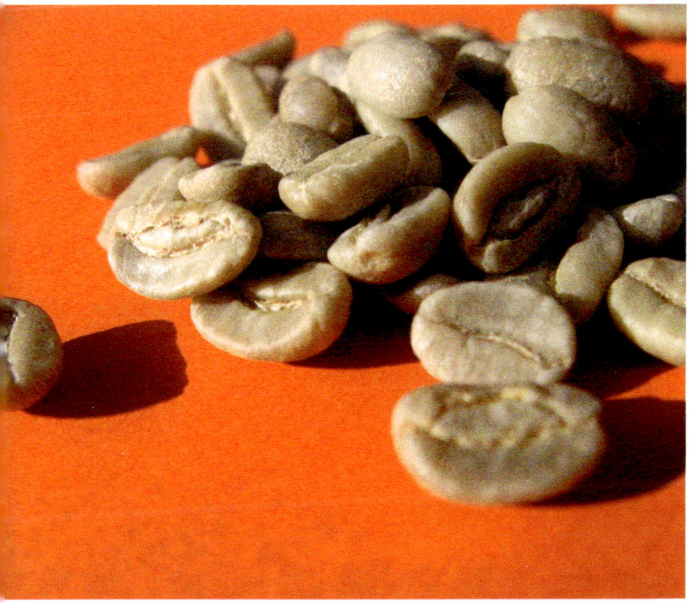

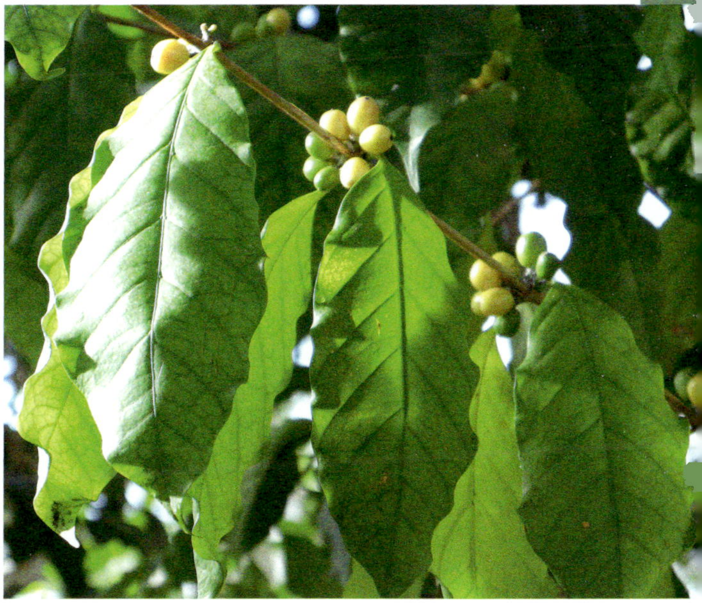

Hier zeigt sich ganz eindeutig eine Marssignatur, die den körperlichen Grundumsatz steigert. Durch die Anregung des Stoffwechsels vermutet man eine Senkung des Krebsrisikos.

Zubereitung nach dem Europäischen Arzneibuch, 7. Ausgabe, 2. Nachtrag:

Vorschrift 4a: Urtinktur = D1
Urtinktur/D1: 86 % (m/m), **ab der 2. Potenz:** 62 % (m/m), **ab der 4. Potenz:** 43 % (m/m)

Ernte und Zubereitung nach traditionellen und wesenserhaltenden Erwägungen

Erntezeitpunkt: Die Früchte werden im Herbst vormittags geerntet, wenn sich der zunehmende Mond im Tierkreiszeichen Widder, Löwe oder Schütze aufhält. Besonders im Tierkreiszeichen Löwe scheint die Gestalt der Samen in der Frucht am wirkungsvollsten zu sein.
Inhaltsstoffe: Alkaloide, Coffein, Eiweiß, Fett, Kohlenhydrate
Zubereitung: Gemäß den genannten Inhaltsstoffen empfiehlt es sich, die ungerösteten Samen fein zu zerkleinern und in 50-prozentigem (m/m) Ethanol zur Urtinktur zu mazerieren.

Anwendungsgebiete und Leitsymptome

Große, nervöse Erregung und Ruhelosigkeit, Schlaflosigkeit unter anderem als Folge von »Gedankenflut«.
Migräne, Neuralgien, Überempfindlichkeit gegen Schmerzen. Beschwerden als Folge von Genussmittelabusus (Tabak, Alkohol, Kaffee).

Colchicum autumnale

Herbstzeitlose

Die Pflanze ist hochgiftig.

Standort

Ganz Europa auf feuchten Wiesen.

Verwendete Teile

Boericke: Frische, im Frühjahr gesammelte Wurzelknollen. **Clarke:** Tinktur der im Frühling ausgegrabenen Wurzel. **DHU:** Frische Zwiebelknollen im Frühjahr. **HAB:** Frische Zwiebelknollen im Frühjahr. **Hahnemann:** »Die im August einzusammelnde, und bloß frisch zu verbrauchende Wurzel.« **Lockie:** Die frische Knolle, im Frühjahr aus-

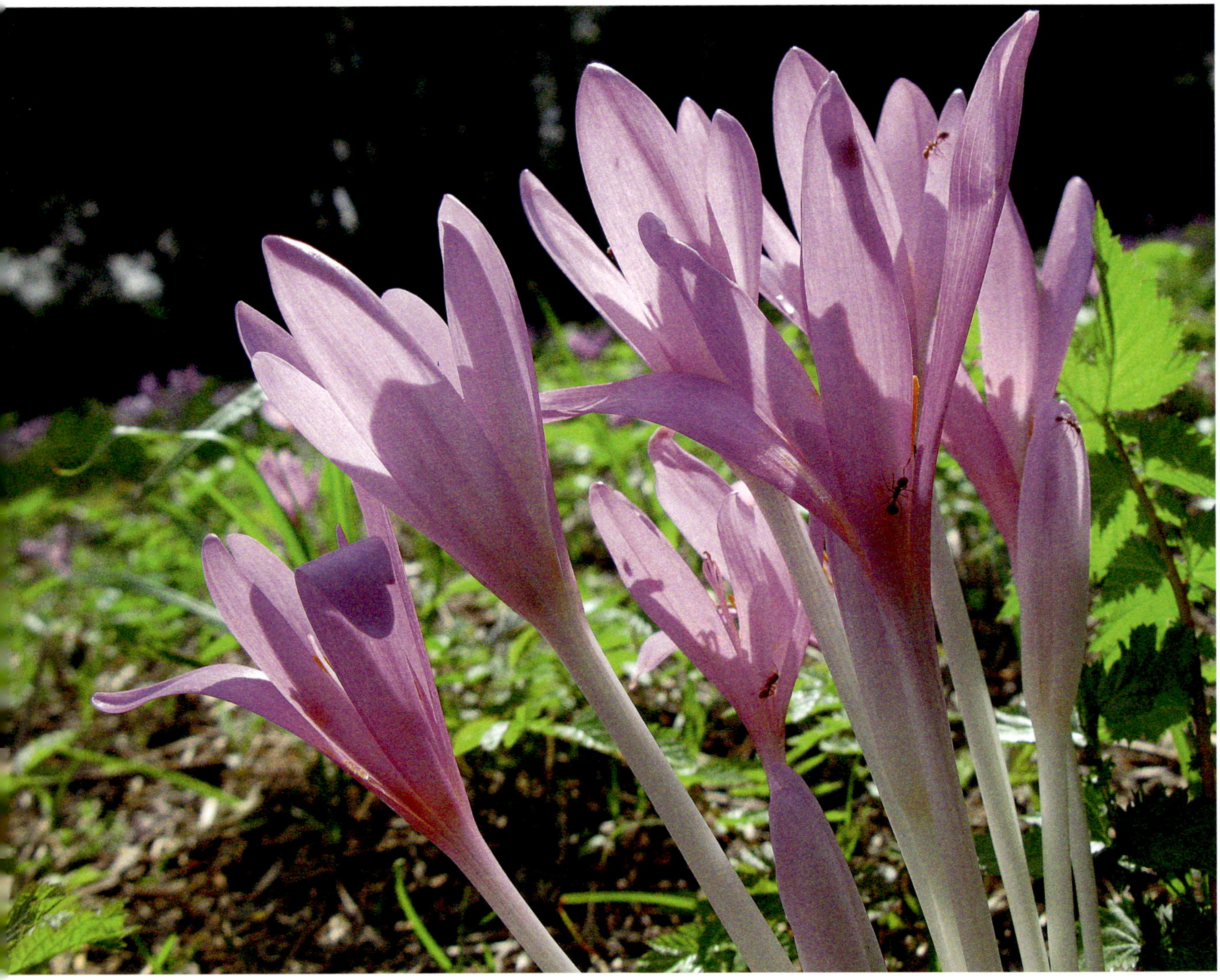

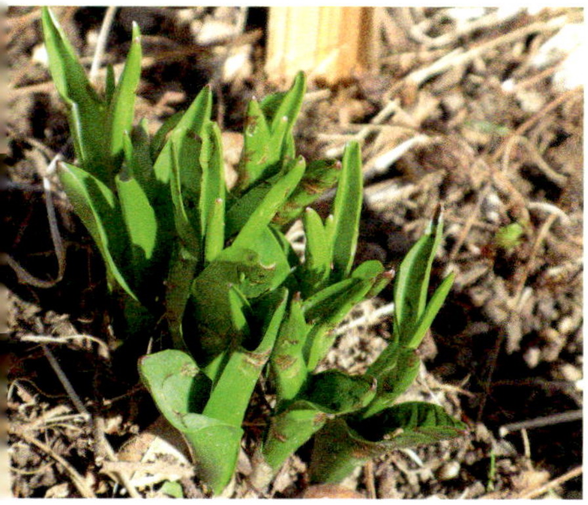

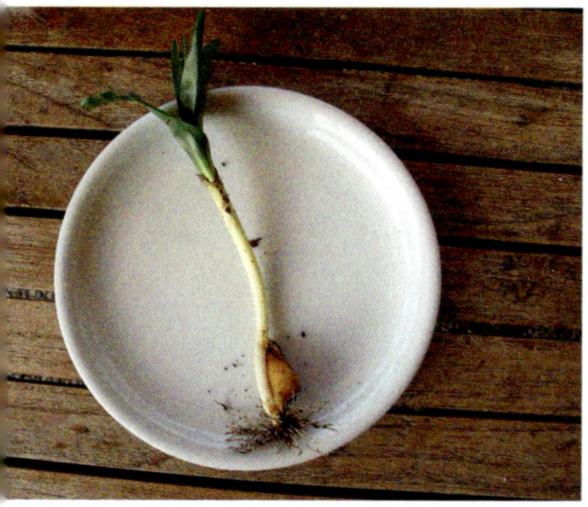

Die Zauberin Medea, die in der Landschaft Kolchis am Schwarzen Meer lebte – daher der botanische Name der Pflanze –, zeigte eindrücklich, wie die Anwendung einer Giftpflanze als Heilmittel geschehen kann.

gegraben. **Madaus:** Frische im Frühling gesammelte Samen. Oder auch reife Samen. **Paracelsus:** Zwiebel. **Stapfs Archiv:** »Man ist sehr verschiedener Meinung gewesen über die Zeit, in welcher das *Colchicum,* als am kräftigsten, eingesammelt und zum arzneilichen Gebrauche zubereitet werden solle. Mehrere, zum Beispiel Maranta, Haller, behaupten, die Wurzel im Herbst ganz mild, im Frühlinge hingegen sehr scharf und bitter, also auch vorzüglich wirksam gefunden, ja Krapf versichert sogar, frische Wurzeln im Herbst ohne allen Nachtheil gegessen zu haben. Auch ich habe vom selbstbereiteten Safte der im October gegrabenen Wurzel, nur unmerkliche Beschwerden empfunden. Mit Eintritt der Blüthe scheint sich allerdings in einigen Pflanzen das Wirksame in ihnen zu vermindern, wohl gar zu verlieren; weswegen es jederzeit vorzuziehen ist, die betreffenden Pflanzentheile vor dieser Periode einzusammeln; ein Verfahren, was auch bei der Herbstzeitlosen besonders zu seyn dürfte. Die Wurzel verliert durchs Trocknen einen großen Theil ihrer Wirksamkeit, weswegen die Essenz aus der frischen Wurzel allen anderen Präparaten weit vorzuziehen ist. Um sie zu bereiten, reiniget man im Frühjahre so eben gegrabene Wurzeln von allem Schmutz, zerreibt sie im Porzellanmörser und preßt den Saft mittels einer scharfen Presse aus. Den erhaltenen Saft mischt man mit gleichen Theilen Alcohol und gießt, nachdem sich das Satzmehl (welches allerhand üble Zufälle, zum Beispiel Durchfall, Brechen und Colick erregen soll) gesetzt hat, die klare Tinktur vom Bodensatze ab. Die Tinktur aus dem Saamen bereitet man am besten durch mehrtägiges Digerieren eines Theiles der gröblich gepulverten Saamen mit zwanzig Theilen Weingeist.« **Vonarburg:** Frisch im Herbst gesammelte Knollen. **Wala:** Ganze blühende Pflanze. **Weleda:** Knolle der blühenden Pflanze.

Zubereitung nach dem Europäischen Arzneibuch, 7. Ausgabe, 2. Nachtrag:

Vorschrift 2a = Urtinktur †
Urtinktur: 86 % (m/m), **ab der 1. Potenz:** 43 % (m/m)

Ernte und Zubereitung nach traditionellen und wesenserhaltenden Erwägungen

Erntezeitpunkt: Im Frühjahr wird die Zwiebel spätabends ausgegraben, wenn sich der abnehmende Mond im Tierkreiszeichen Stier, Jungfrau oder Steinbock befindet.
Inhaltsstoffe: Tropolonalkaloide
Zubereitung: Anhand des genannten Inhaltsstoffs empfiehlt es sich, die frische Zwiebel fein zu zerkleinern und in 45-prozentigem (m/m) Ethanol zur Urtinktur zu mazerieren.

Anwendungsgebiete und Leitsymptome

Akute Gichtanfälle: hemmt die Kristallphagozytose durch die Leukozyten und unterbricht dadurch den Circulus vitiosus des Entzündungsgeschehens.
Entzündliche Gelenkerkrankungen und Arthrose.
Pflanzliches Zytostatikum: Leukämie und Hautkrebs.

Conium maculatum

Gefleckter Schierling

Die Pflanze ist giftig.

Standort

Europa, Asien.

Verwendete Teile

Boericke: Frisch blühendes Kraut. **Clarke:** Frische Pflanze in Blüte. **DHU:** Frische oberirdische Teile blühender, noch nicht fruchtender Pflanzen. **HAB:** Frische oberirdische Teile blühender, noch nicht fruchtender Pflanzen. **Hahnemann:** »Der aus dem ganzen Kraute des zu blühen anfangenden Conium maculatum frisch ausgepreßte und mit gleichen Theilen Weingeist gemischte Saft.« **Lockie:** Frische blühende Pflanze einschließlich Wurzel. **Madaus:** Frisch blühendes Kraut oder auch die noch nicht reifen Früchte. **Vonarburg:** Frisch blühendes Kraut. **Weleda:** Blühendes Kraut.

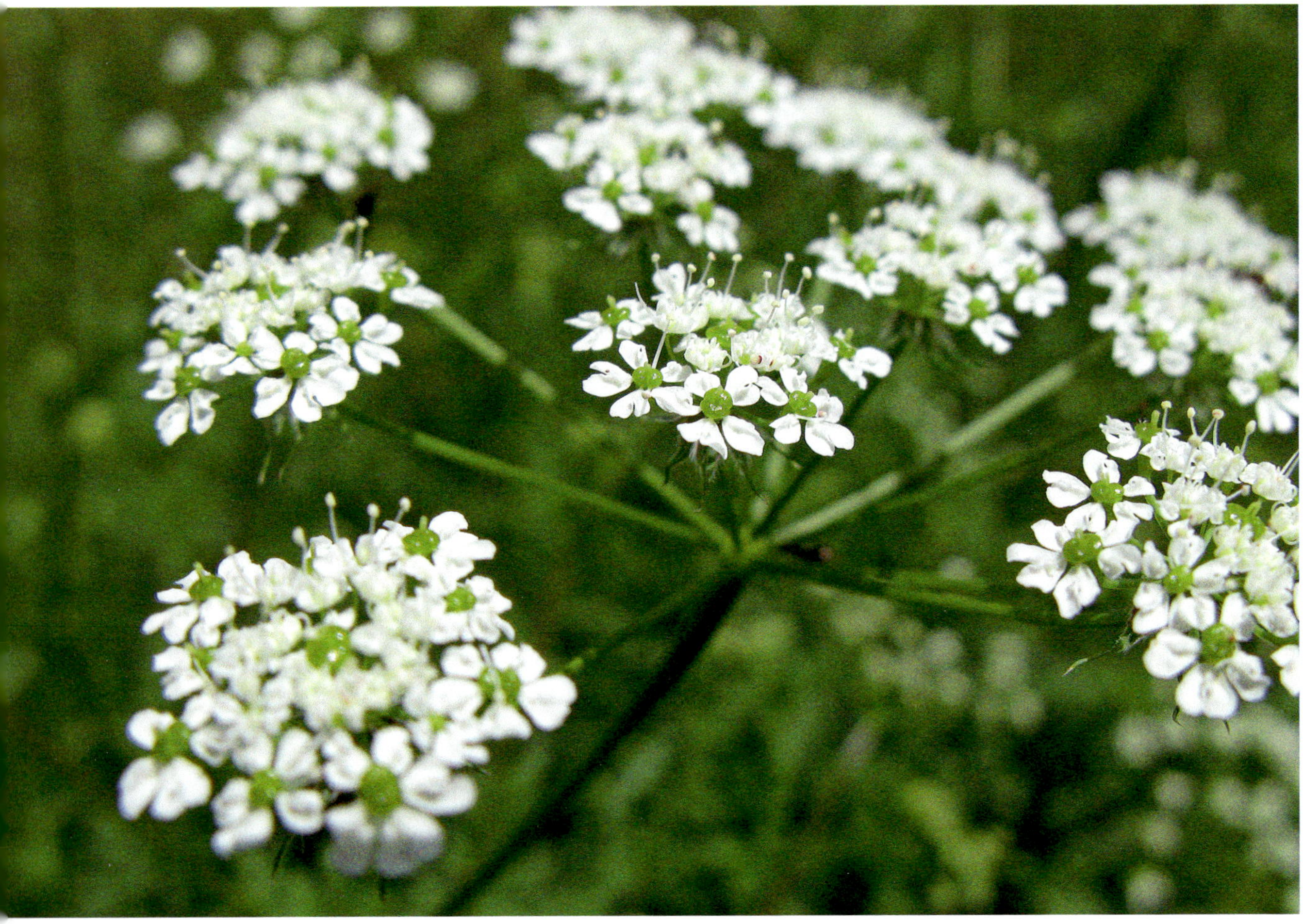

Zubereitung nach dem Europäischen Arzneibuch, 7. Ausgabe, 2. Nachtrag:

Vorschrift 2a = Urtinktur †
Urtinktur: 86 % (m/m), **ab der 1. Potenz:** 43 % (m/m)

Ernte und Zubereitung nach traditionellen und wesenserhaltenden Erwägungen

Erntezeitpunkt: Die tautrockenen Blüten und jungen Blätter können gemeinsam am Vormittag geerntet werden (bei Sonnenschein), wenn sich der zunehmende Mond im Tierkreiszeichen Zwillinge, Waage oder Wassermann befindet.
Inhaltsstoffe: Furocumarine, Piperidinalkaloide, Polyine
Zubereitung: Gemäß den genannten Inhaltsstoffen empfiehlt es sich, das frische Kraut fein zu zerkleinern und in 50-prozentigem (m/m) Ethanol zur Urtinktur zu mazerieren.

Anwendungsgebiete und Leitsymptome

Zentrales Nervensystem, Gedächtnisschwäche. Krampfartiger Husten, trockener Reizhusten, Asthma bronchiale im Alter. Myome. Vorzeitiger Samenerguss, Impotenz. Mittel für Erkrankungen im Alter mit körperlicher und geistiger Schwäche, Beschwerden in den Wechseljahren, bei alternden, unverheirateten Männern und Frauen.

Bekannt durch den Schierlingsbecher des Sokrates ist bei ähnlichen Lähmungserscheinungen der Einsatz des homöopathischen Mittels angezeigt.

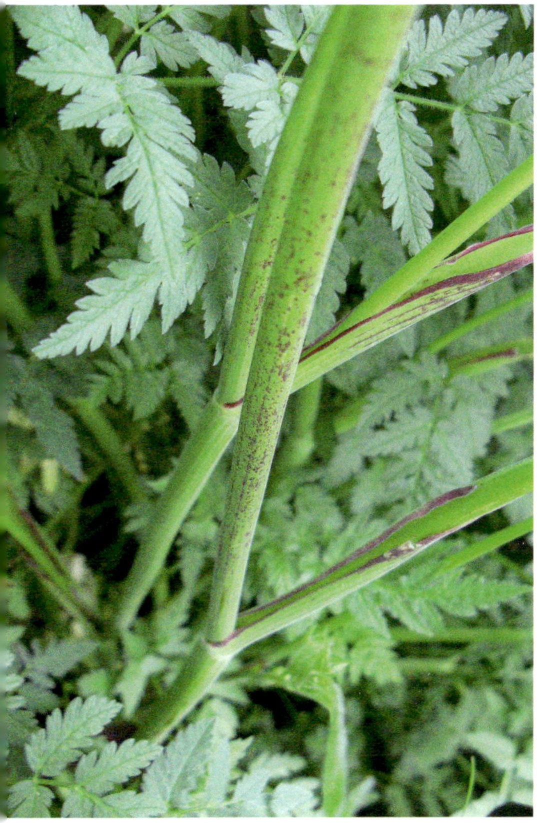

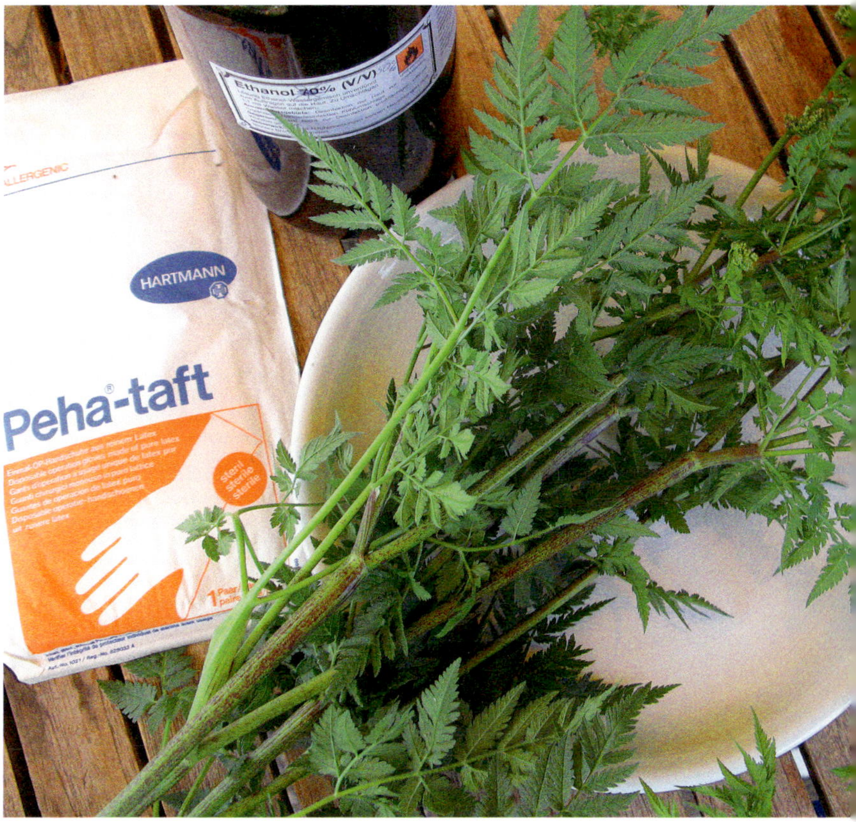

Convallaria majalis

Maiglöckchen

Die Pflanze ist giftig.

Standort

Europa, wächst gern in Buchenwäldern und an warmen Gebüsch- und Waldrändern.

Verwendete Teile

Boericke: Frisch blühende Pflanze. **DHU:** Frische oberirdische Teile zur Blütezeit. **HAB:** Frische oberirdische Teile zur Blütezeit. **Hahnemann:** Wurzel und Beeren. **Lockie:** Die frischen blühenden oberirdischen Teile. **Madaus:** Ganze frische Pflanze. **Paracelsus:** Blüten. **Vonarburg:** Frisch blühende Pflanze. **Wala:** Ganze blühende Pflanze. **Weleda:** Blühendes Kraut.

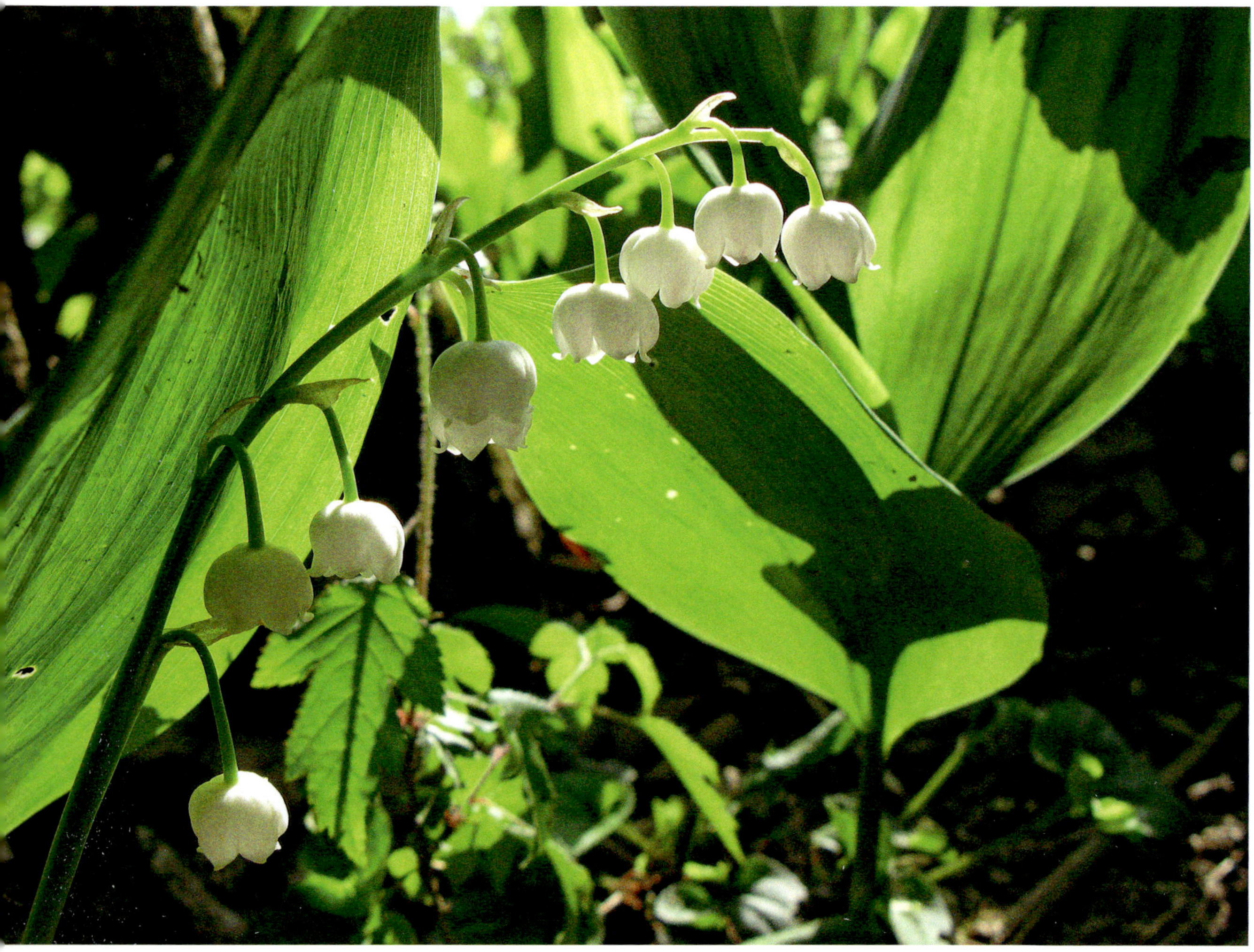

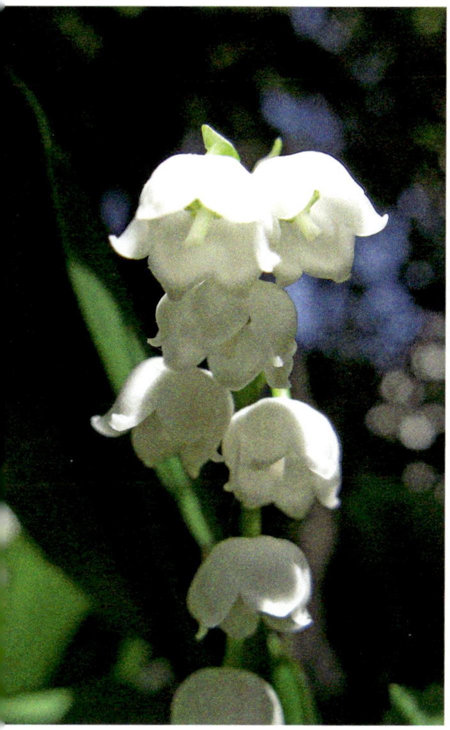

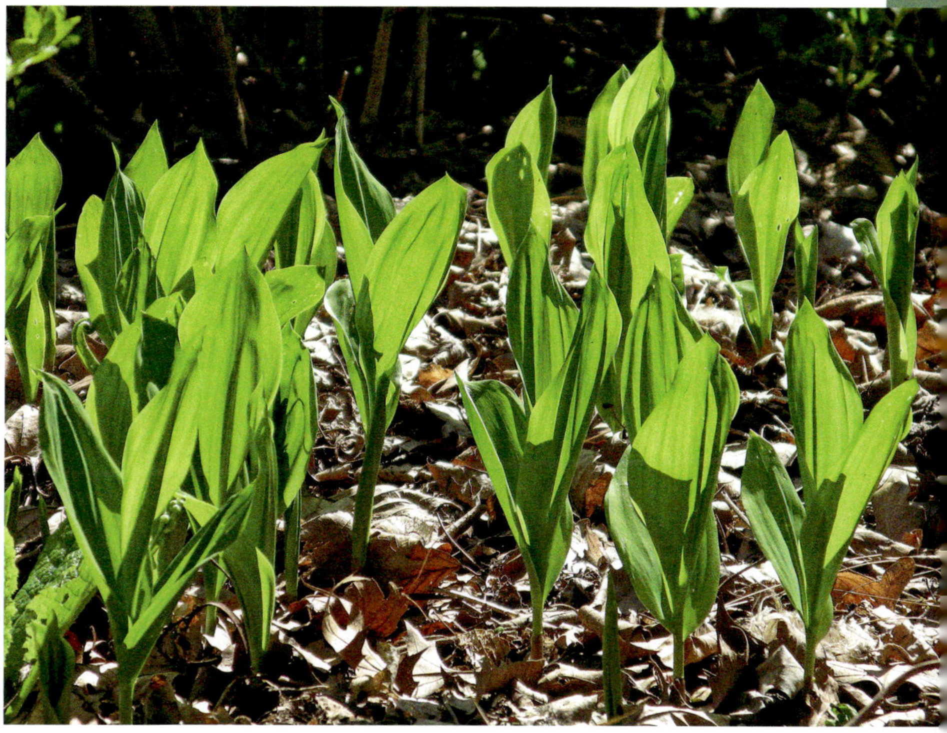

In Brautsträußen zu finden, lässt es als »weltliche« Anwendungsform die Herzen höher schlagen. In der Homöopathie wird das »Springauf« bei nervösen Herzstörungen angewendet.

Zubereitung nach dem Europäischen Arzneibuch, 7. Ausgabe, 2. Nachtrag:

Vorschrift 3a = Urtinktur †
Urtinktur: 86 % (m/m), **ab der 1. Potenz:** 62 % (m/m), **ab der 4. Potenz:** 43 % (m/m)

Ernte und Zubereitung nach traditionellen und wesenserhaltenden Erwägungen

Erntezeitpunkt: Die tautrockenen Blüten und jungen Blätter können am Vormittag gemeinsam geerntet werden (bei Sonnenschein), wenn sich der zunehmende Mond im Tierkreiszeichen Zwillinge, Waage oder Wassermann befindet.
Inhaltsstoffe: Herzwirksame Steroidglykoside, Steroidsaponine
Zubereitung: Gemäß den genannten Inhaltsstoffen empfiehlt es sich, das frische Kraut fein zu zerkleinern und in 40-prozentigem (m/m) Ethanol zur Urtinktur zu mazerieren.

Anwendungsgebiete und Leitsymptome

Herz, besonders das Altersherz: bradykarde Formen mit Ödemen und Atemnot, leichte bis mittelschwere Herzinsuffizienz.
Zerebrale Durchblutungsstörungen und gleichzeitig Hypertonie mit Schwindel und Vergesslichkeit.

Crataegus monogyna, Crataegus laevigata

Zweigriffliger Weißdorn

Standort

Europa, an Waldrändern und in Gebüschsäumen.

Verwendete Teile

Boericke: Frische reife Frucht. Ferner frische Blüten. **Clarke:** Reife Frucht. **DHU:** Frische reife Früchte. **HAB:** Frische reife Früchte von *Crataegus laevigata* (Poir.) DC., *Crataegus monogyna* Jacq. emend. Lindm. und ihren Bastarden auch in Mischung. **Kalbermatten:** Frische Früchte. **Lockie:** Frische reife Beeren. **Madaus:** Frische reife Früchte sowie frische Blüten. **Vonarburg:** Reife Frucht, manchmal auch Blüten. **Wala:** Blätter und Früchte. **Weleda:** Frucht.

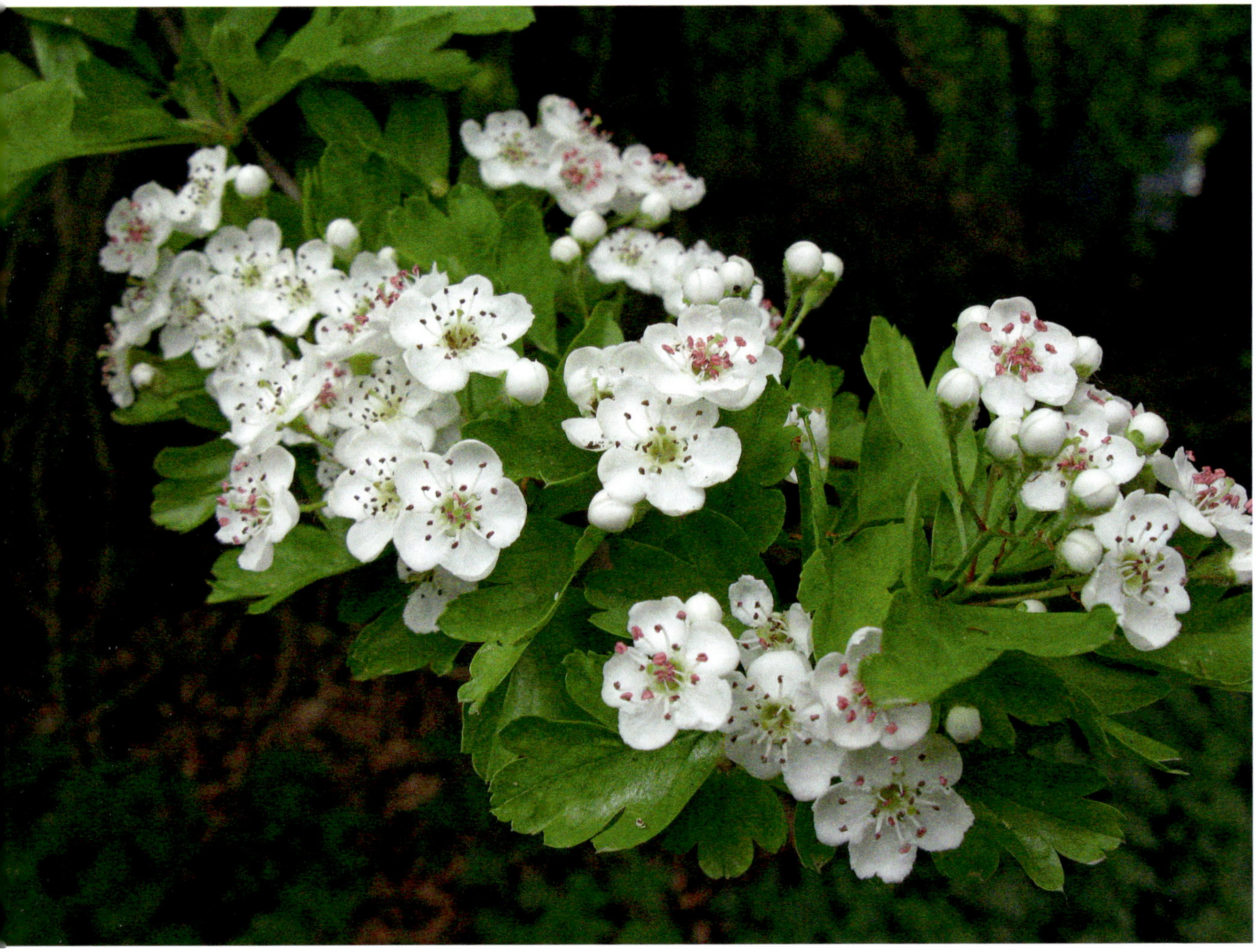

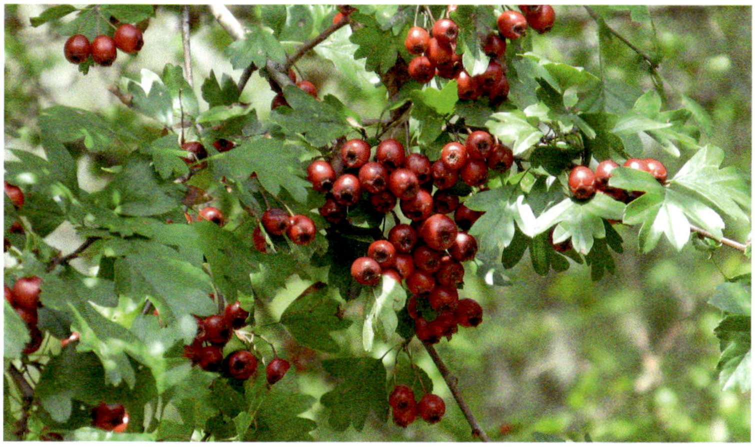

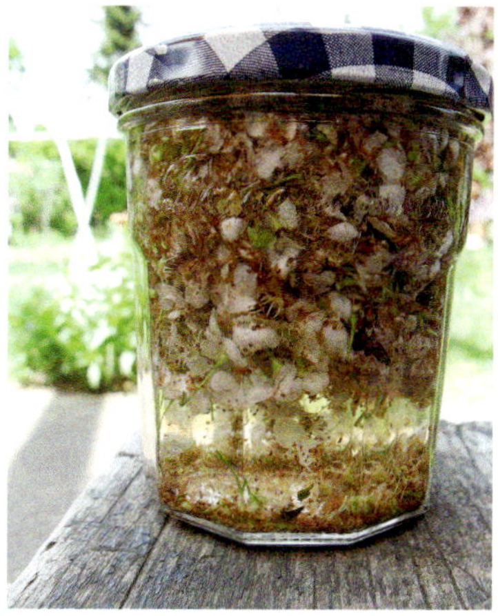

Das Herzheilmittel schlechthin für ältere Menschen oder diejenigen Zeitgenossen, die sich ständig überfordern. Die langfristige Anwendung in niedriger Potenz verbessert die Herzleistung.

Zubereitung nach dem Europäischen Arzneibuch, 7. Ausgabe, 2. Nachtrag:

Vorschrift 2a = Urtinktur

Urtinktur: 86 % (m/m), **ab der 1. Potenz:** 43 % (m/m)

Die Früchte werden fein zerkleinert. 1 Teil zerkleinerte Früchte wird sofort mit 0,55 bis 0,75 Teilen Ethanol 86 Prozent (m/m) versetzt. Die Mischung wird bei einer 20 °C nicht übersteigenden Temperatur unter wiederholtem Umschütteln 10 Tage lang mazeriert. Anschließend wird abgepresst und filtriert.

Ernte und Zubereitung nach traditionellen und wesenserhaltenden Erwägungen

Erntezeitpunkt: Im späten Frühjahr können die tautrockenen Blüten und jungen Blätter gemeinsam bei Sonnenschein am Vormittag geerntet werden, wenn sich der zunehmende Mond im Tierkreiszeichen Zwillinge, Waage oder Wassermann befindet.

Die roten Früchte werden im Herbst am Vormittag geerntet, wenn sich der zunehmende Mond im Tierkreiszeichen Widder, Löwe oder Schütze aufhält. Besonders im Tierkreiszeichen Löwe scheint die Gestalt der Samen in der Frucht am wirkungsvollsten zu sein.

Inhaltsstoffe: Catechine, Flavonoide, Phenolcarbonsäuren, Triterpensäuren

Zubereitung: Gemäß den genannten Inhaltsstoffen empfiehlt es sich, zwei Extrakte herzustellen.

- Eine Tinktur wird aus den frischen Blüten und Blättern erstellt. Diese werden fein zerkleinert und in 50-prozentigem (m/m) Ethanol mazeriert.
- Die roten Früchte sammelt man im Herbst. Auch sie werden fein zerkleinert und in 50-prozentigem (m/m) Ethanol mazeriert.

Beide Extrakte werden nach der Abfiltrierung zu gleichen Teilen gemeinsam als Urtinktur weiterverarbeitet.

Anwendungsgebiete und Leitsymptome

Der Herztröster. Herzpflegemittel als »Milch des Alters«. Belebt das alte, schwache Herz, aber auch die Kreislaufschwäche von Kindern.

Blutdruckregulierend, gefäßerweiternd mit Lungenentstauung bei Angina pectoris.

Datura stramonium

Stechapfel

Die Pflanze ist giftig.

Standort

Europa, wächst auf Schuttplätzen, an Zäunen und Wegrändern.

Verwendete Teile

Boericke: Frisches Kraut zu Beginn der Blüte. Ferner die reifen Samen. **Clarke:** Frische Pflanze in Blüte und wenn sie Früchte trägt. **DHU:** Frische oberirdische Teile zur Blütezeit. **HAB:** Frische oberirdische Teile zur Blütezeit. **Hahnemann:** »Der aus dem frischen Kraute *Datura stramonium* gepreßte und mit gleichen Theilen Weingeist gemischte Saft.« **Lockie:** Frische Blätter und Blüten oder die Samen. **Madaus:** »Die meisten der Literaturstellen (Osiander, Hufeland, Juster und Huerre, Leclerc usw.) beziehen sich auf die Blätter bzw. das Kraut.« **Vonarburg:** Frisches blühendes Kraut. **Weleda:** Je nach Heilverfahren blühendes Kraut oder unreife Frucht.

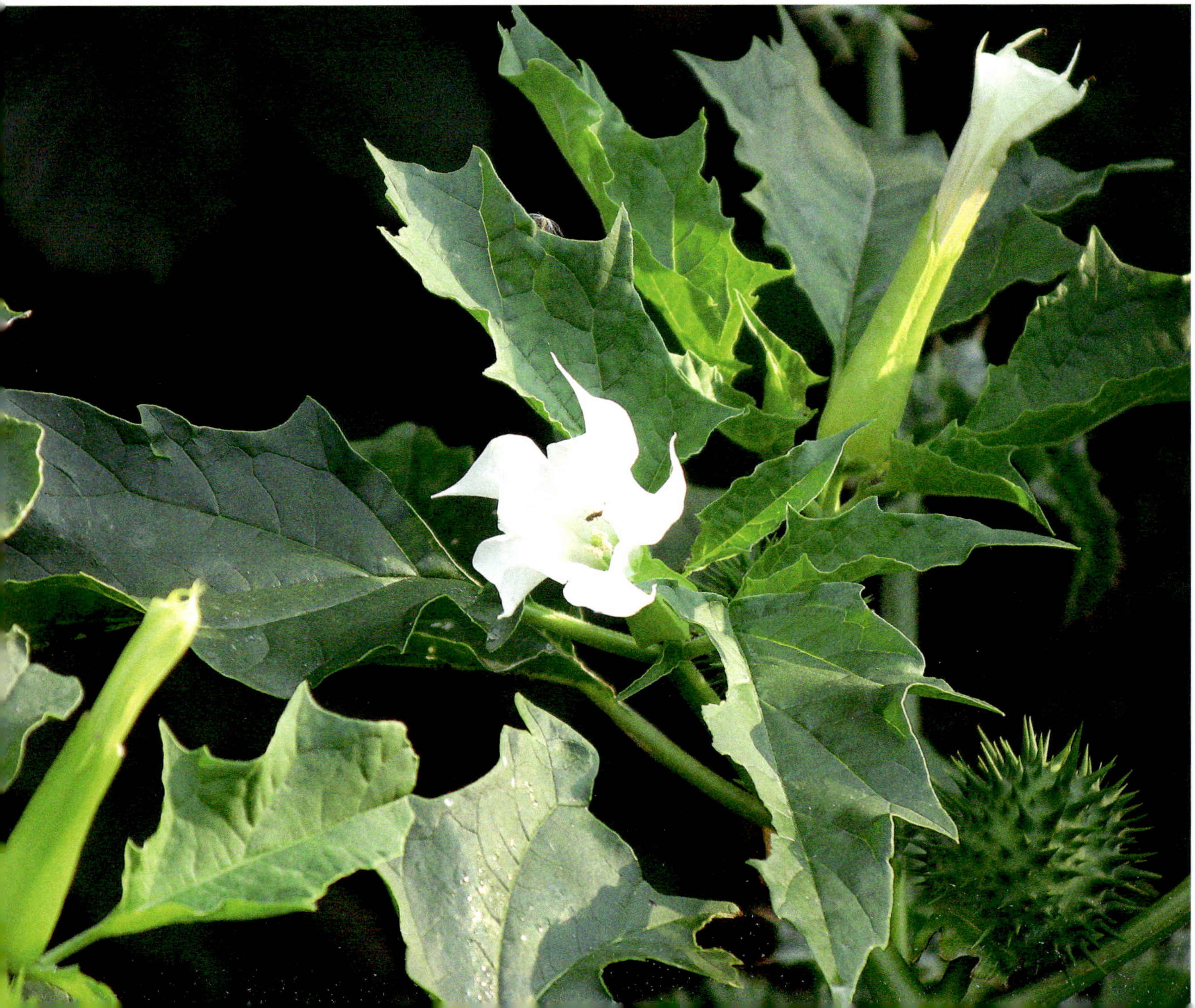

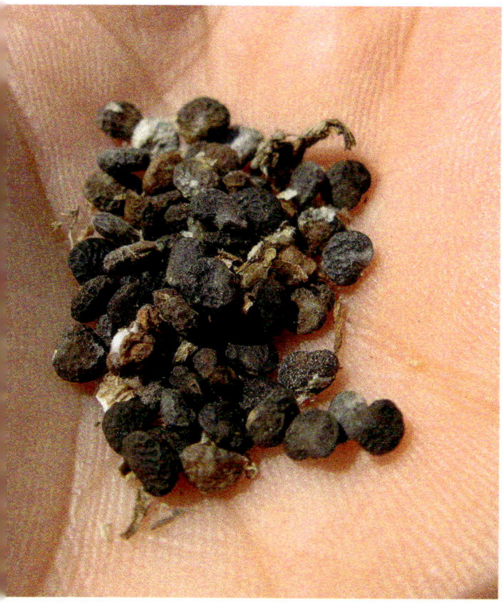

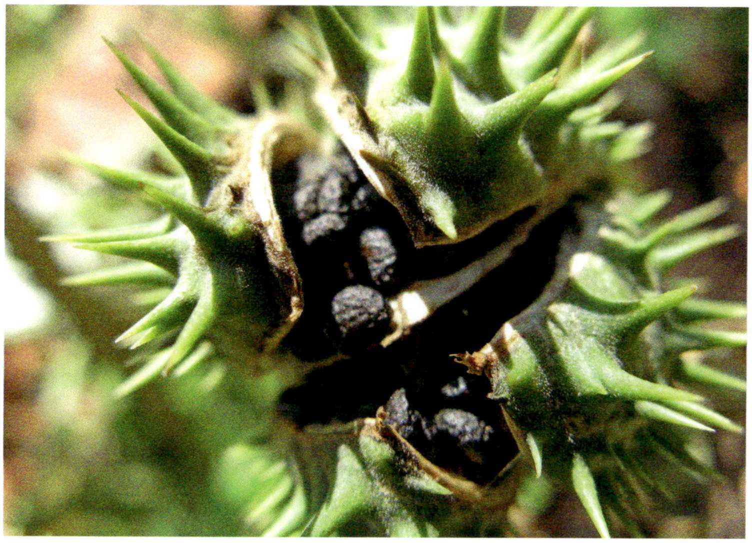

Als »Teufelsapfel« war er Bestandteil der Hexensalben. Als homöopathisches Mittel scheint er bei wahnhaften »Besetzungen«, Raserei und Manie hilfreich zu sein.

Zubereitung nach dem Europäischen Arzneibuch, 7. Ausgabe, 2. Nachtrag:

Vorschrift 2a = Urtinktur †
Urtinktur: 86 % (m/m), **ab der 1. Potenz:** 43 % (m/m)

Ernte und Zubereitung nach traditionellen und wesenserhaltenden Erwägungen

Erntezeitpunkt: Die tautrockenen Blüten und jungen Blätter können gemeinsam am Vormittag geerntet werden (nur bei Sonnenschein), wenn sich der zunehmende Mond im Tierkreiszeichen Zwillinge, Waage oder Wassermann befindet.
Die Früchte werden am Vormittag geerntet, wenn sich der zunehmende Mond im Tierkreiszeichen Widder, Löwe oder Schütze aufhält. Besonders im Tierkreiszeichen Löwe scheint das Prinzip der Samen in der Frucht am wirkungsvollsten zu sein.
Inhaltsstoffe: Flavonoide, Hydroxycumarine, Tropanalkoloide
Zubereitung: Gemäß den genannten Inhaltsstoffen empfiehlt es sich, zwei Extrakte herzustellen.

- Eine Tinktur wird aus der frischen blühenden Pflanze erstellt. Diese wird fein zerkleinert und in 45-prozentigem (m/m) Ethanol mazeriert.
- Die Früchte werden, wenn möglich von der gleichen, ansonsten von einer anderen Pflanze, im Frühherbst genommen. Diese werden fein zerkleinert und gleichfalls in 45-prozentigem (m/m) Ethanol mazeriert.

Beide Extrakte zu gleichen Teilen werden, nach der Abfiltrierung, gemeinsam als Urtinktur weiterverarbeitet.

Anwendungsgebiete und Leitsymptome

Zentrales Nervensystem. Erregungszustände höchsten Grades, Gewalttätigkeit, Zorn, Raserei, große Geschwätzigkeit, Manie, Fieberdelirium. Ängste, vor allem vor Dunkelheit, Alleinsein, Wasser, Tieren. Fieberkrämpfe, Epilepsie, Stottern, Koordinationsstörungen. Starker parasympathikolytischer Erregungszustand.

Digitalis purpurea

Roter Fingerhut

Die Pflanze ist giftig.

Standort

Bergwälder in West- und Mitteleuropa.

Verwendete Teile

Boericke: Frische Blätter vor der Blüte. **Clarke:** Blätter des zweiten Jahres (die Pflanze ist zweijährig). **DHU:** Frische Blätter ein- oder zweijähriger Pflanzen zu Beginn der Blütezeit. **HAB:** Frische Blätter ein- oder zweijähriger Pflanzen zu Beginn der Blütezeit. **Hahnemann:** »Der frisch ausgepreßte Saft der Blätter der *Digitalis purpurea,* mit gleichen Theilen Weingeist vermischt.« **Lockie:** Frische Blätter, im zweiten Jahr vor der Blüte gepflückt und gepresst. **Madaus:** Frische Blätter vor der Blüte. **Vonarburg:** Frische Blätter vor der Blüte. **Weleda:** Blatt.

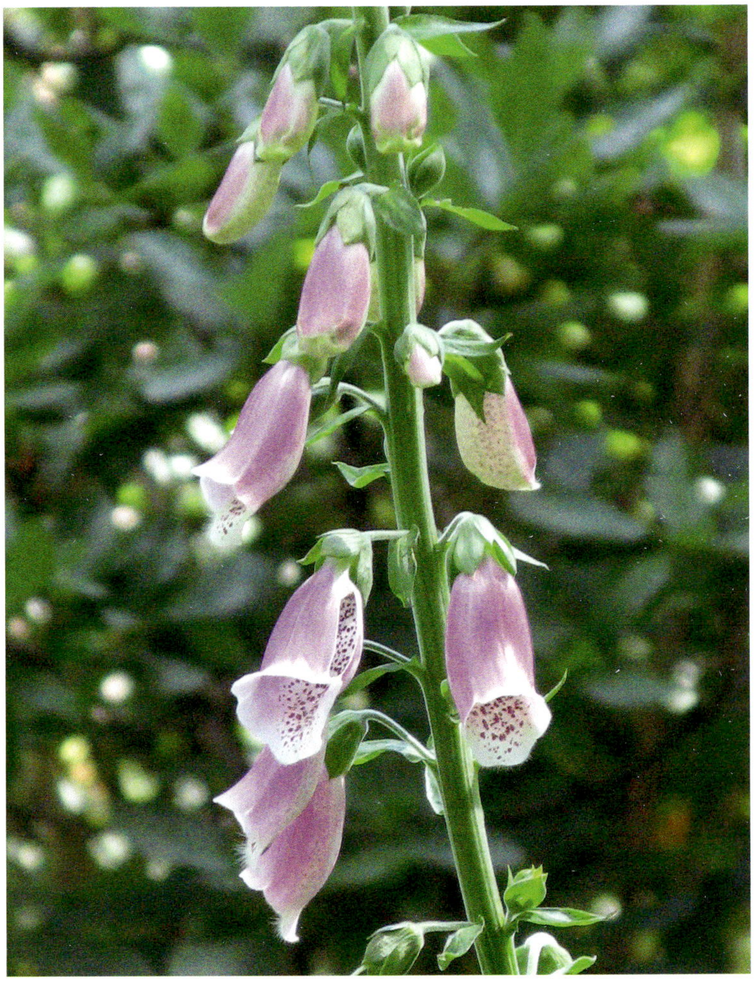

Majestätisch und unbeeindruckbar steht die »Waldglocke« an lichten Stellen im Wald und zeigt dadurch ihre starke, lang anhaltende, unbeirrbare Heilkraft an.

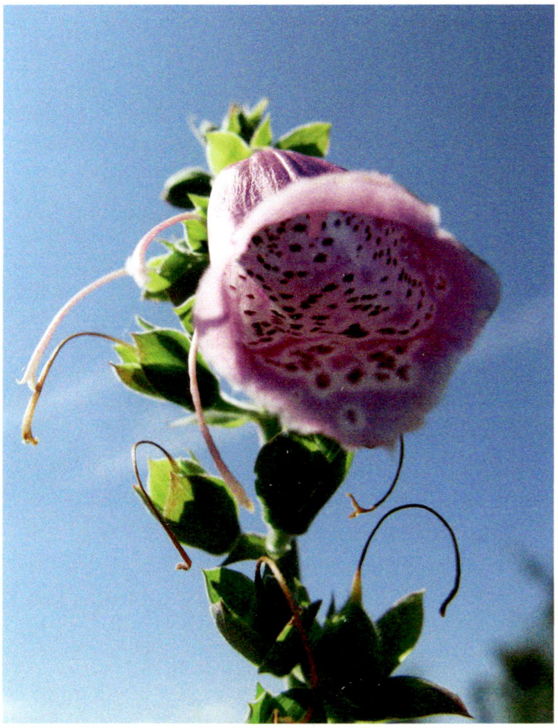

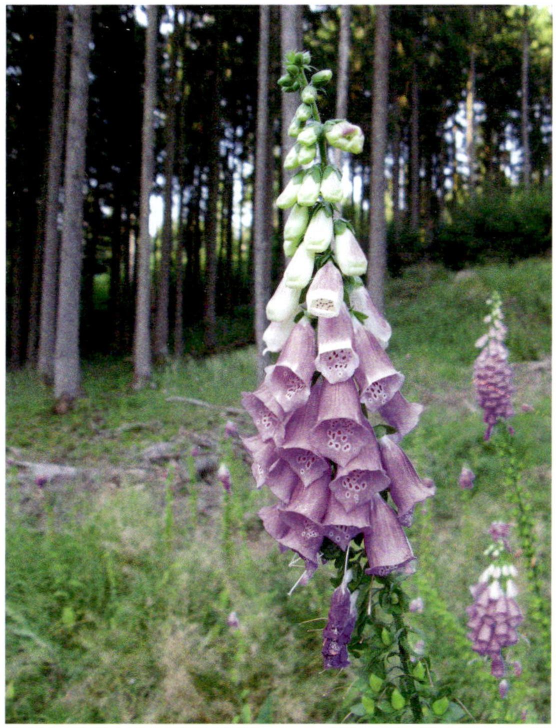

Zubereitung nach dem Europäischen Arzneibuch, 7. Ausgabe, 2. Nachtrag:

Vorschrift 2a = Urtinktur †
Urtinktur: 86 % (m/m), **ab der 1. Potenz:** 43 % (m/m)

Ernte und Zubereitung nach traditionellen und wesenserhaltenden Erwägungen

Erntezeitpunkt: Die tautrockenen jungen Blätter werden vormittags geerntet, wenn der zunehmende Mond im Tierkreiszeichen Fische, Krebs oder Skorpion steht.
Inhaltsstoffe: Anthrachinone, Purpureaglykoside, Steroidsaponine
Zubereitung: Gemäß den genannten Inhaltsstoffen empfiehlt es sich, das frische Kraut einer zweijährigen Pflanze vor der Blüte fein zu zerkleinern und in 45-prozentigem (m/m) Ethanol zur Urtinktur zu mazerieren. Madaus: »Tinktur: *Digitalis lanata* (Wolliger Fingerhut) hat die gleichen Indikationen wie *Digitalis purpurea,* wird aber überall da bevorzugt, wo raschere Wirkung erstrebt wird, aber längeres Anhalten der Wirkung nicht erforderlich ist.«

Anwendungsgebiete und Leitsymptome

Herzentlastung bei Rhythmusstörungen (Brady- und Tachykardie), irregulärer Puls, Herzinsuffizienz und Altersherz. Herzschwäche ohne Klappenkomplikationen. Gefühl, als würde das Herz aufhören zu schlagen, wenn man sich bewegt. Finger schlafen leicht und häufig ein. Depressionen, Migräne, Leberschwellung, Elendsgefühl im Magen, Erschöpfung, unruhiger Schlaf, Ödeme.

Drosera rotundifolia

Rundblättriger Sonnentau

Standort

Mittel- und Nord-, seltener in Südeuropa; Nordamerika, Grönland, Sibirien auf Torfmoospolstern.

Verwendete Teile

Boericke: Frische, zu Beginn der Blüte gesammelte Pflanze. **Clarke:** Aktive frische Pflanze. **DHU:** Frische ganze Pflanze zu Beginn der Blütezeit. **HAB:** Frische ganze Pflanzen von *Drosera rotundifolia, Drosera intermedia* und *Drosera anglica* zu Beginn der Blütezeit allein oder in Mischung. **Hahnemann:** »Der frisch ausgepreßte und mit gleichen Theilen Weingeist gemischte Saft dieses niedrigen, auf Torfgründen wachsenden Kräutchens.« **Lockie:** Ganze frische, blühende Pflanze. **Madaus:** Ganze frische Pflanze zur Blütezeit (Juli bis August). **Vonarburg:** Die zu Beginn der Blüte gesammelte Pflanze. **Wala:** Ganze Pflanze zu Beginn der Blütezeit. **Weleda:** Blühende Pflanze.

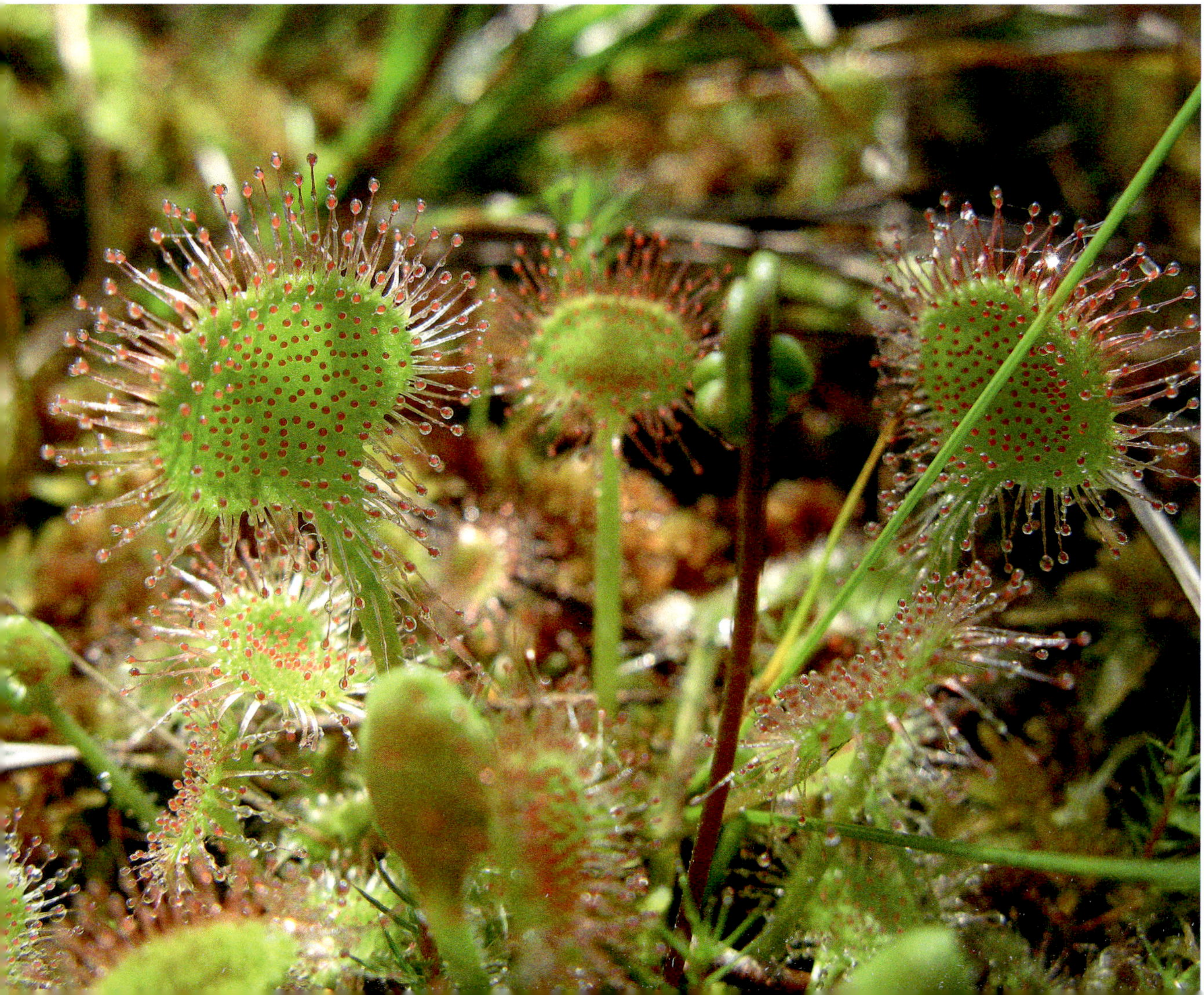

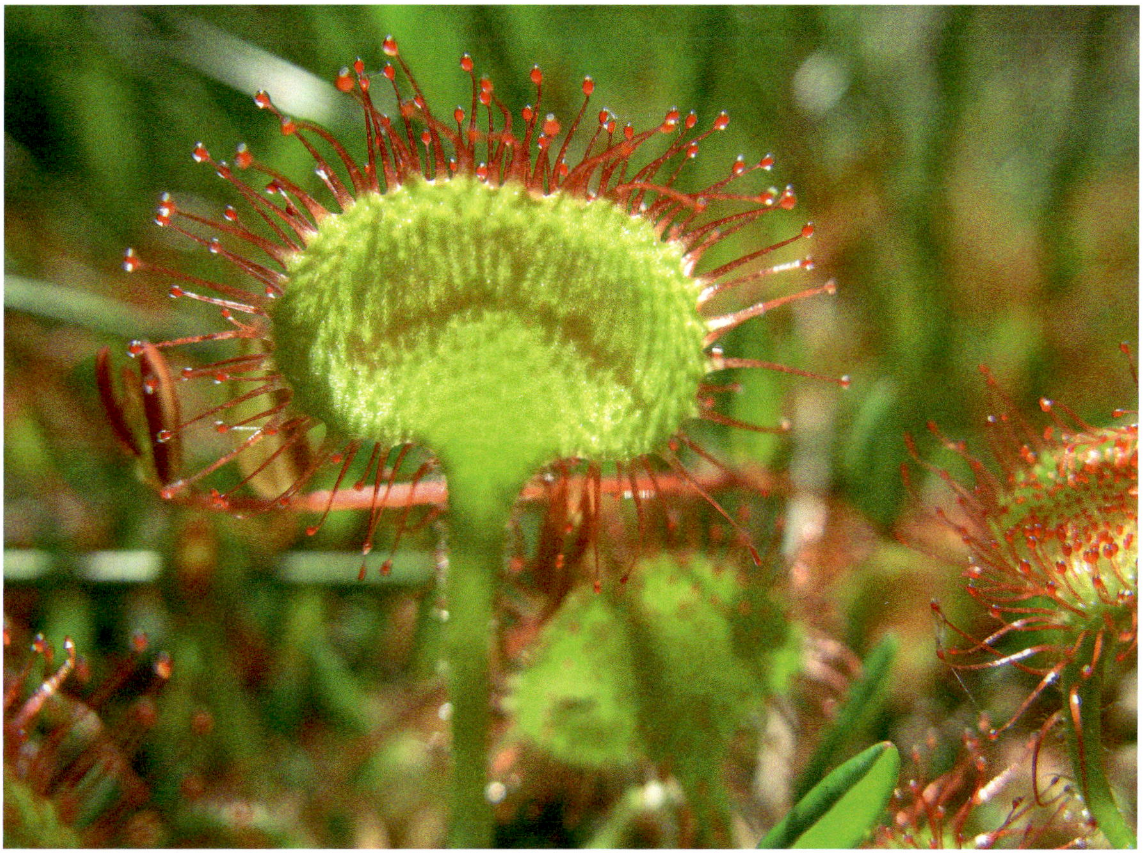

Das »Sonnenlöffelkraut«, das erstaunlicherweise in den alten Schriften kaum erwähnt wird, sollte als sicher und schnell wirkendes Hustenmittel in jedem privaten Medizinschrank stehen.

Zubereitung nach dem Europäischen Arzneibuch, 7. Ausgabe, 2. Nachtrag:

Vorschrift 2a = Urtinktur †
Urtinktur: 86 % (m/m), **ab der 1. Potenz:** 43 % (m/m)

Ernte und Zubereitung nach traditionellen und wesenserhaltenden Erwägungen

Erntezeitpunkt: Die jungen Blätter werden vormittags geerntet, wenn der zunehmende Mond im Tierkreiszeichen Fische, Krebs oder Skorpion steht.
Inhaltsstoffe: Eiweißspaltende Enzyme, Flavonoide, Naphthochinonderivate
Zubereitung: Gemäß den genannten Inhaltsstoffen empfiehlt es sich, das frische Kraut während der Blüte zu sammeln sowie fein zu zerkleinern und in 50-prozentigem (m/m) Ethanol zur Urtinktur zu mazerieren.

Anwendungsgebiete und Leitsymptome

Trockener, heiserer, bellender oder hohlklingender, krampfartiger Husten mit stechenden Schmerzen in der Brust. Keuchhusten, Bronchitis, Asthma bronchiale, chronische Halsentzündung, ständiger nächtlicher Kitzelhusten bei Kindern. Gefühl, als hätte man ständig eine Feder im Kehlkopf.

Dryopteris filix-mas

Wurmfarn

Die Pflanze ist giftig.

Standort

Europa, Asien und Nordamerika.

Verwendete Teile

Boericke: Frischer Wurzelstock ohne Wurzeln, aber mit Blattbasen, im Herbst gesammelt. **Clarke:** Frische Wurzel oder die frische geriebene Wurzel. **HAB:** Der frische, von Wurzeln befreite Wurzelstock mit den daran sitzenden Blattbasen, im Herbst gesammelt. **Hahnemann:** »Man sammelt sie im Herbste und pulvert sie nur in kleinen Parthien kurz vor dem Gebrauche.« **Madaus:** Frischer, im August bis September gesammelter Wurzelstock. **Vonarburg:** »Hering berichtet, dass der Sommer die beste Zeit ist, um den Wurmfarn zu verarbeiten, das heißt, wenn die Wurzel am meisten Wirkstoffe besitzt.« **Wala:** Wurzel.

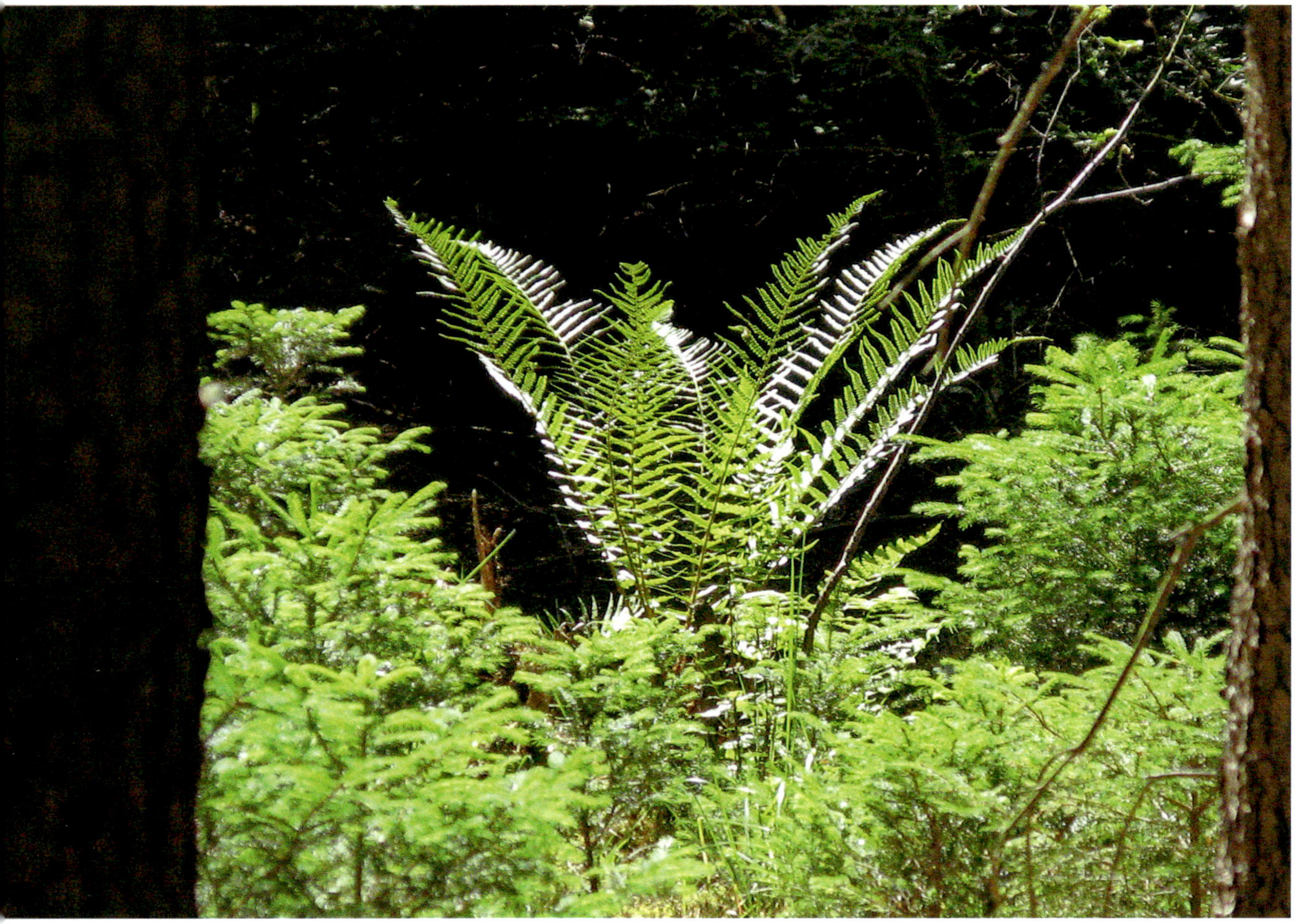

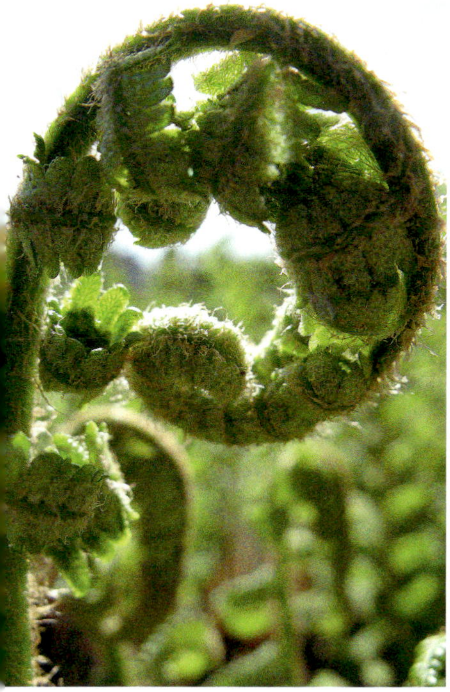

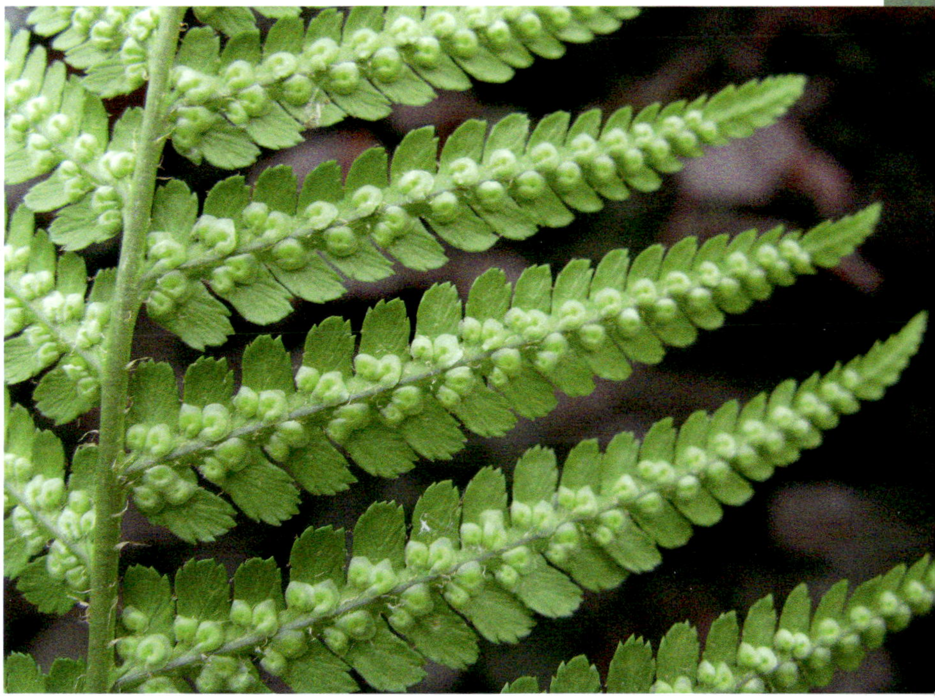

Fremdkörper werden durch den Wurmfarn ausgeschieden; bildhaft gesprochen hilft er also bei mangelnder Abwehr gegenüber Fremdbesetzungen.

Zubereitung nach dem Europäischen Arzneibuch, 7. Ausgabe, 2. Nachtrag:

Vorschrift 3a = Urtinktur †
Urtinktur: 86 % (m/m), **ab der 1. Potenz:** 62 % (m/m), **ab der 4. Potenz:** 43 % (m/m)

Ernte und Zubereitung nach traditionellen und wesenserhaltenden Erwägungen

Erntezeitpunkt: Die Wurzel wird im Herbst spätabends ausgegraben, wenn sich der abnehmende Mond im Tierkreiszeichen Stier, Jungfrau oder Steinbock befindet.
Inhaltsstoffe: Ätherisches Öl, Butanonphoroglucide, Gerbstoffe
Zubereitung: Gemäß den genannten Inhaltsstoffen empfiehlt es sich, die frische Wurzel fein zu zerkleinern und in 60-prozentigem (m/m) Ethanol zur Urtinktur zu mazerieren.

Anwendungsgebiete und Leitsymptome

In niedrigen Potenzen ein zuverlässiges Bandwurmmittel.
Lymphknotenentzündung, einseitige Schwachsichtigkeit, Abortusneigung, Beschwerden bei Mädchen in der Pubertät.
Vorsicht: Als Urtinktur kann die Pflanze einen Abort fördern.

Echinacea pallida, angustifolia, purpurea

Schmalblättriger oder Roter Sonnenhut

Standort

In Amerika heimisch, aber auch bei uns im Garten kultivierbar.

Verwendete Teile

Boericke: Ganze frische blühende Pflanze. **Clarke:** *Echinacea purpurea:* frische Wurzel. *Echinacea angustifolia:* ganze frische Pflanze. **DHU:** Frische, oberirdische Teile zur Blütezeit. **HAB:** Frische oberirdische Teile von *Echinacea purpurea* (L.) Moench zur Blütezeit. **Kalbermatten:** Frisches blühendes Kraut. **Lockie:** Frische Pflanze einschließlich der Wurzel. **Madaus:** Im Herbst gegrabene Wurzeln und im Sommer geerntete Blüten. Die getrocknete Pflanze ist fast unwirksam. **Vonarburg:** Frisch blühende Pflanze samt Wurzel. **Wala:** Je nach Heilverfahren *Echinacea pallida,* oberirdische Teile zur Blütezeit, oder unterirdische Teile. **Weleda:** *Echinacea angustifolia* und *purpurea:* blühende Pflanze.

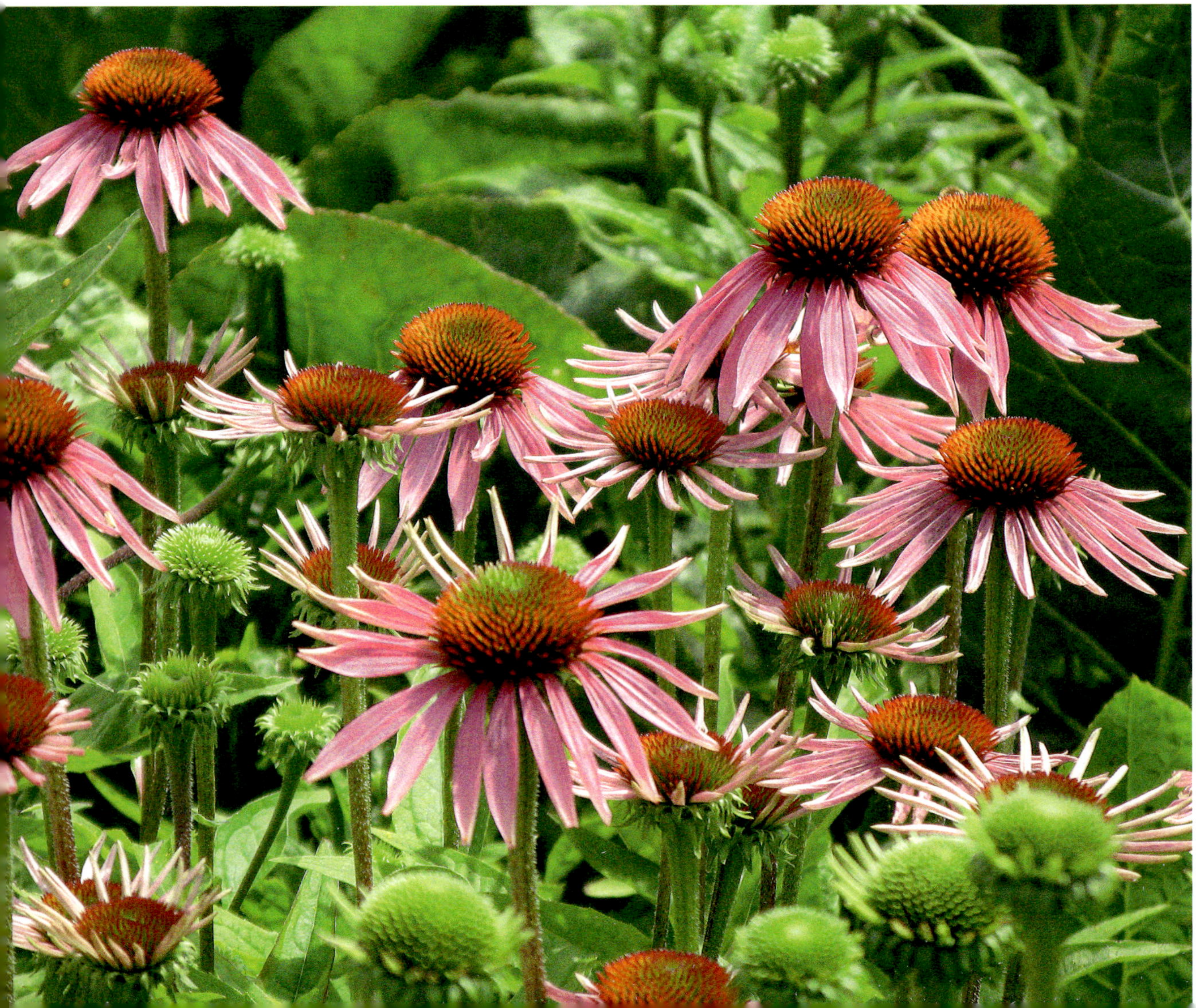

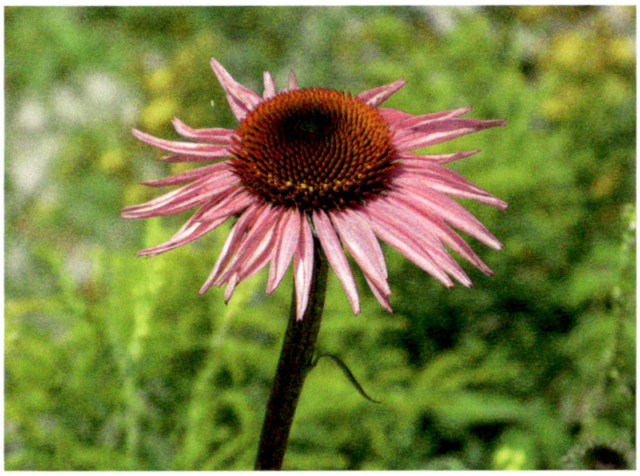

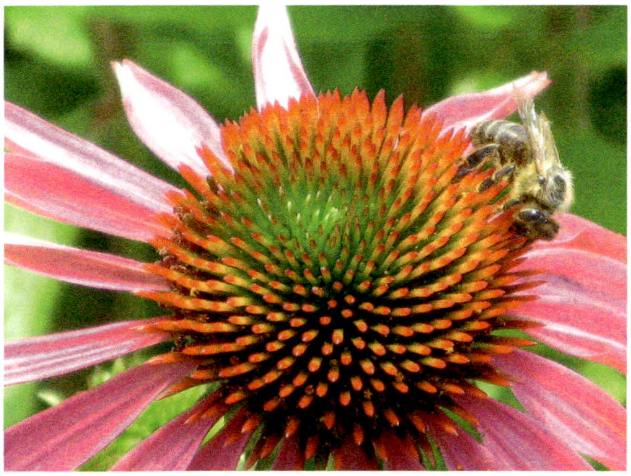

Die »Kegelblume« ist zur Stärkung vor der Grippezeit sowie zum Aufbrechen und wieder In-Fluss-Bringen chronischer Zustände angezeigt.

Zubereitung nach dem Europäischen Arzneibuch, 7. Ausgabe, 2. Nachtrag:

Vorschrift 3a = Urtinktur
Urtinktur: 86 % (m/m), **ab der 1. Potenz:** 62 % (m/m), **ab der 4. Potenz:** 43 % (m/m)

Ernte und Zubereitung nach traditionellen und wesenserhaltenden Erwägungen

Erntezeitpunkt: Die tautrockenen Blüten und jungen Blätter können am Vormittag gemeinsam geerntet werden (nur bei Sonnenschein), wenn sich der zunehmende Mond im Tierkreiszeichen Zwillinge, Waage oder Wassermann befindet.
Die Wurzel wird im Herbst spätabends ausgegraben, wenn sich der abnehmende Mond im Tierkreiszeichen Stier, Jungfrau oder Steinbock befindet.
Inhaltsstoffe: Ätherisches Öl, Flavonoide, Kaffeesäurederivate, Polyine, Polysaccharide
Zubereitung: Gemäß den genannten Inhaltsstoffen können das frische Kraut und die Wurzel fein zerkleinert und gemeinsam in 50-prozentigem (m/m) Ethanol zur Urtinktur mazeriert werden.
Wer exakt nach dem Mondstand und der Jahreszeit arbeiten will, kann die Wurzel gesondert ansetzen. Hierbei empfiehlt es sich, die Wurzel – wenn noch möglich – von der gleichen oder von einer anderen Pflanze im Herbst zu nehmen. Diese wird auch fein zerkleinert und in 50-prozentigem (m/m) Ethanol mazeriert.
Beide Extrakte werden nach der Abfiltrierung zu gleichen Teilen zusammengefasst und als Urtinktur weiterverarbeitet.

Anwendungsgebiete und Leitsymptome

Steigerung der körpereigenen Abwehrkräfte zum Beispiel bei akuten oder chronischen Infektionen.
Entzündungen der Atemwege, Neigung zu Eiterung oder Abszessbildung der Haut, Furunkel, Karbunkel, Gangrän.
Auch Tierbisse und -stiche.
Achtung: Nicht bei hohem Fieber geben, weil es eine weitere Steigerung der Abwehrleistung fördert.

Ephedra vulgaris

Meerträubel

Standort

Sandige Küsten, Flussufer, Südeuropa.

Verwendete Teile:

Clarke: Zweige und Blüten. **HAB:** Die frischen oberirdischen Teile von *Ephedra distachya* L. **Madaus:** Asiatische *Ephedra sinica* Stapf oder *Ephedra shennungiana* Tang. Die im Herbst gesammelten frischen Blätter und Zweige. **Vonarburg:** Junge, blühende Zweige.

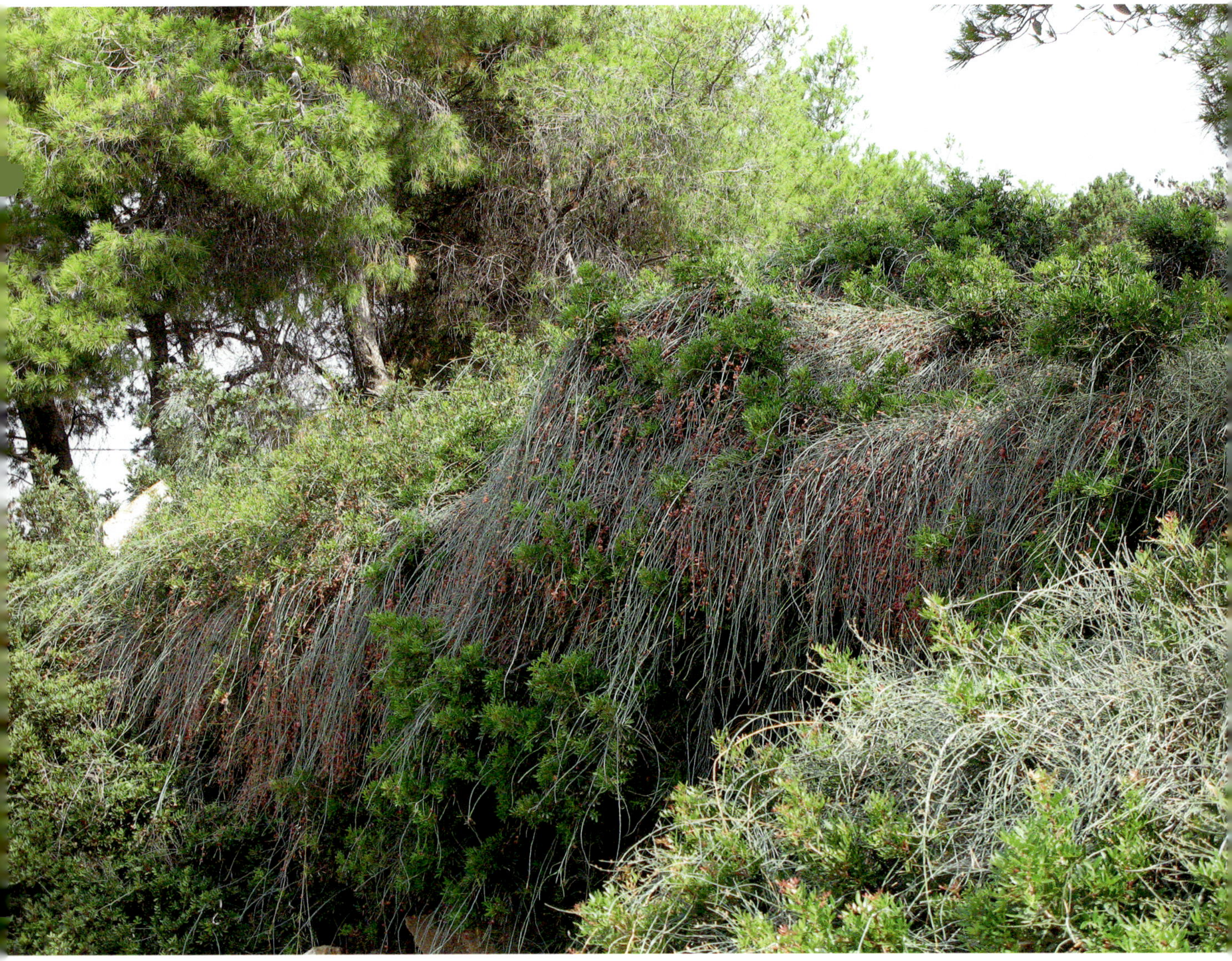

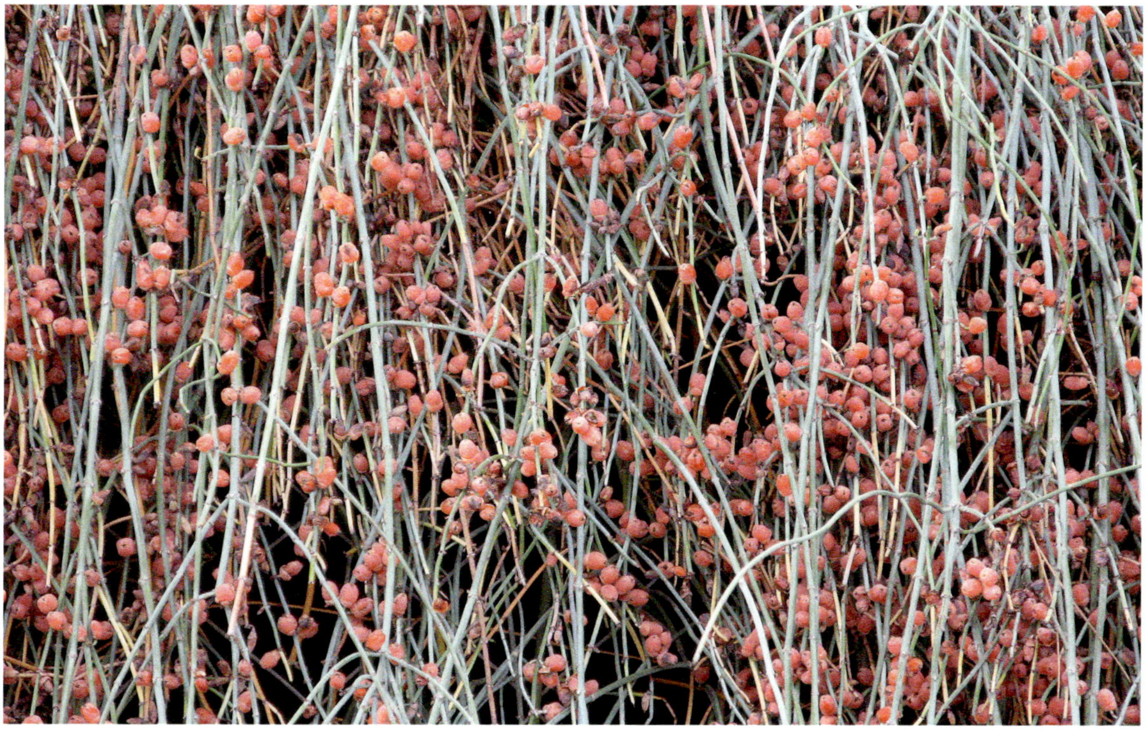

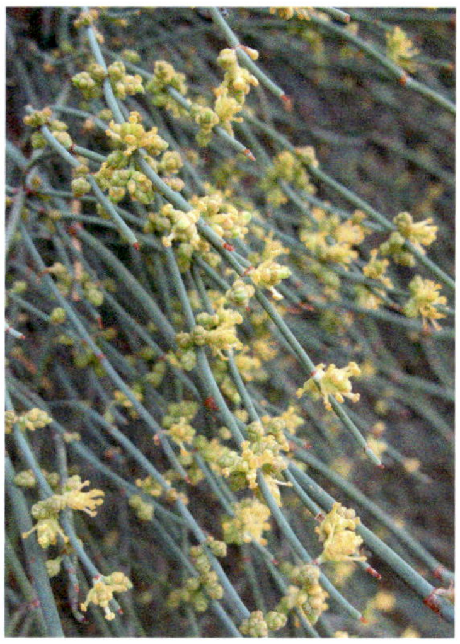

Ephedra bietet als homöopathisches Mittel eine sichere adrenerge Wirkung bei broncholytischem Bedarf.

Zubereitung nach dem Europäischen Arzneibuch, 7. Ausgabe, 2. Nachtrag:

Vorschrift 3a = Urtinktur

Urtinktur: 86 % (m/m), **ab der 1. Potenz:** 62 % (m/m), **ab der 4. Potenz:** 43 % (m/m)

Ernte und Zubereitung nach traditionellen und wesenserhaltenden Erwägungen

Erntezeitpunkt: Die tautrockenen jungen, blühenden schachtelhalmähnlichen Zweige werden vormittags geerntet, wenn sich der zunehmende Mond im Tierkreiszeichen Zwillinge, Waage oder Wassermann befindet.

Inhaltsstoffe: Alkaloid Pseudoephedrin, ätherisches Öl, Ephedrin, Gerbstoffe

Zubereitung: Gemäß den genannten Inhaltsstoffen empfiehlt es sich, das frische Kraut während der Blüte zu sammeln, fein zu zerkleinern und in 50-prozentigem (m/m) Ethanol zur Urtinktur zu mazerieren.

Anwendungsgebiete und Leitsymptome

Wirkt als Tinktur stimulierend auf den Sympathikus. Somit ist es homöopathisch bei typischen sympathikotonen Symptomen angezeigt: Schlaflosigkeit, Miktionsstörungen, Morbus Basedow, erhöhter Blutdruck. Erweitert die Bronchiolen, Abschwellung von Schleimhäuten. Keuchhusten, Heuschnupfen, Tachykardien sowie motorische Unruhe und Reizbarkeit.

Equisetum hiemale

Winterschachtelhalm

Standort
Europa, in Wäldern.

Verwendete Teile
Boericke: Frische Pflanze. **Clarke:** Frische Pflanzet. **DHU:** Frische ganze Pflanze. **Lockie:** Die frischen Pflanzen einschließlich Wurzel. **Madaus:** Frische Pflanze mit sterilen Stängeln ohne Wurzeln. **Vonarburg:** Frische Pflanze. **Weleda:** Kraut.

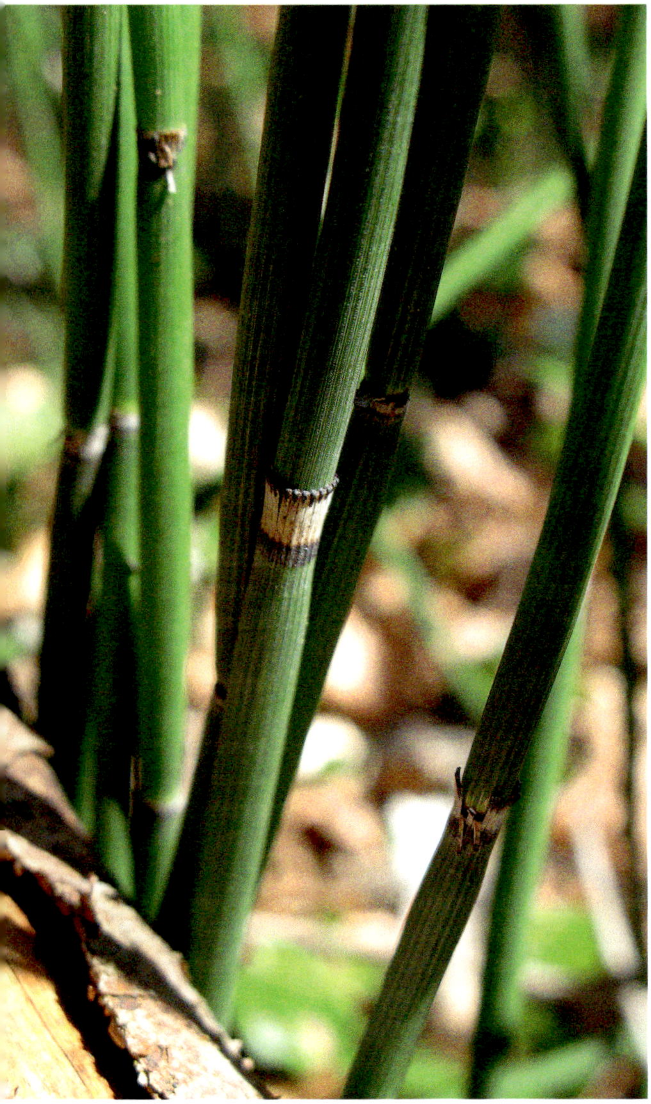

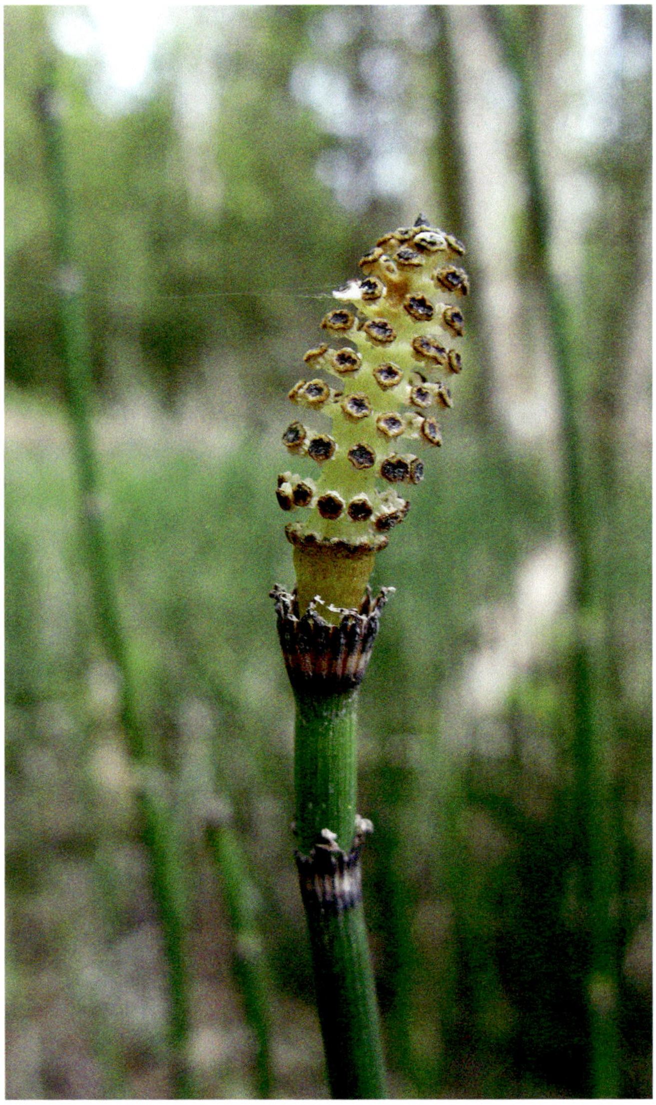

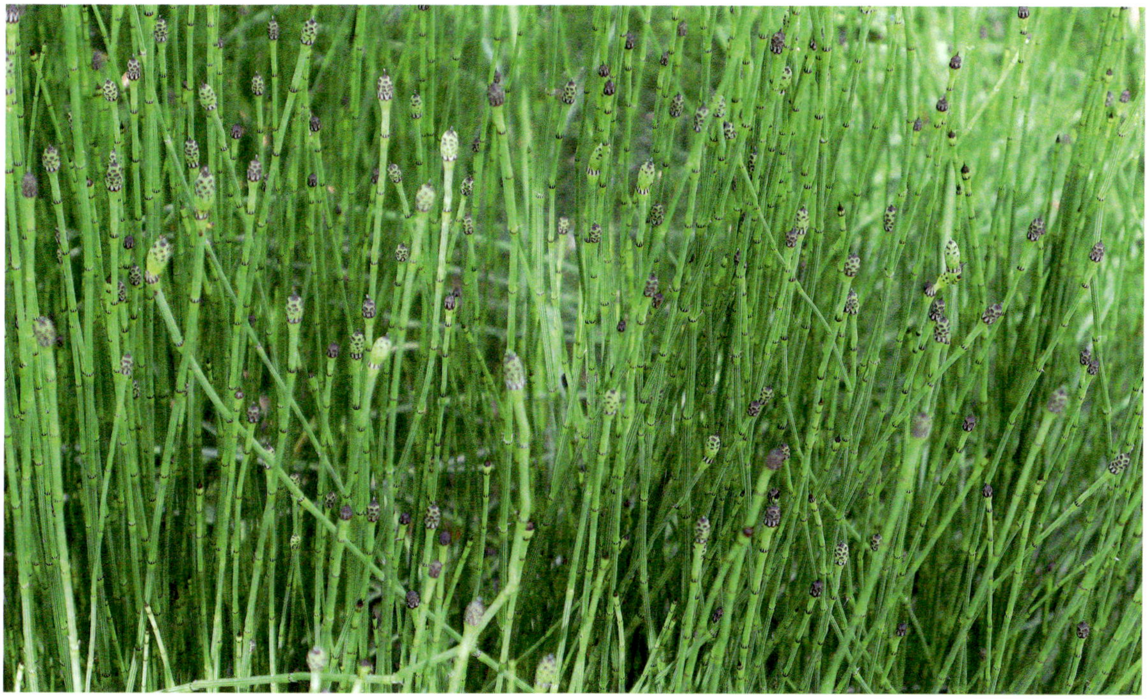

Der Winterschachtelhalm ist ein wichtiges Gewebemittel. Durch Spannung des kollagenen Gewebes wird die Ausscheidung von Ablagerungen erfolgreich in die Wege geleitet.

Zubereitung nach dem Europäischen Arzneibuch, 7. Ausgabe, 2. Nachtrag:

Da hierzu keine speziellen Angaben im HAB vorgegeben sind, geschieht die Herstellung nach der allgemeinen Vorschrift für frisches Pflanzenmaterial:
Vorschrift 2a = Urtinktur
Urtinktur: 86 % (m/m), **ab der 1. Potenz:** 43 % (m/m)

Ernte und Zubereitung nach traditionellen und wesenserhaltenden Erwägungen

Erntezeitpunkt: Das tautrockene Kraut kann am Vormittag geerntet werden, wenn sich der zunehmende Mond im Tierkreiszeichen Zwillinge, Waage oder Wassermann befindet.
Inhaltsstoffe: Alkaloide, Flavonoide, Kieselsäure
Zubereitung: Gemäß den genannten Inhaltsstoffen empfiehlt es sich, das frische Kraut fein zu zerkleinern und in 50-prozentigem (m/m) Ethanol zur Urtinktur zu mazerieren.

Anwendungsgebiete und Leitsymptome

Wirkung auf die Harnorgane: häufiger Harndrang, scharfe, brennende Schmerzen bei der Miktion, Zystitis, Nephritis, Nieren- und Blasenschmerzen. Harnverhalten besonders in der Schwangerschaft und nach dem Geburtsvorgang. Bettnässen ohne sichtbaren Grund.
Achtung: In der Pflanzenheilkunde darf nur der Echte Ackerschachtelhalm *(Equisetum arvense)* verwendet werden. Auf anderen Schachtelhalmarten schmarotzt ein Pilz *(Ustilago equiseti),* der ein Alkaloid hervorbringt.

Euphrasia

Augentrost

Standort

Europa, Russland.

Verwendete Teile

Boericke: Frische ganze blühende Pflanze. **Clarke:** Gesamte Pflanze. **DHU:** Frische ganze Pflanze von *Euphrasia stricta* und *Euphrasia rostkoviana* zur Blütezeit. **HAB:** Die frischen ganzen Pflanzen von *Euphrasia stricta, Euphrasia officinalis* und *Euphrasia rostkoviana* und deren Bastarde oder Mischungen davon zur Blütezeit. **Hahnemann:** »Der frisch ausgepreßte Saft der Pflanzen, mit gleichen Theilen Weingeist gemischt. Doch ist ihr Saft im Spätsommer oft so zäh, daß man das Kraut, zum feinen Breie und zur gleichartigen Masse gestampft, gewöhnlich erst mit etwas von diesem Weingeist anrühren und verdünnen muß, um so den Saft auspressen zu können.« **Kalbermatten:** Frische blühende Pflanze. **Lockie:** Ganze frische blühende Pflanze einschließlich Wurzel. **Madaus:** Frische blühende Pflanzen. **Vonarburg:** Blühende Pflanze. **Wala:** Ganze blühende Pflanze *(Euphrasia rostkoviana).* **Weleda:** Blühende Pflanze.

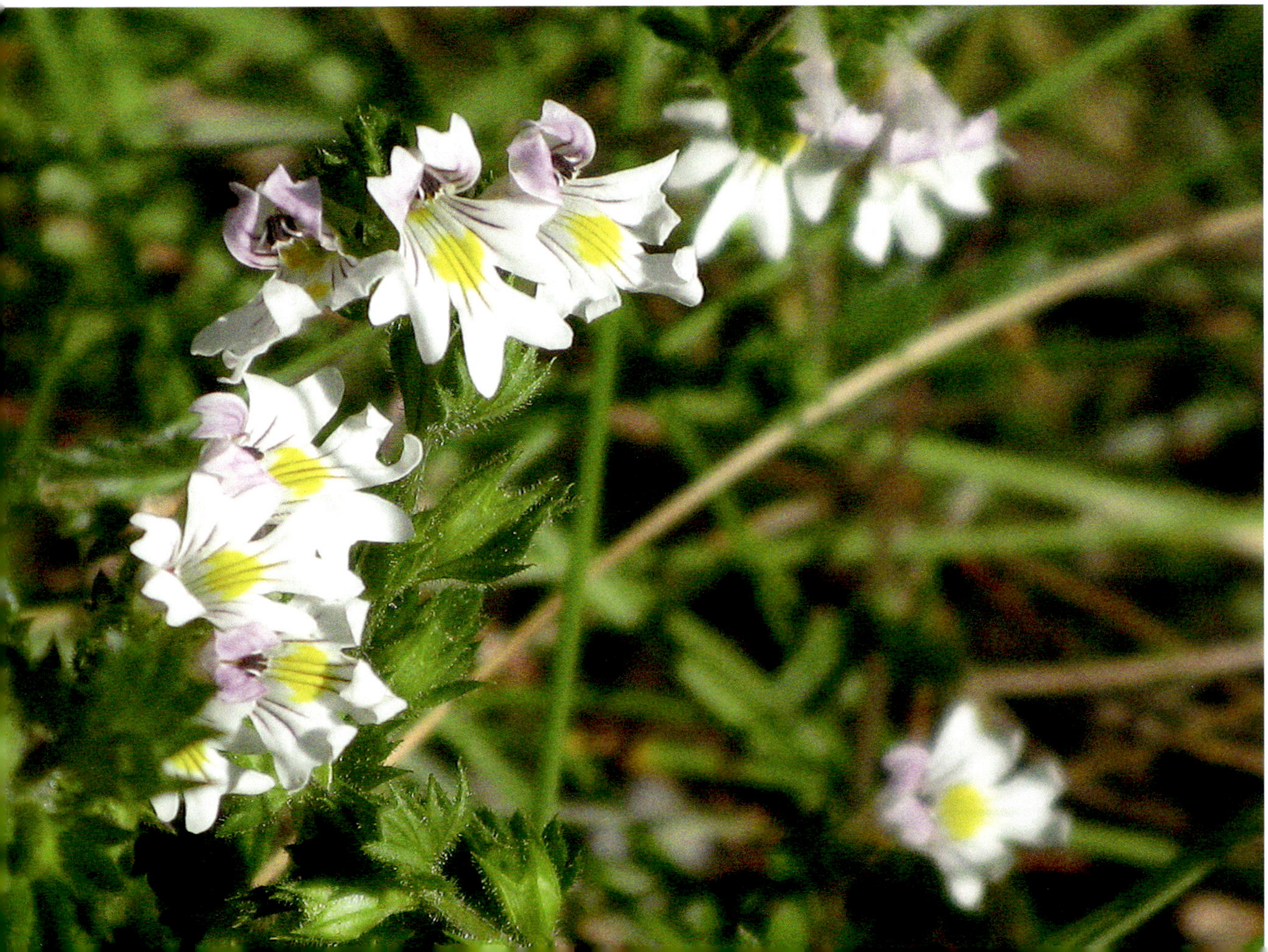

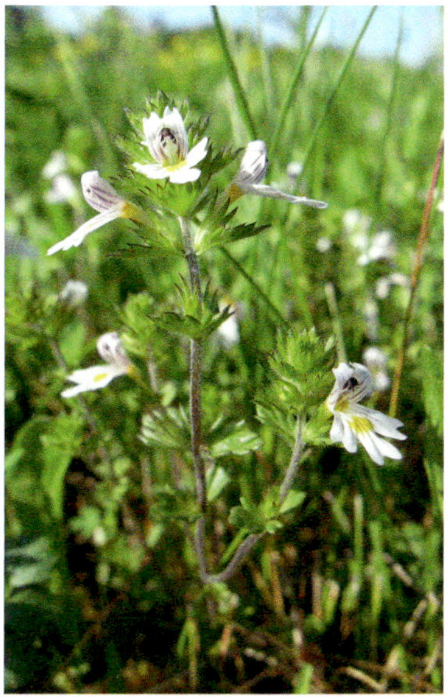

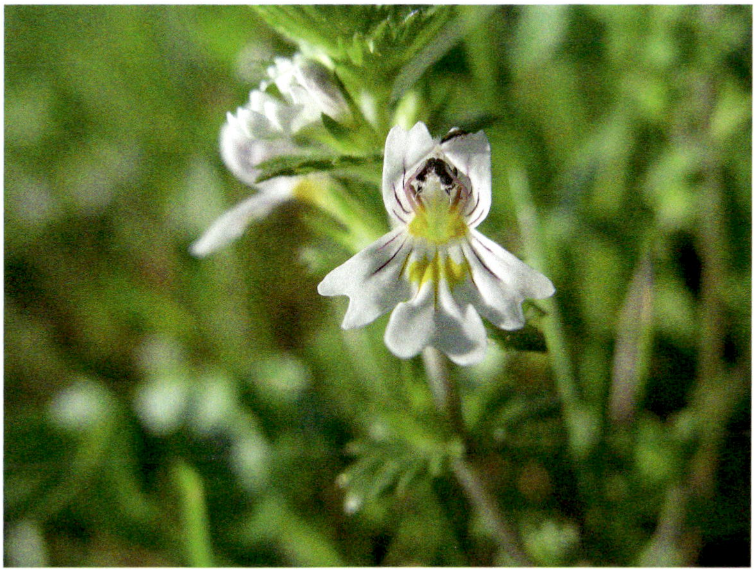

Augen, die freundlich Trost spenden – und so ist tatsächlich auch die Wirkung: Das homöopathische Mittel klärt den Blick.

Zubereitung nach dem Europäischen Arzneibuch, 7. Ausgabe, 2. Nachtrag:

Vorschrift 3a = Urtinktur
Urtinktur: 86 % (m/m), **ab der 1. Potenz:** 62 % (m/m), **ab der 4. Potenz:** 43 % (m/m)

Ernte und Zubereitung nach traditionellen und wesenserhaltenden Erwägungen

Erntezeitpunkt: Die tautrockenen Blüten und jungen Blätter sollten gemeinsam am Vormittag geerntet werden (nur bei Sonnenschein), wenn sich der zunehmende Mond im Tierkreiszeichen Zwillinge, Waage oder Wassermann befindet.
Inhaltsstoffe: Flavonoide, Iridoidglykoside, Phenolcarbonsäuren, Phenylpropanglykoside
Zubereitung: Gemäß den genannten Inhaltsstoffen empfiehlt es sich, das frische Kraut fein zu zerkleinern und in 45-prozentigem (m/m) Ethanol zur Urtinktur zu mazerieren.

Anwendungsgebiete und Leitsymptome

Hervorragendes Augenmittel: Brennen und Juckreiz der Augen, Rhinitis, Heuschnupfen, Gerstenkorn, Konjunktivitis und Entzündung der Lidränder. Funktionelle Sehstörungen muskulären und nervösen Ursprungs.
Aber auch andere Schleimhäute: chronische Gastritis, schmerzhafte Menstruation, Prostatitis, Arthrose.

Fragaria vesca

Walderdbeere

Standort
Fast ganz Europa und in Nordasien.

Verwendete Teile
Boericke: Tinktur der frischen Frucht. Aufguss der Wurzel. **Madaus:** Die frischen Blätter (in diversen Rezepten erwähnt). **Vonarburg:** Frische Frucht. **Wala:** Je nach Grund zur Anwendung Blätter oder Früchte.

Zubereitung nach dem Europäischen Arzneibuch, 7. Ausgabe, 2. Nachtrag:
Vorschrift 2a = Urtinktur †
Urtinktur: 86 % (m/m), **ab der 1. Potenz:** 43 % (m/m)

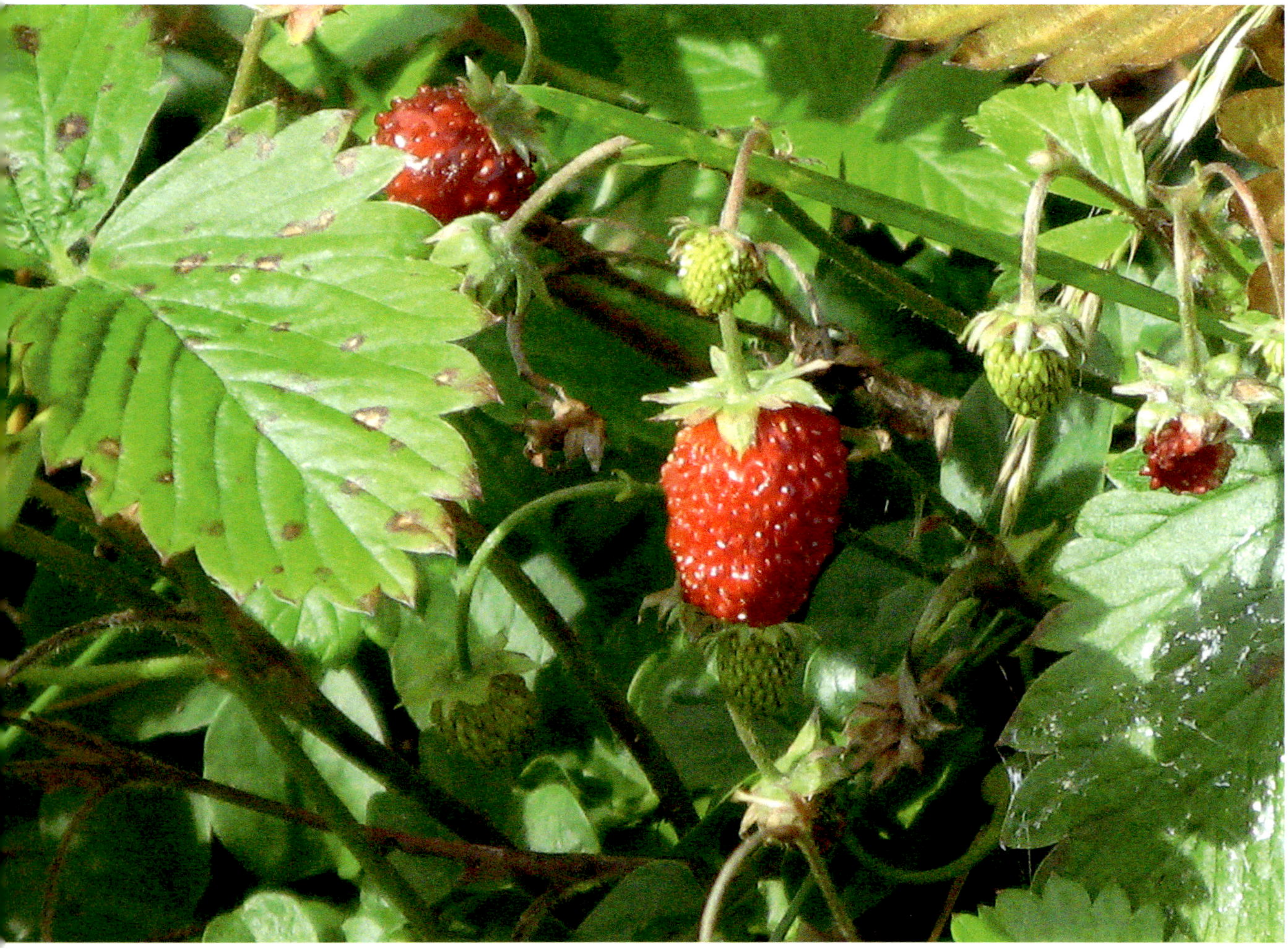

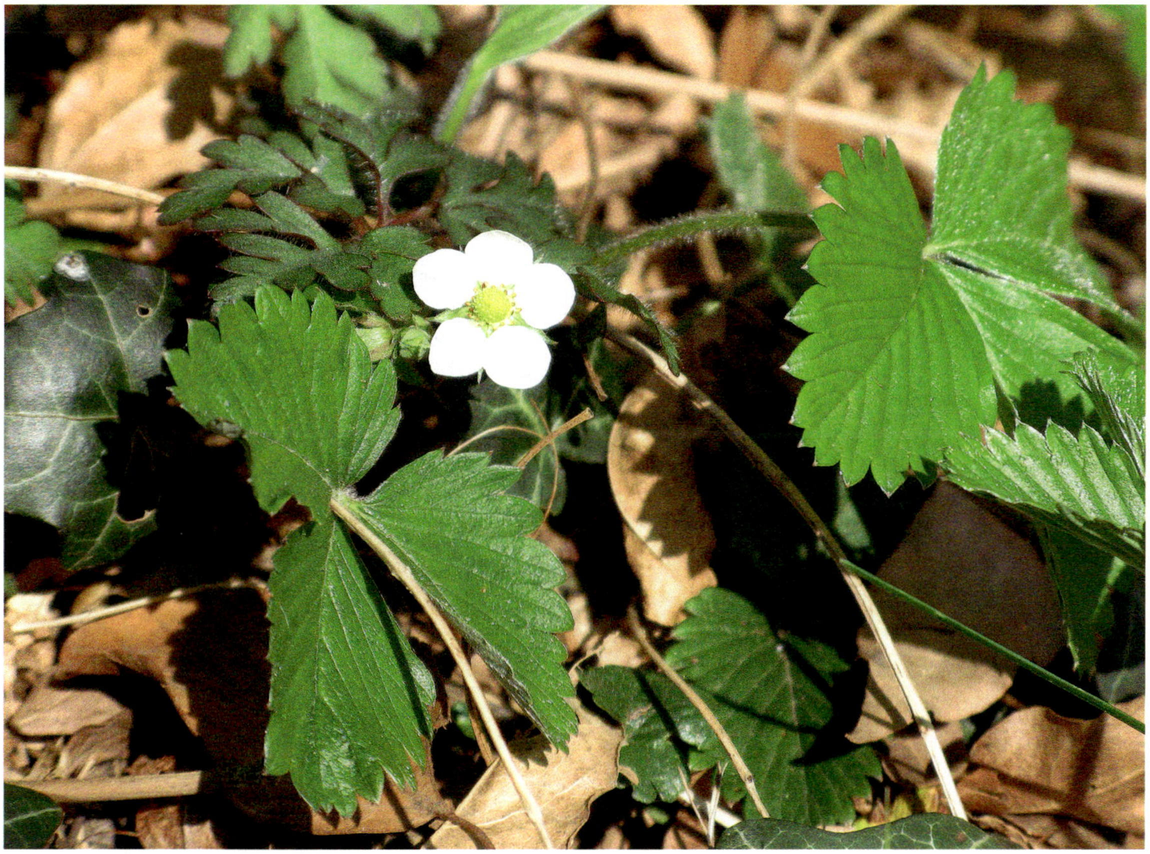

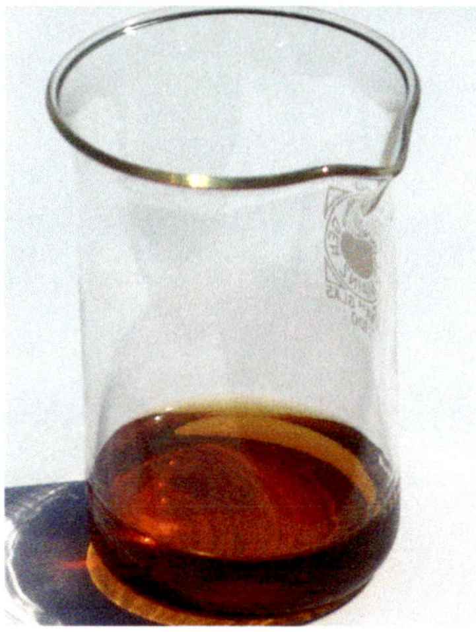

Als Signatur der Pflanze sind unter anderem die Süße, das Zusammenziehende und die rote Farbe der Frucht ein Hinweis auf Leber und Galle. Sie kann denn auch für Leiden dieser Organe eingesetzt werden.

Ernte und Zubereitung nach traditionellen und wesenserhaltenden Erwägungen

Erntezeitpunkt: Die roten Beeren werden im Frühsommer vormittags geerntet, wenn sich der zunehmende Mond im Tierkreiszeichen Widder, Löwe oder Schütze befindet. Besonders im Tierkreiszeichen Löwe scheint die Gestalt der Frucht am wirkungsvollsten zu sein.
Inhaltsstoffe: Ätherisches Öl in Spuren, Flavonoide, Gerbstoffe, Kaffeesäurederivate
Zubereitung: Gemäß den genannten Inhaltsstoffen empfiehlt es sich, die frischen Beeren fein zu zerkleinern und in 45-prozentigem (m/m) Ethanol zur Urtinktur zu mazerieren.

Anwendungsgebiete und Leitsymptome

Allergie auf Erdbeeren mit Rötung und Schwellung der Zunge, des Halses, des gesamten Körpers und Erstickungsgefühl.
Als Prophylaxe von Gichtanfällen.
Bei Durchfallerkrankungen sowie Nierenkrankheiten mit harnsaurer Diathese. Verhindert die Steinbildung.

Ginkgo biloba

Fächerblattbaum

Standort
Ostasien und Europa.

Verwendete Teile
Boericke: Frische Blätter. **DHU:** Frische Blätter. **HAB:** Frische Blätter. **Kalbermatten:** Frische Blätter. **Vonarburg:** Frische Blätter.

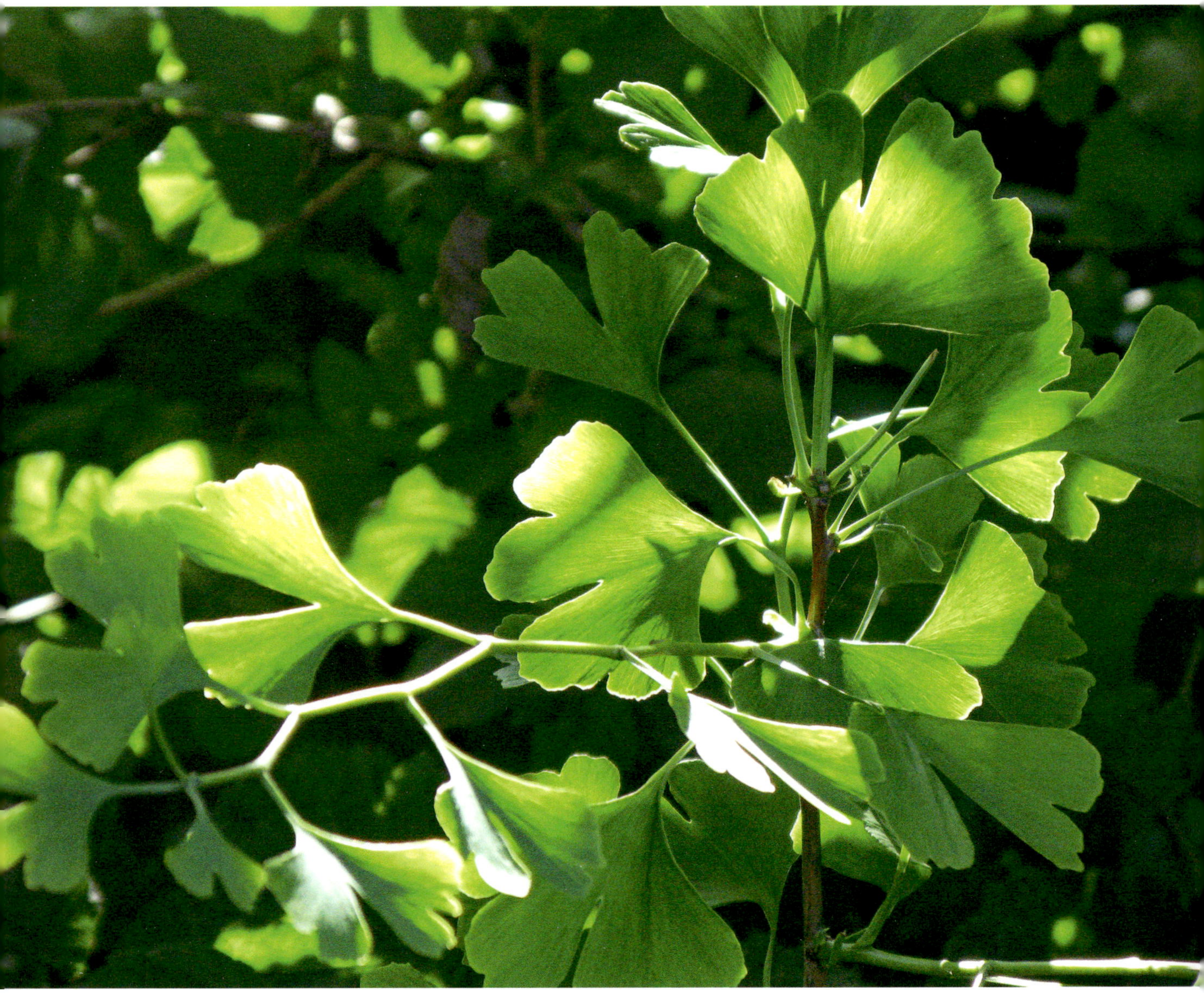

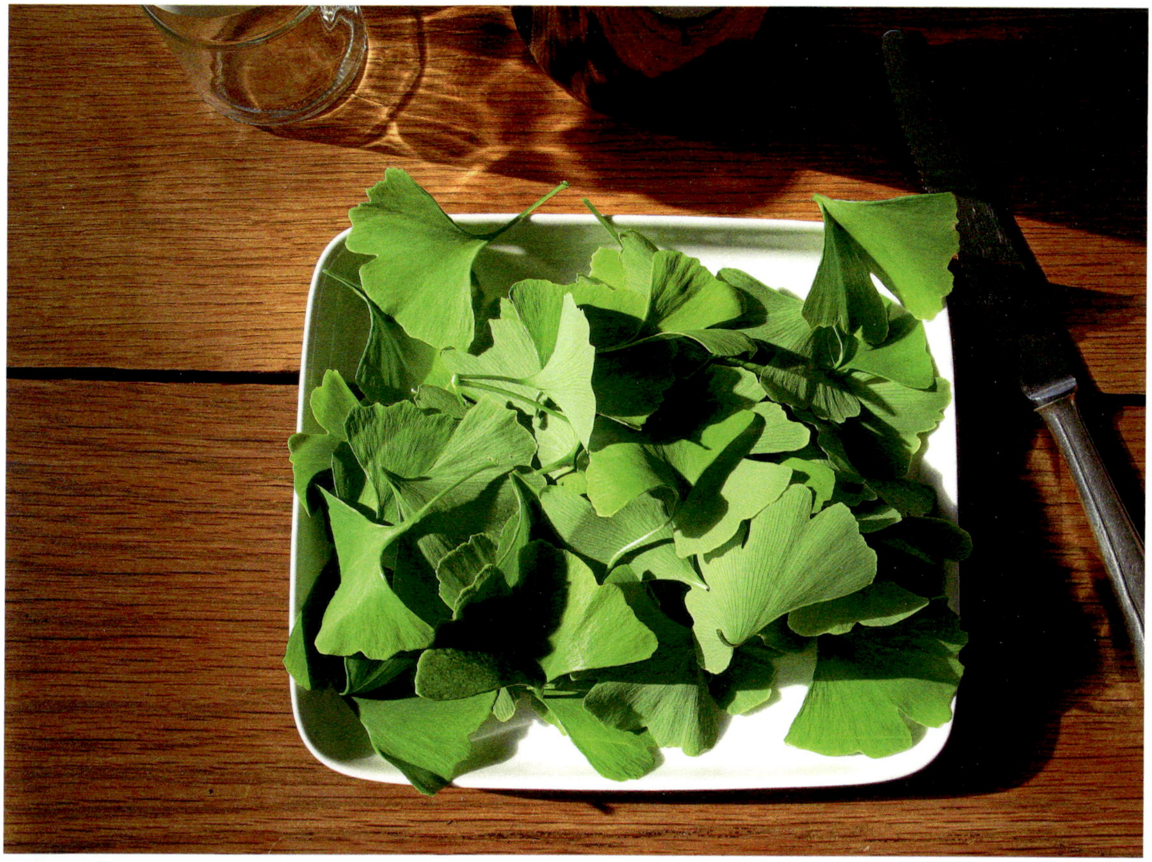

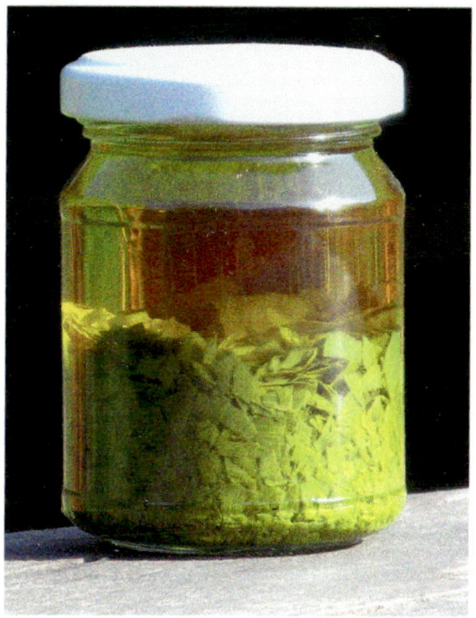

Der Tempelbaum steigert die Durchblutung nicht nur des Gehirns, sondern eigentlich aller Gefäße und bringt alles Gestaute wieder in Fluss.

Zubereitung nach dem Europäischen Arzneibuch, 7. Ausgabe, 2. Nachtrag:

Vorschrift 3a = Urtinktur
Urtinktur: 86 % (m/m), **ab der 1. Potenz:** 62 % (m/m), **ab der 4. Potenz:** 43 % (m/m)

Ernte und Zubereitung nach traditionellen und wesenserhaltenden Erwägungen

Erntezeitpunkt: Die tautrockenen Blätter können am Vormittag geerntet werden, wenn sich der zunehmende Mond im Tierkreiszeichen Zwillinge, Waage oder Wassermann befindet.
Inhaltsstoffe: Flavonoide, Sesquiterpene
Zubereitung: Gemäß den genannten Inhaltsstoffen empfiehlt es sich, die frischen Blätter fein zu zerkleinern und in 45-prozentigem (m/m) Ethanol zur Urtinktur zu mazerieren.

Anwendungsgebiete und Leitsymptome

Gehirnmittel: Konzentrationsstörungen, Gedächtnisschwäche bzw. Vergesslichkeit, mentale und physische Schwäche mit starker Ungeschicklichkeit bei Kopfschmerzen und daraus folgender Mangel an Lebenswärme und Lebensfreude.

Grindelia robusta, Grindelia squarrosa

Grindelie

Standort

Westliches Nordamerika.

Verwendete Teile

Boericke: Blätter und geschlossene Blütenköpfchen. **Clarke:** »Eine Tinktur wird aus den Blättern und den nicht geöffneten Blüten hergestellt. Die Prüfung von *G. squarrosa* durch Bundy wurde mit einer Tinktur der getrockneten Pflanze durchgeführt.« **DHU:** Getrocknete oberirdische Teile zur Blütezeit. **HAB:** Getrocknete oberirdische Teile zur Blütezeit. **Madaus:** »Der ›Teep‹ wird, solange frische blühende Pflanzen aus einheimischen Kulturen nicht zur Verfügung stehen, (…) aus dem getrockneten Kraut hergestellt.« **Vonarburg:** Getrocknetes, zur Blütezeit gesammeltes Kraut.

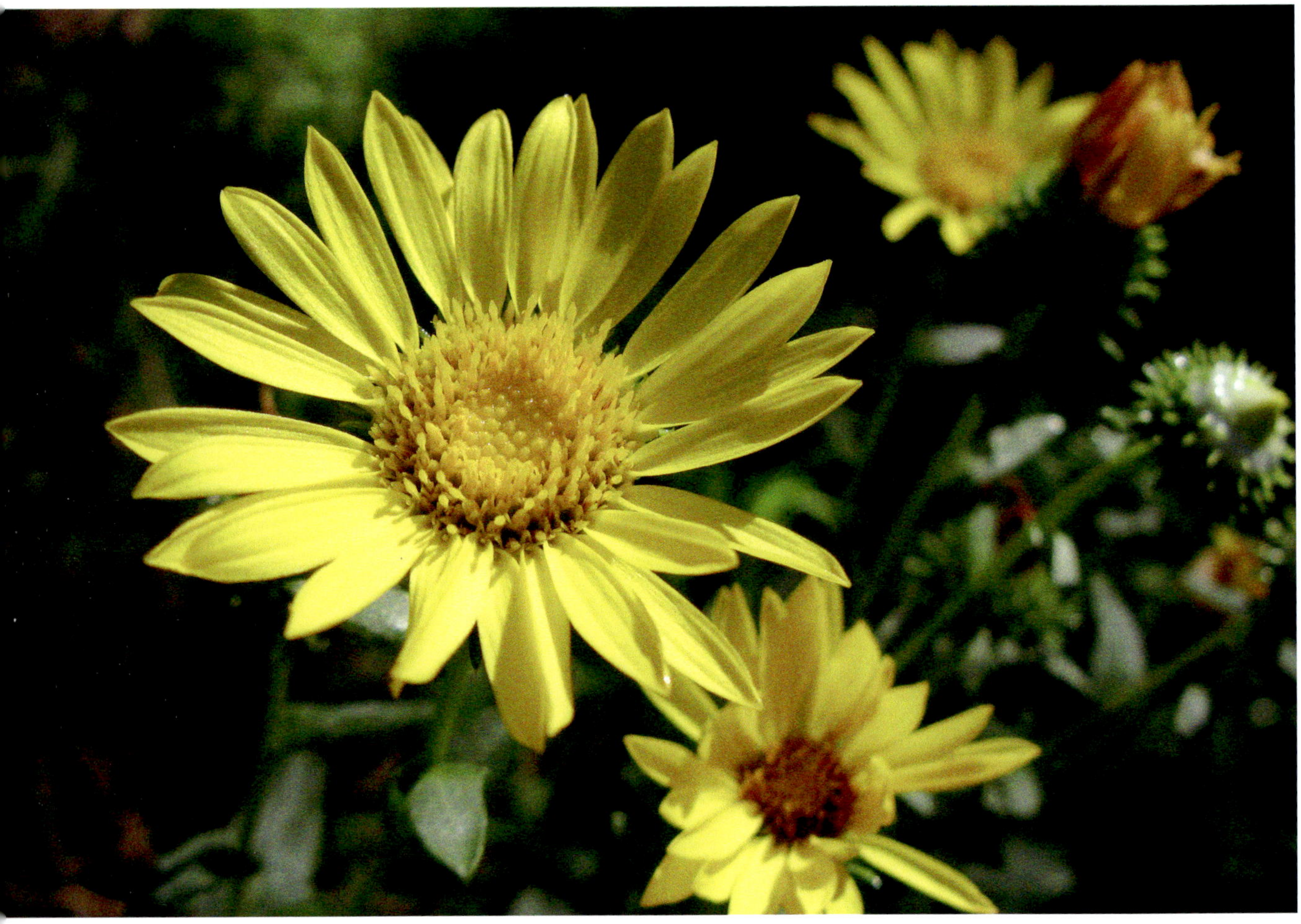

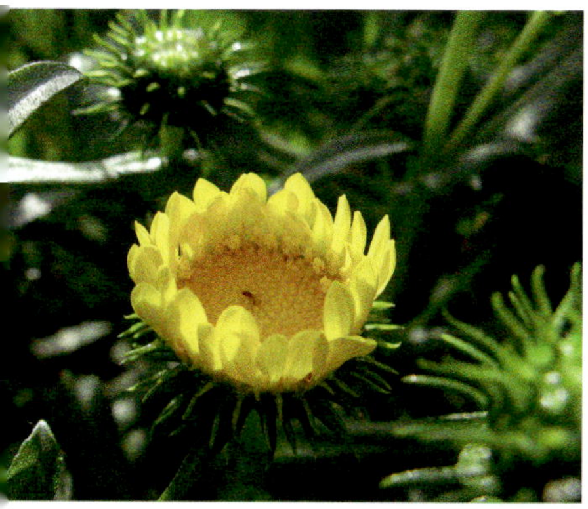

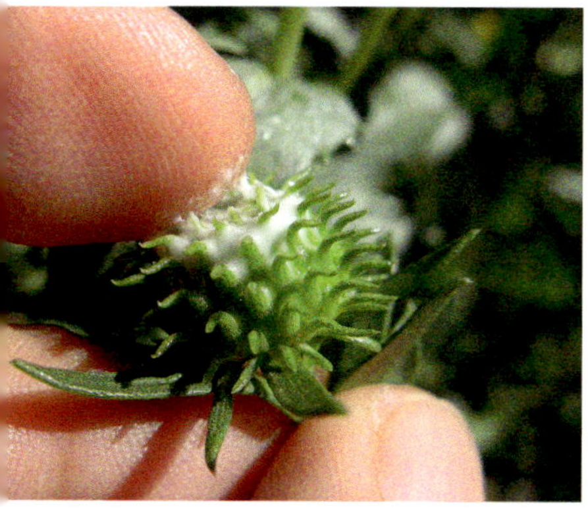

Neben der Säckelblume das zweite große Milzkraut, das eigentlich in jedes Leberrezept gehört.

Zubereitung nach dem Europäischen Arzneibuch, 7. Ausgabe, 2. Nachtrag:

Vorschrift 4a: Urtinktur = D1
Urtinktur/D1: 62 % (m/m), **ab der 2. Potenz:** 62 % (m/m), **ab der 4. Potenz:** 43 % (m/m)

Ernte und Zubereitung nach traditionellen und wesenserhaltenden Erwägungen

Erntezeitpunkt: Ab Juni können die geschlossenen Blütenköpfchen, einen Monat später bis in den September hinein die tautrockenen Blüten und jungen Blätter am Vormittag geerntet werden, wenn sich der zunehmende Mond im Tierkreiszeichen Zwillinge, Waage oder Wassermann befindet.
Inhaltsstoffe: Ätherisches Öl, Diterpene mit 10 bis 20 % Harzanteil, Flavonoide, Gerbstoffe, Phytosterole, Triterpensaponine
Zubereitung: Gemäß den genannten Inhaltsstoffen empfiehlt es sich, das frische Kraut und die Blüten fein zu zerkleinern und in 50-prozentigem (m/m) Ethanol zur Urtinktur zu mazerieren.
Da sich in der Pflanze ein wichtiges Harz befindet, ist es sinnvoll, eine zweite Fraktion mit 70-prozentigem (m/m) Ethanol als Urtinktur anzusetzen.
Beide Tinkturen werden nach Fertigstellung gemeinsam zu einer zusammengefasst.

Anwendungsgebiete und Leitsymptome

Hauptsächlich bei Asthma mit reichlichem, aber schwer löslichem Schleim.
Des Weiteren Lungenemphysem, Bronchitis mit Rasseln, Dyspnoe oder auch Heuschnupfen mit Asthma.
Besonders als Milzmittel. Begleitsymptome sind Leberzirrhose, Milztumor und unerträgliche Leber- und Milzschmerzen.

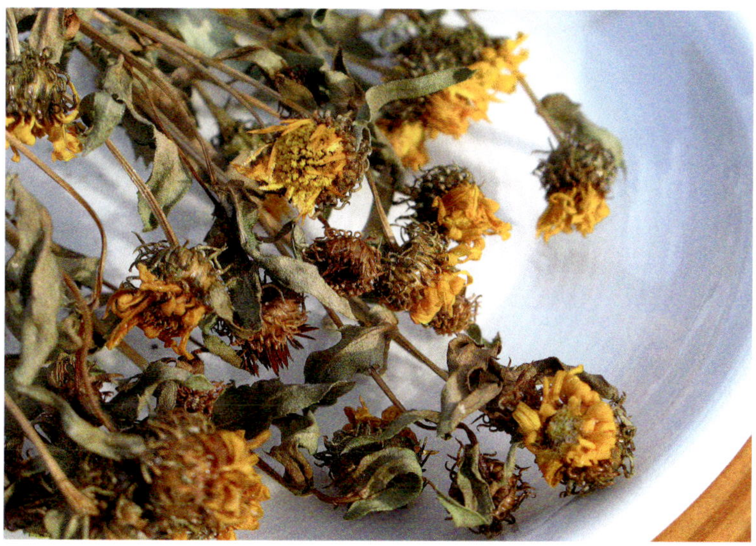

Hedera helix

Efeu

Die Pflanze ist giftig.

Standort

Europa, Vorderasien in lichten Wäldern; bildet dort entweder Polster oder klettert an Bäumen empor.

Verwendete Teile

Boericke: Die jodhaltigen Blattsprossen. **Clarke:** Junge Triebe. **DHU:** Frische, voll entwickelte, unverholzte Triebe vor oder zu Beginn der Blütezeit. **HAB:** Ph. Eur.: frische, voll entwickelte, unverholzte Triebe vor oder zu Beginn der Blütezeit. **Hahnemann:** Blätter als Dekokt. **Kalbermatten:** Frische Blätter und Blüten. **Madaus:** Blätter und frische Schösslinge. **Paracelsus:** Saft und Samen. **Vonarburg:** Junge Triebe.

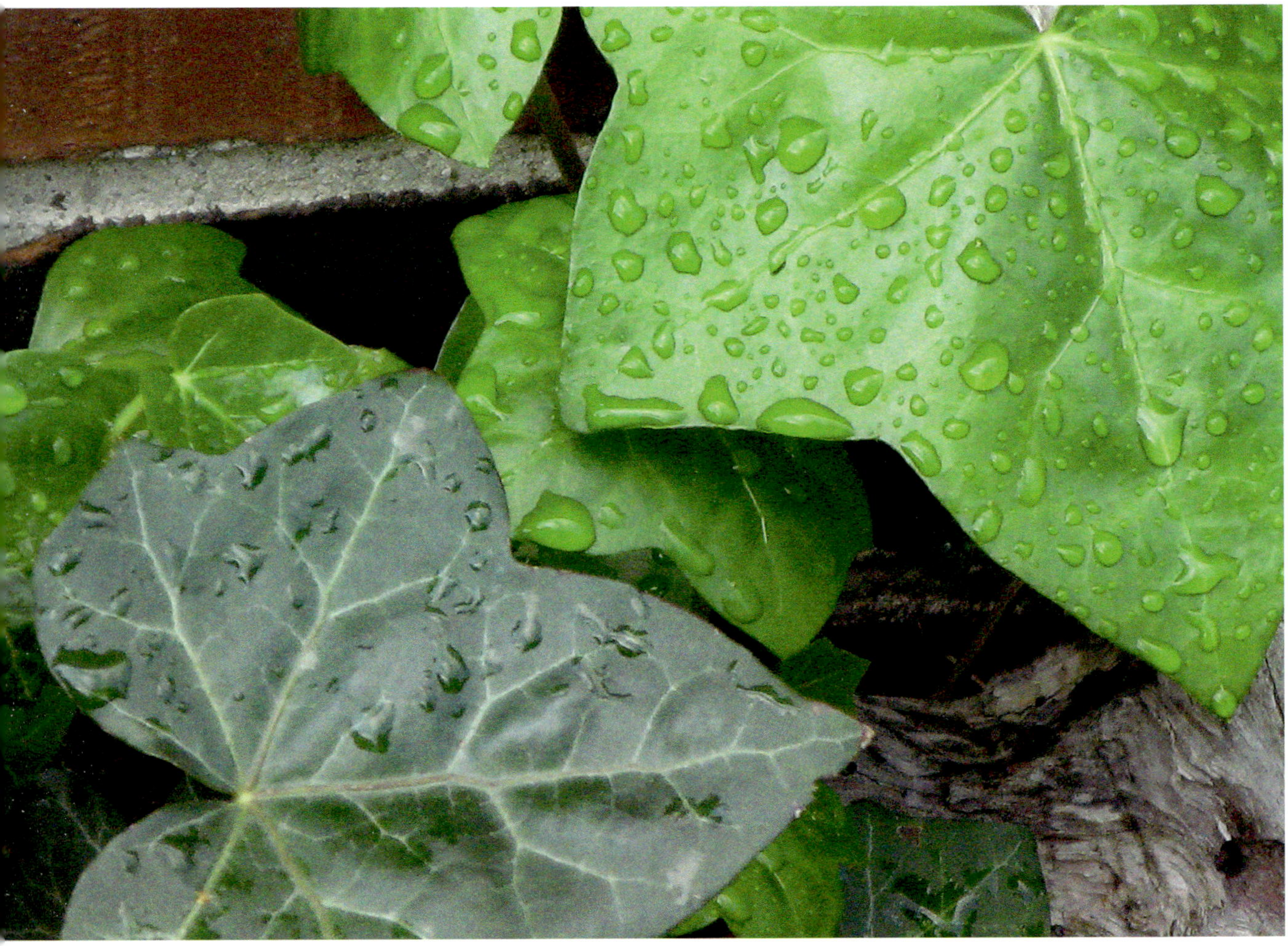

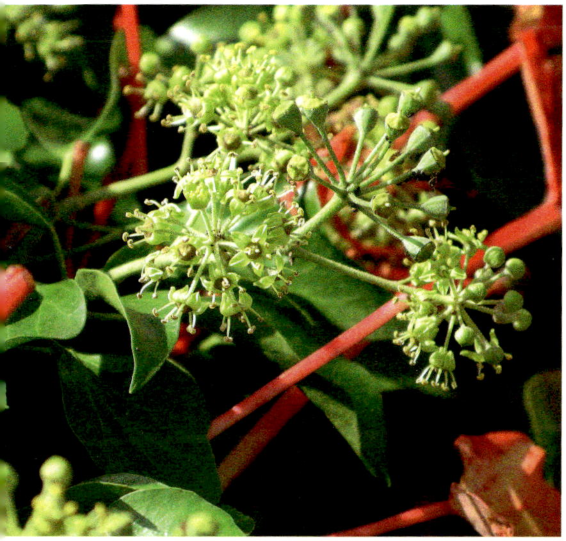

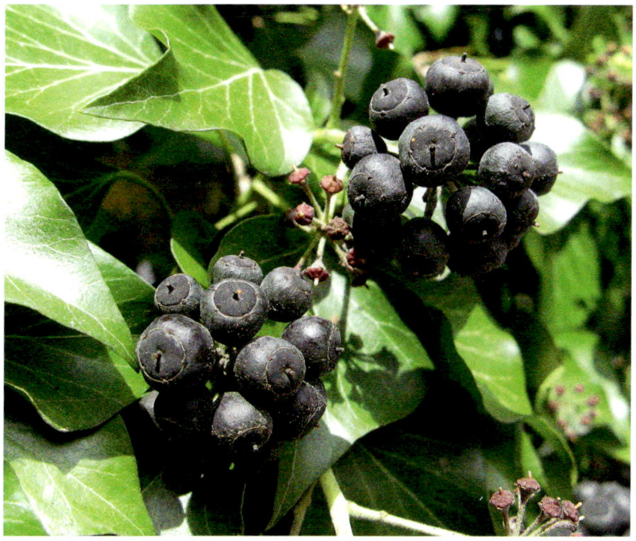

Als der kriechende Baum, der eine Stütze braucht, dient *Hedera helix* als homöopathisches Mittel zur Mobilisierung der mentalen Aufrichtekraft.

Zubereitung nach dem Europäischen Arzneibuch, 7. Ausgabe, 2. Nachtrag:

Vorschrift 3a = Urtinktur †
Urtinktur: 86 % (m/m), **ab der 1. Potenz:** 62 % (m/m), **ab der 4. Potenz:** 43 % (m/m)

Ernte und Zubereitung nach traditionellen und wesenserhaltenden Erwägungen

Erntezeitpunkt: Die tautrockenen Blätter können am Vormittag geerntet werden, wenn sich der zunehmende Mond im Tierkreiszeichen Zwillinge, Waage oder Wassermann befindet.
Inhaltsstoffe: Ätherisches Öl, Flavonoide, Kaffeesäurederivate, Polyine, Triterpensaponine
Zubereitung: Gemäß den genannten Inhaltsstoffen empfiehlt es sich, die jungen unverholzten Triebe fein zu zerkleinern und in 45-prozentigem (m/m) Ethanol zur Urtinktur zu mazerieren.

Anwendungsgebiete und Leitsymptome

Überfunktion, Vergrößerung und Entzündung der Schilddrüse. Entzündungen des Pankreas, des Gallenganges, des Zwölffingerdarms. Sinusitis, Bronchitis, Rhinitis; Asthma bronchiale – bei chronischem Katarrh.

Helleborus niger

Christrose, Schwarze Nieswurz

Die Pflanze ist giftig.

Standort

Berggebiete Süd- und Mitteleuropas.

Verwendete Teile

Boericke: Getrockneter Wurzelstock. **Clarke:** Getrocknete pulverisierte Wurzel. **DHU:** Getrocknete unterirdische Teile. **HAB:** Die bei höchstens 30 °C vorsichtig getrockneten unterirdischen Organe im Herbst oder nach dem Verblühen der Pflanze im Frühjahr. (»Sie sollen baldmöglichst nach der Trocknung zur Herstellung der Urtinktur verwendet und dürfen höchstens ein Jahr lang aufbewahrt werden.«) **Hahnemann:** »Der mit Weingeist zu gleichen Theilen gemischte Saft der frischen und die geistige Tinctur der trocknen Wurzel des *Helleborus niger*.« **Lockie:** »Die Tinktur wird aus der frischen Wurzel bereitet; diese wird im Winter ausgegraben, zerkleinert und mazeriert, dann gefiltert und verschüttelt.« **Madaus:** Frische Wurzel. **Paracelsus:** »Wenn die Blätter der schwarzen Nieswurz durch den Ostwind im Schatten getrocknet werden, dann werden sie zu Pulver gestoßen … Nur für alte Leute ab dem 50. Lebensjahr.« **Vonarburg:** Getrockneter Wurzelstock. **Wala:** Blühende Pflanze. **Weleda:** Blühende Pflanze.

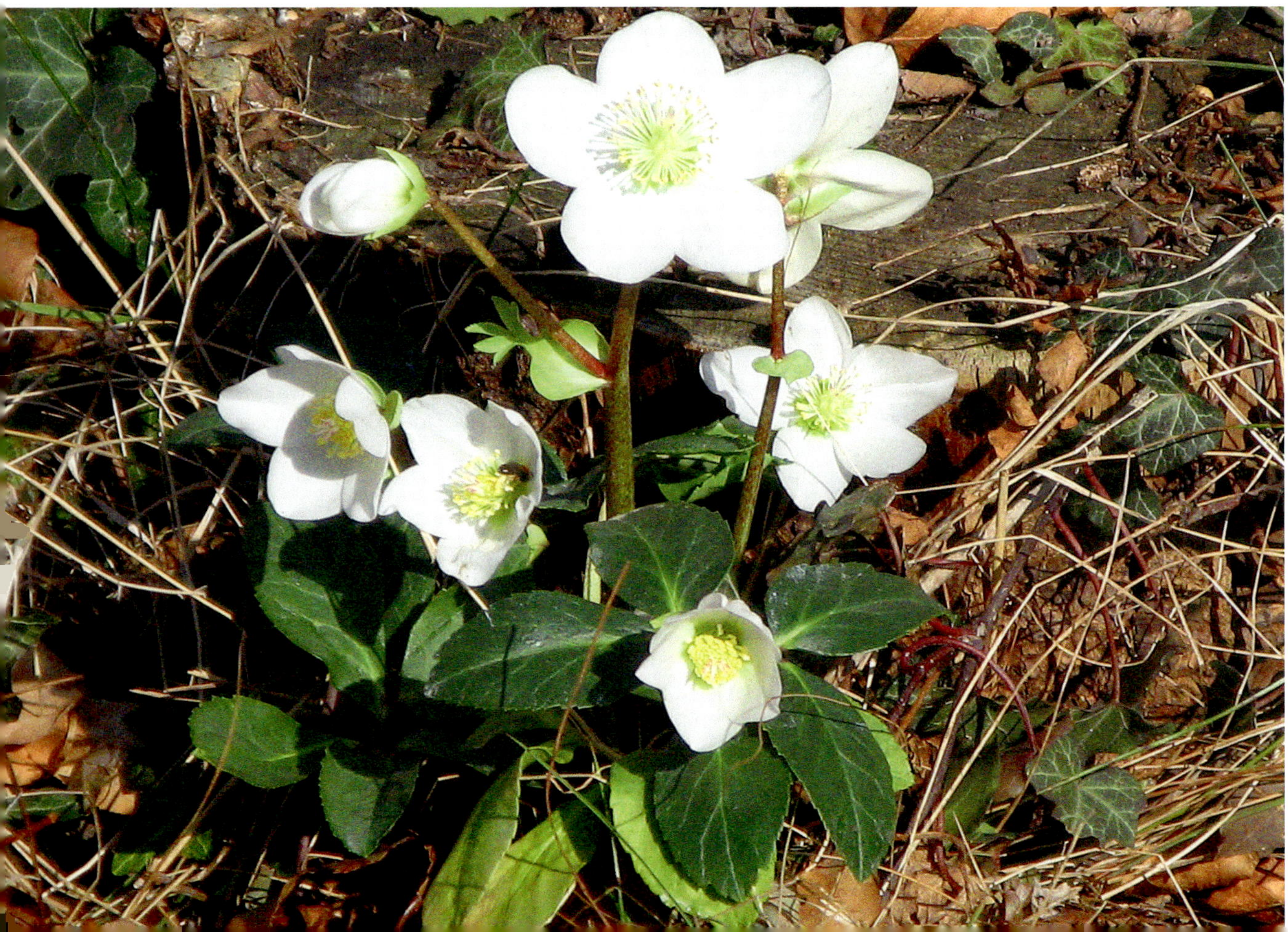

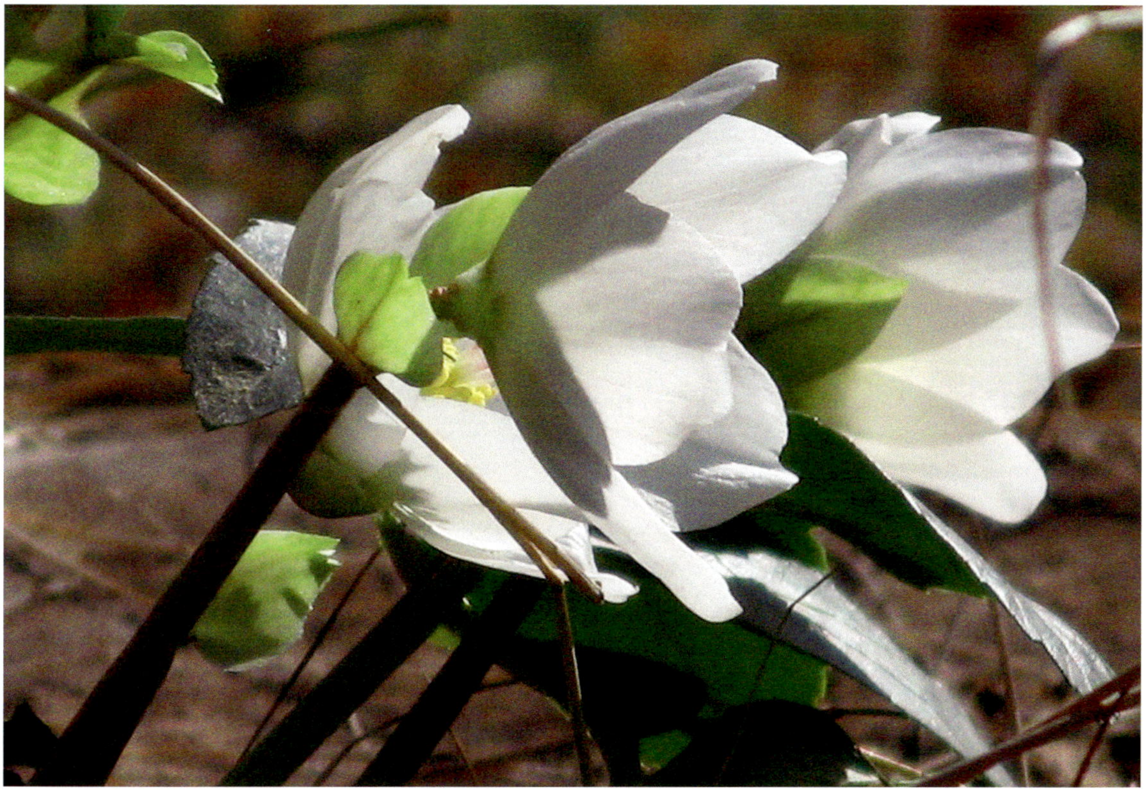

Die weiße Wurzel der Nieswurz ist für das Gehirn und auch für den Herzkörper zuständig.

Zubereitung nach dem Europäischen Arzneibuch, 7. Ausgabe, 2. Nachtrag:

Vorschrift 4a: Urtinktur = D1 †
Urtinktur/D1: 86 % (m/m), **ab der 2. Potenz:** 62 % (m/m), **ab der 4. Potenz:** 43 % (m/m)

Ernte und Zubereitung nach traditionellen und wesenserhaltenden Erwägungen

Erntezeitpunkt: Die Wurzel wird im frühen Frühjahr spätabends ausgegraben, während sich der abnehmende Mond im Tierkreiszeichen Stier, Jungfrau oder Steinbock befindet.
Inhaltsstoffe: Alkaloide, herzwirksame Glykoside, Steroidsaponine
Zubereitung: Gemäß den genannten Inhaltsstoffen empfiehlt es sich, die frischen Wurzeln fein zu zerkleinern und in 45-prozentigem (m/m) Ethanol zur Urtinktur zu mazerieren.

Anwendungsgebiete und Leitsymptome

Ein wirksames Hirn-, Uterus- und Nierenmittel.
Akute Meningitis, Enzephalitis, Vergesslichkeit älterer Menschen und nach Kopfverletzungen oder Kopfoperationen.
Hypo- oder Amenorrhö, psychische Störungen während der Schwangerschaft oder im Wochenbett.
Akute Nierenentzündung oder auch Scharlachnephritis.
Herzschwäche mit Wassersucht.

Humulus lupulus

Hopfen

Standort
Europa, Asien, Nordamerika.

Verwendete Teile
Boericke: Frische Fruchtzapfen. **Clarke:** Die ährenförmigen Fruchtstände. Lupulin (*Glandulae Lupuli:* kleine, harzige Körnchen, die die Schuppen bedecken). **DHU:** Frische Fruchtzapfen. **HAB:** Die frischen, möglichst samenarmen weiblichen Blütenstände vor dem Zeitpunkt der Samenreife. **Hahnemann:** Weibliche Fruchtzapfen. **Kalbermatten:** Frische Zapfen. **Lockie:** Frischer Hopfen. **Madaus:** Lupulin. **Vonarburg:** Die Urtinktur wird aus den frisch im August bis September gesammelten Fruchtzapfen hergestellt. **Wala:** Ranken mit Blättern und Fruchtzapfen. **Weleda:** Fruchtzapfen.

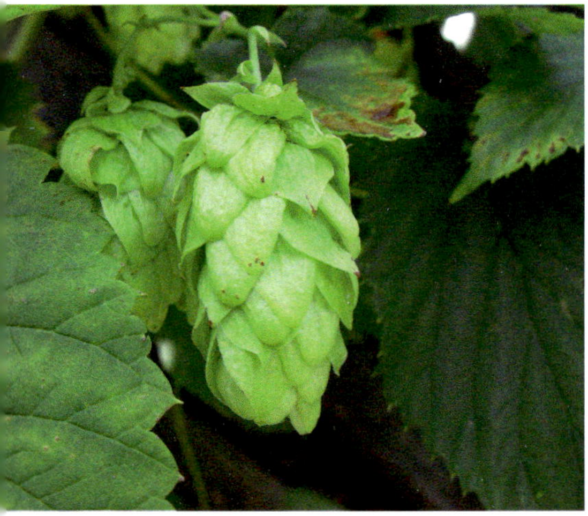

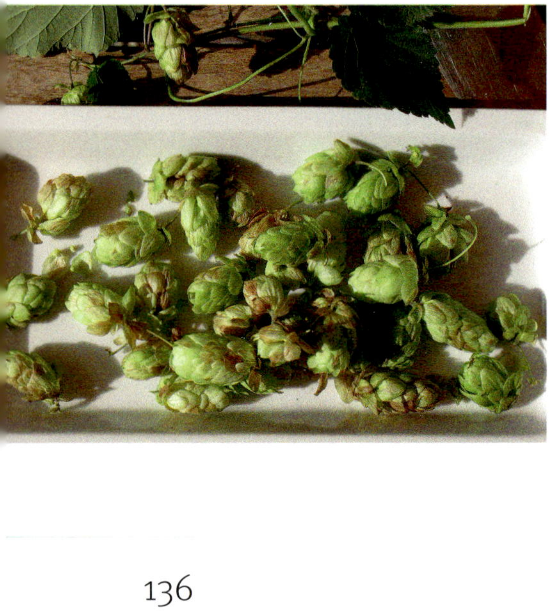

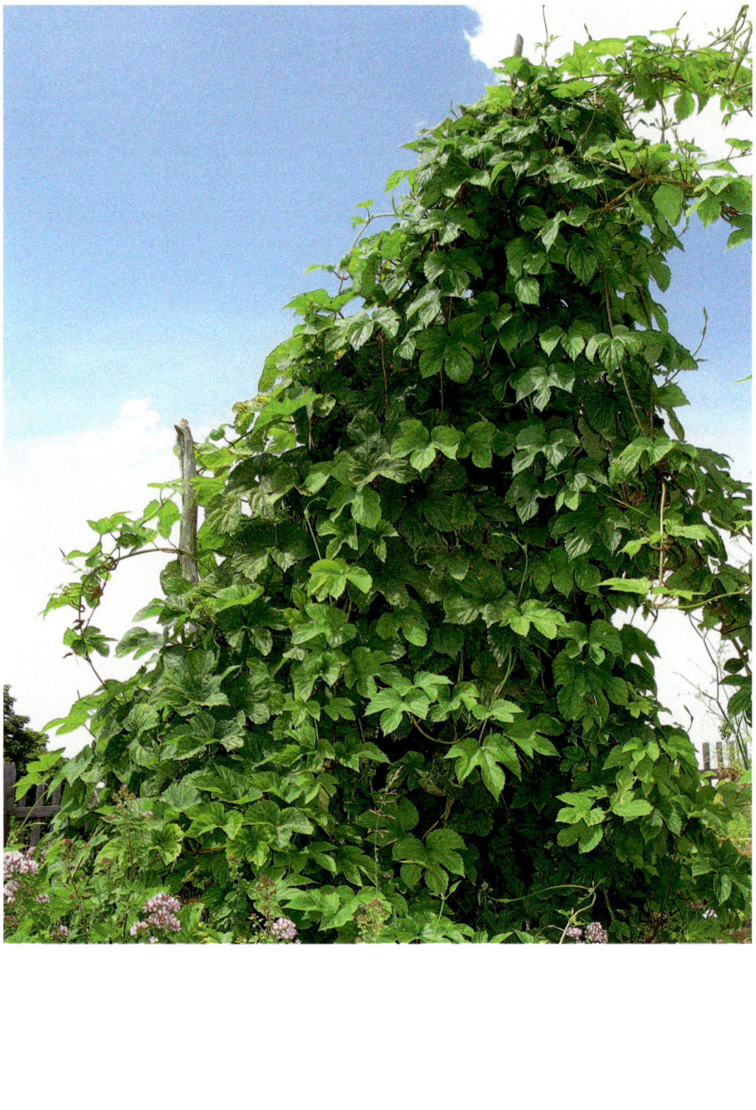

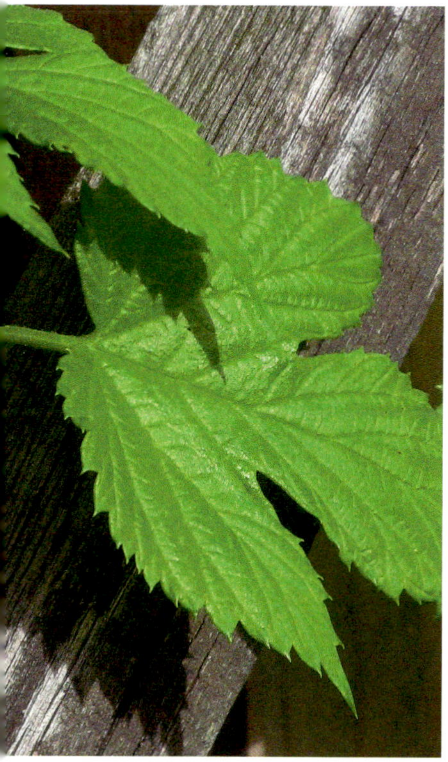

Humulus lupulus wird gerne in Kombination mit *Avena sativa* oder auch *Chamomilla* zur allgemeinen Beruhigung und Förderung des Schlafs gegeben.

Zubereitung nach dem Europäischen Arzneibuch, 7. Ausgabe, 2. Nachtrag:

Vorschrift 3a = Urtinktur
Urtinktur: 86 % (m/m), **ab der 1. Potenz:** 62 % (m/m), **ab der 4. Potenz:** 43 % (m/m)

Ernte und Zubereitung nach traditionellen und wesenserhaltenden Erwägungen

Erntezeitpunkt: Die weiblichen Fruchtzapfen können im Herbst geerntet werden, wenn sich der zunehmende Mond im Löwen, aber auch in den Tierkreiszeichen Widder und Schütze befindet.
Inhaltsstoffe: Ätherisches Öl, Flavonoide, Gerbstoffe, Bitterstoffe: Humulon und Lupulon; Methylbutenol (eventuell für die beruhigende Wirkung verantwortlich), das bei der Lagerung und Verarbeitung durch Oxidation der Bitterstoffe entsteht und möglicherweise nach Einnahme von Hopfenpräparaten metabolisch im Organismus gebildet wird.
Zubereitung: Gemäß den genannten Inhaltsstoffen empfiehlt es sich, die frischen Zapfen fein zu zerkleinern und in 50-prozentigem (m/m) Ethanol zur Urtinktur zu mazerieren.
Da das beruhigende Methylbutenol erst durch die Trocknung entsteht, scheint eine zweite Mazeration überlegenswert. Hier werden, wiederum mit 50-prozentigem (m/m) Ethanol, die getrockneten Fruchtzapfen ausgezogen.
Beide Extrakte werden nach der Abfiltrierung gemeinsam als Urtinktur zu gleichen Teilen weiterverarbeitet.

Anwendungsgebiete und Leitsymptome

Zerrüttete Zustände des Nervensystems mit Schwindel, Übelkeit und Kopfschmerzen.
Schlaflosigkeit durch krankhafte Erregung, überreiztes Nervensystem und Wachsamkeit.
Madaus zählt noch verschiedene Autoren auf, die unter anderen folgende Wirkungen beschreiben: menstruationsfördernd, anaphrodisiakisch und »schlafmachend« bei Hopfenpflückern sowie eine antagonistische Wirkung gegenüber dem Nikotin.

Hyoscyamus niger

Bilsenkraut

Die Pflanze ist giftig.

Standort

Europa, Asien an Zäunen, Wegrändern und Schuttplätzen.

Verwendete Teile

Boericke: Frische, zweijährige blühende Pflanze. **Clarke:** Frische Pflanze. **DHU:** Frische ganze Pflanze zur Blütezeit. **HAB:** Ph. Eur.: frische ganze Pflanzen zur Blütezeit. **Hahnemann:** »Der aus dem frischen Kraute des *Hyoscyamus niger* gepresste und mit gleichen Theilen Weingeist vermischte Saft.« **Lockie:** Die ganze frische Pflanze einschließlich Wurzel. **Madaus:** Ganze, frisch blühende Pflanze. **Paracelsus:** Rinde der Wurzel und Blätter. **Vonarburg:** Frisch blühendes Kraut. **Wala:** Oberirdische Teile blühender Pflanzen. **Weleda:** Blühende Pflanze.

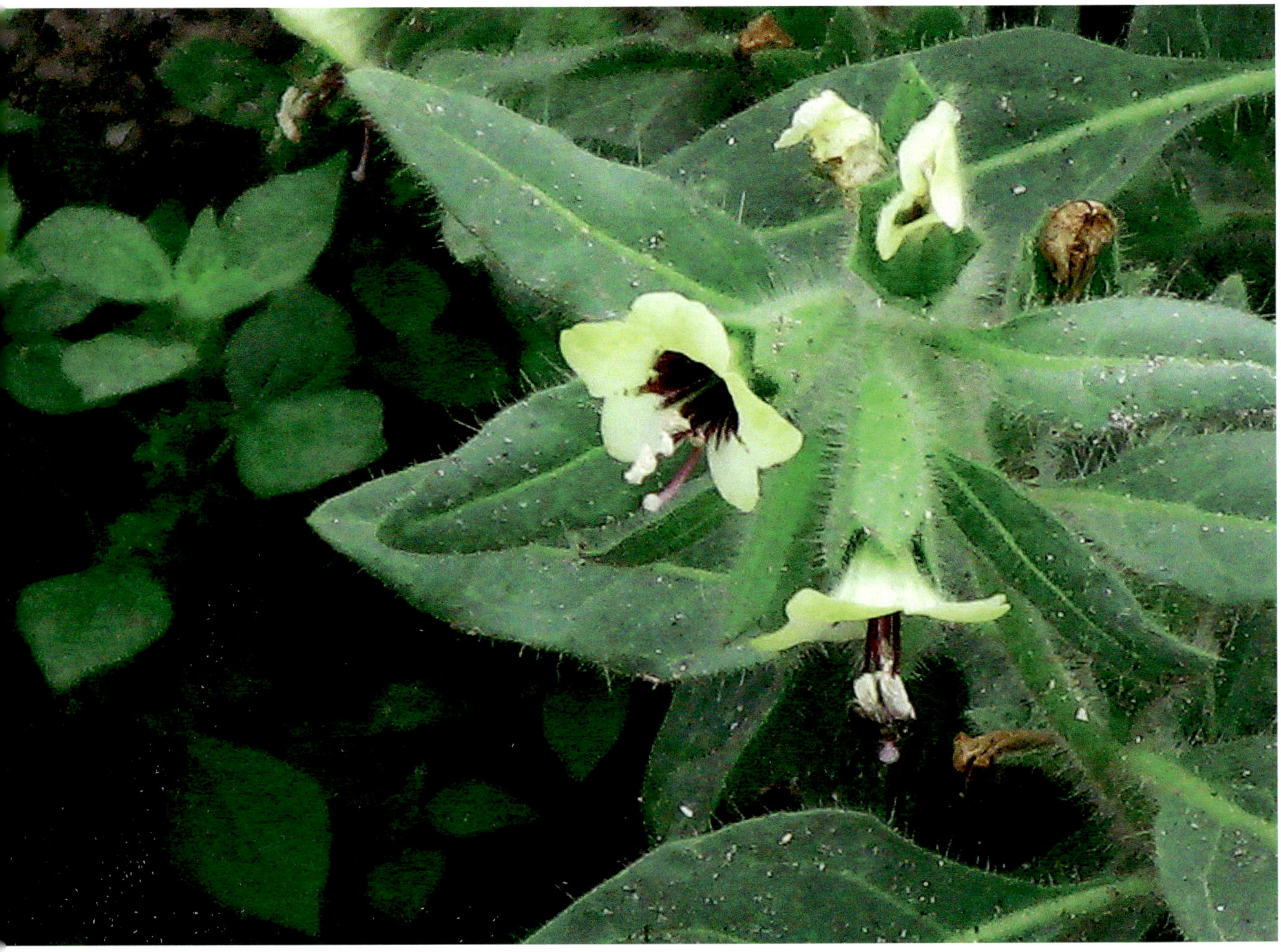

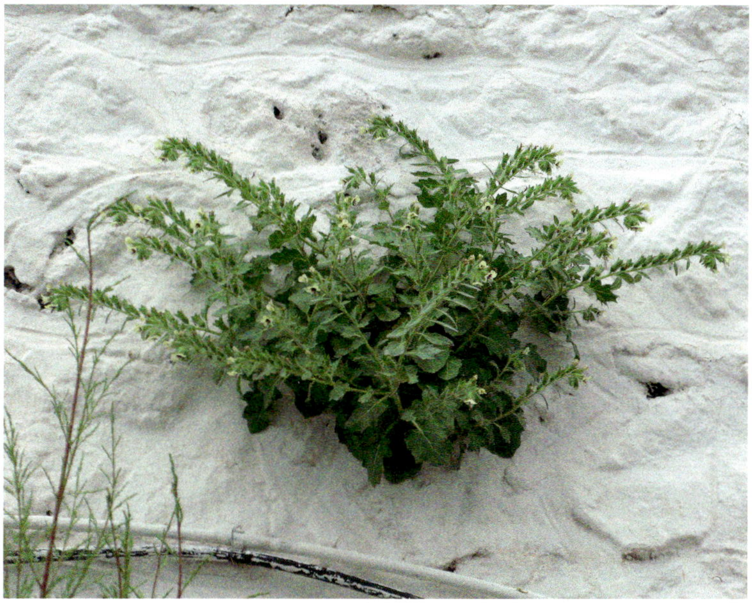

Zubereitung nach dem Europäischen Arzneibuch, 7. Ausgabe, 2. Nachtrag:

Vorschrift 2a = Urtinktur †
Urtinktur: 86 % (m/m), **ab der 1. Potenz:** 43 % (m/m)

Ernte und Zubereitung nach traditionellen und wesenserhaltenden Erwägungen

Erntezeitpunkt: Die tautrockenen Blüten und jungen Blätter können gemeinsam am Vormittag geerntet werden (nur bei Sonnenschein), wenn sich der zunehmende Mond im Tierkreiszeichen Zwillinge, Waage oder Wassermann befindet. Madaus: »Nach Untersuchungen von Dafert, Himmelbaur und Luidolt war der Gehalt der Pflanze nach einer Regenperiode mit niederer Luft- und Bodentemperatur und kurzer Sonnenscheindauer höher als nach einer Reihe von heißen, trockenen Tagen. Die Ernte wäre am besten während des Vollwachstums, und zwar nach einer Reihe regnerischer, trüber Tage und morgens durchzuführen.«
Inhaltsstoffe: Alkaloide, Cumarine, Flavonoide
Zubereitung: Gemäß den genannten Inhaltsstoffen empfiehlt es sich, die Blüten und das frische Kraut fein zu zerkleinern und in 45-prozentigem (m/m) Ethanol zur Urtinktur zu mazerieren.

Das dritte Kraut für die sagenhafte Hexensalbe. Und ganz Unrecht hatten die Alten dabei nicht: Das »Apollonienkraut« hat eine eröffnende Wirkung und fördert die Befreiung der schöpferischen Kraft.

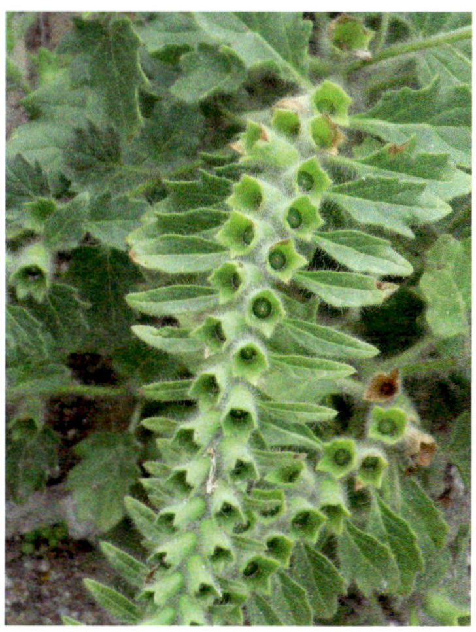

Anwendungsgebiete und Leitsymptome

Auffallende Geistes- und Gemütssymptomatik: Übererregbarkeit, große Geschwätzigkeit, Argwohn, Eifersucht, Halluzinationen, Manie, Psychose, Epilepsie.
Schlaflosigkeit, Krämpfe der willkürlichen und unwillkürlichen Muskulatur, Zuckungen Tremor, Depressionen.
Fieber, Keuchhusten, Husten, Asthma, Bronchitis, Lungenentzündung.
Starkes Parasympathikolytikum.

Hypericum perforatum

Johanniskraut

Standort

Trockene, warme Wegränder, Waldränder oder Brachflächen.

Verwendete Teile

Boericke: Ganze frische Pflanze zur Zeit der Blüte. **Clarke:** Gesamte frische Pflanze. **DHU:** Ganze frische Pflanze zur Blütezeit. **HAB:** Ganze frische Pflanze zur Blütezeit. **Hahnemann:** »Kraut und Blüthe.« **Kalbermatten:** Frische blühende Pflanze. **Lockie:** Die ganze frische Pflanze. **Madaus:** Ganze frische, zur Zeit der Blüte gesammelte Pflanze mit Wurzel. **Paracelsus:** Blüten oder Samen und Blüten gemeinsam. **Vonarburg:** Frisch blühende Pflanze. **Wala:** Oberirdische Teile blühender Pflanzen. **Weleda:** Je nach Heilverfahren Blüte oder krautige Teile der frischen Stängel mit Blättern und Blüten.

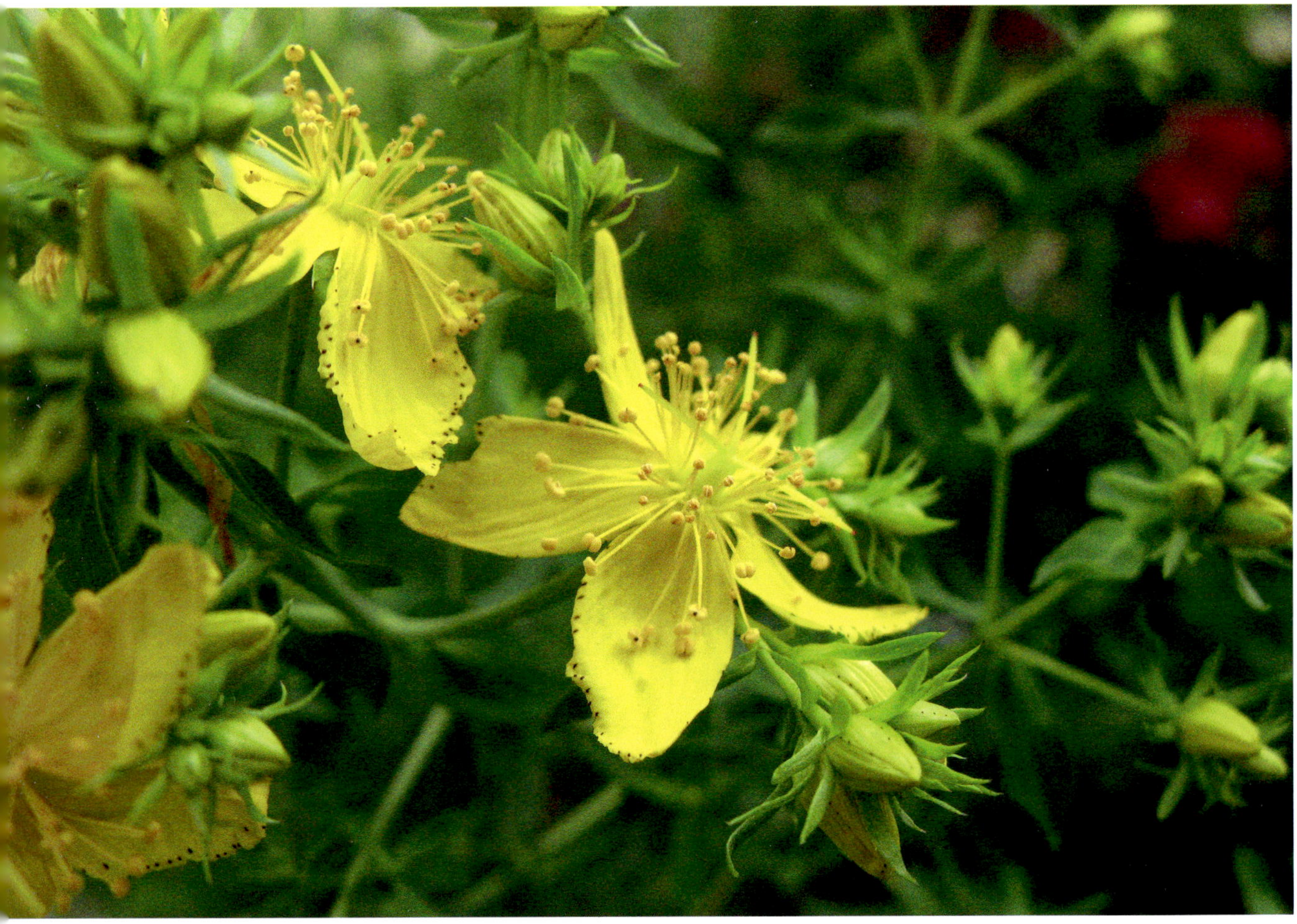

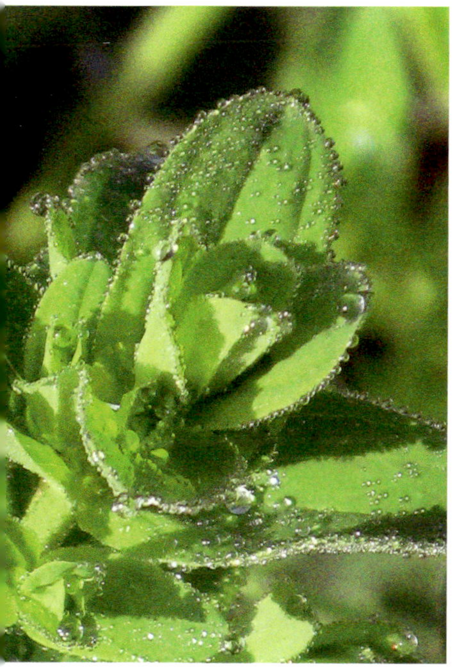

Als eine der Lieblingspflanzen des Paracelsus wirkt das Johanniskraut (auch Hartheu genannt) kühlend, gewebsbildend, nervenheilend, schmerzlindernd und beruhigend auf die Psyche. Es gehört mit in den Medizinbeutel.

Zubereitung nach dem Europäischen Arzneibuch, 7. Ausgabe, 2. Nachtrag:

Vorschrift 3a = Urtinktur
Urtinktur: 86 % (m/m), **ab der 1. Potenz:** 62 % (m/m), **ab der 4. Potenz:** 43 % (m/m)

Ernte und Zubereitung nach traditionellen und wesenserhaltenden Erwägungen

Erntezeitpunkt: Die tautrockenen Blüten und jungen Blätter können gemeinsam am Vormittag geerntet werden (nur bei Sonnenschein), wenn sich der zunehmende Mond im Tierkreiszeichen Zwillinge, Waage oder Wassermann befindet. Der beste Zeitpunkt ist die Sommersonnenwende. Paracelsus: »Sie soll am besten im Mars, Jupiter und der Venus genommen werden, nicht nach dem Mond, sondern gegen ihn. Es soll auch nicht am Nachmittag oder in der Nacht genommen werden, sondern im Aufgang der Sonne und bei der Morgenröte oder in der Morgendämmerung. Die ist am besten, die bei guten Blumen steht oder unter ihnen wächst. Je länger sie wächst, desto besser ist sie, auch je mehr Blüten sie hat und in der Zeit, wo die Blüten am höchsten sind.«
Inhaltsstoffe: Catechingerbstoffe, Flavonoide, Hypericine, Xanthana
Zubereitung: Gemäß den genannten Inhaltsstoffen empfiehlt es sich, die Blüten und das frische Kraut fein zu zerkleinern und in 50-prozentigem (m/m) Ethanol zur Urtinktur zu mazerieren.

Anwendungsgebiete und Leitsymptome

Frische Verletzungen mit Nervenschädigung: hat eine gute Wirkung gemeinsam mit Arnica und Calendula.
Brandwunden, Stichwunden, Tierbisse, Zahnbehandlungen oder Operationen.
Innerlich gut wirksam bei Melancholie, Depressionen, Asthma bronchiale, erregbarem Gemüt, Ängstlichkeit, unruhigem Schlaf.

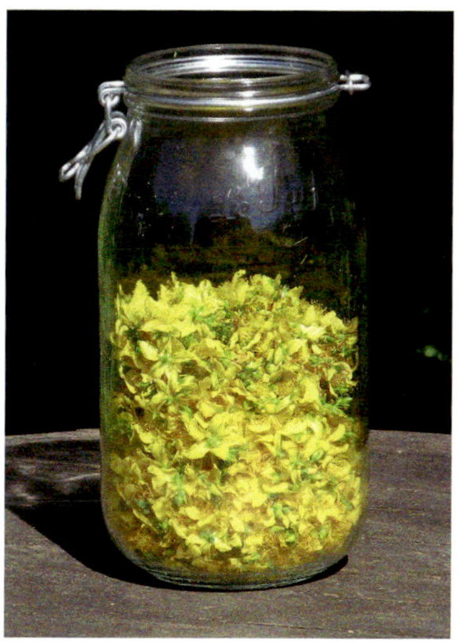

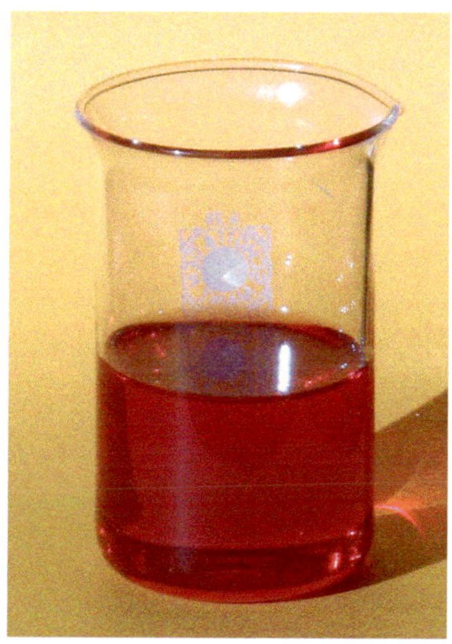

Ilex aquifolium

Stechpalme

Die Pflanze ist giftig.

Standort

In den Berggegenden Europas, Asiens und Südamerikas.

Verwendete Teile

Boericke: Frische Blätter, im Juni gesammelt. **Clarke:** Frische Blätter, Beeren und junge Triebe. **HAB:** Getrocknete Blätter. **Madaus:** Hauptsächlich die Blätter, aber auch Beeren und junge Sprossen. **Vonarburg:** Frische Blätter, Beeren und junge Triebe.

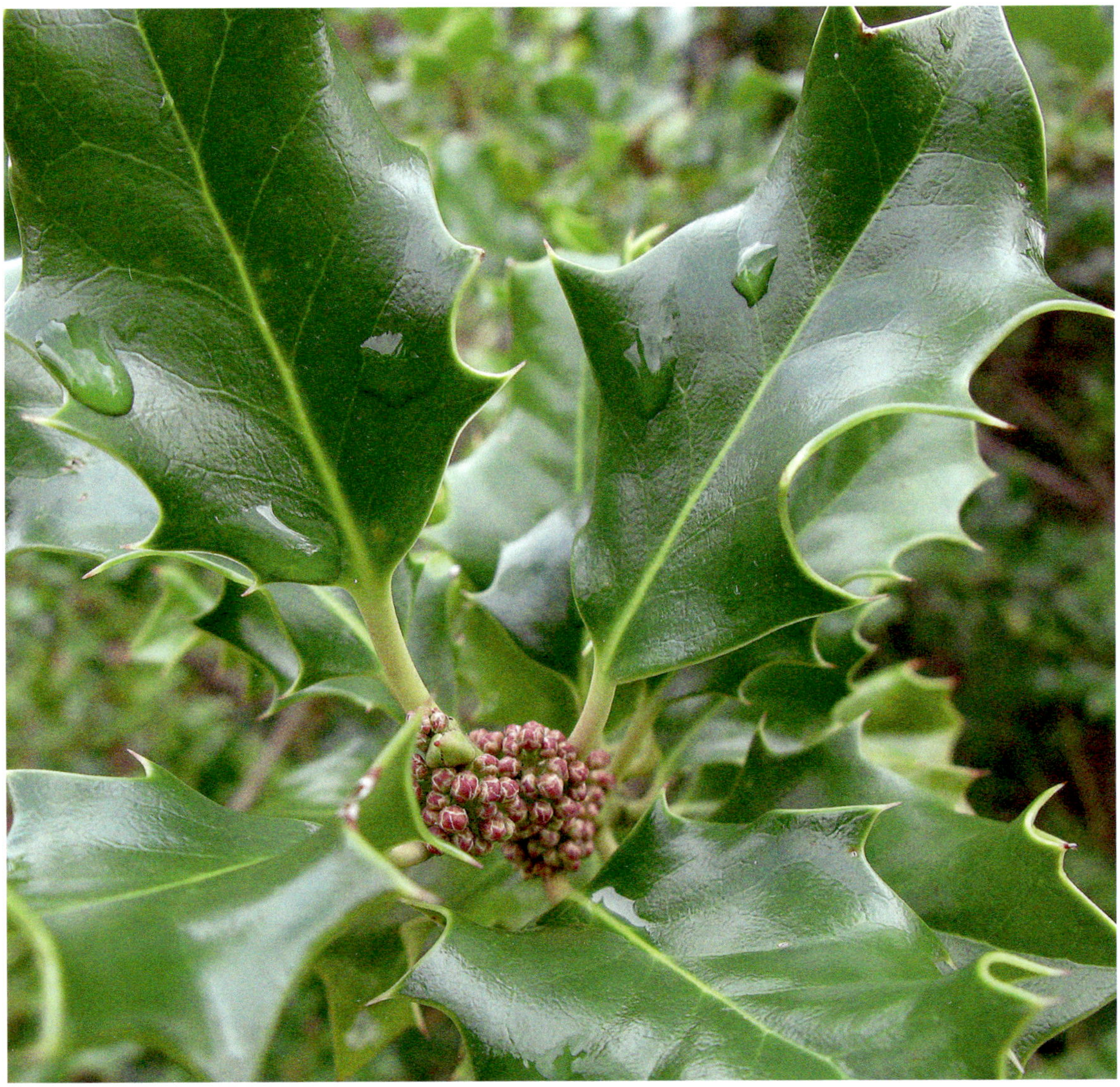

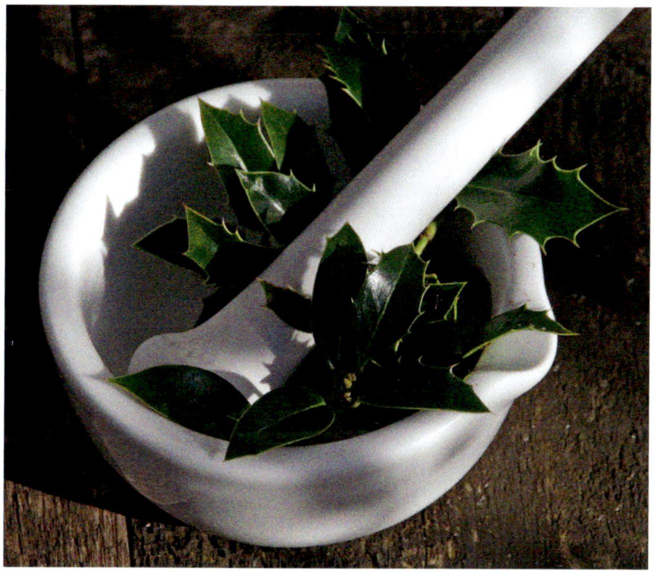

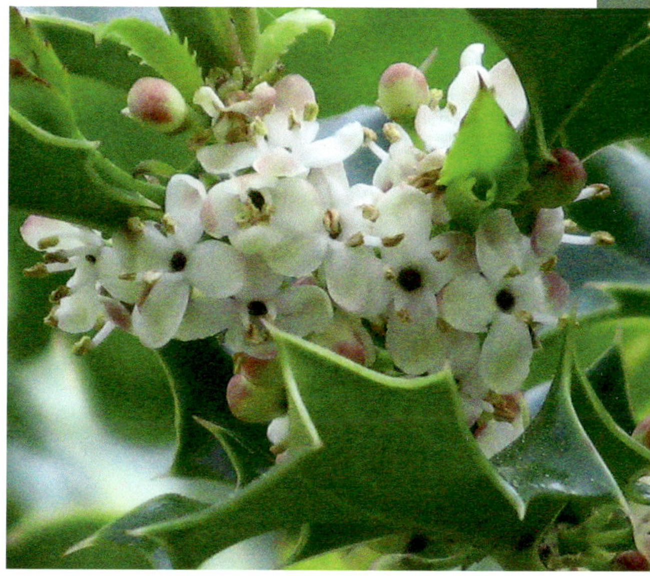

Ein selten verwendetes Schmerzmittel: Nicht nur Rheumaschmerzen, sondern auch Kopfschmerzen oder Leberstechen durch Stauung werden durch diese heilige Pflanze der Kelten gelindert.

Zubereitung nach dem Europäischen Arzneibuch, 7. Ausgabe, 2. Nachtrag:

Vorschrift 4a: Urtinktur = D1 †
Urtinktur/D1: 86 % (m/m), **ab der 2. Potenz:** 62 % (m/m), **ab der 4. Potenz:** 43 % (m/m)

Ernte und Zubereitung nach traditionellen und wesenserhaltenden Erwägungen

Erntezeitpunkt: Die tautrockenen jungen Blätter können am Vormittag geerntet werden, wenn sich der zunehmende Mond im Tierkreiszeichen Zwillinge, Waage oder Wassermann befindet.
Die frischen Beeren werden im Herbst geerntet, wenn sich der zunehmende Mond im Tierkreiszeichen Löwe, aber auch im Widder oder Schütze aufhält.
Inhaltsstoffe: Chlorogensäure, Flavonoide, Glykoside (blausäurehaltig), Sterole, Triterpensaponine
Zubereitung: Gemäß den genannten Inhaltsstoffen empfiehlt es sich, die frischen Blätter fein zu zerkleinern und in 45-prozentigem (m/m) Ethanol zur Urtinktur zu mazerieren.
Die frischen, im Herbst abgenommenen Beeren werden als eigenständige Tinktur ebenfalls mit 45-prozentigem Ethanol angesetzt.
Beide Extrakte werden nach der Abfiltrierung gemeinsam als Urtinktur zu gleichen Teilen weiterverarbeitet.

Anwendungsgebiete und Leitsymptome

Madaus: »*Ilex aquifolium* (der deutsche Matétee) wird als Bitterstoffpflanze bei Fieber verordnet, insbesondere bei Pneumonie, Pleuritis, Appendizitis, Scharlach, Typhus, Masern und Febris intermittens, wobei die kardialen und diuretischen Komponenten unterstützend wirken. Ferner wird er bei Seitenstechen, Ikterus und Wassersucht empfohlen.«

Juniperus communis

Gewöhnlicher Wacholder

Standort

Nördliche Hemisphäre, Heiden, Magerrasen oder lichte Nadelwälder.

Verwendete Teile

Boericke: Frische reife Beerenzapfen. **Clarke:** Frische reife Beeren. **HAB:** Frische reife Beerenzapfen. **Hahnemann:** Die Beeren. **Lockie:** Die fein zerkleinerten frischen reifen Beeren. **Madaus:** Frische reife Beeren. **Paracelsus:** Wacholderbeeren (»Krametbeeren«). **Vonarburg:** Frische (dreijährige) Scheinbeeren. **Wala:** Reife Beerenzapfen.

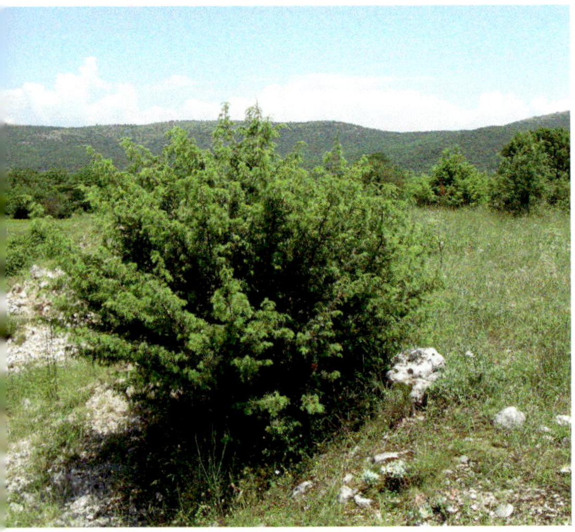

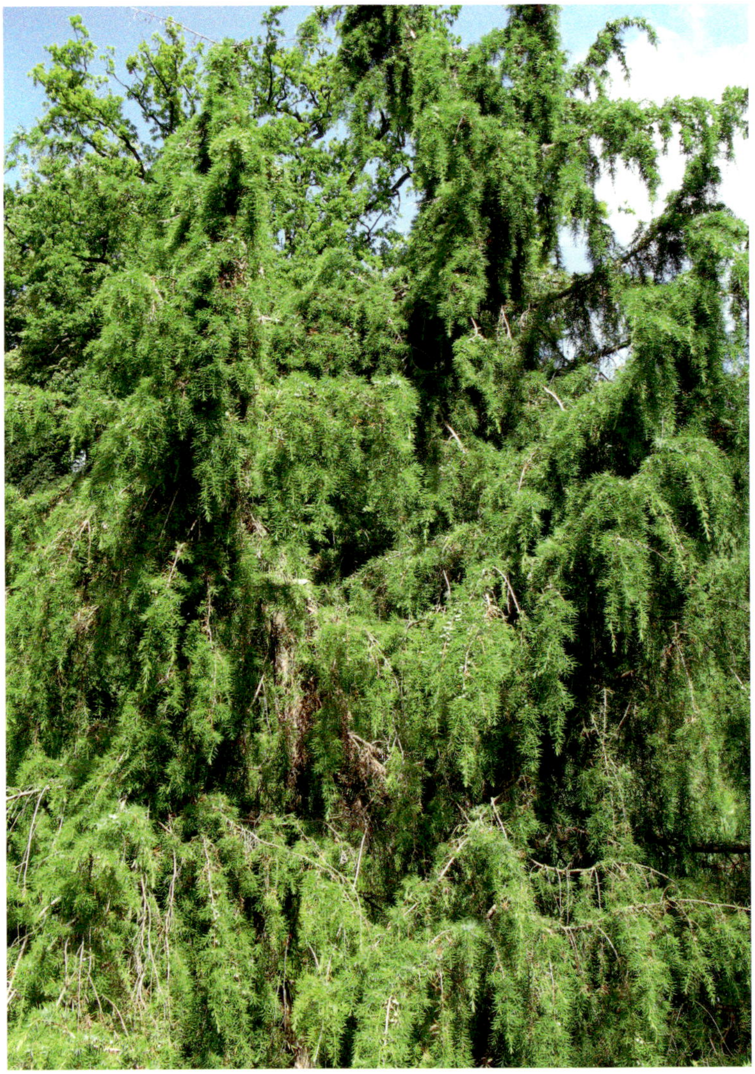

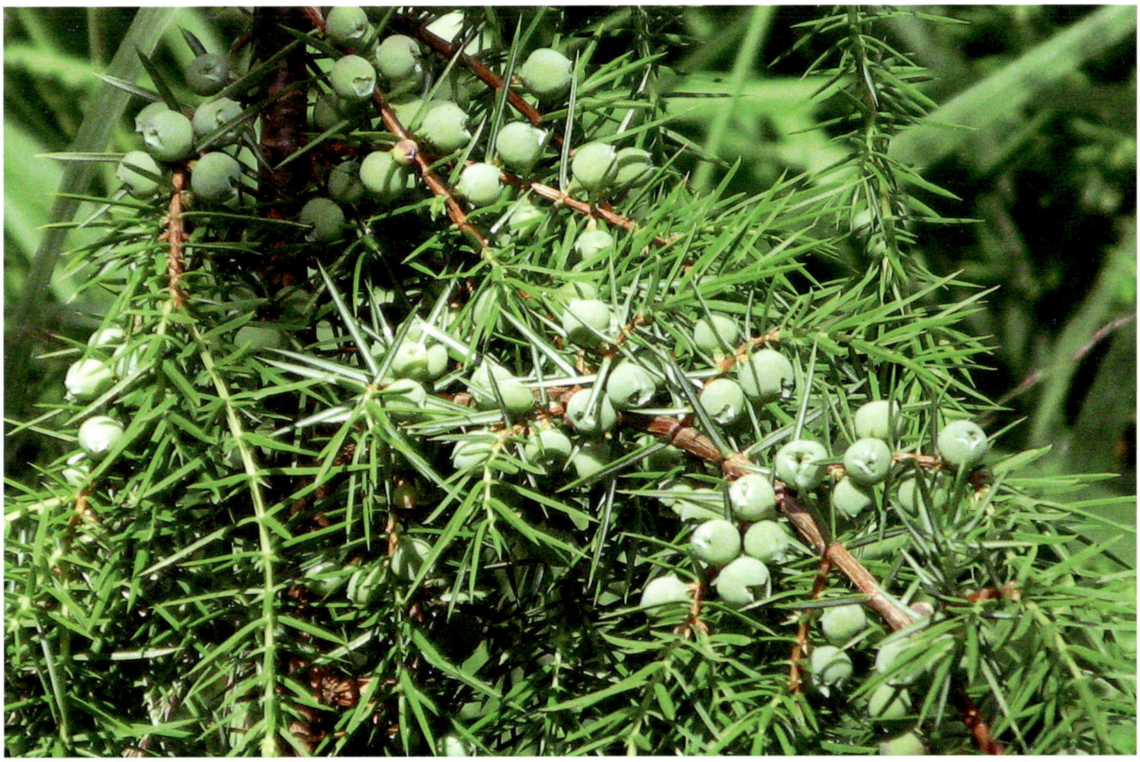

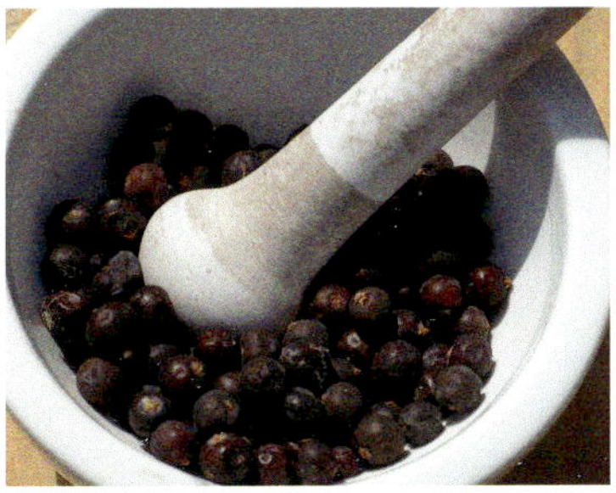

Erd-, Feuer- und Wasserkräfte geben dem Weihrauchbaum eine Kraft, die lebensverlängernd, reinigend und dämonenvertreibend wirkt.

Zubereitung nach dem Europäischen Arzneibuch, 7. Ausgabe, 2. Nachtrag:

Vorschrift 3a = Urtinktur
Urtinktur: 86 % (m/m), **ab der 1. Potenz:** 62 % (m/m), **ab der 4. Potenz:** 43 % (m/m)

Ernte und Zubereitung nach traditionellen und wesenserhaltenden Erwägungen

Erntezeitpunkt: Die frischen Beeren können im Herbst geerntet werden, wenn sich der zunehmende Mond im Tierkreiszeichen Löwe, Widder oder Schütze befindet.
Inhaltsstoffe: Ätherisches Öl, Flavonoide, Catechingerbstoffe, Invertzucker
Zubereitung: Gemäß den genannten Inhaltsstoffen empfiehlt es sich, die frischen Beeren fein zu zerkleinern und in 50-prozentigem (m/m) Ethanol zur Urtinktur zu mazerieren.

Anwendungsgebiete und Leitsymptome

Katarrhalische Entzündung der Nieren, Wassersucht, schlechte Verdauung und Uterusblutungen.
Madaus: »Sehr gelobt wird der Wacholder weiter bei Gicht, Rheuma, Steinleiden und als Blutreinigungsmittel bei Hauterkrankungen, Skabies [Krätze] und Ekzemen. Recht gute Dienste leistet *Juniperus* bei Gastropathien (Dyspepsie, Flatulenz, Diarrhö, Enteritis und Gastritis), Leberleiden und Ikterus.«

Lathyrus sativus

Saat-Platterbse

Die Samen sind giftig.

Standort

In der Mittelmeerregion, Afrika und Zentralasien heimisch. Wird auch in Mitteleuropa angepflanzt.

Verwendete Teile

Boericke: Reife Samen. **Clarke:** Samen, Blüte, grüne Hülsen. **DHU:** Getrocknete reife Samen. **Lockie:** Die getrockneten grünen Schoten. **Madaus:** Frische Samen. **Vonarburg:** Frische Samen.

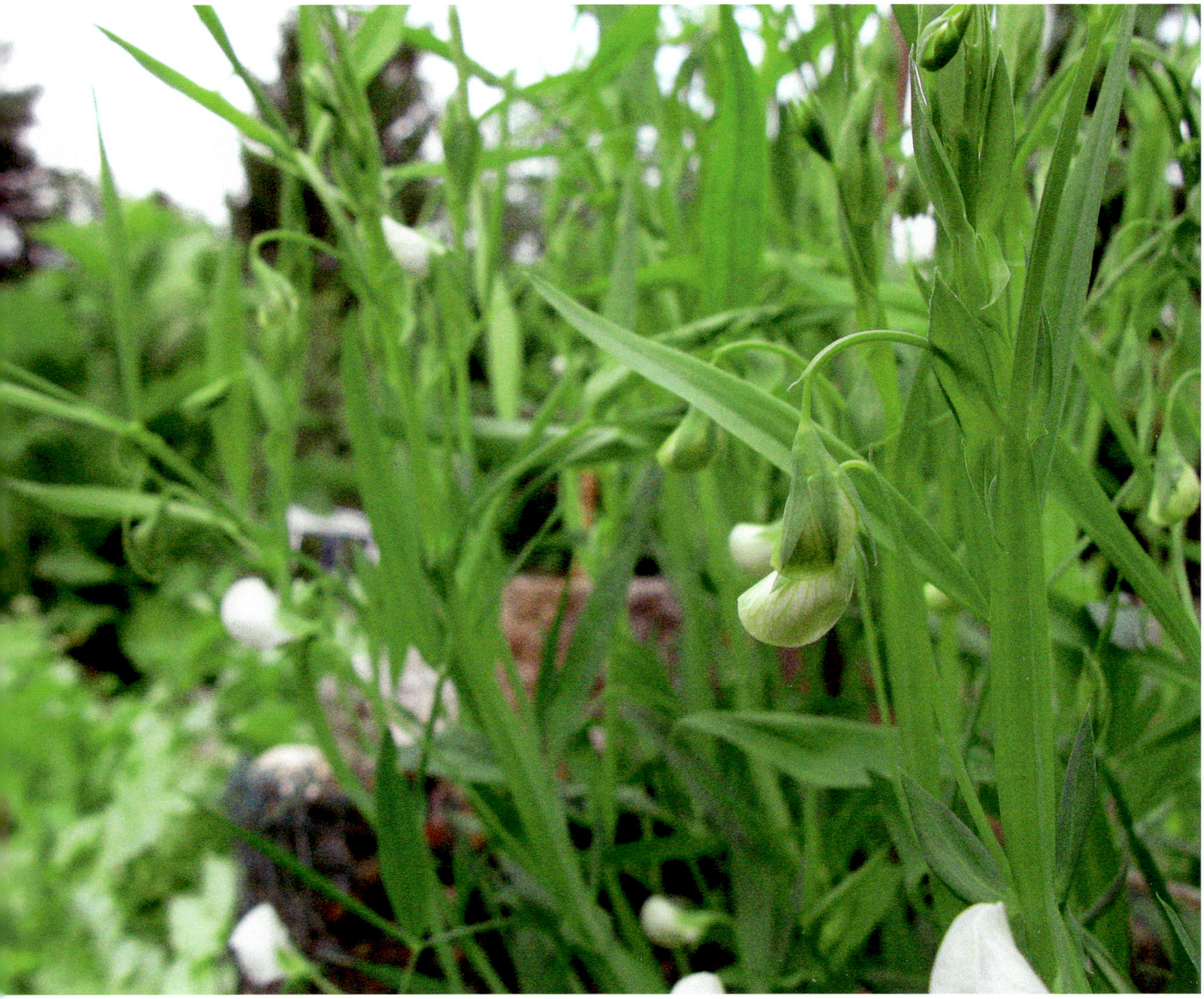

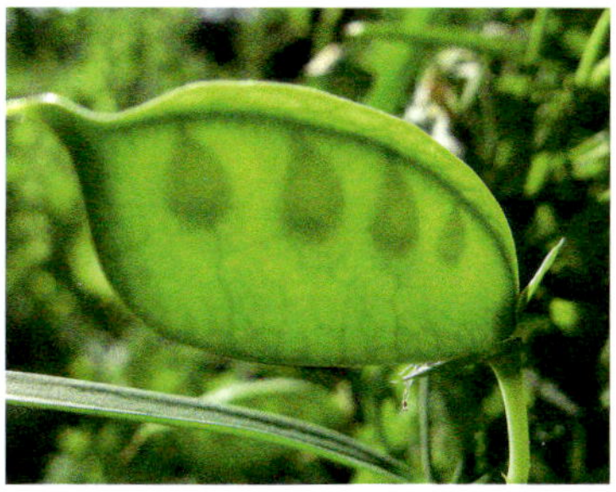

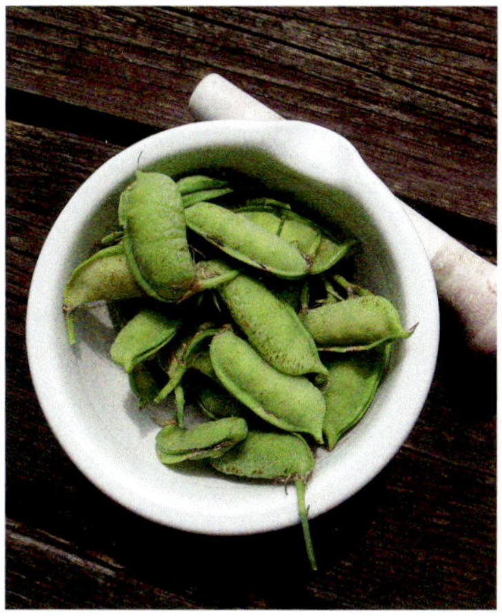

Lähmungen oder Paralysen, die durch das Essen der Platterbse entstanden, weisen im Umkehrschluss auf psychischer Ebene auf tief eingeprägte Schockerlebnisse hin, deren lähmende Wirkung ihre Aufarbeitung und Lösung verhindert. Hier kann das homöopathische Mittel helfen.

Zubereitung nach dem Europäischen Arzneibuch, 7. Ausgabe, 2. Nachtrag:

Vorschrift 4a: Urtinktur = D1 †
Urtinktur/D1: 86 % (m/m), **ab der 2. Potenz:** 62 % (m/m), **ab der 4. Potenz:** 43 % (m/m)

Ernte und Zubereitung nach traditionellen und wesenserhaltenden Erwägungen

Erntezeitpunkt: Die tautrockenen Blüten können am Vormittag geerntet werden (bei Sonnenschein), wenn sich der zunehmende Mond im Tierkreiszeichen Zwillinge, Waage oder Wassermann befindet.
Die Samen sind für die Ernte reif, wenn sich der zunehmende Mond im Tierkreiszeichen Löwe, Widder oder Schütze befindet.
Inhaltsstoffe: Ätherisches Öl, Catechingerbstoffe, Flavonoide, Invertzucker
Zubereitung: Gemäß den genannten Inhaltsstoffen empfiehlt es sich, die Blüten und frischen Samen fein zu zerkleinern, separat in der jeweiligen Jahreszeit anzusetzen und in 50-prozentigem (m/m) Ethanol zur Urtinktur zu mazerieren.
Die einzelnen Fraktionen werden zuerst getrennt, nach der Abfiltrierung aber gemeinsam und zu gleichen Teilen weiterverarbeitet.

Anwendungsgebiete und Leitsymptome

Poliomyelitis, fortschreitende Schwäche der unteren Gliedmaßen, multiple Sklerose und spastische Paralyse.
Aber auch Impotenz, rheumatische Lähmung, Parkinson, Rheumatismus sowie Diarrhö, Harninkontinenz und Spinalparalyse.
Madaus: »Die Platterbse kann giftig wirken und den sogen. Lathyrismus hervorrufen. Gekocht wird der Samen unschädlich.«

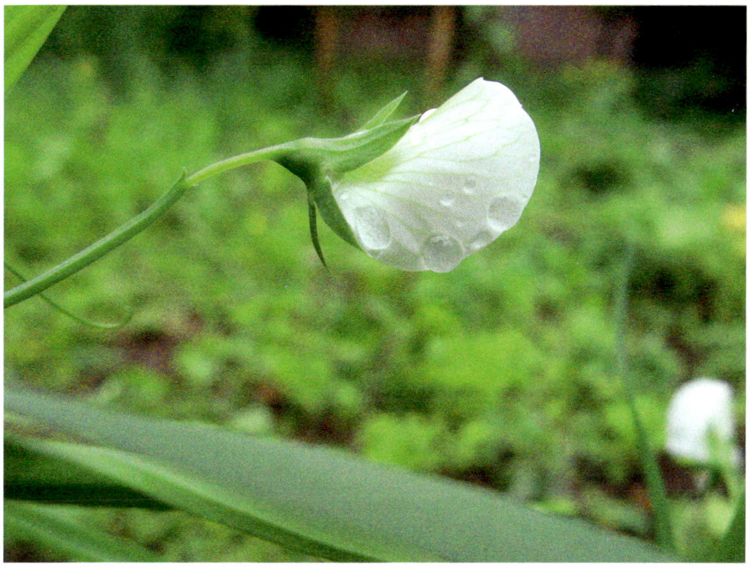

Lycopodium clavatum

Bärlapp

Standort

In ganz Europa in Heiden, Mooren, auf Gebirgswiesen und in Nadelwäldern. Die Sporen erhält man auch bei gutsortierten Kräuterhändlern.

Verwendete Teile

Boericke: Sporen. Dieses Mittel ist nur wirksam nach Zerkleinerung. **Clarke:** Trituration und Tinktur der Sporen. Tinktur der frischen Pflanze. Äthertinktur der Sporen (Äther löst die Sporangien auf). **DHU:** Getrocknete reife Sporen. **HAB:** Getrocknete reife Sporen.

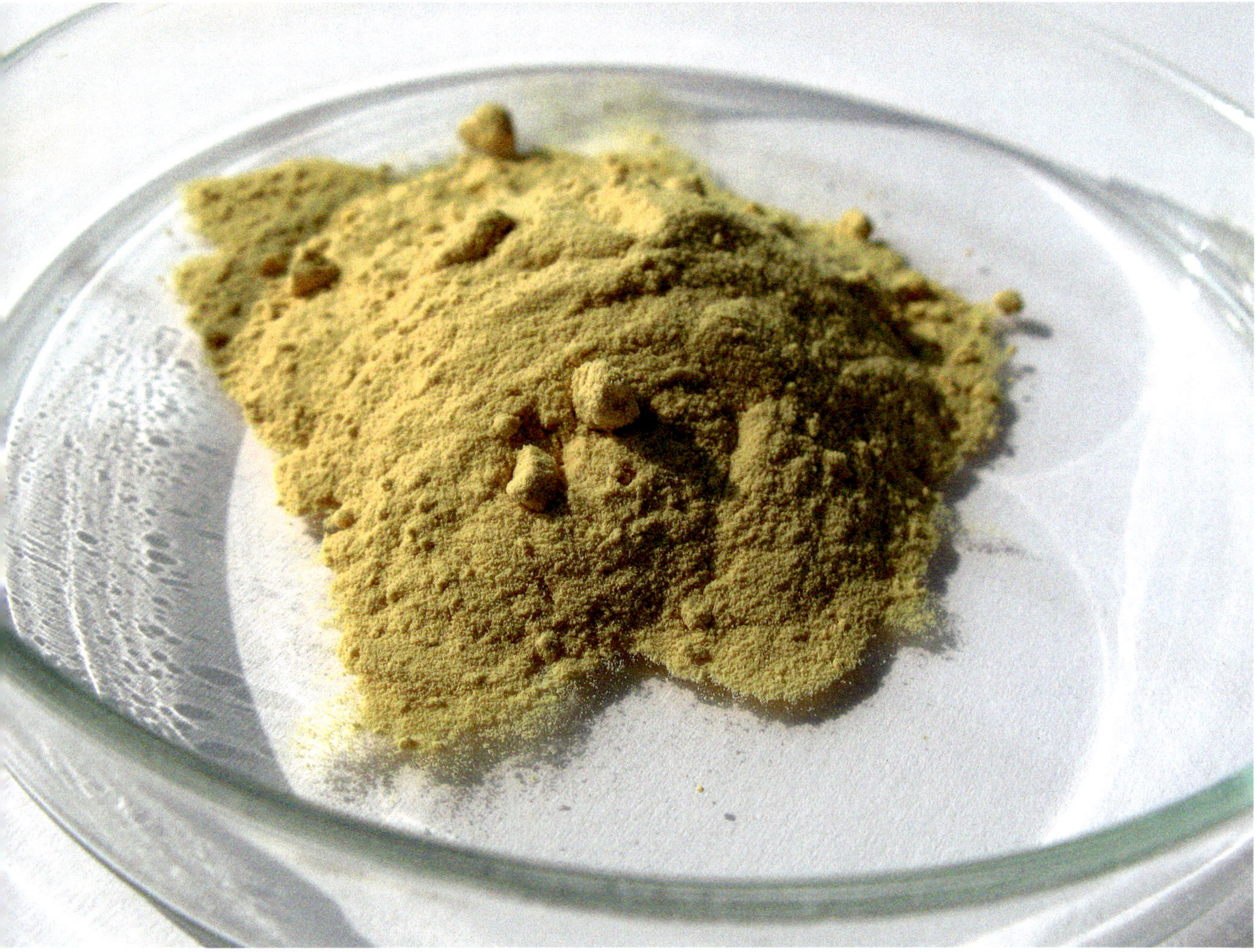

Abgestäubter Bärlapp-Samen

Hahnemann: »Dieses gilbliche, glatt anzufühlende, staubähnliche Pulver wird in Rußlands Wäldern und in Finland aus den Kolben-Aehren des Bärlapp-Kolbenmooses *(Lycopodium clavatum),* nach Dörren und Ausklopfen der Kolben desselben, zu Ende des Sommers gewonnen.« **Lockie:** »Die Triebe mit den Sporen werden im Sommer geschnitten, die Sporen geerntet. Diese werden mindestens fünf Tage in Alkohol angesetzt, gefiltert, verdünnt und verschüttelt.« **Madaus:** Frische Sporen. (»Das Kraut wird nicht verwendet, es enthält stark wirkende Alkaloide.«) **Vonarburg:** »Aus den Sporen durch ausgiebige Zerreibung im Mörser, bis die pulverartige Masse teigig wird.« **Wala:** Sporentragende Pflanze. **Weleda:** Sporen.

Zubereitung nach dem Europäischen Arzneibuch, 7. Ausgabe, 2. Nachtrag:

Vorschrift 4a: Urtinktur = D1
Urtinktur/D1: 86 % (m/m), **ab der 2. Potenz:** 62 % (m/m), **ab der 4. Potenz:** 43 % (m/m)
Urtinktur aus der in geeigneter Weise mechanisch bis zu einer teigigen Masse aufbereiteten Droge und flüssige Verdünnung.

Ernte und Zubereitung nach traditionellen und wesenserhaltenden Erwägungen

Erntezeitpunkt: Die reifen Samen werden am Vormittag geerntet, wenn sich der zunehmende Mond im Tierkreiszeichen Widder, Löwe oder Schütze aufhält. Besonders im Tierkreiszeichen Löwe scheint die Gestalt der Samen am wirkungsvollsten zu sein.
Inhaltsstoffe: Spurenweise Alkaloide (in den Sporen), fettes Öl, Polyterpene
Zubereitung: Gemäß den genannten Inhaltsstoffen empfiehlt es sich, die frischen Samen im Herbst abzustäuben, im Mörser gemeinsam mit ein paar Tropfen 45-prozentigem (m/m) Ethanol zu verreiben und somit aufzuschließen, um dann das Mazerat, wiederum in 45-prozentigem (m/m) Ethanol, anzusetzen. Hahnemann: »So schwimmt der Bärlapp-Staub in Weingeist und auf Wasser, ohne daß beide einige Einwirkung auf denselben zeigten – das rohe Lykopodium ist geschmacklos und unthätig, wenn es in den menschlichen Magen kommt; aber auf die gleiche Weise durch Reiben verändert, ist es nicht nur in beiden Flüssigkeiten völlig auflöslich, sondern hat auch eine so ungeheure Arzneikraft entwickelt, daß man dann sehr behutsam mit seiner ärztlichen Anwendung umgehen muß.«

Anwendungsgebiete und Leitsymptome

Als Leitsymptome werden »feige«, reizbare Menschen mit ausgeprägtem Minderwertigkeitsgefühl und der Mentalität, nach oben zu buckeln und nach unten zu treten, genannt.
Gesamter Verdauungsapparat mit mangelhafter Fettverdauung, chronischer Gastritis, Sodbrennen, Hepatitis, Blähungen, Leberzirrhose und schmerzhaften Hämorrhoiden.

Das »Drudenmehl« hat zwar die Signatur der Fische, aber auch viele merkurielle Eigenschaften und wirkt somit stärkend auf die Funktion des Immunsystems in der Leber.

Melilotus officinalis

Echter Steinklee

Standort

Europa, Westasien, Nordamerika.

Verwendete Teile

Boericke: Frische Blüten und Blätter zu gleichen Teilen. **Clarke:** »*Melilotus alba,* Weißer Steinklee, und *Melilotus officinalis,* Echter Steinklee. Weiße und gelbe ›Varietäten‹. Tinktur der ganzen frischen, in Blüte stehenden Pflanze (es wäre gut, ein Exemplar beider Arten in die Tinktur zu geben).« **DHU:** Frische oberirdische Teile ohne verholzte Stängel zur Blütezeit. **HAB:** Frische oberirdische Teile von *Melilotus alba* (L.) Pall. ohne verholzte Stängel zur Blütezeit. **Hahnemann:** »Man braucht den gelbblumigen, als den geruchvolleren, und zwar, wie die Alten, entweder bloß die Blumen, oder auch zugleich das Kraut.« **Kalbermatten:** Frisches blühendes Kraut. **Lockie:** Die frischen blühenden Spitzen ohne die holzigen Stiele. **Madaus:** Frische Blätter und Blüten. **Vonarburg:** »Die Urtinktur wird aus den frischen Blüten und Blättern des gelben Honigklees hergestellt.«

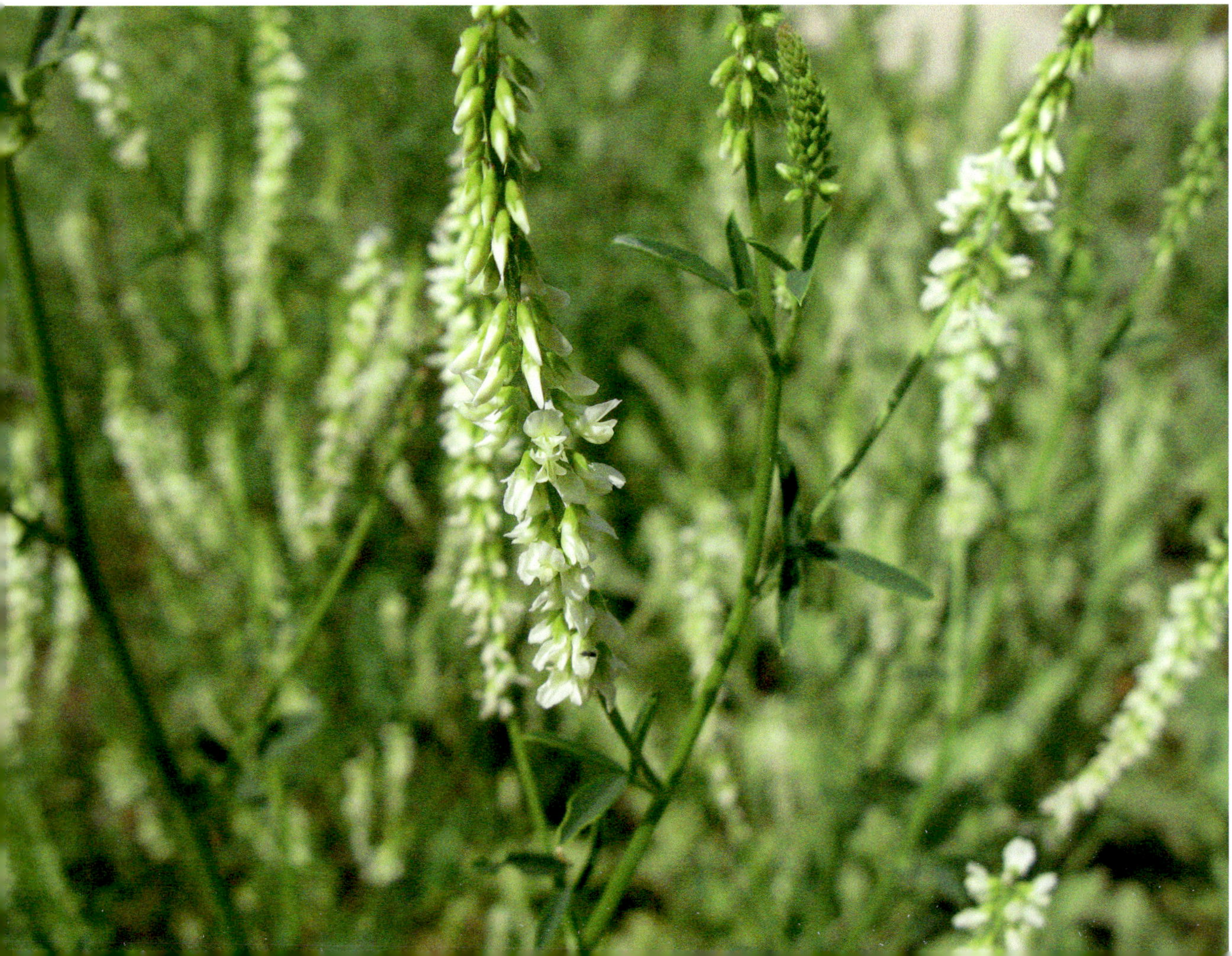

Zubereitung nach dem Europäischen Arzneibuch, 7. Ausgabe, 2. Nachtrag:

Vorschrift 3a = Urtinktur
Urtinktur: 86 % (m/m), **ab der 1. Potenz:** 62 % (m/m), **ab der 4. Potenz:** 43 % (m/m)

Ernte und Zubereitung nach traditionellen und wesenserhaltenden Erwägungen

Erntezeitpunkt: Die tautrockenen Blüten und jungen Blätter können gemeinsam am Vormittag geerntet werden (bei Sonnenschein), wenn sich der zunehmende Mond im Tierkreiszeichen Zwillinge, Waage oder Wassermann befindet.
Inhaltsstoffe: Cumaringlykoside wie Melilotosid, aus denen beim Trocknen unter anderem das nach Waldmeister duftende Cumarin abgespalten wird; Flavonoide, Triterpensaponine, Schleim
Zubereitung: Gemäß den genannten Inhaltsstoffen können die Blüten und das frische Kraut fein zerkleinert und gemeinsam in 40-prozentigem (m/m) Ethanol zur Urtinktur mazeriert werden.
Da die Cumarine hauptsächlich erst durch die Trocknung entstehen, ist ein zweites Extrakt, auch mit 40-prozentigem (m/m) Ethanol, aus getrockneten Blüten empfehlenswert.
Beide Extrakte werden nach der Abfiltrierung zu gleichen Teilen zusammengefasst und als Urtinktur weiterverarbeitet.

Anwendungsgebiete und Leitsymptome

Betrifft hauptsächlich das venöse Gefäßsystem.
Migräne als berstender, pulsierender, kongestiver Kopfschmerz.
Hypertonische und klimakterische Beschwerden und Psychosen aufgrund von Hyperämie.

Mit dem Echten Steinklee kommt das Blut wieder in Fluss, Stockungen – auch des Lebens insgesamt – werden verflüssigt und lösen sich.

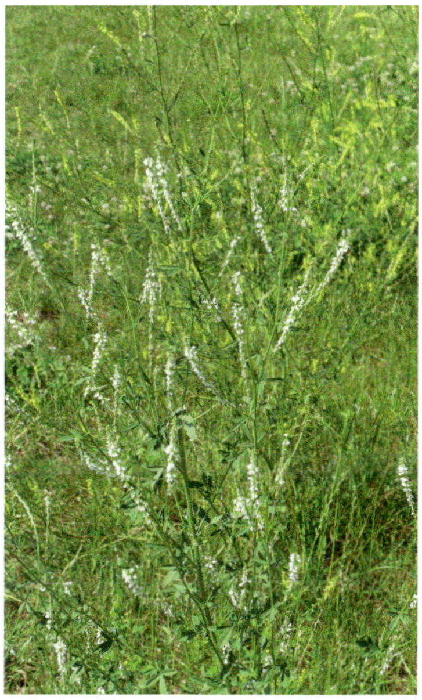

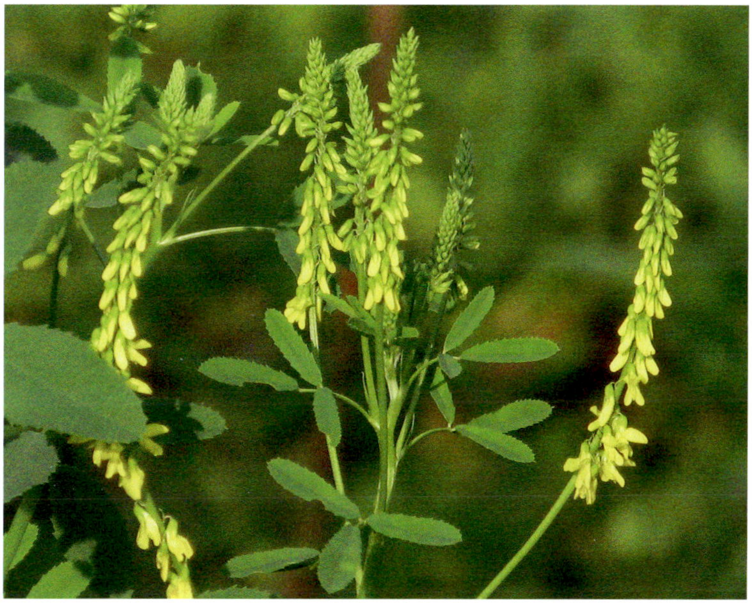

Nerium oleander

Oleander

Die Pflanze ist giftig.

Standort

Südosteuropa.

Verwendete Teile

Boericke: Frische Blätter vor der Blüte. **Clarke:** Blätter. **DHU:** Frische Blätter vor der Blüte. **HAB:** Frische Blätter vor der Blüte. **Hahnemann:** »… pflege ich mich der grünen, frischen Blätter, zur Zeit der anfangenden Blüthe gepflückt, dergestalt zu bedienen, dass eine Unze davon, klein geschnitten, erst mit soviel Weingeist im Mörser befeuchtet wird, als zur Erlangung eines dicken, aber fein gestampften Breies hinreicht, dann aber der übrige Weingeist (zusammen überhaupt eine Unze) zur Verdünnung der dicken Masse angewandt, zuletzt aber durch ein leinenes Tuch der Saft gepresst wird, den man einige Tage hinstellt zur Absetzung seines Eiweiß- und Faserstoffs; worauf man dann den hellen [sic], dunkelgrünen Saft zum Gebrauche oben abgießt; wie man auch mit Sadebaum-, Taxus-, Lebensbaum- und ähnlichen saftarmen Blättern zu thun pflegt.« **Lockie:** Frische Blätter vor der Blüte. **Madaus:** Frische Blätter. **Vonarburg:** Frische Blätter vor der Blüte.

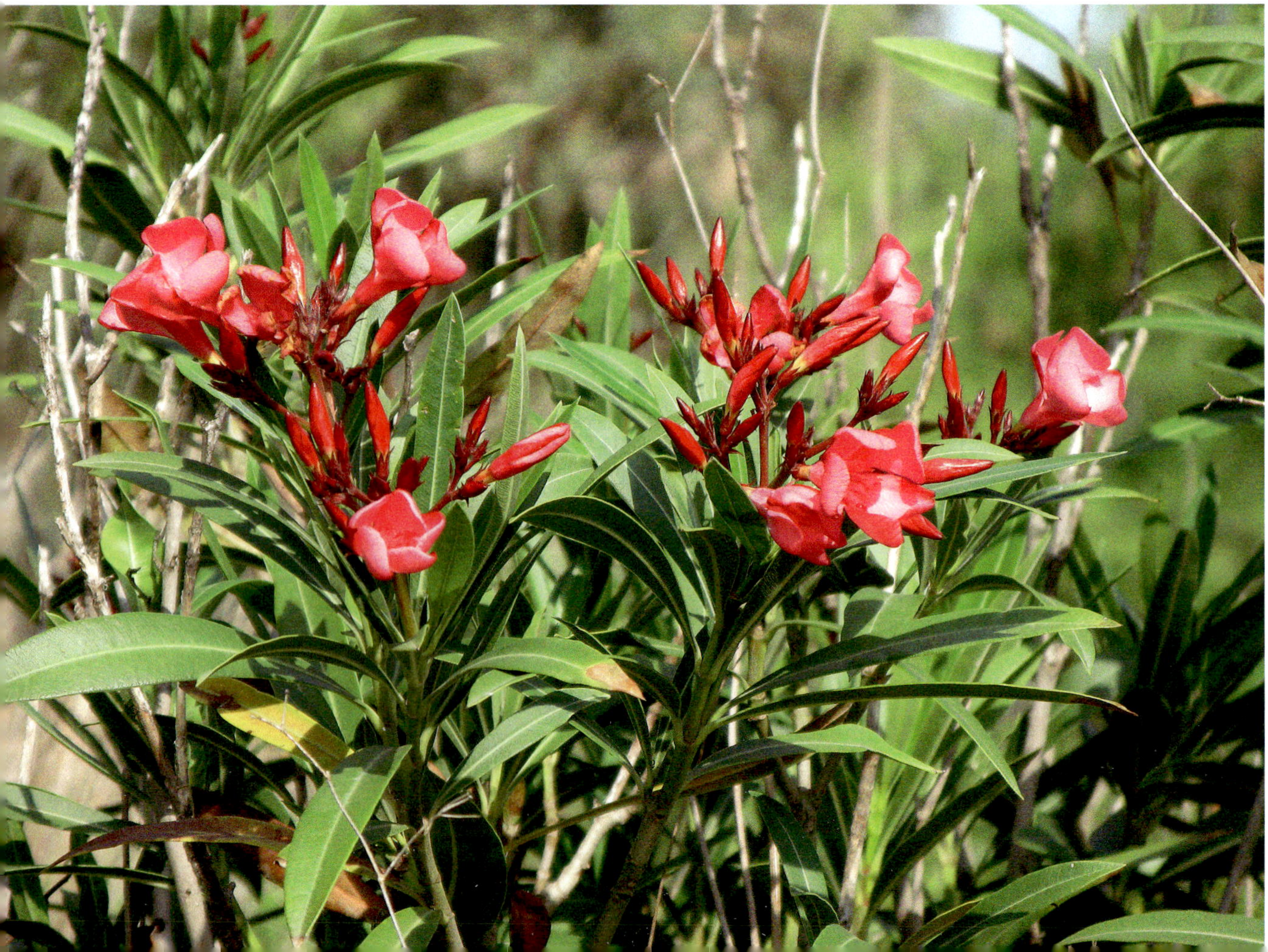

Zubereitung nach dem Europäischen Arzneibuch, 7. Ausgabe, 2. Nachtrag:

Vorschrift 3a = Urtinktur †
Urtinktur: 86 % (m/m), **ab der 1. Potenz:** 62 % (m/m), **ab der 4. Potenz:** 43 % (m/m)

Ernte und Zubereitung nach traditionellen und wesenserhaltenden Erwägungen

Erntezeitpunkt: Die tautrockenen jungen Blätter werden vormittags geerntet, wenn der zunehmende Mond im Tierkreiszeichen Fische, Krebs oder Skorpion steht.
Inhaltsstoffe: Herzwirksame Cardenolidglykoside, Flavonoide
Zubereitung: Gemäß den genannten Inhaltsstoffen empfiehlt es sich, die frischen Blätter vor der Blütezeit fein zu zerkleinern und in 45-prozentigem (m/m) Ethanol zur Urtinktur zu mazerieren.

Anwendungsgebiete und Leitsymptome

Wirkt hauptsächlich auf Haut, Herz, Magen-Darm-Trakt und Nervensystem.
Dazu gehören Angina pectoris, Herzmuskelerkrankungen, Gastroenteritis mit Meteorismus und Koliken, Wechsel von Diarrhö und Obstipation.
Juckende, schorfartige Pickel, Herpes, juckender Ausschlag, schuppende Ausschläge der Kopfhaut und Milchschorf.

Eine Pflanze mit Feuersignatur, die ergänzend zur Herzstärkung mit eingebunden werden kann.

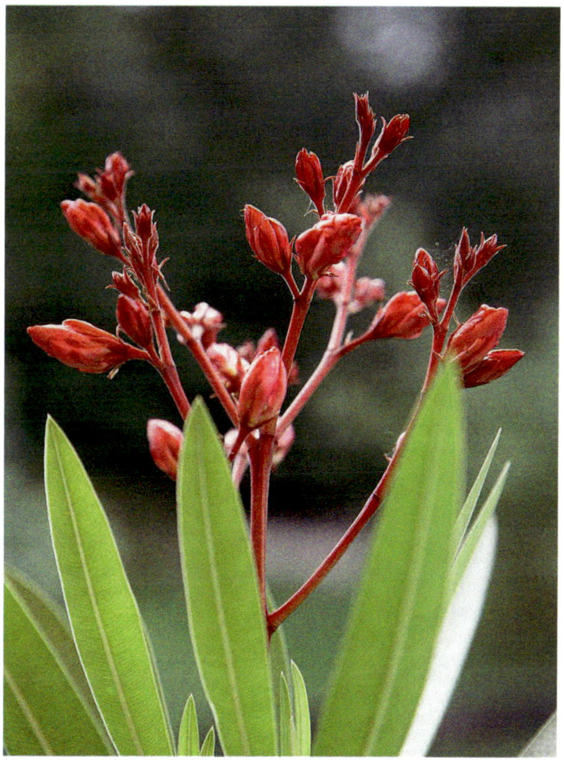

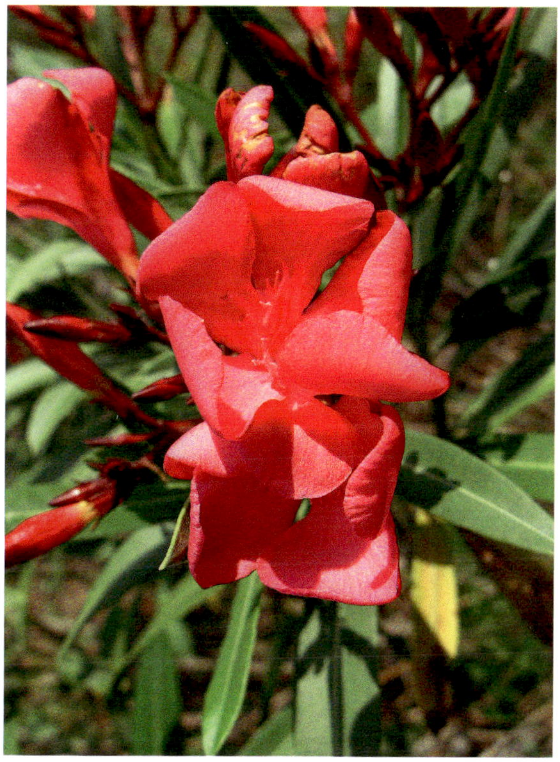

Passiflora incarnata

Fleischfarbene Passionsblume

Standort

Im Süden der USA und in Mittel- und Südamerika heimisch, heute jedoch weltweit angebaut.

Verwendete Teile

Boericke: Frische Blätter und Triebe. **Clarke:** Frische oder getrocknete, im Mai gesammelte Blätter. **DHU:** Frische oberirdische Teile. **HAB:** Frische oberirdische Teile. **Kalbermatten:** Frisches blühendes Kraut. **Lockie:** Die frischen oder getrockneten Blätter, im Frühjahr gepflückt. **Madaus:** Frisches, vor der Blütezeit geerntetes Kraut. **Vonarburg:** Frisches blühendes Kraut. **Wala:** Oberirdische Teile blühender Pflanzen. **Weleda:** Blühendes Kraut.

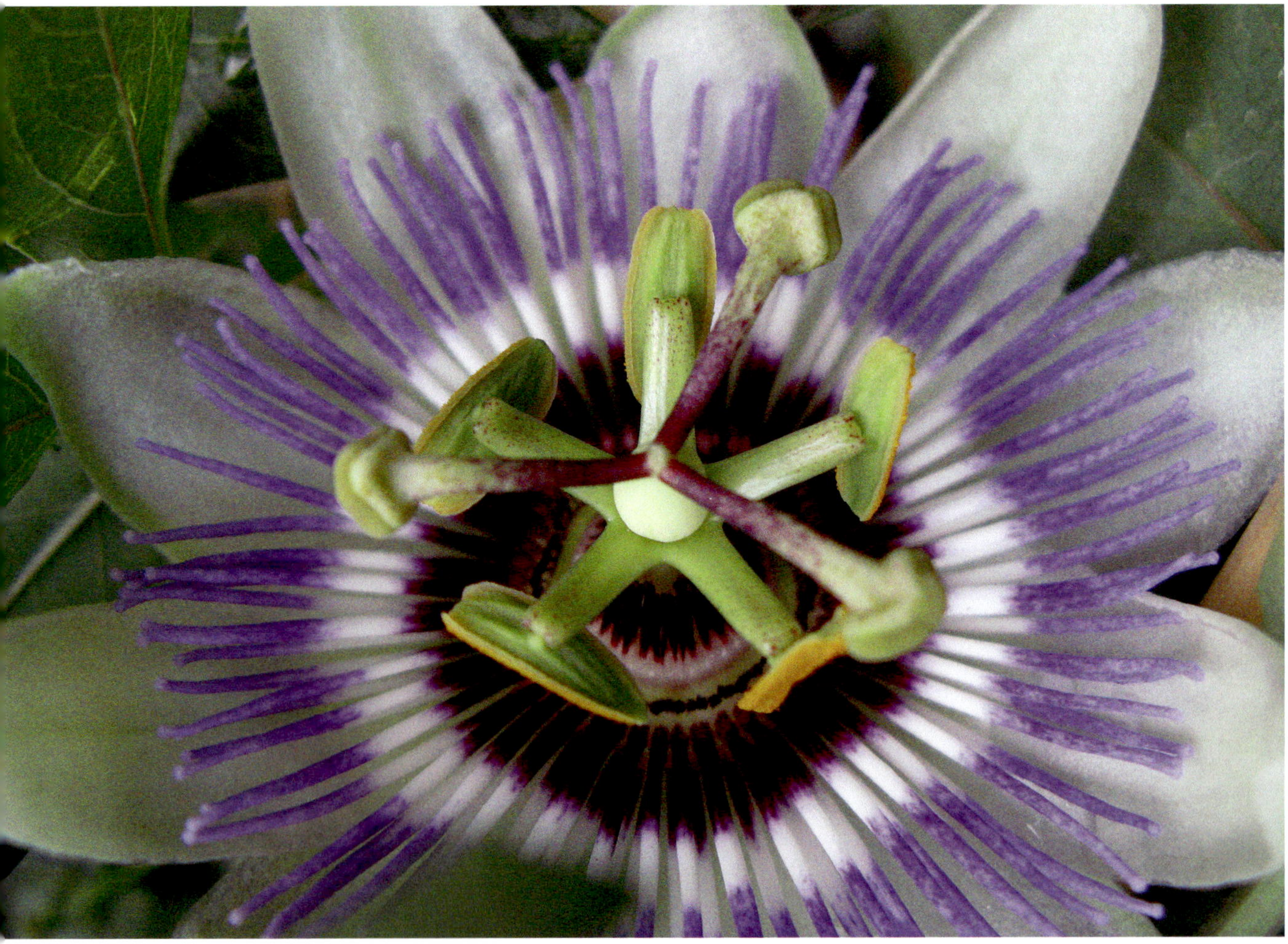

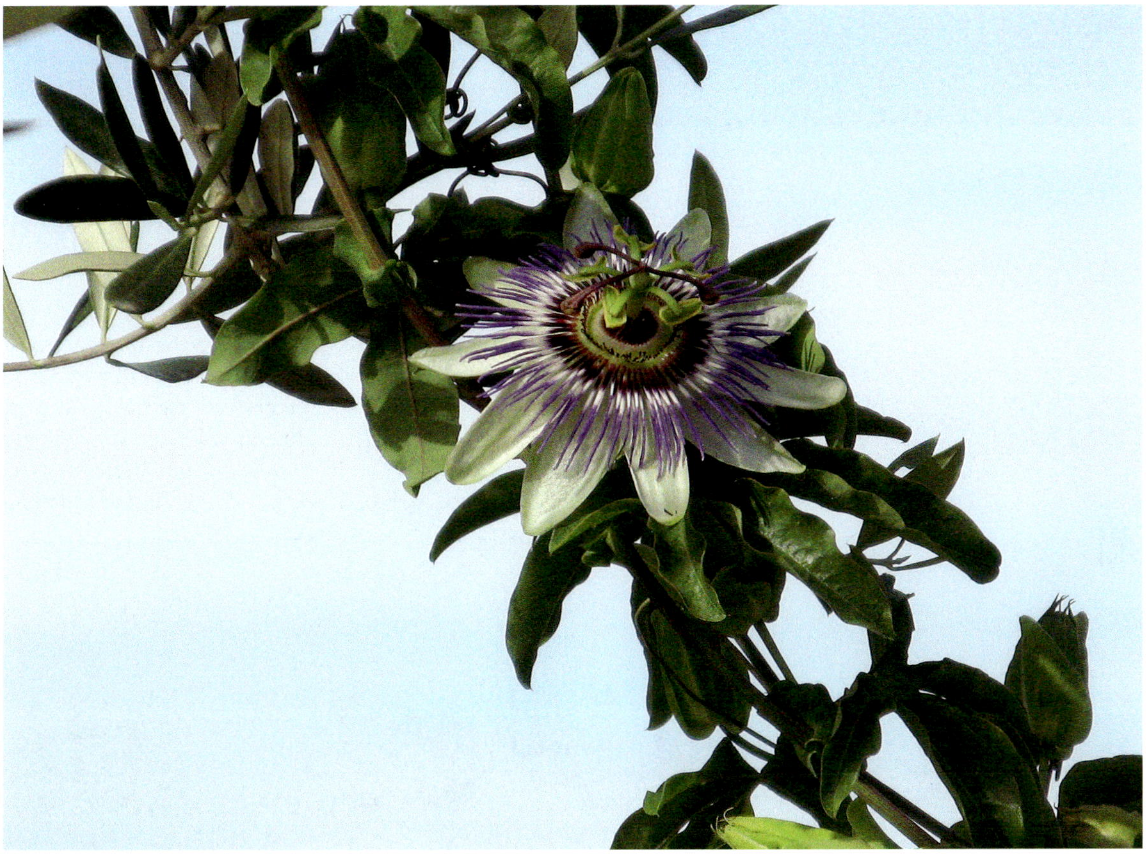

Passiflora incarnata sollte wegen einer eventuellen psychoaktiven Wirkung, die noch nicht ganz geklärt ist, nur homöopathisch verwendet werden.

Zubereitung nach dem Europäischen Arzneibuch, 7. Ausgabe, 2. Nachtrag:

Vorschrift 3a = Urtinktur
Urtinktur: 86 % (m/m), **ab der 1. Potenz:** 62 % (m/m), **ab der 4. Potenz:** 43 % (m/m)

Ernte und Zubereitung nach traditionellen und wesenserhaltenden Erwägungen

Erntezeitpunkt: Die tautrockenen jungen Blätter und Blüten werden vormittags geerntet, wenn sich der zunehmende Mond im Tierkreiszeichen Fische, Krebs oder Skorpion befindet.
Inhaltsstoffe: Alkaloide, Passiflorin, Phytosterin
Zubereitung: Gemäß den genannten Inhaltsstoffen empfiehlt es sich, das frische Kraut und die Blüten fein zu zerkleinern und in 45-prozentigem (m/m) Ethanol zur Urtinktur zu mazerieren.

Anwendungsgebiete und Leitsymptome

Wirkt beruhigend auf das Nervensystem. Ein Antispastikum zur Beruhigung des Schlafs, bei Neuralgien, Neurosen bei Kindern, Manien, Asthma – besonders gut für sorgenvolle und überarbeitete Menschen.

Petasites hybridus

Gewöhnliche Pestwurz

Standort

Europa, nördliches Asien.

Verwendete Teile

Boericke: Frische Pflanze im Frühjahr. **Clarke:** Ganze frische Pflanze. **HAB:** Frische oberirdische Teile gegen Ende der Blütezeit. **Hahnemann:** »Die Blätter sind noch stärker am Geschmacke, als die Wurzel.« **Madaus:** Frische, im April gesammelte Pflanze ohne Wurzel wie auch nur die frische Wurzel. **Wala:** Unterirdische Teile. **Weleda:** Blühende Pflanze.

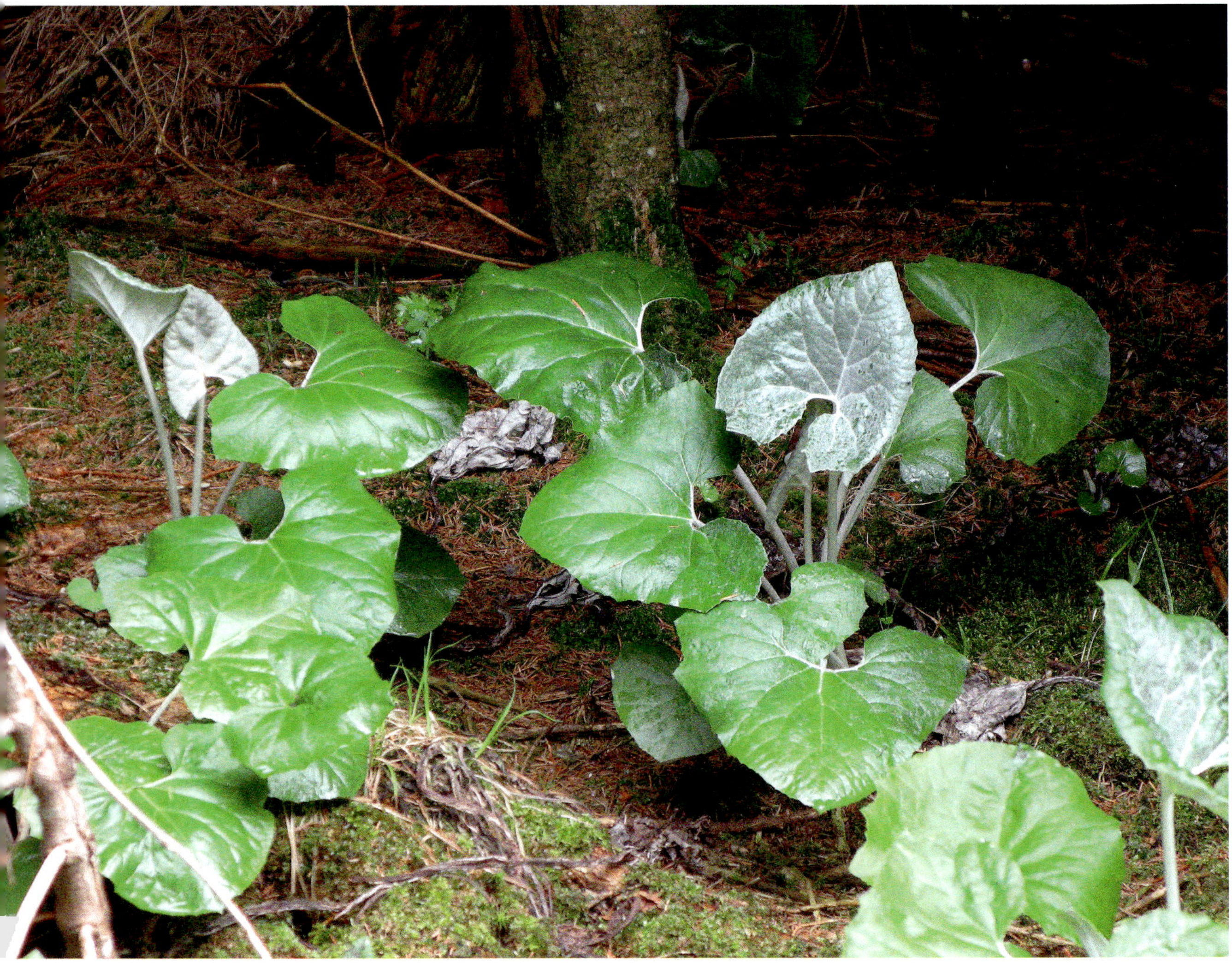

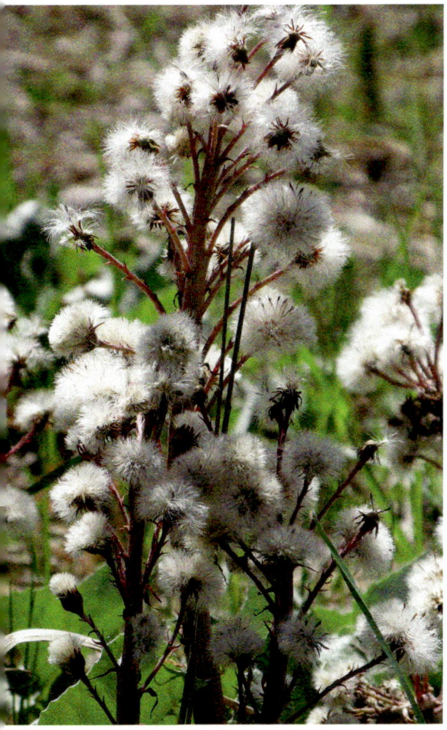

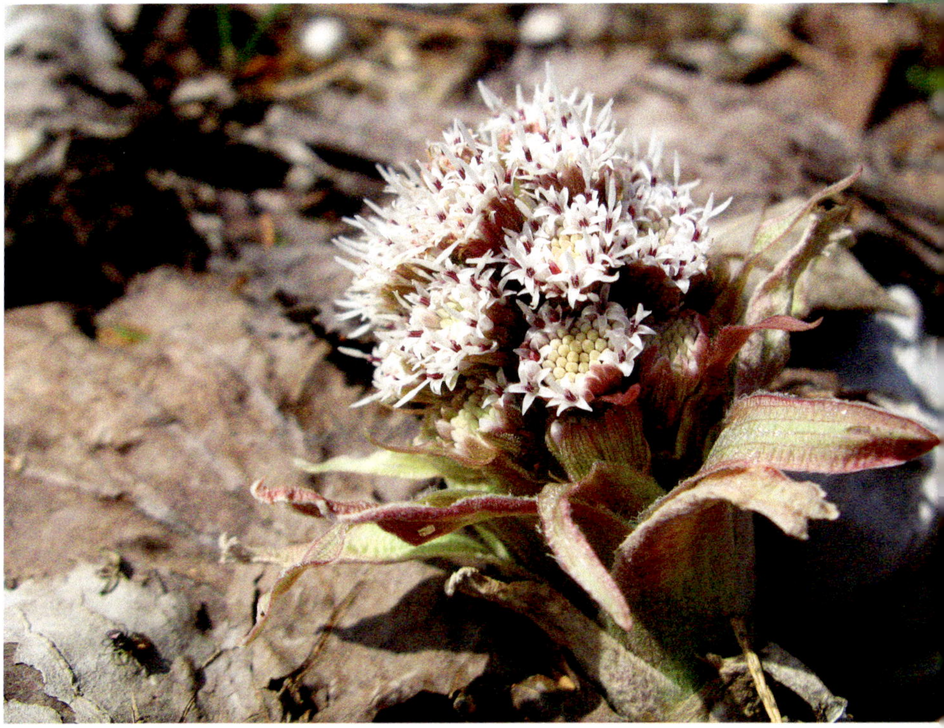

Der Kräuterkundige und Astrologe Nicholas Culpeper nutzte die »Kraftwurz« für ein Dekokt (Abkochung), das er mit Wein mischte, um Keuchhusten und pfeifenden Atem zu mildern.

Zubereitung nach dem Europäischen Arzneibuch, 7. Ausgabe, 2. Nachtrag:

Vorschrift 3a = Urtinktur
Urtinktur: 86 % (m/m), **ab der 1. Potenz:** 62 % (m/m), **ab der 4. Potenz:** 43 % (m/m)

Ernte und Zubereitung nach traditionellen und wesenserhaltenden Erwägungen

Erntezeitpunkt: Die blühende Pflanze mit jungen Blättern wird vormittags geerntet, wenn der zunehmende Mond im Tierkreiszeichen Fische, Krebs oder Skorpion steht.
Inhaltsstoffe: Pyrrolizidinalkaloide, Sesquiterpene
Zubereitung: Gemäß den genannten Inhaltsstoffen empfiehlt es sich, die blühende, frische Pflanze zu sammeln, fein zu zerkleinern und in 50-prozentigem (m/m) Ethanol zur Urtinktur zu mazerieren.

Anwendungsgebiete und Leitsymptome

Ein starkes Parasympathomimetikum, also auch kräftig schweißtreibend. Somit wirkt es auch als Antiasthmatikum, zur Anregung der Monatsblutung oder bei der Stimulation der Harnausscheidung.
Achtung: In der Leber können Alkaloide zu Pyrrolen, die als toxisch geltende Substanzen gelten, umgewandelt werden. Somit kann es bei Einnahme von Urtinkturen bis einschließlich der D4 zu Stoffwechselstörungen oder Lebergewebeschäden kommen.

Phytolacca americana

Kermesbeere

Die Pflanze ist giftig.

Standort
Nordamerika, wird aber in Deutschland angebaut.

Verwendete Teile
Boericke: Frische Wurzel, ferner reife Beeren. **Clarke:** Tinktur der frischen, im Winter ausgegrabenen Wurzel. Tinktur der reifen Beeren und der frischen Blätter. Lösung des harzigen Extraktes Phytolaccin. **DHU:** Frische Wurzeln im Herbst. **HAB:** Frische Wurzeln im Herbst. **Hahnemann:** »Die eirund zugespitzten, glattrandigen, im July einzusammelnden Blätter geben einen scharfen Saft beim Auspressen, welcher roh, größtenteils aber an der Sonne eingedickt und äußerliche aufgelegt einen ziemlichen Ruf in Heilung des Gesichts- und Brustkrebses erlangt hat.« **Lockie:** Frische Wurzeln im Herbst. **Madaus:** Frische, im Herbst nach dem Abwelken geerntete Wurzel. **Vonarburg:** Frische Wurzel. **Wala:** Unterirdische Teile. **Weleda:** Wurzel.

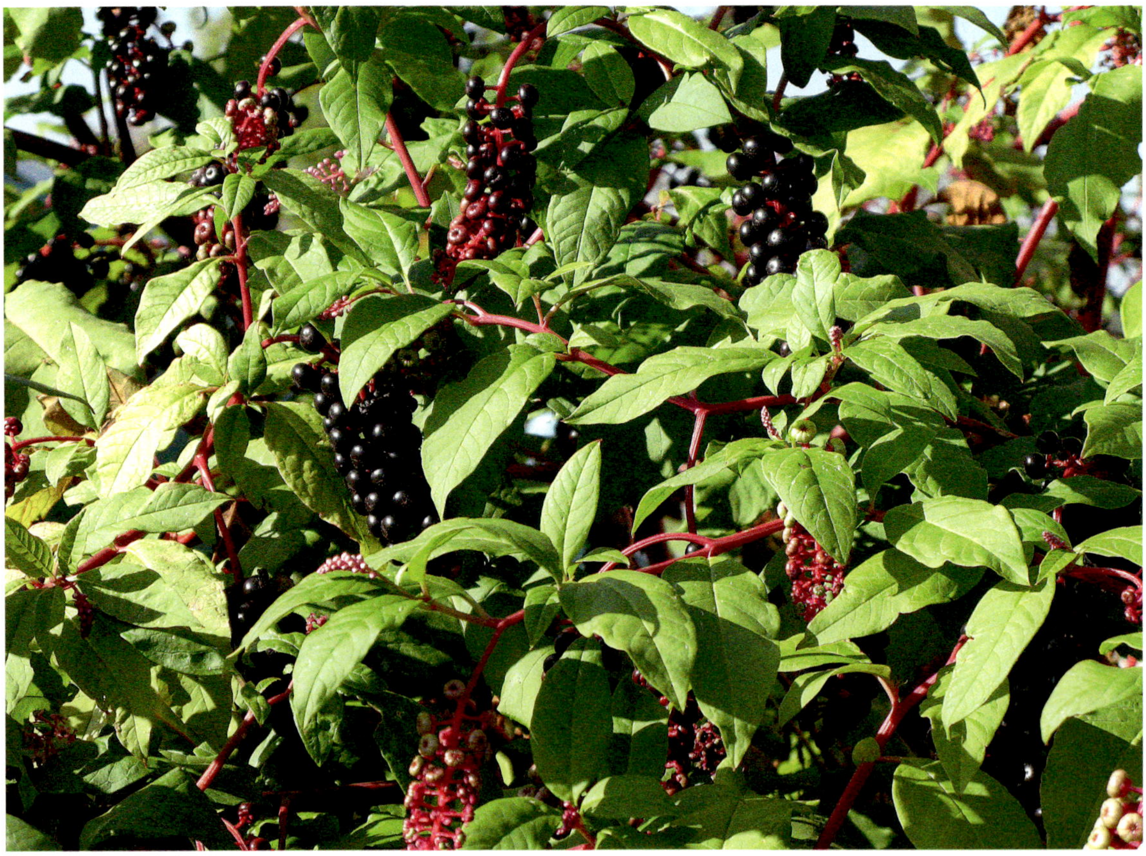

Amerikanische Kermesbeere

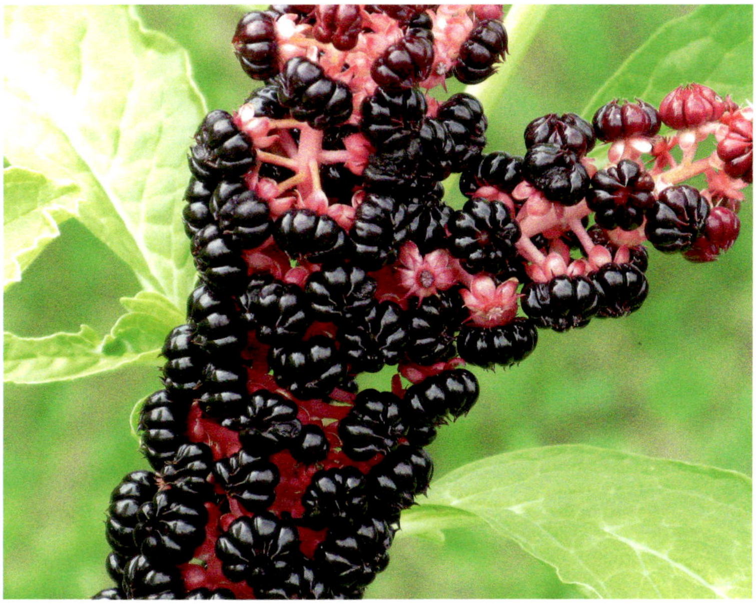

Asiatische Kermesbeere

Wie mit der *Echinacea* wird auch durch die *Phytolacca* das Immunsystem aktiviert und in der Folge auch das Lymphsystem.

Zubereitung nach dem Europäischen Arzneibuch, 7. Ausgabe, 2. Nachtrag:

Vorschrift 3a = Urtinktur †
Urtinktur: 86 % (m/m), **ab der 1. Potenz:** 62 % (m/m), **ab der 4. Potenz:** 43 % (m/m)

Ernte und Zubereitung nach traditionellen und wesenserhaltenden Erwägungen

Erntezeitpunkt: Die Wurzel wird im Herbst spätabends ausgegraben, wenn sich der abnehmende Mond im Tierkreiszeichen Stier, Jungfrau oder Steinbock befindet.
Inhaltsstoffe: Lectine, Triterpensaponine
Zubereitung: Gemäß den genannten Inhaltsstoffen empfiehlt es sich, die frischen Wurzeln fein zu zerkleinern und in 50-prozentigem (m/m) Ethanol zur Urtinktur zu mazerieren.

Anwendungsgebiete und Leitsymptome

Hauptsächlich Lymphsystem und die weiblichen Geschlechtsorgane.
Schwellung mit Hitze sowie Entzündung und Verhärtung von Drüsen oder drüsigen Organen wie Tonsillen, Parotis (Ohrspeicheldrüse) oder Brustdrüsen.
Beeinflusst aber auch das Faser- und Knochengewebe, Faszien und Muskelhäute mit einer guten Wirkung auf Narbengewebe.

Plantago major

Breitwegerich

Standort
Europa, an Wegrändern und auf Wiesen, Weiden und Schuttplätzen.

Verwendete Teile
Boericke: Frische Pflanze. **Clarke:** Ganze frische Pflanze. Wurzel. **DHU:** Frische oberirdische Teile. **HAB:** Frische oberirdische Teile. **Lockie:** Frische Wurzel. Frische Pflanze mit Wurzel. **Paracelsus:** »Nimm' Plantago mit der ganzen Form, Wurzel und Pflanze.« **Vonarburg:** Frische Pflanze.

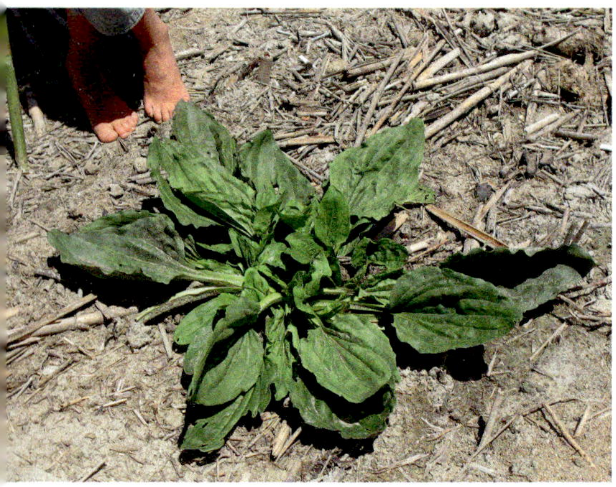

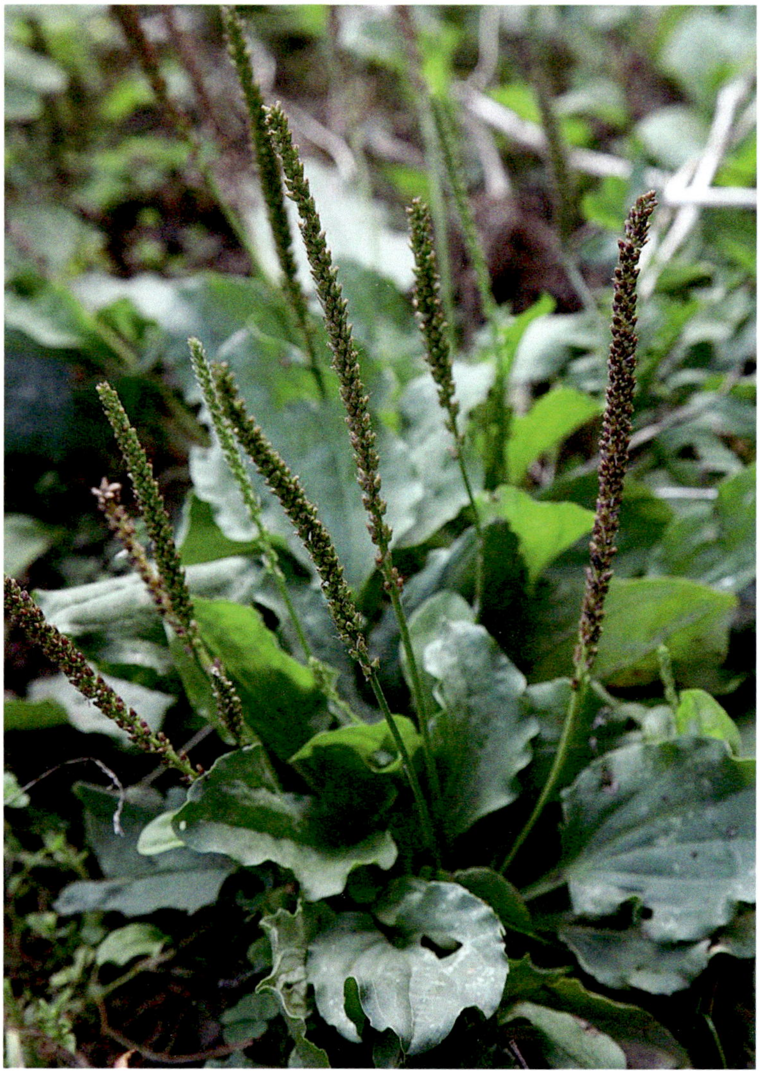

Plantago major (links und rechts)

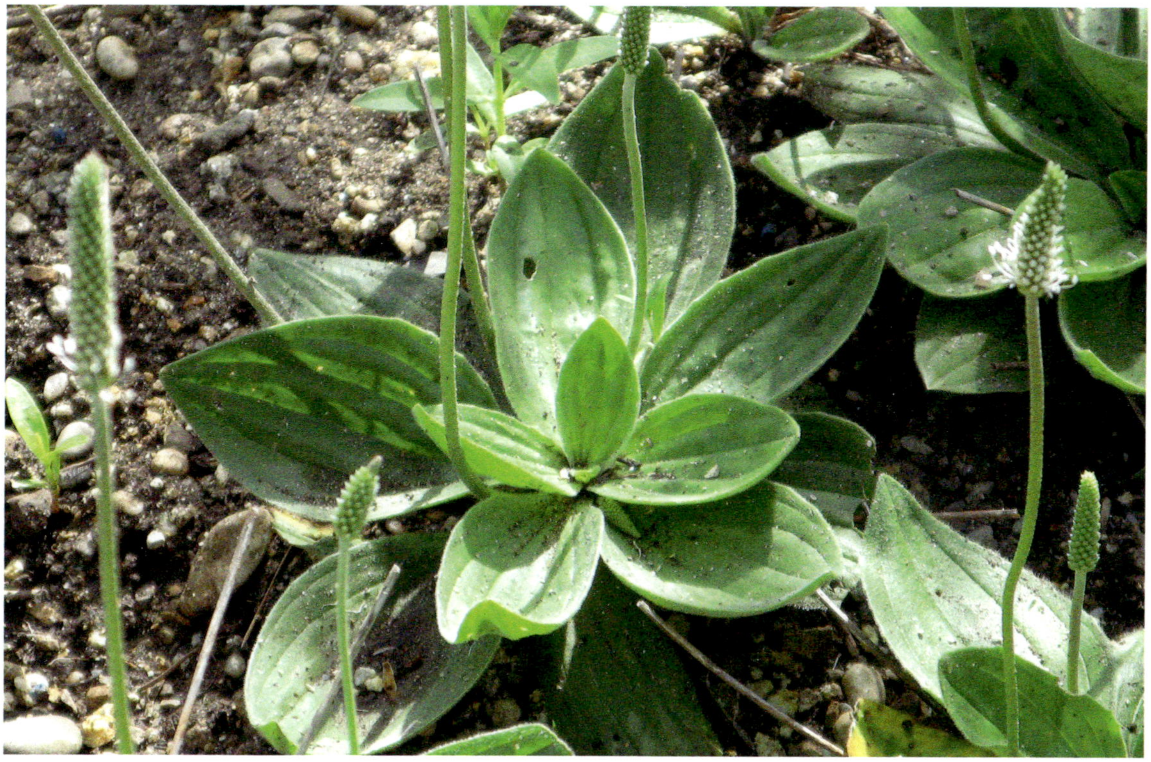

Plantago media

Von der Signatur der Venus dominiert, beweist die »Petriblume« schleimlösende und harntreibende, also austreibende Wirkung – Schönheit braucht Luft.

Zubereitung nach dem Europäischen Arzneibuch, 7. Ausgabe, 2. Nachtrag:

Vorschrift 2a = Urtinktur
Urtinktur: 86 % (m/m), **ab der 1. Potenz:** 43 % (m/m)

Ernte und Zubereitung nach traditionellen und wesenserhaltenden Erwägungen

Erntezeitpunkt: Die tautrockenen jungen Blätter werden vormittags geerntet, wenn der zunehmende Mond im Tierkreiszeichen Fische, Krebs oder Skorpion steht.
Die Wurzel wird im Herbst spätabends ausgegraben, während sich der abnehmende Mond im Tierkreiszeichen Stier, Jungfrau oder Steinbock befindet.
Inhaltsstoffe: Flavonoide, Gerbstoffe, Iridoidglykoside, Schleimpolysaccharide
Zubereitung: Gemäß den genannten Inhaltsstoffen empfiehlt es sich, das frische Kraut und die Wurzel fein zu zerkleinern und gemeinsam in 45-prozentigem (m/m) Ethanol zur Urtinktur zu mazerieren.

Anwendungsgebiete und Leitsymptome

Starke Zahnschmerzen mit Schwellung und Speichelfluss.
Ohrenschmerzen oder Otitis media, Trigeminusneuralgie und nächtliches Bettnässen.
Verursacht laut Boericke Widerwillen gegen Tabak.

Primula veris

Wilde Schlüsselblume

Standort

Europa, Westasien.

Verwendete Teile

Boericke: Frische blühende Pflanze. **Clarke:** Ganze frische Pflanze. **HAB:** Frische oberirdische Teile zur Blütezeit. **Hahnemann:** Blumenkrone, Kraut und Wurzel. **Madaus:** Frische blühende Pflanzen ohne Wurzel. Frische blühende Pflanzen mit Wurzel. **Vonarburg:** Ganze frische Pflanze. **Wala:** Blüten. **Weleda:** Blüten.

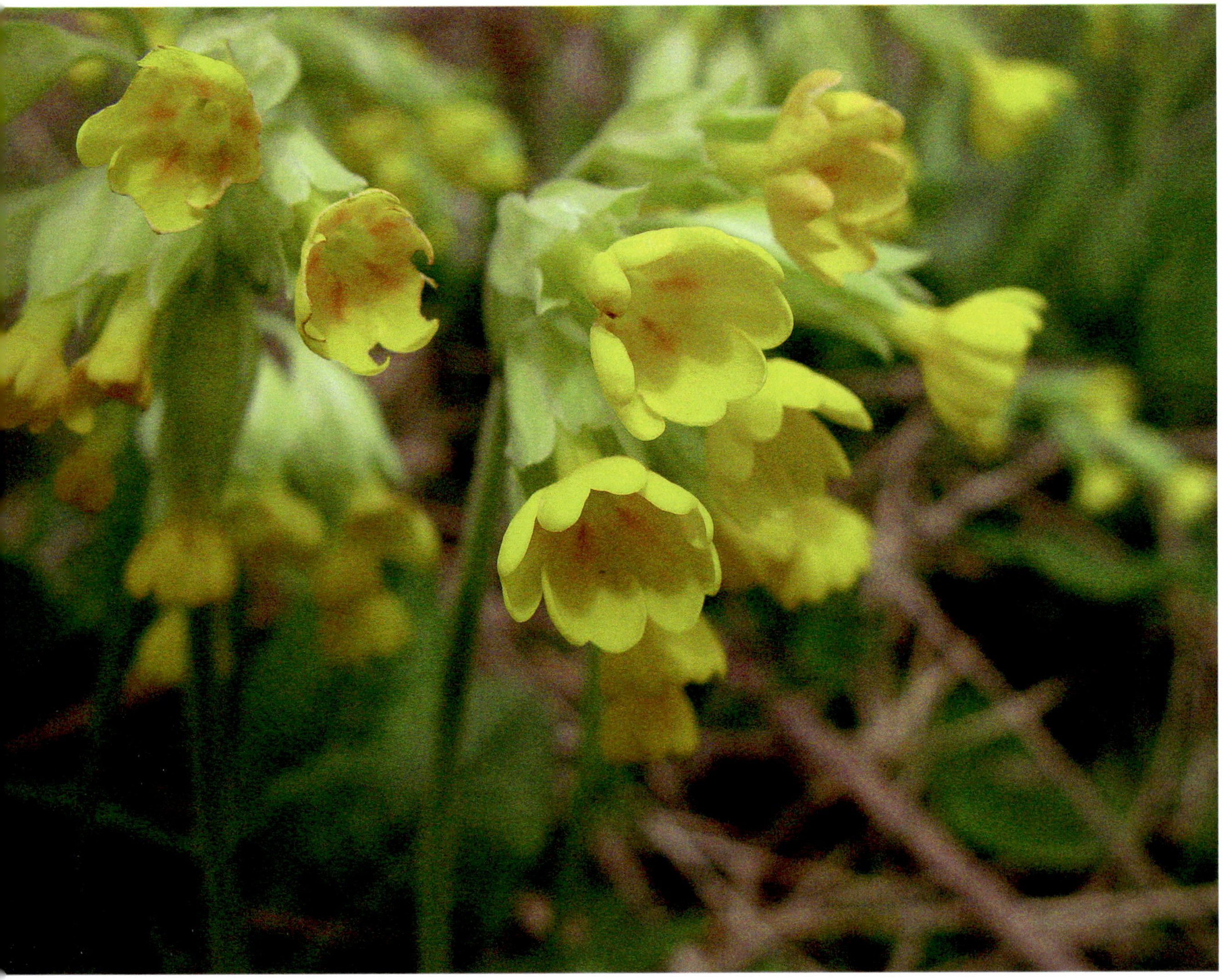

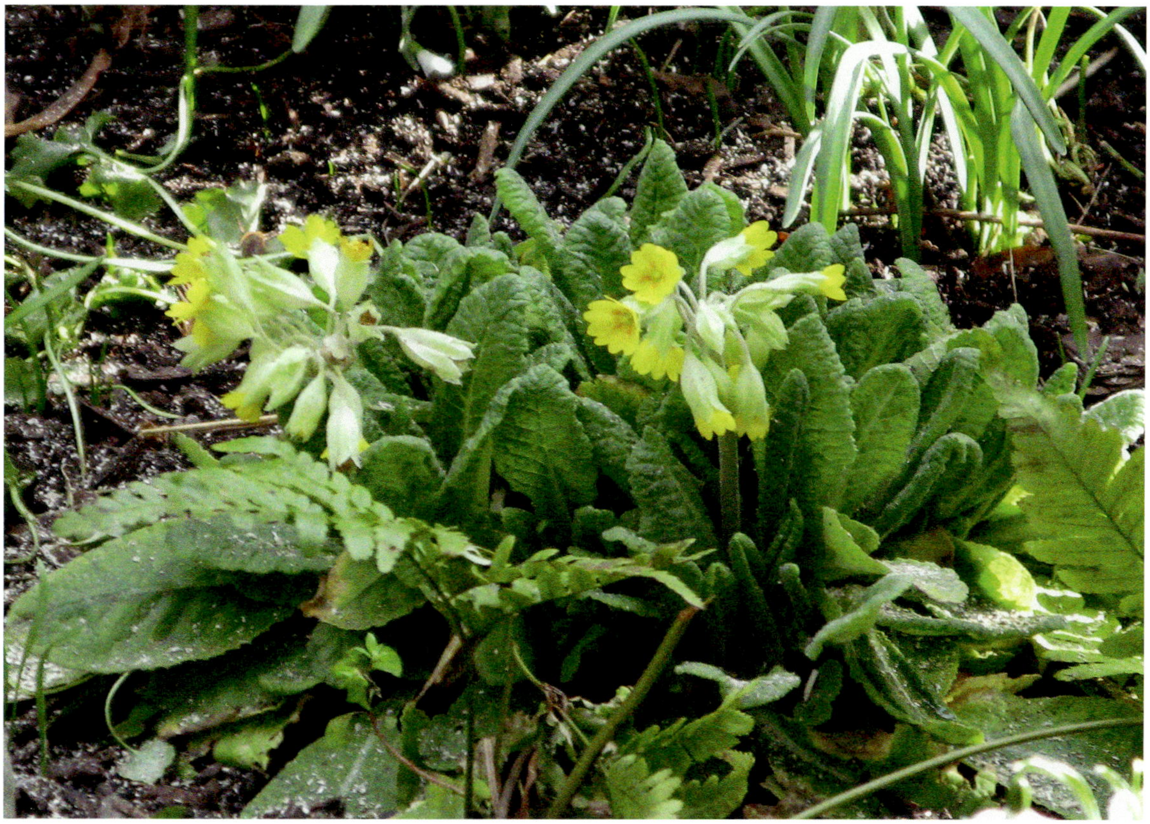

Der Botaniker Luigi Anguillara (1512–1570) meinte, in genau dieser Pflanze das Dodecatheon gefunden zu haben, das vielgesuchte Zwölfgötterkraut, das nach dem Glauben der alten Griechen zur Unsterblichkeit verhelfen sollte.

Zubereitung nach dem Europäischen Arzneibuch, 7. Ausgabe, 2. Nachtrag:

Vorschrift 3a = Urtinktur
Urtinktur: 86 % (m/m), **ab der 1. Potenz:** 62 % (m/m), **ab der 4. Potenz:** 43 % (m/m)

Ernte und Zubereitung nach traditionellen und wesenserhaltenden Erwägungen

Erntezeitpunkt: Die tautrockenen Blüten können am Vormittag geerntet werden (nur bei Sonnenschein), wenn sich der zunehmende Mond im Tierkreiszeichen Zwillinge, Waage oder Wassermann befindet.
Inhaltsstoffe: Ätherische Öle, Carotinoide, Flavonoide, Phenolglykoside, Saponine
Zubereitung: Gemäß den genannten Inhaltsstoffen empfiehlt es sich, das frische Kraut fein zu zerkleinern und in 45-prozentigem (m/m) Ethanol zur Urtinktur zu mazerieren.

Anwendungsgebiete und Leitsymptome

Blutandrang im Gehirn, also auch Migräne.
Gicht, Gelenkrheumatismus sowie beruhigend bei Symptomen der harnsauren Diathese.
Außerdem als auswurfförderndes Mittel bei Bronchitis, akutem Bronchialkatarrh oder Lungenentzündung.

Prunus laurocerasus

Kirschlorbeer

Die Pflanze ist giftig.

Standort

Heimisch in Südwestasien bis Südosteuropa, als Zierstrauch in zahlreichen Kulturformen.

Verwendete Teile

Boericke: Frische, im August gesammelte Blätter. **Clarke:** Tinktur der jungen Blätter. **DHU:** Frische Blätter. **HAB:** Frische Blätter. **Hahnemann:** »Ihr wirkender Bestandtheil, der Bittermandelstoff, ist vorzüglich den Fruchtkernen mehrerer Arten dieser Gattung so wie den Pfirsichkernen und bitteren Mandeln eigen. Er entwickelt sich aus den Lorbeerkirschblättern vorzüglich bei der Siedehitze des Wassers (die rohen Blätter und der ausgepresste Saft sind weit weniger wirksam) und scheint hauptsächlich in ihrem bei der Destillation übergehenden schweren, ätherischen Oele zu liegen, welches in Menge in dem destillierten Wasser aufgelöst bleibt.« **Madaus:** Frische, im August gesammelte Blätter. **Stapfs Archiv:** »Ich habe die Blätter in einem eisernen Mörser zu einem feinen Brei gestoßen, ganz die gestampfte Masse mit etwas Alkohol angefeutet und angerührt, damit alle Theile davon durchzogen würden, weil man sonst wegen der Zähigkeit des Saftes wenig herausbekommt, dann durch ein leinenes Tuch gedrückt, den Saft mit eben so viel 80 grädigen Spiritus vermischt, einige Tage stehen lassen, hierauf das Helle abgegossen, und in gut verstopften Gläsern aufbewahrt.« **Vonarburg:** August bis September gesammelte frische Blätter. **Weleda:** Beeren.

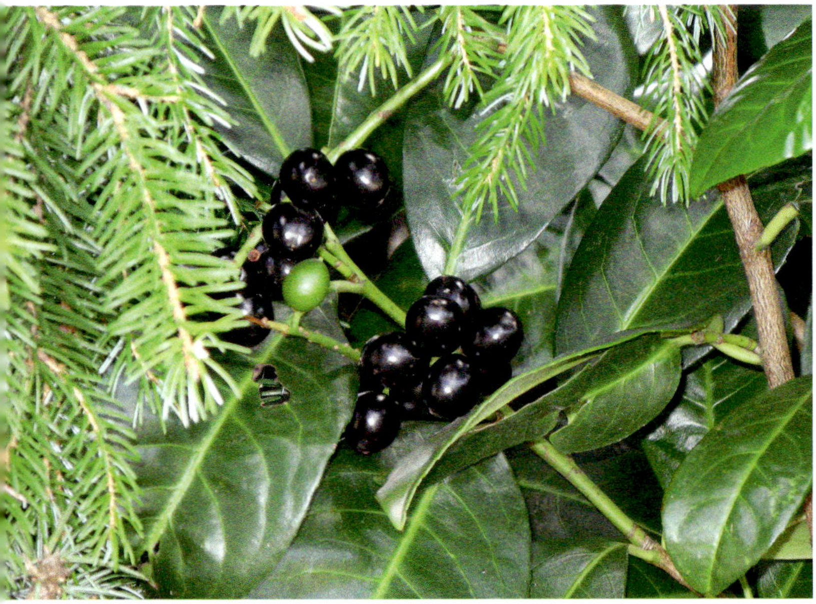

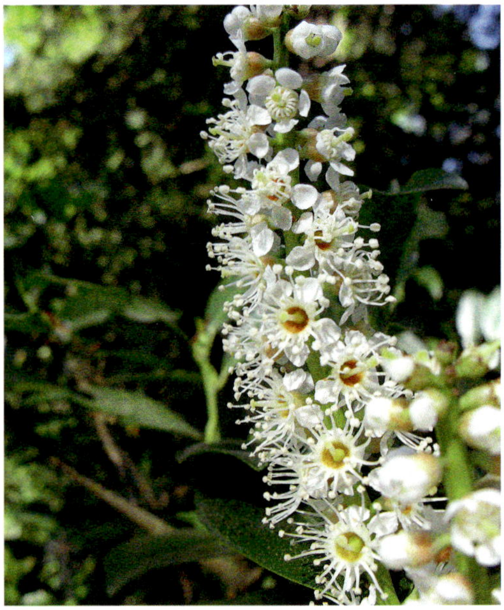

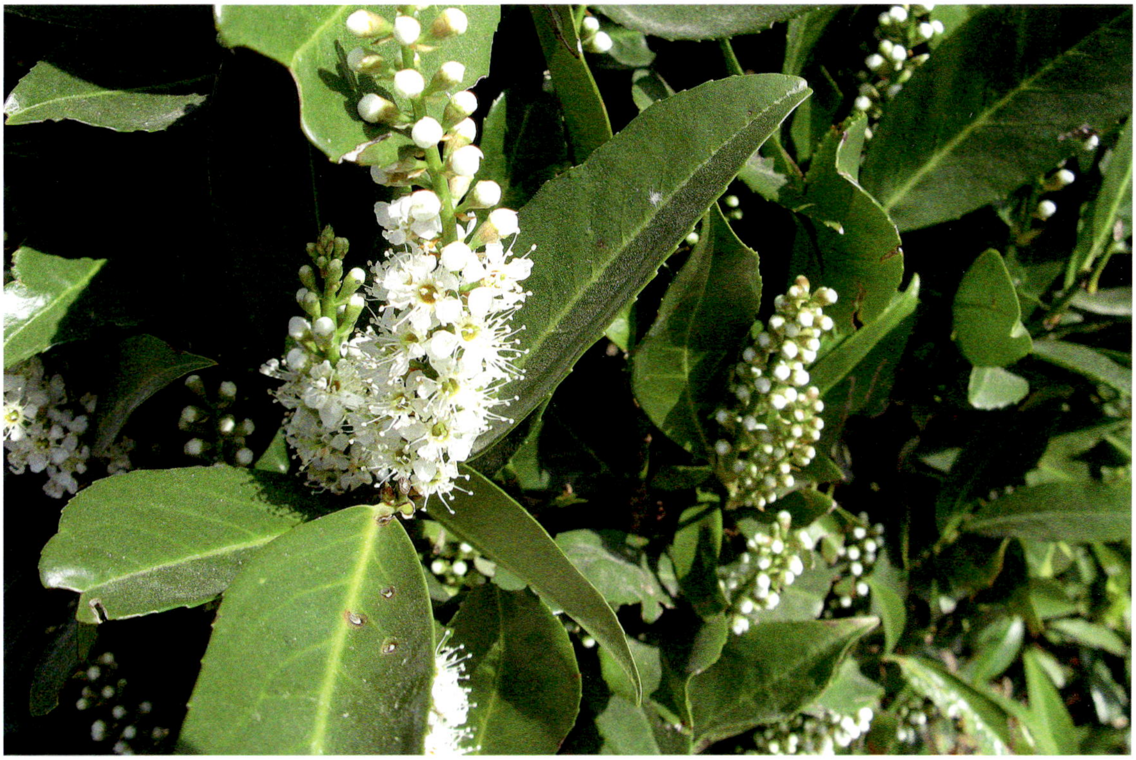

Werden aus Gräbern entnommene Stoffe über die zerschnittenen Blätter gelegt, können diese durch die Einwirkung der Pflanzeninhaltsstoffe wieder geschmeidig gemacht werden. Chronisch verkrampftes Gewebe wird wieder locker.

Zubereitung nach dem Europäischen Arzneibuch, 7. Ausgabe, 2. Nachtrag:

Vorschrift 2a = Urtinktur †
Urtinktur: 86 % (m/m), **ab der 1. Potenz:** 43 % (m/m)

Ernte und Zubereitung nach traditionellen und wesenserhaltenden Erwägungen

Erntezeitpunkt: Die tautrockenen jungen Blätter werden vormittags geerntet, wenn sich der zunehmende Mond im Tierkreiszeichen Fische, Krebs oder Skorpion befindet.
Inhaltsstoffe: Blätter: Blausäureglykoside; Samen und Fruchtfleisch: Amygdalin
Zubereitung: Gemäß den genannten Inhaltsstoffen empfiehlt es sich, die frischen Blätter zu sammeln, gemeinsam mit ein paar Tropfen 50-prozentigem (m/m) Ethanol fein zu zerkleinern und in 50-prozentigem (m/m) Ethanol zur Urtinktur zu mazerieren.

Anwendungsgebiete und Leitsymptome

Spasmen und lähmungsartige Erscheinungen aller Art.
Dyspnoe mit Zyanose, Kitzel- und Krampfhusten, Magenkrämpfe, Koliken, Uteruskrämpfe, Pertussis, Epilepsie, Muskelkrämpfe, Tetanus, Ohnmachten und Asthma.
Auch bei Rechtsherzinsuffizienz, unruhiger bzw. verlangsamter Herztätigkeit sowie beim sogenannten Herzhusten.
Chronisch sich dahinschleppende Krankheitszustände.

Pulsatilla pratensis, Pulsatilla vulgaris

Wiesenküchenschelle

Die Pflanze ist giftig.

Standort

Nordeuropa, trockene, sonnige Hänge.

Verwendete Teile

Boericke: Frische ganze Pflanze. **Clarke:** Frische ganze *Anemone pratensis* in Blüte (Frühling und Herbst). **DHU:** Frische ganze Pflanze zur Blütezeit. **HAB:** Frische ganze Pflanze zur Blütezeit. **Hahnemann:** »Der ausgepreßte Saft der grünen, frischen Pflanze, mit gleichen Theilen Weingeist gemischt durch Schütteln.« **Lockie:** Frische blühende Pflanze mit der Wurzel. **Madaus:** Frische, zur Zeit der Blüte (April bis Juni) gesammelte ganze Pflanze. **Vonarburg:** Zur Blütezeit gesammelte ganze Pflanze. **Wala:** Blüten mit Hüllblättern von *Pulsatilla vulgaris.* **Weleda:** Blühende *Pulsatilla vulgaris.*

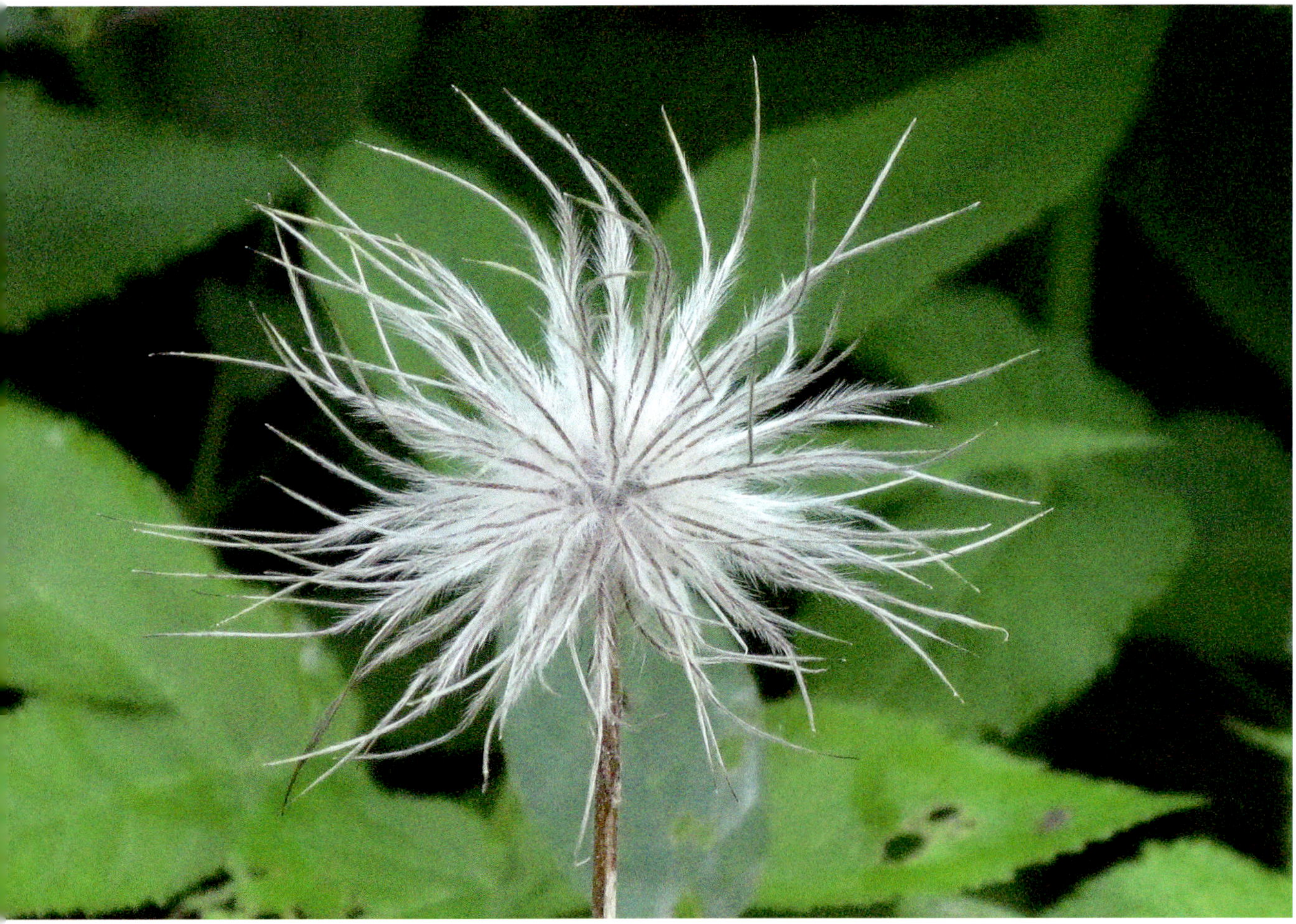

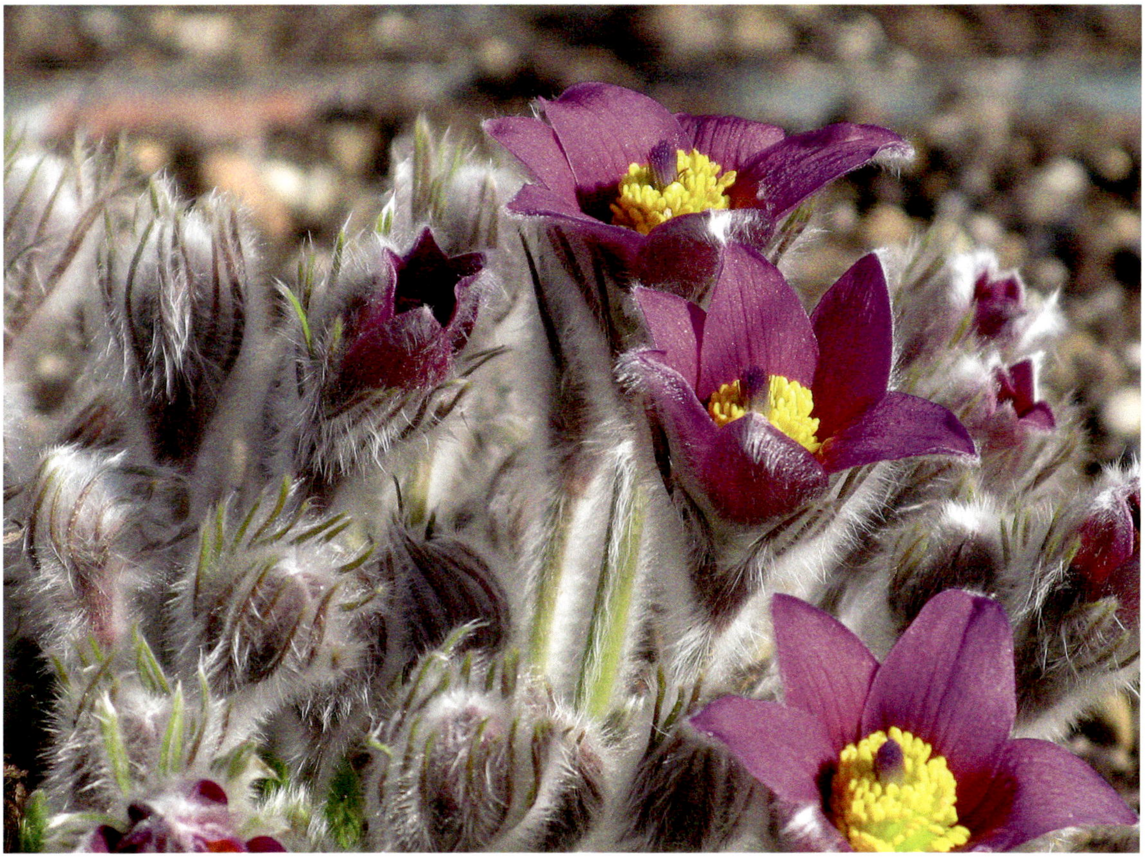

Die merkurielle Signatur, die sanfte Bewegung im Wind und die Farbe Violett deuten im übertragenen Sinn eine Ähnlichkeit mit dem unsicheren Verhalten eines Menschen mit instabilem Gemüt an.

Zubereitung nach dem Europäischen Arzneibuch, 7. Ausgabe, 2. Nachtrag:

Vorschrift 3a = Urtinktur †
Urtinktur: 86 % (m/m), **ab der 1. Potenz:** 62 % (m/m), **ab der 4. Potenz:** 43 % (m/m)

Ernte und Zubereitung nach traditionellen und wesenserhaltenden Erwägungen

Erntezeitpunkt: Die tautrockenen Blüten und jungen Blätter können gemeinsam am Vormittag geerntet werden (nur bei Sonnenschein), wenn sich der zunehmende Mond im Tierkreiszeichen Zwillinge, Waage oder Wassermann befindet.
Inhaltsstoffe: Ätherisches Öl, Glykoside, Protoanemonin, Triterpensaponine
Zubereitung: Gemäß den genannten Inhaltsstoffen empfiehlt es sich, das frische Kraut fein zu zerkleinern und in 45-prozentigem (m/m) Ethanol zur Urtinktur zu mazerieren.
Der Forschungsbeauftragte Jean-Paul Gelin von der Firma Weleda hat über die Wildpflanze sowie die Zuchtpflanze von *Pulsatilla* vier Jahre lang zwischen Aspekten des pharmazeutischen Herstellungsprozesses und einer Anwendungsbeobachtung bei niedergelassenen Ärzten eine Vergleichsstudie vorgenommen. Zusammengefasst kam er zu folgen-

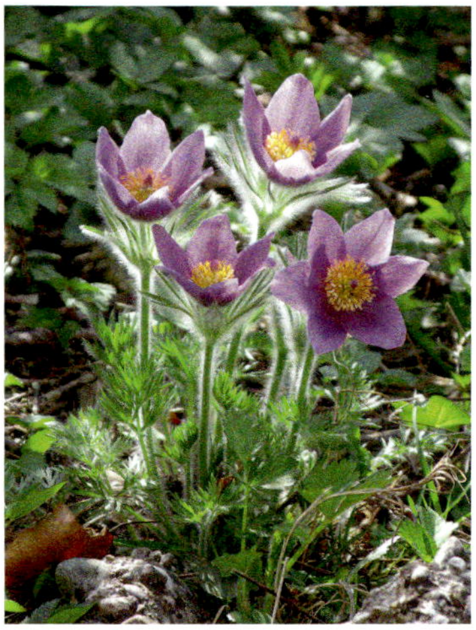

den Aussagen: »In unserem konkreten Fall scheint es, dass die Wildpflanzen *Pulsatilla* im Allgemeinen das Bild der sogenannten Typologie *Wurzel* widerspiegeln und dass bei diesen die günstigste Wirkung festgestellt wird.« Und in seiner Schlussfolgerung hebt er dies noch einmal hervor: »Konvergenz und innere Kohärenz der von uns durchgeführten Versuche haben eine bessere Arzneiqualität für die wilde *Pulsatilla vulgaris* gezeigt. Dieses Ergebnis bestätigt uns in der Entscheidung, eine als natürlich bezeichnete Züchtung von *Pulsatilla vulgaris* anzufangen.«[79]

Hahnemann erläuterte in seinem Vorwort zur *Pulsatilla* noch Folgendes: »Wenn nach Absetzung der Trübheit das Helle abgegossen worden, werden von letzterm zwei Tropfen in das erste von 30 Verdünnungs-Gläsern (jedes zu drei Vierteln mit 99 Tropfen Weingeist gefüllt) getröpfelt und das verstopfte Gläschen, in der Hand gehalten, mit zwei Armschlägen von oben herab geführt, potenzirt (mit 1. Verdünnung oder 1/100 zu bezeichnen). Hievon wird ein Tropfen in das zweite Gläschen gethan und nach zweimaligem, gleichen Schütteln (2. Verd. oder 1/10 000 zu bezeichnen), wird dann hievon ein Tropfen in das dritte Gläschen getröpfelt und mit dieser Behandlung so fortgefahren, bis auch das 30ste Gläschen mit einem Tropfen aus dem 29sten Gläschen (welches seinen Tropfen aus dem 28. empfangen hatte und zweimal geschüttelt war) versehen und ebenfalls zweimal geschüttelt worden ist, mit der Signatur 30. Verd. oder X zu bezeichnen.«

Anwendungsgebiete und Leitsymptome

Überwiegend weibliches Konstitutionsmittel.

Antiabortivum (beseitigt Querlagen), Milchvermehrung, Unterfunktion der weiblichen Zyklen.

Aber auch Epididymitis, Tripper oder Prostatitis.

Ansonsten bei allgemeinen Kreislaufstörungen wie Venenentzündungen, Ulcus cruris, Krampfaderbeschwerden.

Des Weiteren Otitis media, Bronchitis, Asthma bronchiale, Zystitis, Gastritis, Rhinitis oder Augenleiden wie Konjunktivitis oder Entzündung der Lidränder.

Ranunculus bulbosus

Knollenhahnenfuß

Die Pflanze ist giftig.

Standort

In Europa heimisch, heute auch in Nordamerika verbreitet.

Verwendete Teile

Boericke: Frisches Kraut. **Clarke:** Ganze Pflanze. **DHU:** Frische ganze Pflanze zur Blütezeit. **HAB:** Frische ganze Pflanze zur Blütezeit. **Hahnemann:** »Man bedient sich des frisch gequetschten Krautes.« **Lockie:** Ganze blühende Pflanze. **Madaus:** Frisch blühende Pflanze mit Wurzel. **Stapfs Archiv:** »Das ganze Kraut sammt der Blüthe der im Juny gesammelten Pflanze wurde, gleich nach dem Einsammeln und noch frisch, kleingeschnitten oder vielmehr gewiegt, im Mörser

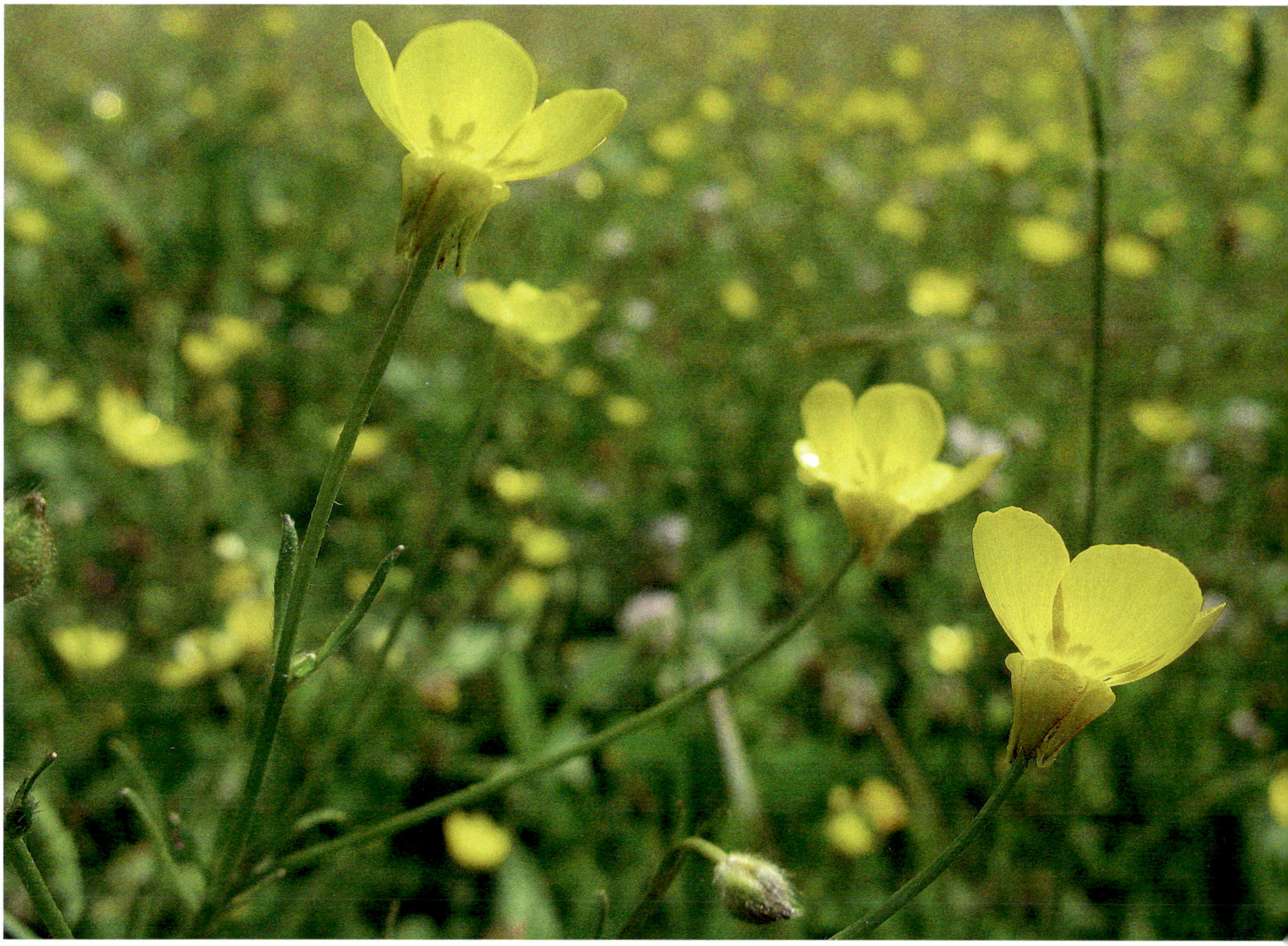

Ranunculus bulbosus

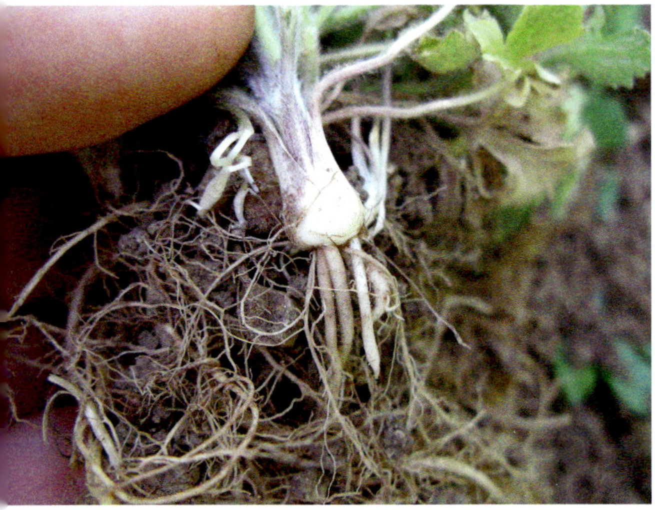

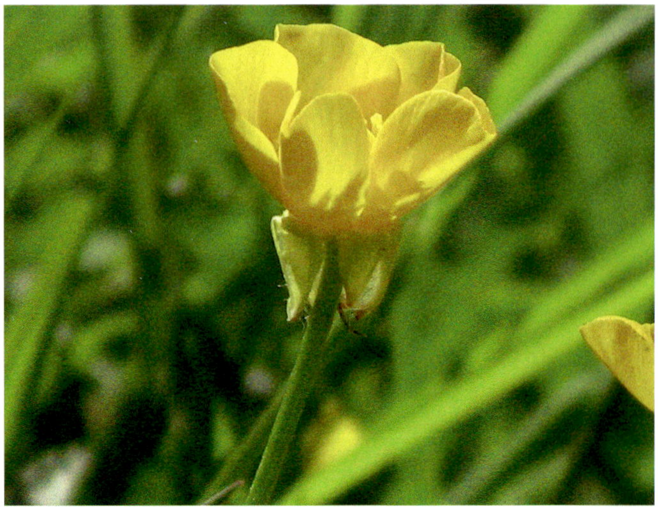

Ranunculus bulbosus, links Wurzel, rechts Blüte

Der »Bettler-Hahnenfuß« erhielt seinen Namen daher, dass sich früher die Bettler mit dem Saft der Pflanze an sichtbaren Hautpartien einrieben. Durch die dadurch bewirkten Wunden sollte Mitleid erregt werden.

gestoßen, der Saft davon durch Leinwand gepreßt und sogleich in ein Glas gefüllt, worin etwa ein Eßlöffel Weingeists befindlich war. Nachdem von den zuletzt und allein (unter allmaligem Hinzugießen von einer Unze Weingeist aus 12–16 Stück) zu einem zähen Brey gestoßenen Wurzelknollen das, was sie an Saft zum Auspressen hergaben, zu dem im Glas befindlichen, zuerst ausgepreßten, hinzugefügt war, wurde der ganze, aus Kraut und Wurzel gewonnene Saft mit gleichen Volumtheilen vom stärksten Weingeist vermischt, unter mehrmaligem Umschütteln drei Tage in einen verschlossenen Schrank gestellt und die durchsichtige, dunkelbraune Essenz vom Bodensatze in ein wohlverstopftes Glas abgegossen. Da die (12–16) Wurzelknollen, selbst für sich allein besonders gestoßen und noch obendrein während des Stoßens mit einer Unze Weingeist angefeuchtet, beim Auspressen kaum so viel Saft gaben, als der hinzugegossene Weingeist betrug, so wurde der gestoßene (Wurzel-)Brey in ein Glas gefüllt mit 2 Volumtheilen Weingeist vermischt und wohl umgeschüttelt, ebenfalls 3 Tage stehen gelassen, die so gewonnene hellrothe Tinktur mit der aus der ganzen Pflanze durch Auspressen erlangten Essenz zu gleichen Theilen vermischt und zum Gebrauch für nachfolgende Versuche aufbewahrt.«
Vonarburg: Frische blühende Pflanze samt Wurzel. **Weleda:** Blühende Pflanze.

Zubereitung nach dem Europäischen Arzneibuch, 7. Ausgabe, 2. Nachtrag:

Vorschrift 3a = Urtinktur †
Urtinktur: 86 % (m/m), **ab der 1. Potenz:** 62 % (m/m), **ab der 4. Potenz:** 43 % (m/m)

Ernte und Zubereitung nach traditionellen und wesenserhaltenden Erwägungen

Erntezeitpunkt: Die tautrockenen Blüten und jungen Blätter können gemeinsam am Vormittag geerntet werden (nur bei Sonnenschein),

wenn sich der zunehmende Mond im Tierkreiszeichen Zwillinge, Waage oder Wassermann befindet.
Die Wurzel wird im Herbst spätabends ausgegraben, wenn sich der abnehmende Mond im Tierkreiszeichen Stier, Jungfrau oder Steinbock befindet.
Inhaltsstoff: Protoanemonin (Glykosid)
Zubereitung: Anhand des genannten Inhaltsstoffs empfiehlt es sich, das frische Kraut und die Wurzel fein zu zerkleinern und gemeinsam in 45-prozentigem (m/m) Ethanol zur Urtinktur zu mazerieren.

Anwendungsgebiete und Leitsymptome

Hauptmittel bei Herpes Zoster.
Des Weiteren Ekzeme, Pemphigus, flache Ulzera, Pruritus, Urtikaria und Blasenausschläge.
Rheumatisch-neuralgische Schmerzen im Brustbereich.
Tötet Bakterien auch noch in höheren Verschüttelungsgraden.

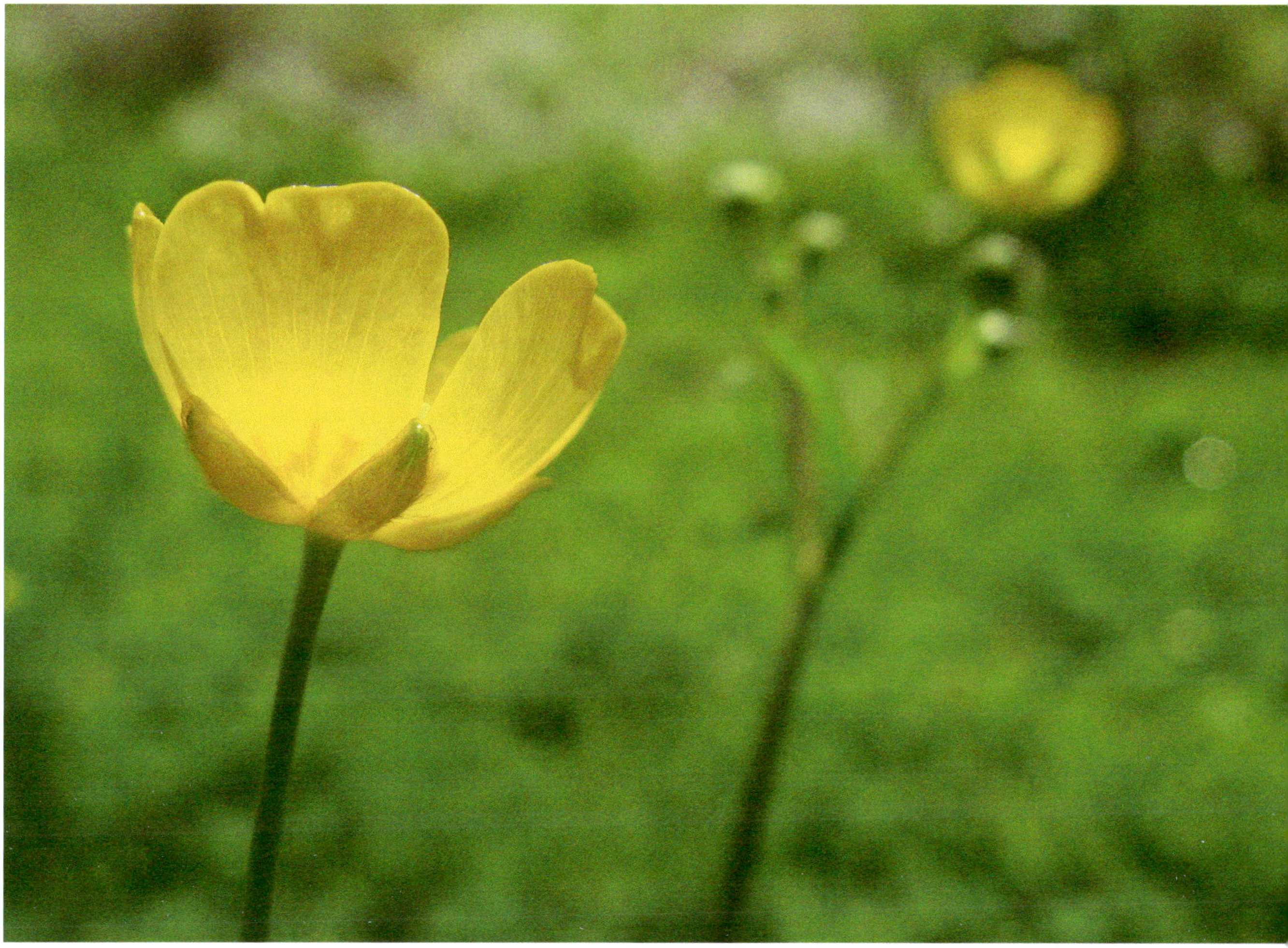

Ranunculus acris

Raphanus sativus

Schwarzer Rettich

Standort

Ursprünglich aus Südasien, heute weltweit angebaut.

Verwendete Teile

Boericke: Frische Wurzel direkt vor der Blüte im Frühling. Ganze frische Pflanze. **Clarke:** Frische Wurzel direkt vor der Blüte im Frühling. Ganze frische Pflanze. **HAB:** Frische unterirdische Teile. **Hahnemann:** »Vom Rettich wird größtentheils nur der ausgepreßte Saft gebraucht.« **Vonarburg:** Frische Wurzel. **Lockie:** Frische Wurzeln, vor der Blüte ausgegraben.

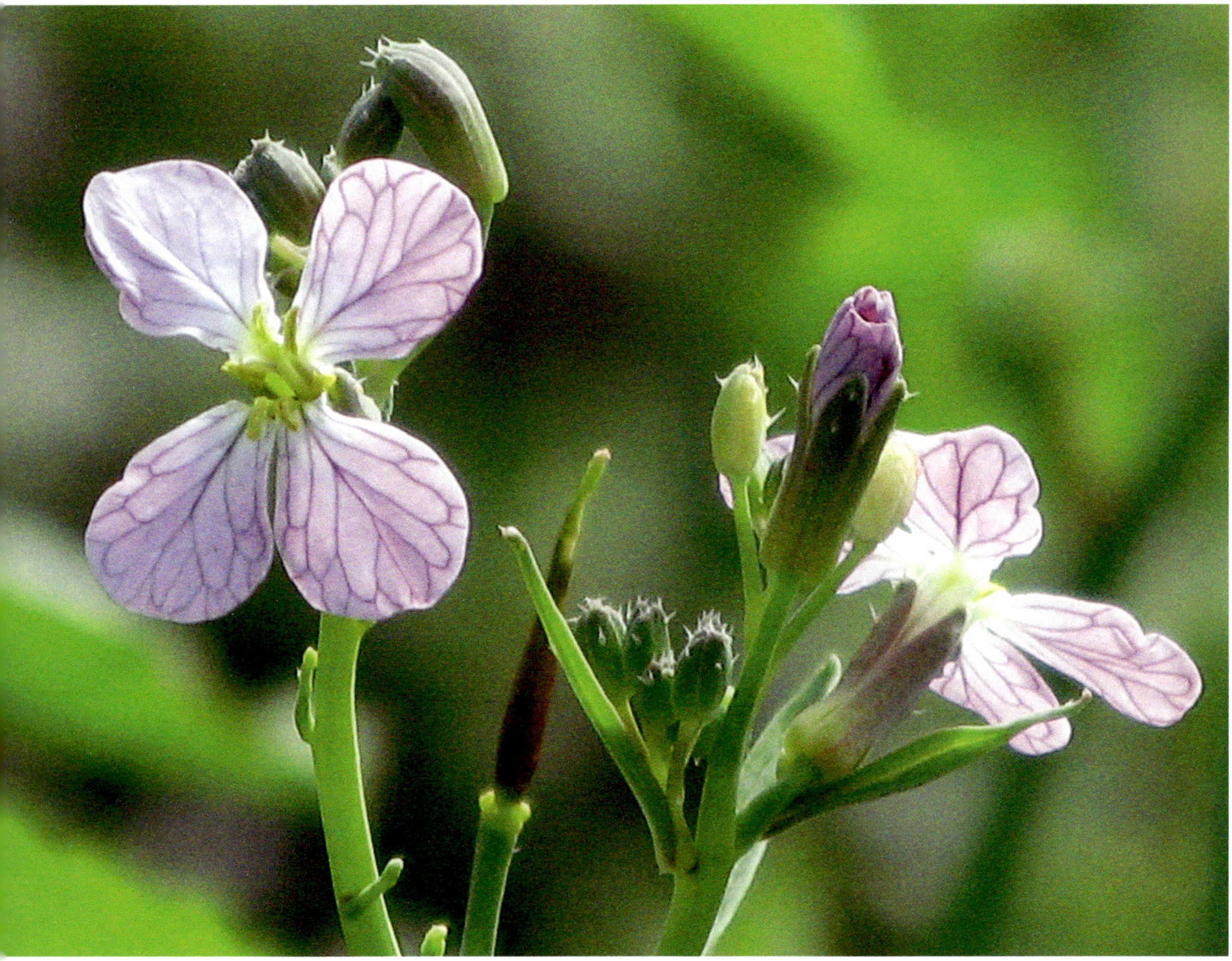

Feuer- mit viel Erd- und Luftsignatur weisen auf den verdünnenden, aufschließenden und subtilisierenden Charakter der »Bierwurz« hin.

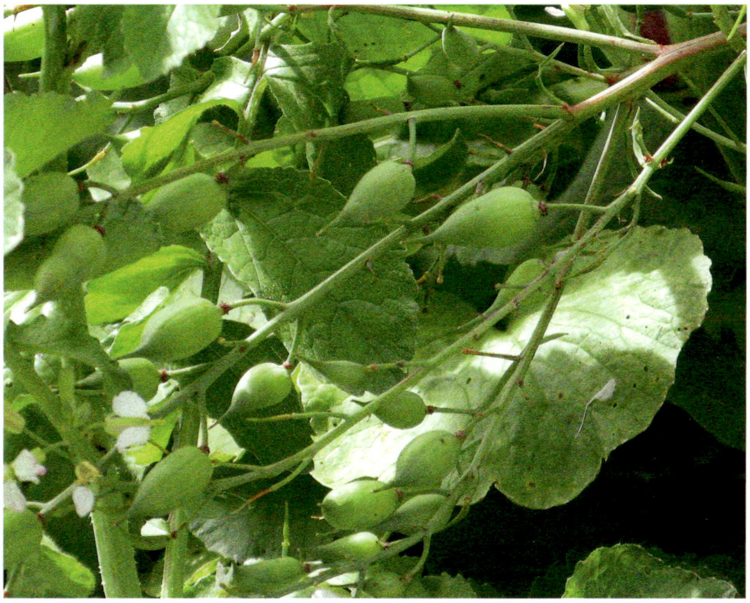

Zubereitung nach dem Europäischen Arzneibuch, 7. Ausgabe, 2. Nachtrag:

Vorschrift 3a = Urtinktur
Urtinktur: 86 % (m/m), **ab der 1. Potenz:** 62 % (m/m), **ab der 4. Potenz:** 43 % (m/m)

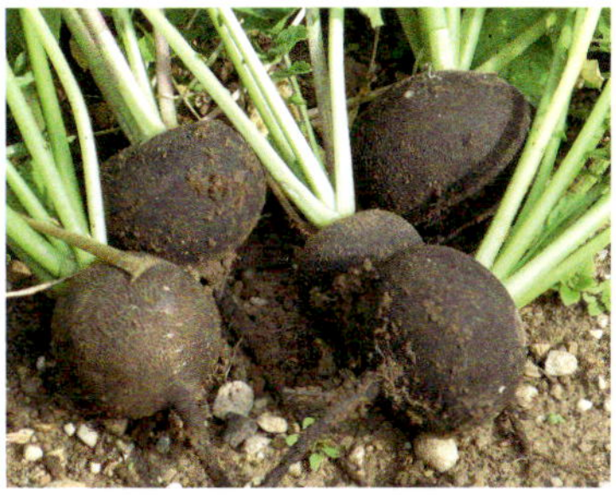

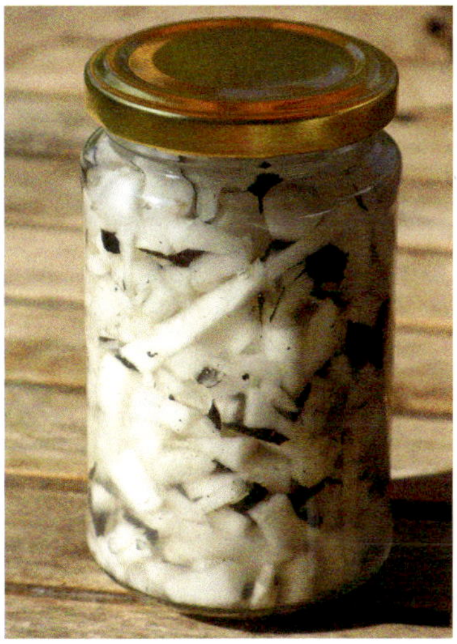

Ernte und Zubereitung nach traditionellen und wesenserhaltenden Erwägungen

Erntezeitpunkt: Die Wurzel wird im Herbst spätabends ausgegraben, wenn sich der abnehmende Mond im Tierkreiszeichen Stier, Jungfrau oder Steinbock befindet.
Inhaltsstoff: Senfölglykoside
Als medizinisch wertvoll gilt der außen schwarze, im Oktober und November geerntete Winterrettich.
Zubereitung: Anhand des genannten Inhaltsstoffs empfiehlt es sich, die frische Wurzelknolle fein zu zerkleinern und in 45-prozentigem (m/m) Ethanol zur Urtinktur zu mazerieren.

Anwendungsgebiete und Leitsymptome

Alle Symptome, die auch beim Verzehr eines Rettichs entstehen können. Erröten, Diarrhö, Dysmenorrhö, Metrorrhagie, Erkrankungen der Speiseröhre, Schlaflosigkeit, Kopfschmerzen, Ödem der Unterlider oder Flatulenz.
Hervorgehoben erscheint Nymphomanie und Schlaflosigkeit aufgrund starker Libido.

Rhododendron aureum

Goldgelbe Alpenrose

Standort

Bergregionen Sibiriens bis Zentralasiens.

Verwendete Teile

Boericke: Getrocknete Zweige. **Clarke:** Frische Blätter. **DHU:** Getrocknete beblätterte Zweige. **HAB:** »Verwendet werden die getrockneten beblätterten Zweige von *Rhododendron campylocarpum* Hook. F. und von *Rhododendron chrysanthum* Pall. oder von Hybriden beider Arten, allein oder in Mischung.« **Hahnemann:** »Man bringt die spannenlangen Zweige mit Blättern und Blumenknospen aus Rußland.« **Lockie:** Beblätterte Triebe. **Madaus:** Frische Blätter. **Stapfs Archiv:** »Die Sibirische Schneerose soll im Handel leicht Verfälschungen unterworfen sein, und Piepenbring (Apothekerbuch Erfurt 1796) giebt an, daß die auf Bergen wachsende wirksamer sei, als die, welche man an niedrigen Orten findet; auf beides, vorzüglich ersteres, hat man bei ihrer weitern Zubereitung und Anwendung zu achten. Die aus den getrockneten Blättern auf die bekannte Weise bereitete Tinktur ist wohl die zweckmäßigste Form, und die 12. Verdünnung davon, die angemessenste Gabe zum homöopathischen Heilbehufe.« **Vonarburg:** Getrocknete Zweige. **Weleda:** Blühender Zweig.

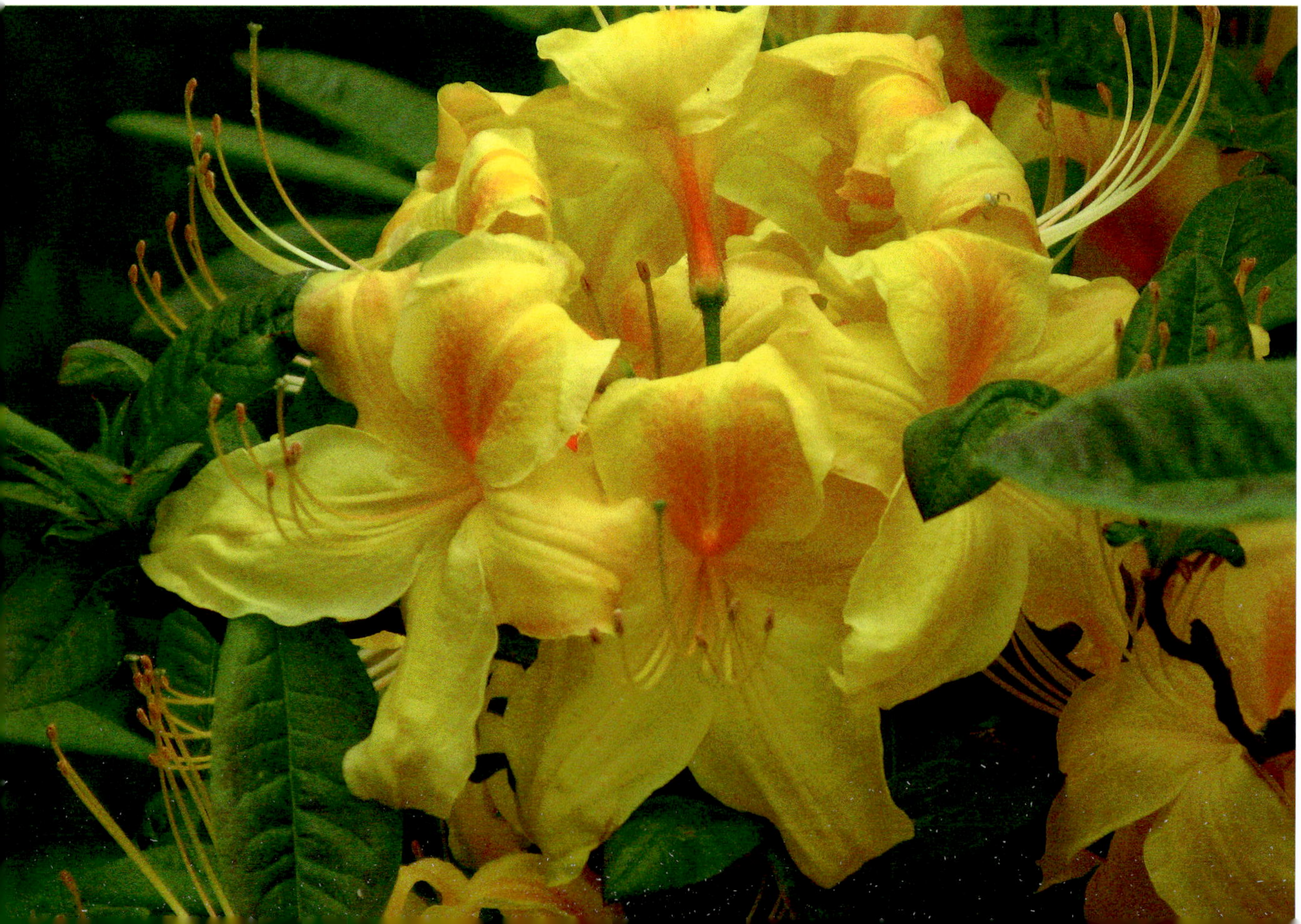

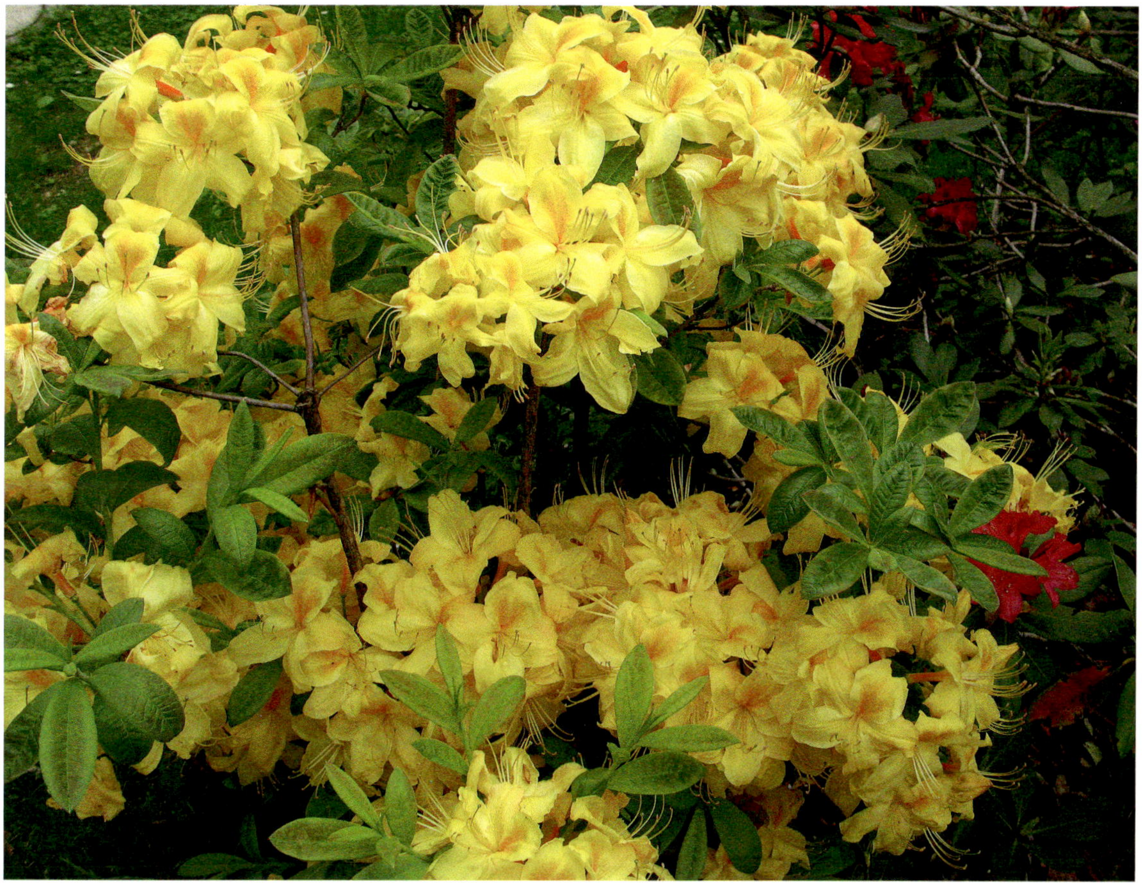

Wie Antennen des Merkurs wirken die Staubfäden und zeigen die Signatur der Empfänglichkeit.

Zubereitung nach dem Europäischen Arzneibuch, 7. Ausgabe, 2. Nachtrag:

Vorschrift 4a: Urtinktur = D1
Urtinktur/D1: 86 % (m/m), **ab der 2. Potenz:** 62 % (m/m), **ab der 4. Potenz:** 43 % (m/m)

Ernte und Zubereitung nach traditionellen und wesenserhaltenden Erwägungen

Erntezeitpunkt: Die tautrockenen Blätter können am Vormittag geerntet werden (nur bei Sonnenschein), wenn sich der zunehmende Mond im Tierkreiszeichen Zwillinge, Waage oder Wassermann befindet.
Inhaltsstoff: Diterpene
Zubereitung: Anhand des genannten Inhaltsstoffs empfiehlt es sich, das frische Kraut fein zu zerkleinern und in 50-prozentigem (m/m) Ethanol zur Urtinktur zu mazerieren.

Anwendungsgebiete und Leitsymptome

Rheumatismus und Gicht, ferner Neuralgien wie Zahnneuralgie, Überempfindlichkeit vor einem Gewitter oder Föhnkopfschmerz. Entzündungen der männlichen Genitalorgane, Orchitis, Epididymitis, Hodenschwellungen, Prostatahypertrophie oder Tripperfolgen.

Robinia pseudacacia

Falsche Akazie

Die Pflanze ist giftig.

Standort

Nordamerika, in Europa angebaut und verwildert.

Verwendete Teile

Boericke: Frische Rinde junger Zweige. **Clarke:** Frische Wurzelrinde. Tinktur der frischen Rinde junger Zweige. Trituration der Bohnen. **DHU:** Frische Rinde junger Zweige. **HAB:** Frische Rinde junger Zweige. **Hahnemann:** »Die im Brachmonat in hängenden Trauben erscheinenden, weißen und an den Spitzen etwas gelblichten, jasminartig riechenden Blumen.« **Madaus:** Im Frühjahr geerntete frische Rinde junger Zweige. Die alte Rinde ist wirkungslos. **Vonarburg:** Frische Rinde junger Zweige. **Wala:** Rinde junger Zweige. **Weleda:** Rinde.

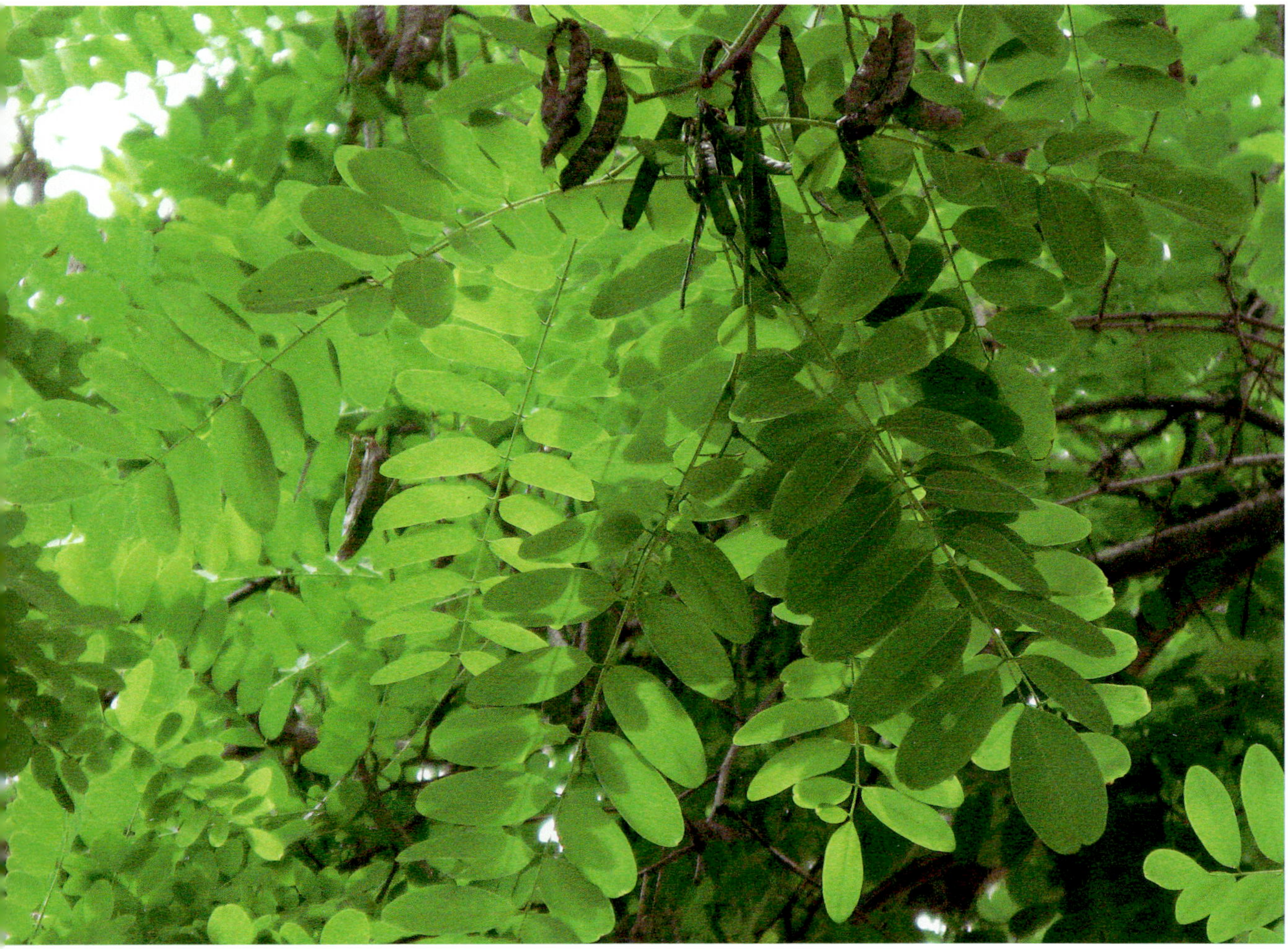

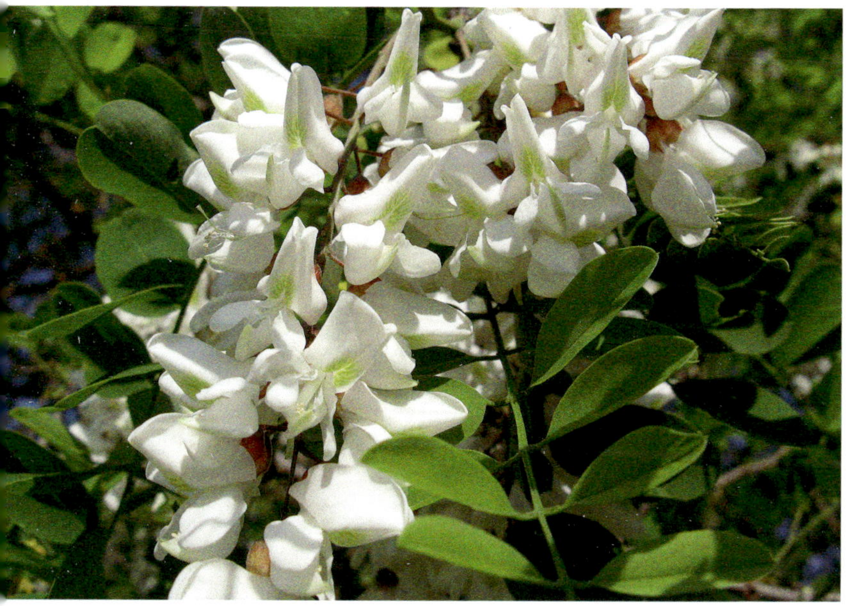

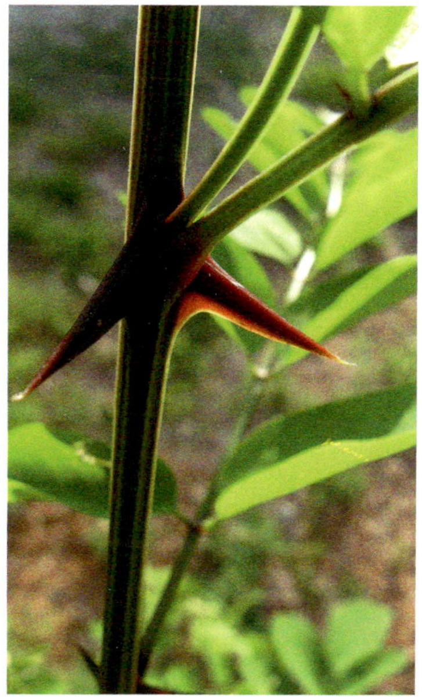

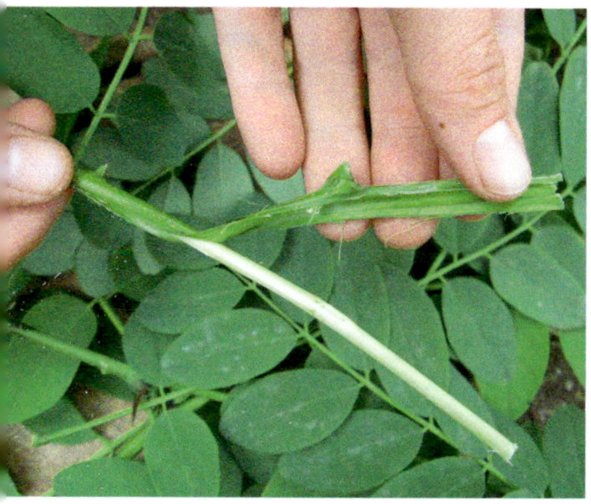

Das Weiß der Blüten und die Spitzigkeit der Dornen verweisen auf die starke Verbindung zu Mond und Mars, wodurch sich wiederum die Anwendung bei Entzündungen – Mars bedeutet auch immer Säure – im Schleimhautbereich ableiten lässt.

Zubereitung nach dem Europäischen Arzneibuch, 7. Ausgabe, 2. Nachtrag:

Vorschrift 3a = Urtinktur †
Urtinktur: 86 % (m/m), **ab der 1. Potenz:** 62 % (m/m), **ab der 4. Potenz:** 43 % (m/m)

Ernte und Zubereitung nach traditionellen und wesenserhaltenden Erwägungen

Erntezeitpunkt: Die tautrockene Rinde wird zu Beginn des Saftstroms im Frühjahr am Vormittag geerntet (nur bei Sonnenschein), wenn sich der zunehmende Mond im Tierkreiszeichen Zwillinge, Waage oder Wassermann befindet.
Inhaltsstoffe: Rinde und Samen: Lectine; Blüten: ätherisches Öl
Zubereitung: Gemäß den genannten Inhaltsstoffen empfiehlt es sich, die frische Rinde junger Zweige fein zu zerkleinern und in 50-prozentigem (m/m) Ethanol zur Urtinktur zu mazerieren.

Anwendungsgebiete und Leitsymptome

Magen-Darm-Trakt: Sodbrennen, Blähungskolik, Hyperazidität, Ulcus ventriculi, Obstipation, Migräne und Kopfweh.
Auch angezeigt bei Gesichtsneuralgie, Rheuma des Kiefergelenks oder rheumatischen Zahnschmerzen.

Rumex crispus

Krauser Ampfer

Standort
In Europa und Asien sehr verbreitet. Wächst häufig auf feuchten Wiesen und Weiden, an Gebüschen und Gräben.

Verwendete Teile
Boericke: Frische Wurzel im Frühling. **Clarke:** Frische Wurzel. **DHU:** Frische unterirdische Teile. **HAB:** Frische unterirdische Teile. **Lockie:** Frische Wurzel. **Madaus:** Frische Wurzel. **Paracelsus:** Wurzel von *Rumex acutus.* **Vonarburg:** Frische, im Frühjahr gesammelte Wurzel. **Weleda:** Wurzel.

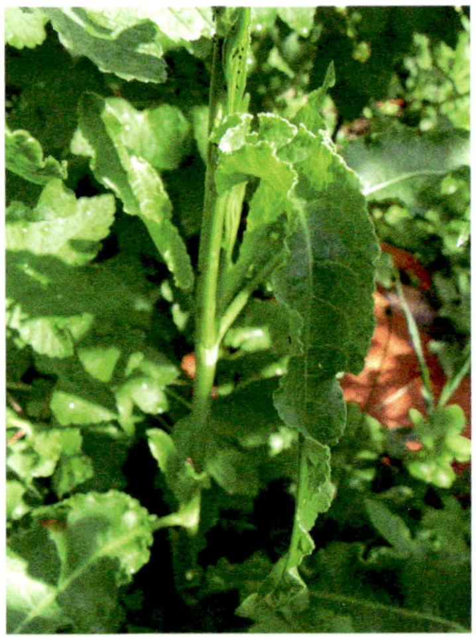

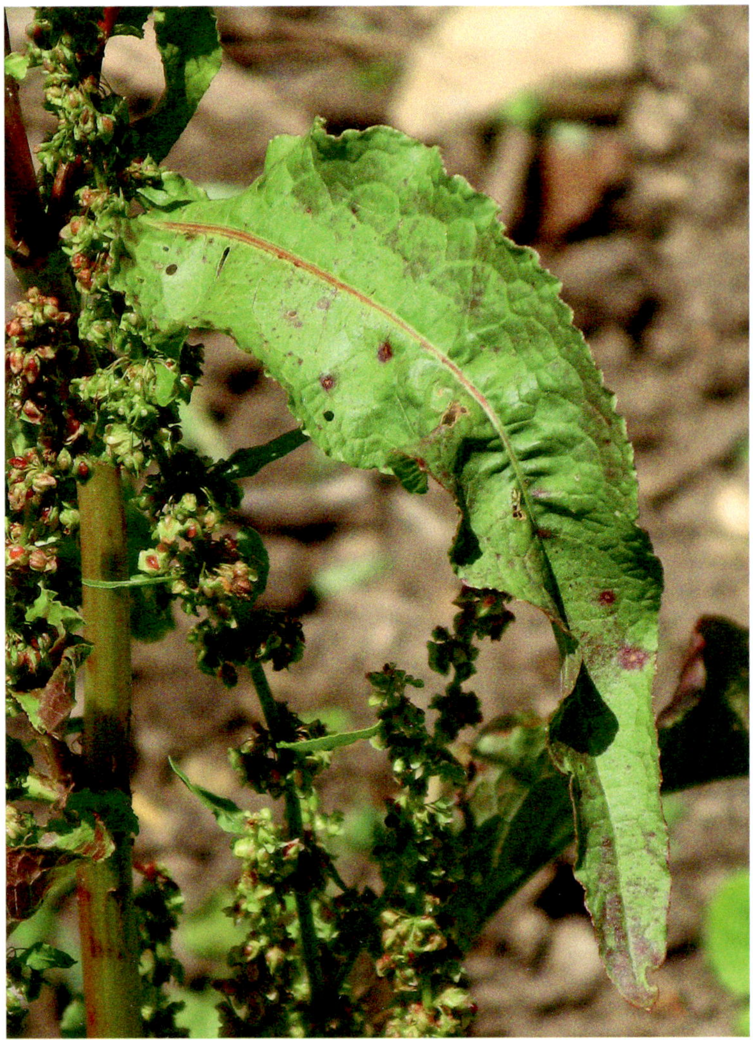

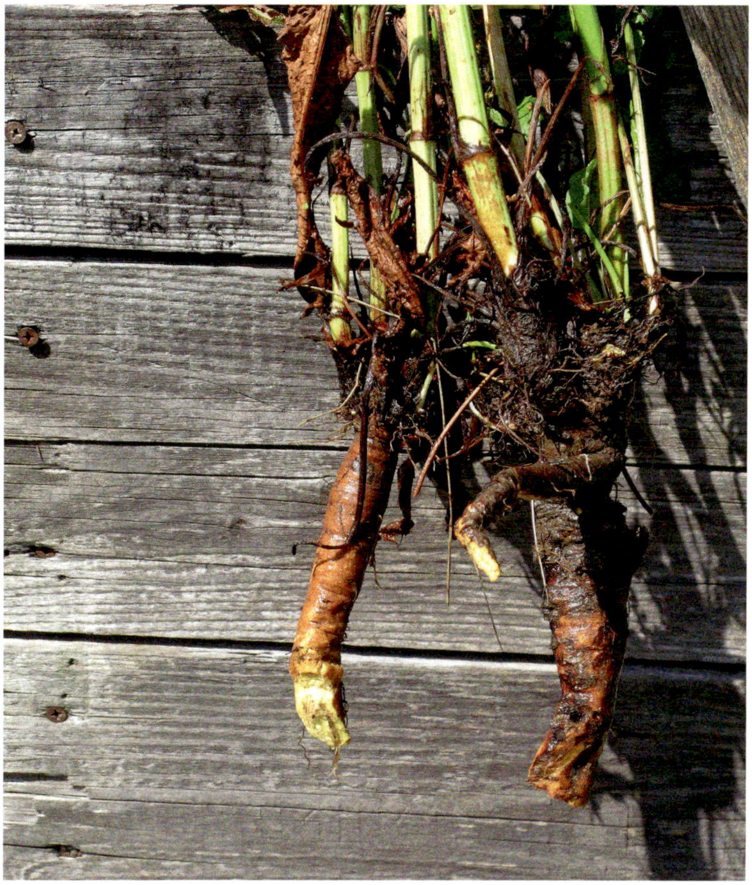

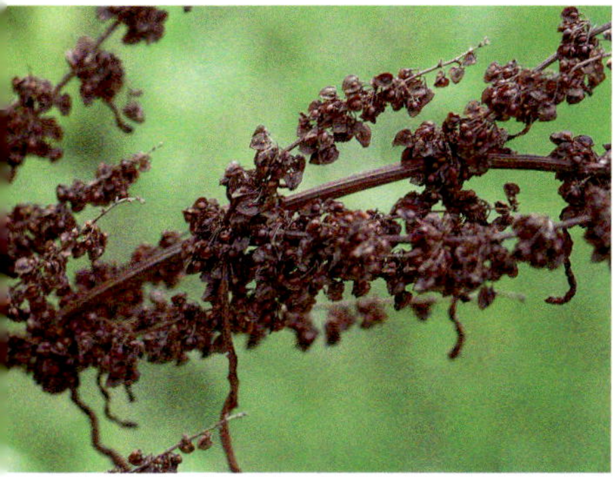

Der Krause Ampfer passt bei akuten und chronischen katarrhalischen Erkrankungen – ein ideales Schnupfenmittel.

Zubereitung nach dem Europäischen Arzneibuch, 7. Ausgabe, 2. Nachtrag:

Vorschrift 2a = Urtinktur
Urtinktur: 86 % (m/m), **ab der 1. Potenz:** 43 % (m/m)

Ernte und Zubereitung nach traditionellen und wesenserhaltenden Erwägungen

Erntezeitpunkt: Die Wurzel wird im Herbst spätabends ausgegraben, während sich der abnehmende Mond im Tierkreiszeichen Stier, Jungfrau oder Steinbock befindet.
Inhaltsstoffe: Anthranoide, Gerbstoffe
Zubereitung: Gemäß den genannten Inhaltsstoffen empfiehlt es sich, die frische Wurzel fein zu zerkleinern und in 50-prozentigem (m/m) Ethanol zur Urtinktur zu mazerieren.

Anwendungsgebiete und Leitsymptome

Entzündliche Atemwegserkrankungen: quälender Reizhusten mit schmerzhaftem Wundheitsgefühl in der Brust, unaufhörlich ermattender Husten.
Auch Meteorismus, heftiger Juckreiz am ganzen Körper, Leber- und Galleleiden und morgendliche Diarrhö.

Ruta graveolens

Weinraute

Standort
Südwesteuropa, Nordafrika (braucht einen sonnigen Platz).

Verwendete Teile
Boericke: Frisches Kraut vor Beginn der Blüte. **Clarke:** Ganze frische Pflanze. **DHU:** Frische oberirdische Teile zu Beginn der Blütezeit. **HAB:** Frische oberirdische Teile zu Beginn der Blütezeit. **Hahnemann:** Kraut, Samen und Samenkapseln. **Lockie:** Oberirdische Teile zu Beginn der Blüte. **Madaus:** Frisches, vor der Blüte gesammeltes Kraut. **Paracelsus:** Frische ganze Pflanze, Saft oder gedörrte Pflanze. **Vonarburg:** Frisches Kraut zu Beginn der Blüte. **Wala:** Oberirdische Teile zu Beginn der Blütezeit. **Weleda:** Kraut zu Beginn des Blühens.

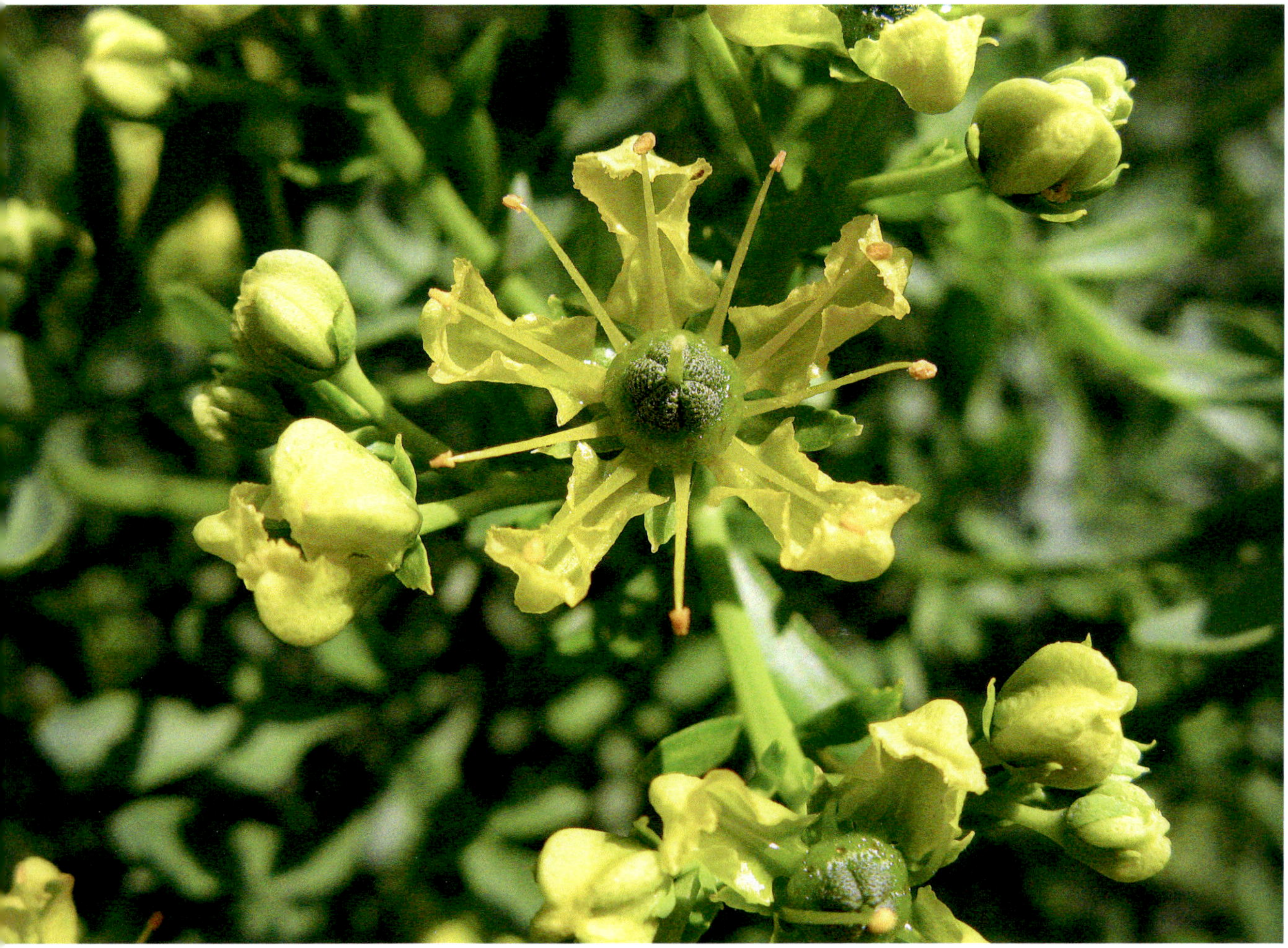

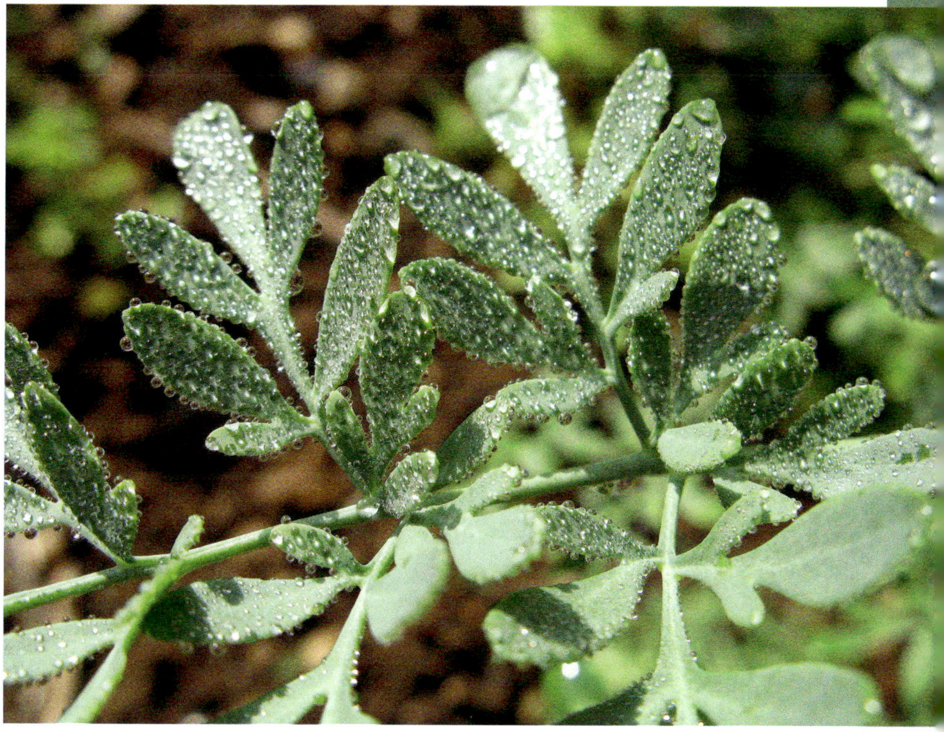

Die Signaturen von Mond und Saturn verweisen hier auf Schleimhäute und Knochen. Die Pflanze ergibt, gemeinsam mit *Symphytum* und *Ledum palustre* (in diesem Buch nicht aufgeführt), ein gutes Kompositum für alle Knochen-, Sehnen-, Bänder- und Knorpelverletzungen.

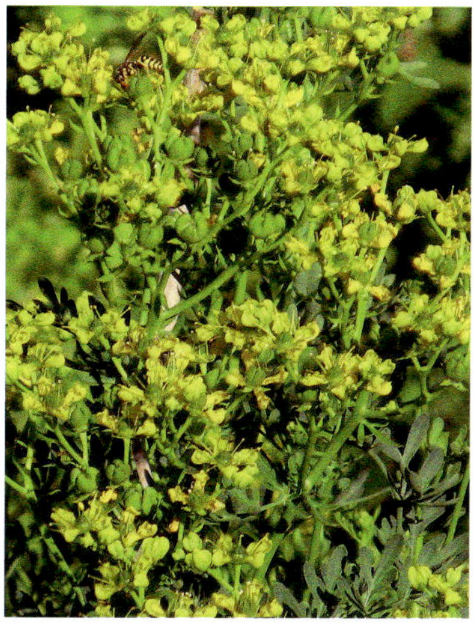

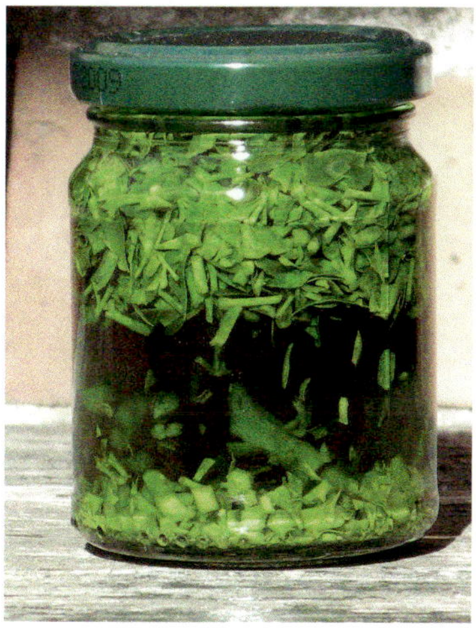

Zubereitung nach dem Europäischen Arzneibuch, 7. Ausgabe, 2. Nachtrag:

Vorschrift 3a = Urtinktur

Urtinktur: 86 % (m/m), **ab der 1. Potenz:** 62 % (m/m), **ab der 4. Potenz:** 43 % (m/m)

Ernte und Zubereitung nach traditionellen und wesenserhaltenden Erwägungen

Erntezeitpunkt: Die tautrockenen Blüten und jungen Blätter können gemeinsam am Vormittag geerntet werden (nur bei Sonnenschein), wenn sich der zunehmende Mond im Tierkreiszeichen Zwillinge, Waage oder Wassermann befindet.

Inhaltsstoffe: Alkaloide, ätherisches Öl, Flavonoide, Furocumarine

Zubereitung: Gemäß den genannten Inhaltsstoffen empfiehlt es sich, die Blüten und das frische Kraut fein zu zerkleinern und in 50-prozentigem (m/m) Ethanol zur Urtinktur zu mazerieren.

Anwendungsgebiete und Leitsymptome

Verstauchungen, Prellungen, Blutergüsse, Quetschungen, Zerrungen, Sehnenscheiden- und Knochenhautentzündungen.

Sehschwäche, Überanstrengung der Augen, Akkomodationsstörungen und rote, heiße Augen. Laut Madaus ist *Ruta graveolens* eins der wirksamsten Mittel bei Sehschwäche.

Salvia officinalis

Salbei

Standort

Gesamter Mittelmeerraum, aber auch in unseren Gärten heimisch.

Verwendete Teile

Boericke: Frische Blätter. **Clarke:** Frische Blätter und Blütenspitzen. **DHU:** Frische Blätter. **HAB:** Frische Blätter. **Hahnemann:** »Blumen und Blätter, welche einen auffallenden, doch angenehmen Geruch, und einen bitterlichen aromatischen Geschmack besitzen.« **Kalbermatten:** Frische Blätter. **Madaus:** Frische Blätter vor der Blüte (Juni bis August). **Paracelsus:** Saft oder Blätter. **Vonarburg:** Frische Blätter. **Wala:** Blätter. **Weleda:** Je nach Heilverfahren Blatt oder Blüte und Blatt.

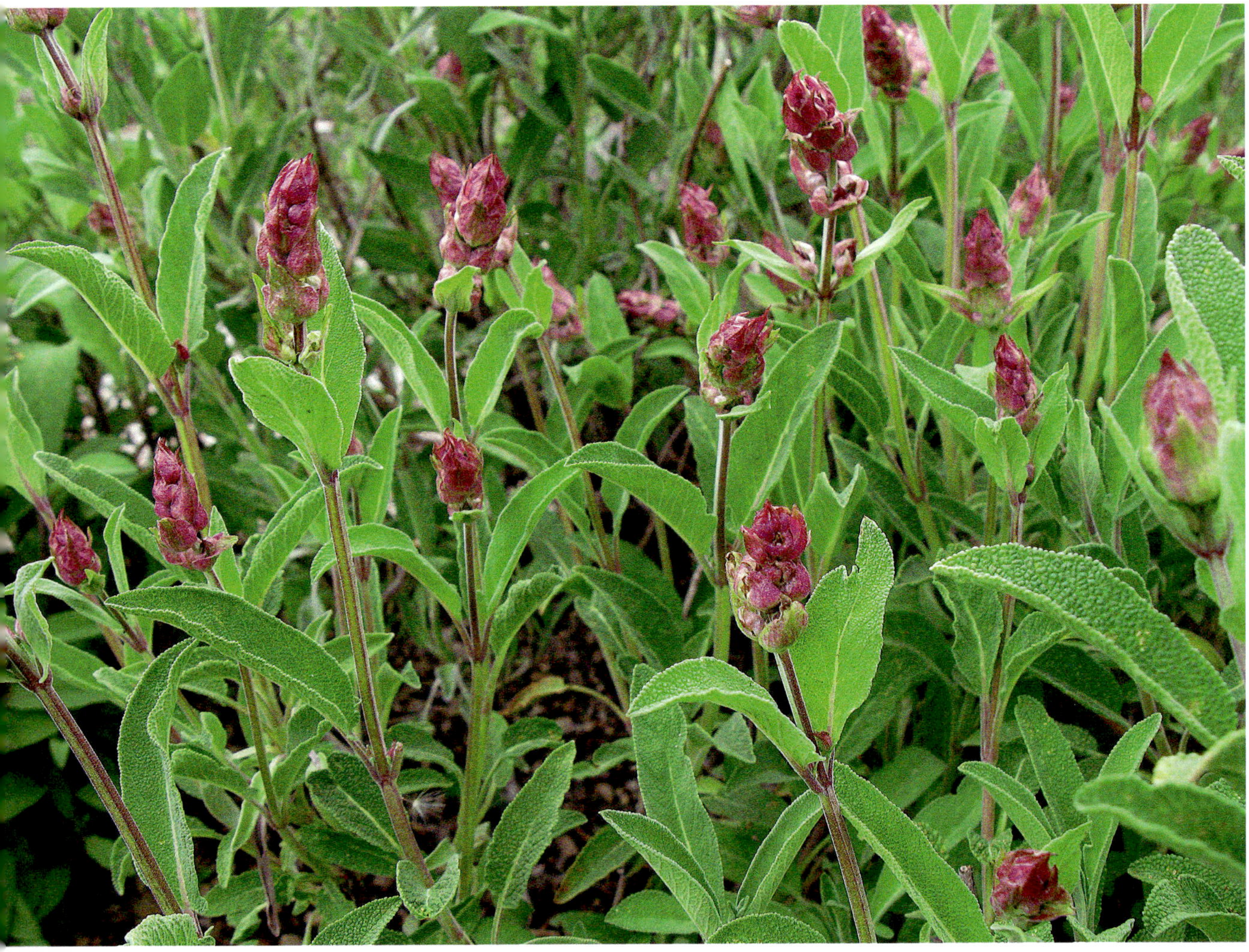

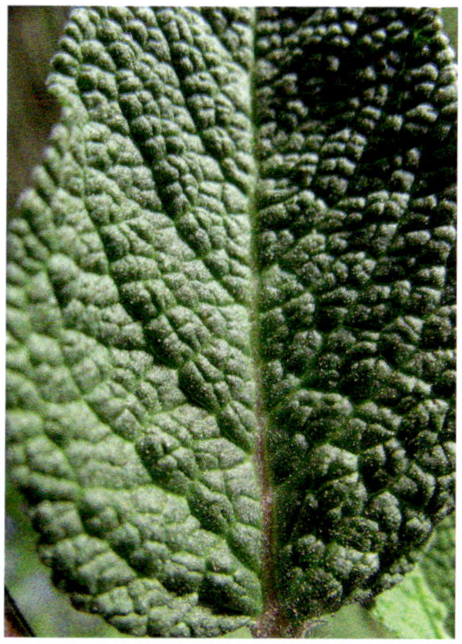

Als Teil der beruhigenden Dreiheit von Baldrian, Hafer und Salbei dient Letzterer vor allem der Regeneration des »inneren Alchemisten« und harmonisiert das menschliche »Labor«, bestehend aus Magen, Darm, Leber, Galle und Milz. Zudem vertreibt er böse Geister.

Zubereitung nach dem Europäischen Arzneibuch, 7. Ausgabe, 2. Nachtrag:

Vorschrift 3a = Urtinktur
Urtinktur: 86 % (m/m), **ab der 1. Potenz:** 62 % (m/m), **ab der 4. Potenz:** 43 % (m/m)

Ernte und Zubereitung nach traditionellen und wesenserhaltenden Erwägungen

Erntezeitpunkt: Die tautrockenen jungen Blätter und/oder Blüten werden vormittags geerntet, wenn der zunehmende Mond im Tierkreiszeichen Fische, Krebs oder Skorpion steht.
Weleda: »Die Blätter werden im Winter geerntet.«
Inhaltsstoffe: Ätherische Öle: Cineol, Thujon und Campher; Flavonoide; Diterpen-Bitterstoffe; Lamiaceen-Gerbstoffe; Triterpene
Zubereitung: Gemäß den genannten Inhaltsstoffen empfiehlt es sich, die frischen jungen Blätter fein zu zerkleinern und in 45-prozentigem (m/m) Ethanol zur Urtinktur zu mazerieren.

Anwendungsgebiete und Leitsymptome

Regulationsmittel für Sekretionen, insbesondere für die Schweißsekretion, aber auch hilfreich beim Abstillen.
Günstiger Einfluss auf Gastropathien wie Diarrhö, Enteritis, Magengeschwüre, Blähungen, Magenverschleimung und Appetitlosigkeit aber auch bei entzündlichen Erkrankungen von Leber, Galle und der ableitenden Gallenwege.

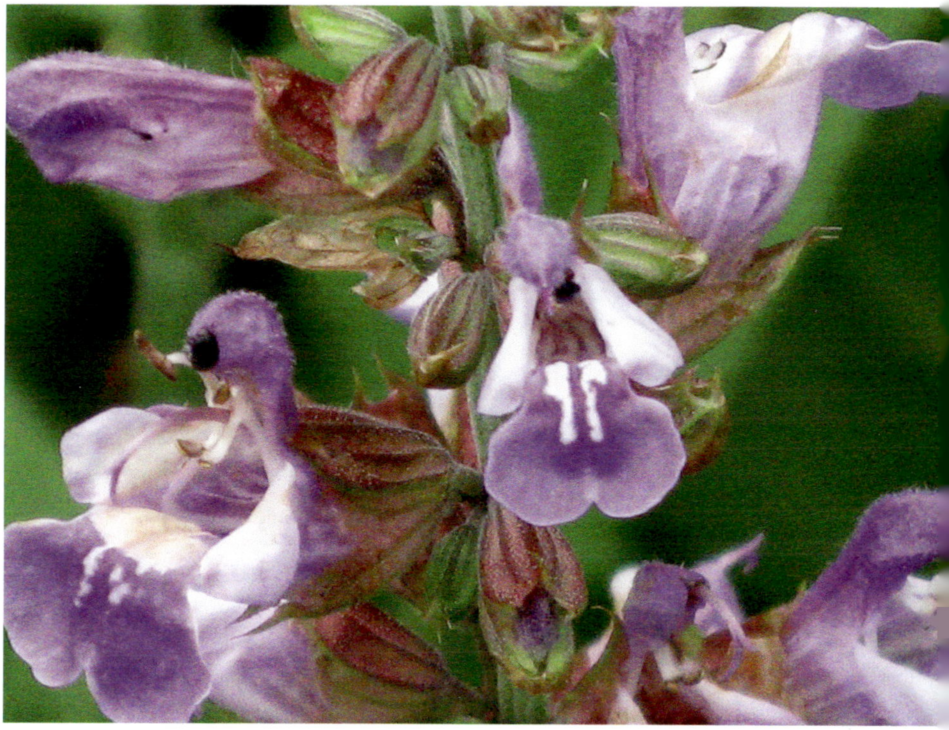

Sambucus nigra

Schwarzer Holunder

Standort

Europa, Westasien an Waldrändern, Gebüschen, Hecken und Wegrändern.

Verwendete Teile

Boericke: Frische Blätter und Blüten zu gleichen Teilen, ferner frische Blüten und frische innere Rinde junger Zweige. **Clarke:** Frische Blätter und Blüten. **DHU:** Frische Blätter und Blütenstände. **HAB:** Zu gleichen Teilen frische Blätter und Blütenstände. **Hahnemann:** »Der frisch aus den Blättern und Blumen ausgepreßte Saft, mit gleichen Theilen Weingeist gemischt.« **Kalbermatten:** Frische Blätter und Blüten. **Lockie:** Frische Blätter und Blüten. **Madaus:** Je nach Anwendung die frischen Blätter und Blüten, die frische innere Rinde junger Zweige oder die frischen Beeren. **Paracelsus:** Blüten. **Vonarburg:** Frische Blätter und Blüten zu gleichen Teilen. **Wala:** Trugdolden mit Blüten. **Weleda:** Blüte und Blatt.

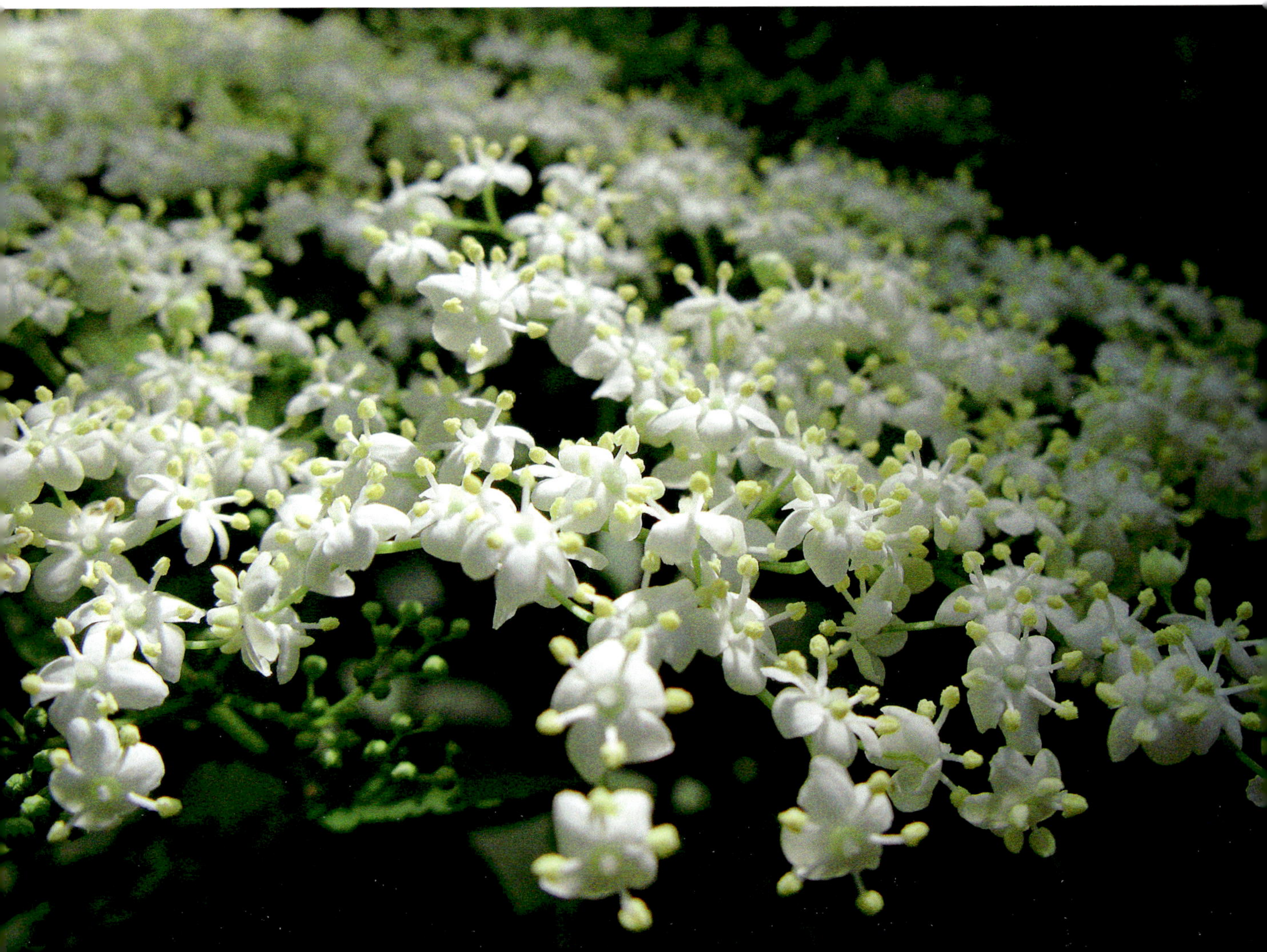

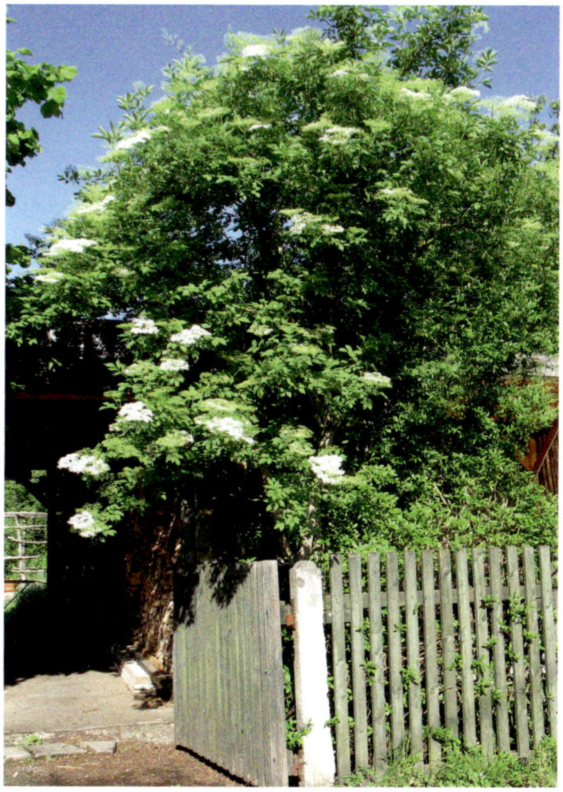

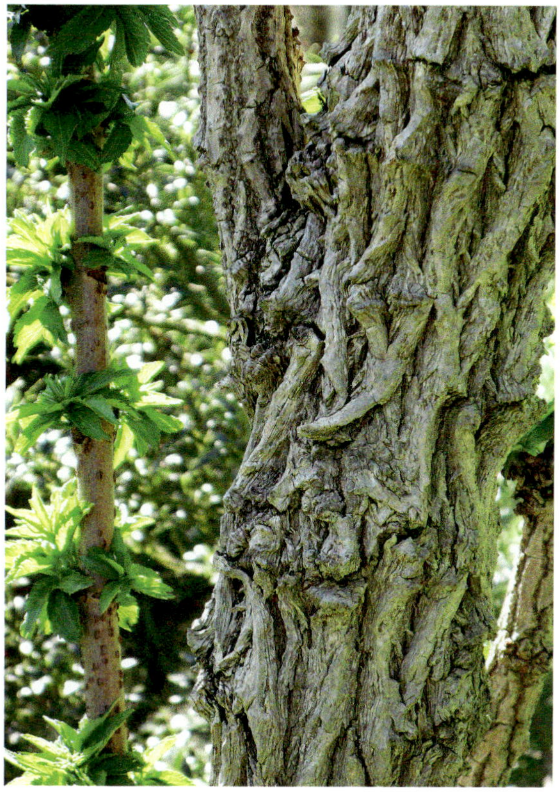

Die schweißtreibende Feuersignatur prädestiniert den Holler zur Drainagepflanze.

Zubereitung nach dem Europäischen Arzneibuch, 7. Ausgabe, 2. Nachtrag:

Vorschrift 3a = Urtinktur

Urtinktur: 86 % (m/m), **ab der 1. Potenz:** 62 % (m/m), **ab der 4. Potenz:** 43 % (m/m)

Ernte und Zubereitung nach traditionellen und wesenserhaltenden Erwägungen

Erntezeitpunkt: Die tautrockenen Blüten und jungen Blätter können gemeinsam am Vormittag geerntet werden (nur bei Sonnenschein), wenn sich der zunehmende Mond im Tierkreiszeichen Zwillinge, Waage oder Wassermann befindet.

Inhaltsstoffe: Blüten: Ätherische Öle, Flavonoide, Gerbstoffe, Schleim; Blätter: Blausäureglykoside, hohe Konzentrationen

Zubereitung: Gemäß den genannten Inhaltsstoffen empfiehlt es sich, die Blüten und die frischen Blätter fein zu zerkleinern und in 50-prozentigem (m/m) Ethanol zur Urtinktur zu mazerieren.

Anwendungsgebiete und Leitsymptome

Übermäßiges Schwitzen und asthmatische Erscheinungen.

Erkältungskrankheiten, die chronisch zu werden drohen. Also Entzündungen der Atemwege, der Nasennebenhöhlen, schlecht heilender Schnupfen oder fieberhafte Infekte ohne Schweiß.

Immunstärkend bei grippalen Infekten.

Sarsaparilla, Smilax

Stechwinde

Standort

Amerika, Ostasien und Mittelmeergebiet.

Verwendete Teile

Boericke: Getrocknete Wurzel. **Clarke:** Getrocknetes Rhizom. **DHU:** Getrocknete unterirdische Teile. **HAB:** Getrocknete unterirische Teile von *Smilax regilii* und *Smilax medica* oder anderen verwandten Arten. **Hahnemann:** »Die geistige Tinctur der gepülverten Wurzel von *Smilax Sarsaparilla.*« **Lockie:** Getrocknete Wurzel. **Madaus:** »Solange kein frisches Material zur Verfügung steht, wird die getrocknete Wurzel benutzt.« **Vonarburg:** Getrocknete Wurzel von *Smilax regilii.*

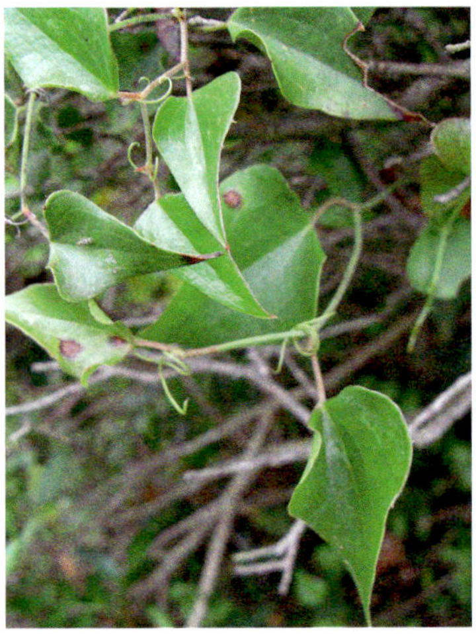

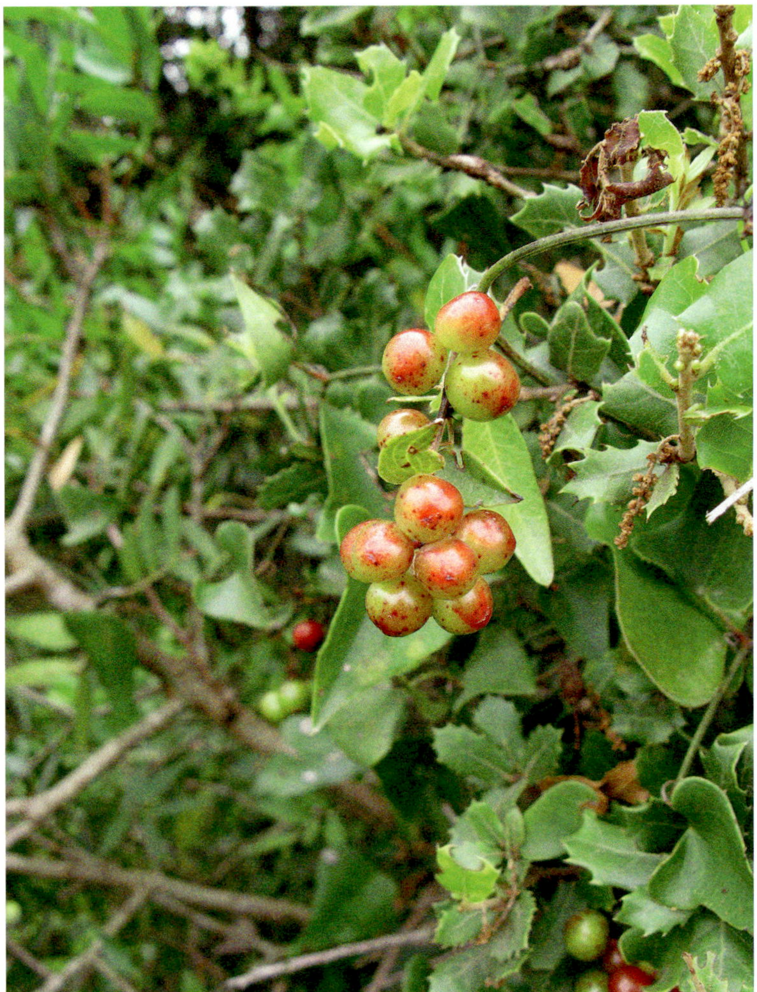

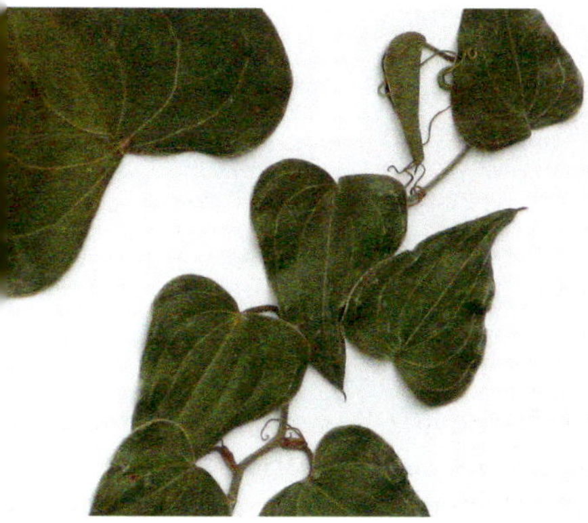

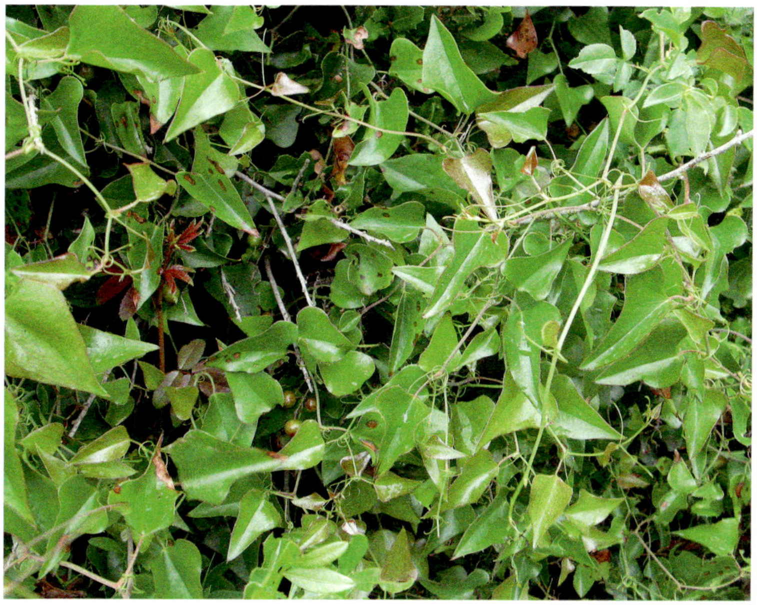

Die Signatur des Feuers in den Stacheln weist auf die aufschließende Wirkung hin.

Zubereitung nach dem Europäischen Arzneibuch, 7. Ausgabe, 2. Nachtrag:

Vorschrift 4a: Urtinktur = D1
Urtinktur/D1: 86 % (m/m), **ab der 2. Potenz:** 62 % (m/m), **ab der 4. Potenz:** 43 % (m/m)

Ernte und Zubereitung nach traditionellen und wesenserhaltenden Erwägungen

Erntezeitpunkt: Die Wurzel wird im Herbst spätabends ausgegraben, wenn sich der abnehmende Mond im Tierkreiszeichen Stier, Jungfrau oder Steinbock befindet.
Inhaltsstoffe: Steroidsaponine, Pyridinalkaloide
Zubereitung: Gemäß den genannten Inhaltsstoffen empfiehlt es sich, die frische Wurzel (ich würde sie nicht trocknen) im Herbst auszugraben, fein zu zerkleinern und in 45-prozentigem (m/m) Ethanol zur Urtinktur zu mazerieren.

Anwendungsgebiete und Leitsymptome

Bei mangelnder Ausscheidung aller Drüsen, besonders über die Nieren. Regt die Sekretion der Schleim- und Speicheldrüsen an und führt zu gesteigerter Harnausscheidung (Diurese).
Wirkt stimulierend bei Nierensteinkrankheiten, Nierenkolik, urämischen Symptomen und bei stockender Schweißsekretion mit juckenden Hautausschlägen, Ekzem, Psoriasis oder Milchschorf.

Sempervivum tectorum

Echte Hauswurz

Standort

Europa, Asien.

Verwendete Teile

Boericke: Frische Blätter vor der Blüte. **Clarke:** Frische Blätter. **HAB:** Frische Blätter vor Beginn der Blütezeit. **Hahnemann:** »Der aus den dicken, rosenförmig beisammen sitzenden Blättern gepreßte schleimige Saft schmeckt wäßrig und etwas salzhaft, und wird von starkem Weingeiste, wie alle Schleime, verdickt.« **Madaus:** Frische, vor Beginn der Blüte gesammelte Blätter. **Paracelsus:** »Der Saft der Semperviva.« **Vonarburg:** Frischer Saft der Blätter.

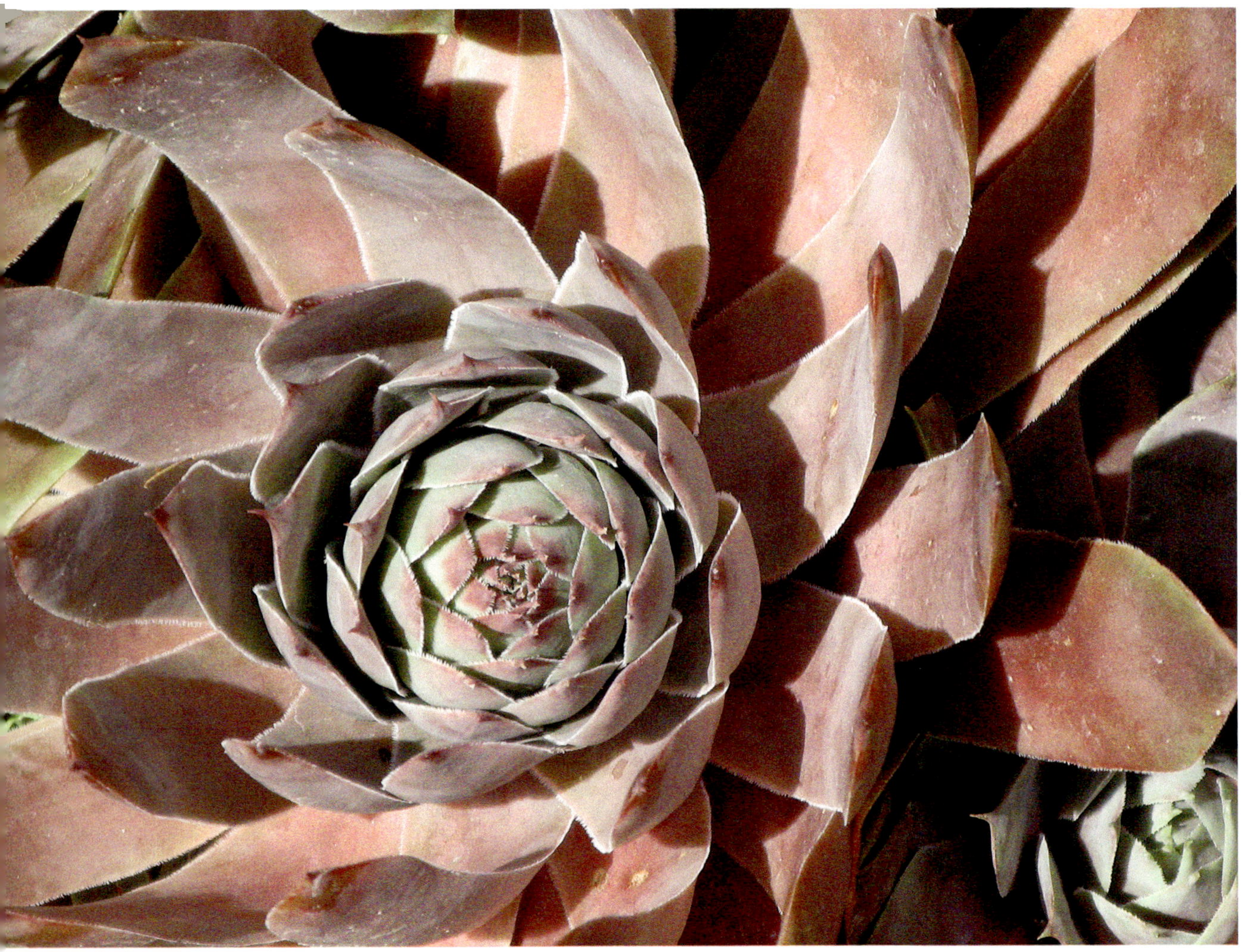

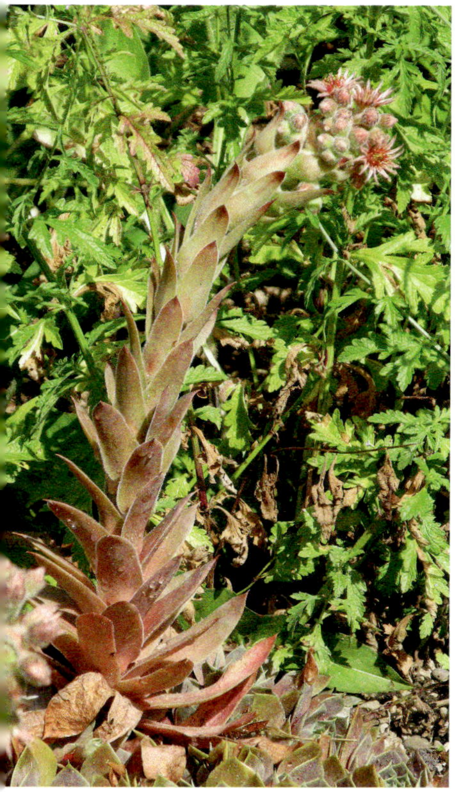

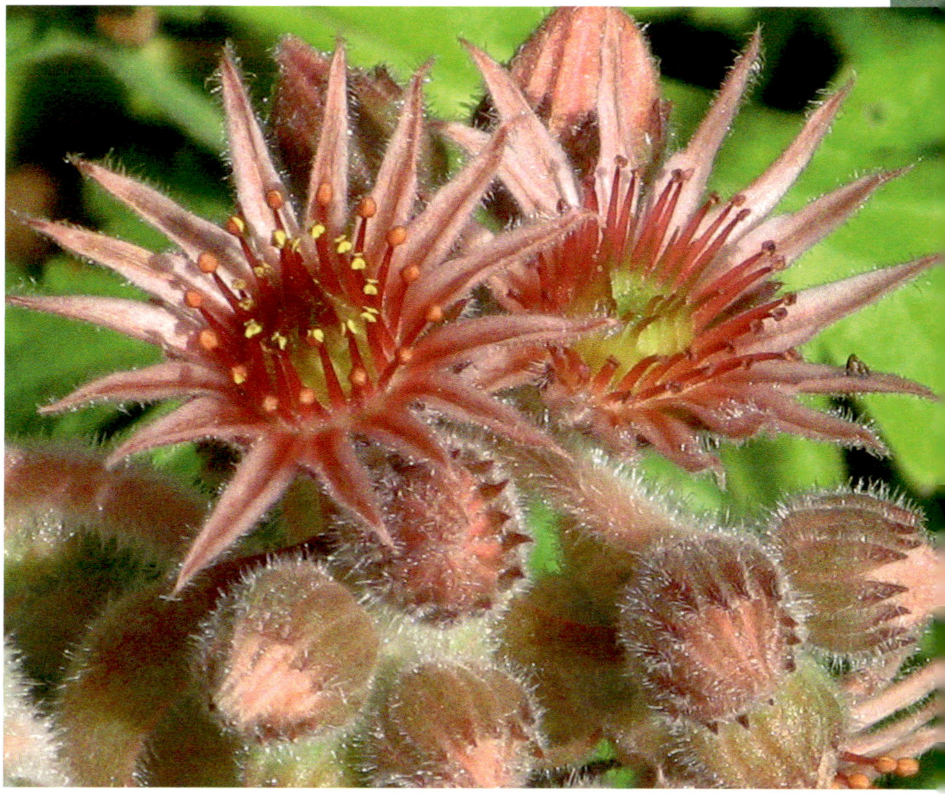

Schwellungen und Verhärtungen in den Muskeln oder im Organismus können auf einen Stau im Gewebe der Stier-Venus (mit viel Wasser) hinweisen. Hier ist Sempervivum angezeigt.

Zubereitung nach dem Europäischen Arzneibuch, 7. Ausgabe, 2. Nachtrag:

Vorschrift 2a = Urtinktur
Urtinktur: 86 % (m/m), **ab der 1. Potenz:** 43 % (m/m)

Ernte und Zubereitung nach traditionellen und wesenserhaltenden Erwägungen

Erntezeitpunkt: Die tautrockenen Blätter können am Vormittag geerntet werden (nur bei Sonnenschein), wenn sich der zunehmende Mond im Tierkreiszeichen Zwillinge, Waage oder Wassermann befindet.
Inhaltsstoffe: Fruchtsäuren, Gerbstoffe, Schleimstoffe
Zubereitung: Gemäß den genannten Inhaltsstoffen empfiehlt es sich, die frischen Blätter vor der Blütezeit fein zu zerkleinern und in 50-prozentigem (m/m) Ethanol zur Urtinktur zu mazerieren.

Anwendungsgebiete und Leitsymptome

Chronische Aphthen mit kausaler Relation zu Hämorrhoiden.
Ein Hauptzungenmittel bei Schwellungen, Blutungen, Verhärtungen, Rissen oder Knötchen.
Auch zur Harmonisierung des Klimakteriums und bei Menstruationsstörungen aller Arten im Bereich Uterusneuralgien, verzögerter oder unterdrückter Menses.

Silybum marianum

Mariendistel

Standort

Wegränder, Schuttplätze, Viehweiden im ganzen Mittelmeergebiet und Südwestasien.

Verwendete Teile

Boericke: Reife Früchte ohne Pappus. **Clarke:** Samen. **DHU:** Getrocknete, reife, vom Pappus befreite Früchte. **HAB:** Ph. Eur.: reife Früchte ohne Pappus. **Kalbermatten:** Getrocknete Samen. **Lockie:** Reife getrocknete Samen. **Madaus:** Reife, im Herbst gesammelte Samen. **Paracelsus:** Samen. **Vonarburg:** Frische Samen. **Wala:** Je nach Heilverfahren oberirdische Teile blühender Pflanzen, unterirdische Teile oder nur die Früchte. **Weleda:** Je nach Heilverfahren Pflanze am Ende der Blütezeit oder Wurzel.

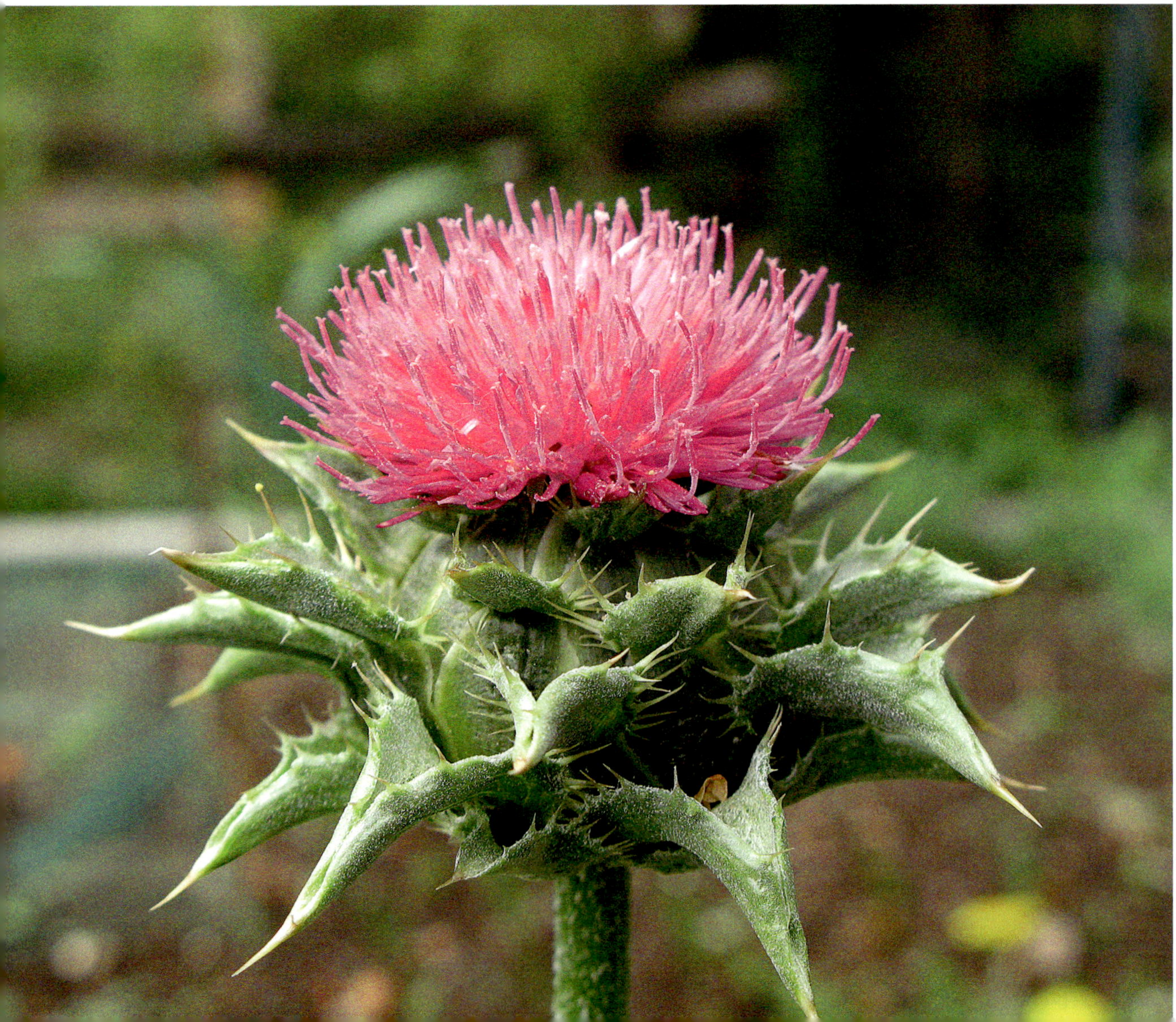

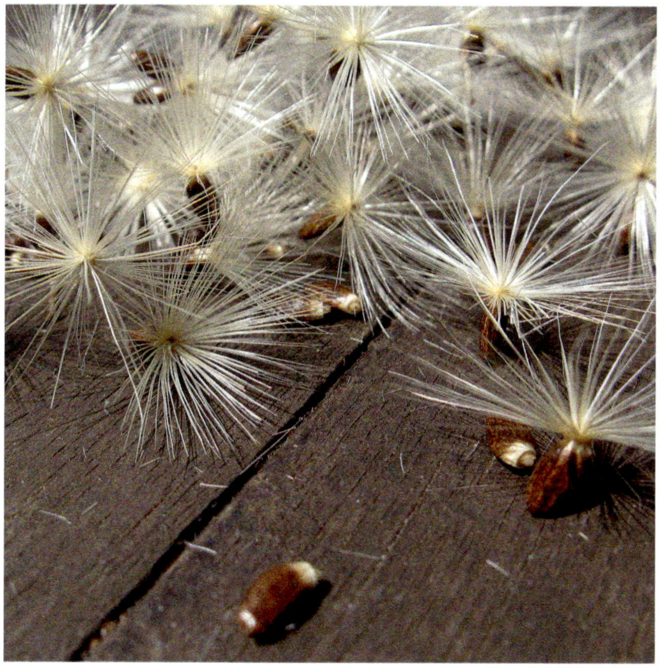

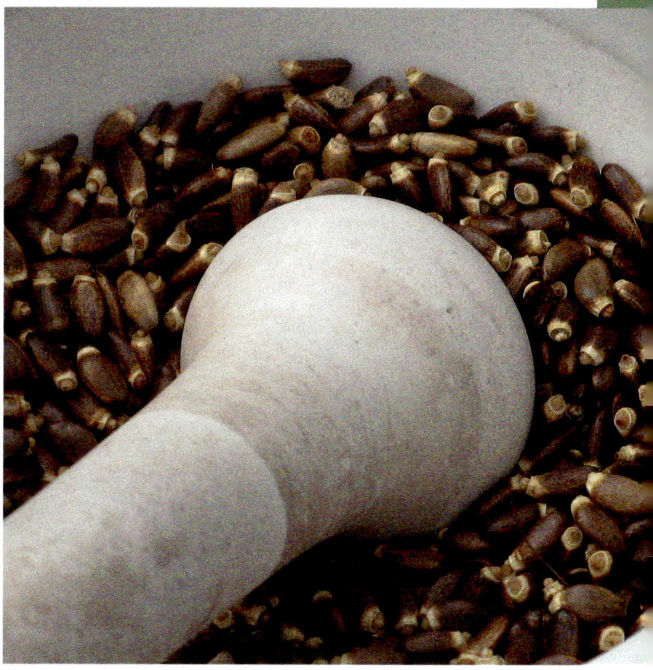

Mariendistelsamen regeneriert nachweislich das Lebergewebe und sorgt dafür, dass der Choleriker sein Glück wieder in der Leber findet.

Zubereitung nach dem Europäischen Arzneibuch, 7. Ausgabe, 2. Nachtrag:

Vorschrift 4a = Urtinktur
Urtinktur: 86 % (m/m), **ab der 1. Potenz:** 62 % (m/m), **ab der 4. Potenz:** 43 % (m/m)

Ernte und Zubereitung nach traditionellen und wesenserhaltenden Erwägungen

Erntezeitpunkt: Die reifen Früchte können geerntet werden, wenn sich der zunehmende Mond im Tierkreiszeichen Löwe, Widder oder Schütze befindet.
Inhaltsstoff: Wirkstoffkomplex Silymarin (ein Gemisch aus mehreren Flavonolignanen mit der Hauptkomponente Silibinin [Sylibin])
Zubereitung: Anhand des genannten Inhaltsstoffs empfiehlt es sich, die reifen Früchte fein zu zerkleinern und in 50-prozentigem (m/m) Ethanol zur Urtinktur zu mazerieren.

Anwendungsgebiete und Leitsymptome

Hauptmittel bei Leberschwellung und -stauung, Hepatitis, Gallensteinen mit Koliken, Ikterus und Begleitsymptomen der Milz.
Auch Kopfschmerzen, Migräne, Schlaflosigkeit, Übelkeit, Asthma, Hämorrhoiden, Obstipation bei Erkrankungen der Leber.
Zu den Krankheiten bzw. Symptomen die von der Leber ausgehen könnten, gehören auch Aszites, Bauchspeicheldrüsenerkrankungen, Hautjucken, Varizen, Amenorrhö sowie Ulcus cruris.

Solanum dulcamara

Bittersüßer Nachtschatten

Die Pflanze ist giftig.

Standort

Asien und Nordamerika.

Verwendete Teile

Boericke: Junge Schösslinge mit Blättern vor der Blüte. **Clarke:** Frische grüne Stängel und Blätter, genau vor dem Aufblühen gesammelt. **DHU:** Junge Triebe und Blätter vor der Blüte. **HAB:** Frische Triebe vor der Blütezeit. **Hahnemann:** »Der aus den jungen Stengeln und Blättern dieser strauchartigen Pflanze vor ihrer Blüh-Zeit frisch ausgepreßte Saft, mit gleichen Teilen Weingeist vermischt. Von der hell über dem Satze stehenden Flüssigkeit werden 2 Tropfen zu 98 Tropfen Weingeist gethan, das Glas mit zwei Armschlägen geschüttelt und sofort durch noch 29 Gläschen (zu zwei Dritteln mit 100 Tropfen Weingeist gefüllt) verdünnt und mit zwei Schüttel-Schlägen jedesmal potenzirt bis zur Decillion-Kraft-Entwickelung, womit ein oder zwei feinste Streukügelchen befeuchtet zur Gabe dienen.« **Lockie:** Frische grüne Stängel und Blätter kurz vor der Blüte. **Madaus:** Frische, vor der Blüte gesammelte junge Schösslinge mit Blättern. **Paracelsus:** Frische Zweige. **Vonarburg:** Junge Schösslinge mit Blättern und Blüten. **Weleda:** Junge Triebe.

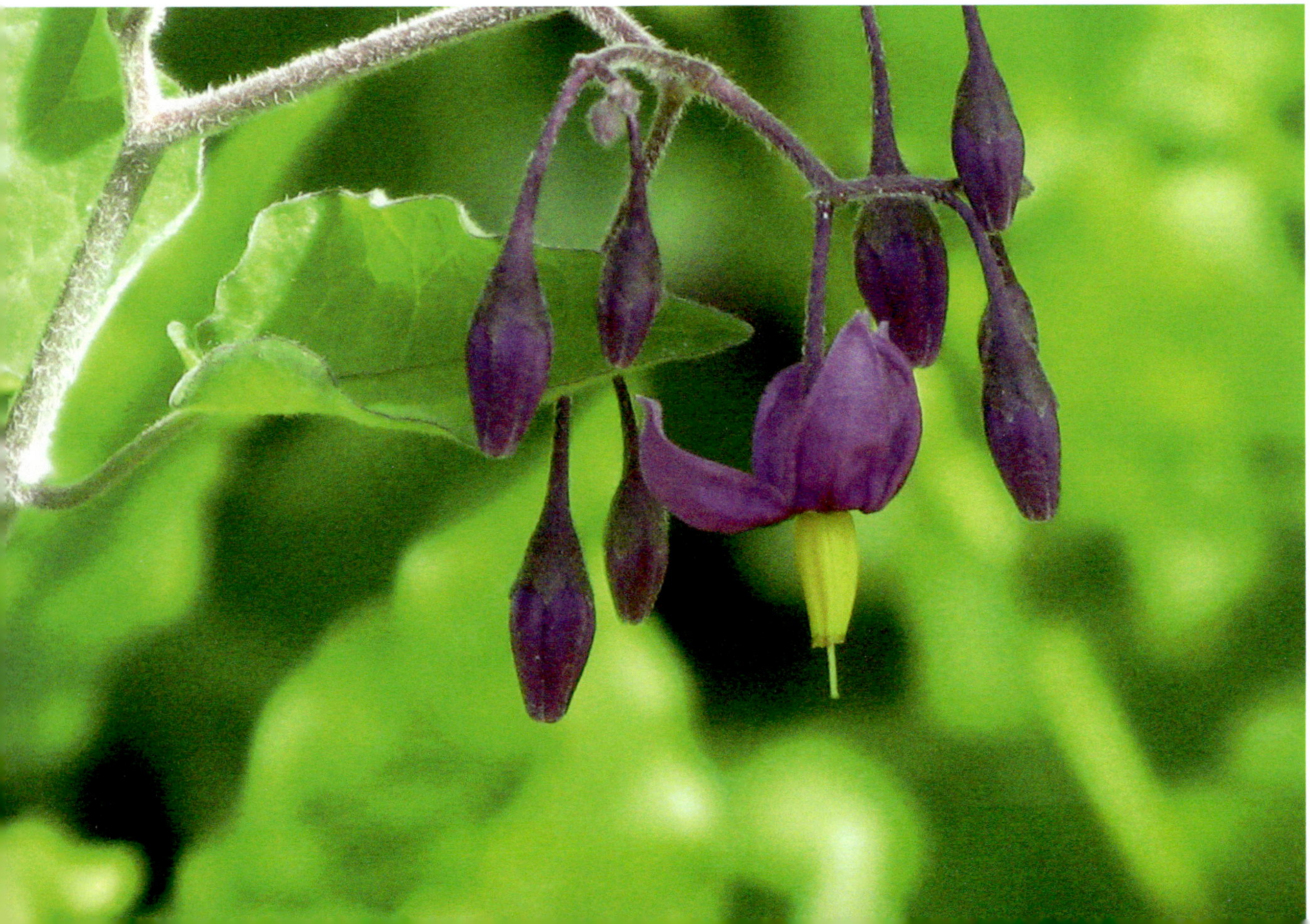

Zubereitung nach dem Europäischen Arzneibuch, 7. Ausgabe, 2. Nachtrag:

Vorschrift 2a = Urtinktur †
Urtinktur: 86 % (m/m), **ab der 1. Potenz:** 43 % (m/m)

Ernte und Zubereitung nach traditionellen und wesenserhaltenden Erwägungen

Erntezeitpunkt: Die tautrockenen Stängel und Blätter können am Vormittag geerntet werden, wenn sich der zunehmende Mond im Tierkreiszeichen Zwillinge, Waage oder Wassermann befindet.
Inhaltsstoffe: Dulcamarinalkaloid, Steroidalkaloidglykoside, Steroidsaponine
Zubereitung: Gemäß den genannten Inhaltsstoffen empfiehlt es sich, Stängel und Blätter vor der Blütezeit fein zu zerkleinern und in 40-prozentigem (m/m) Ethanol zur Urtinktur zu mazerieren.

Anwendungsgebiete und Leitsymptome

Hautmittel. Hierzu gehören Krankheiten wie Urtikaria, Ekzeme, Flechten mit Drüsenschwellungen, aber auch Schleimhauterkrankungen wie Rhinitis, Angina, Otitis media, Blasenkatarrh, Zystitis und Magenkatarrh mit Diarrhö und Kolik.
Auch die Haut im Bereich der Muskeln und Gelenke, die bei nasskaltem Wetter rheumatische Symptome zeigen.

Pfarrer Kneipp verwendete das »Bittersüß« zur Entgiftung, und die getrockneten Zweige sollten Alpträume vertreiben.

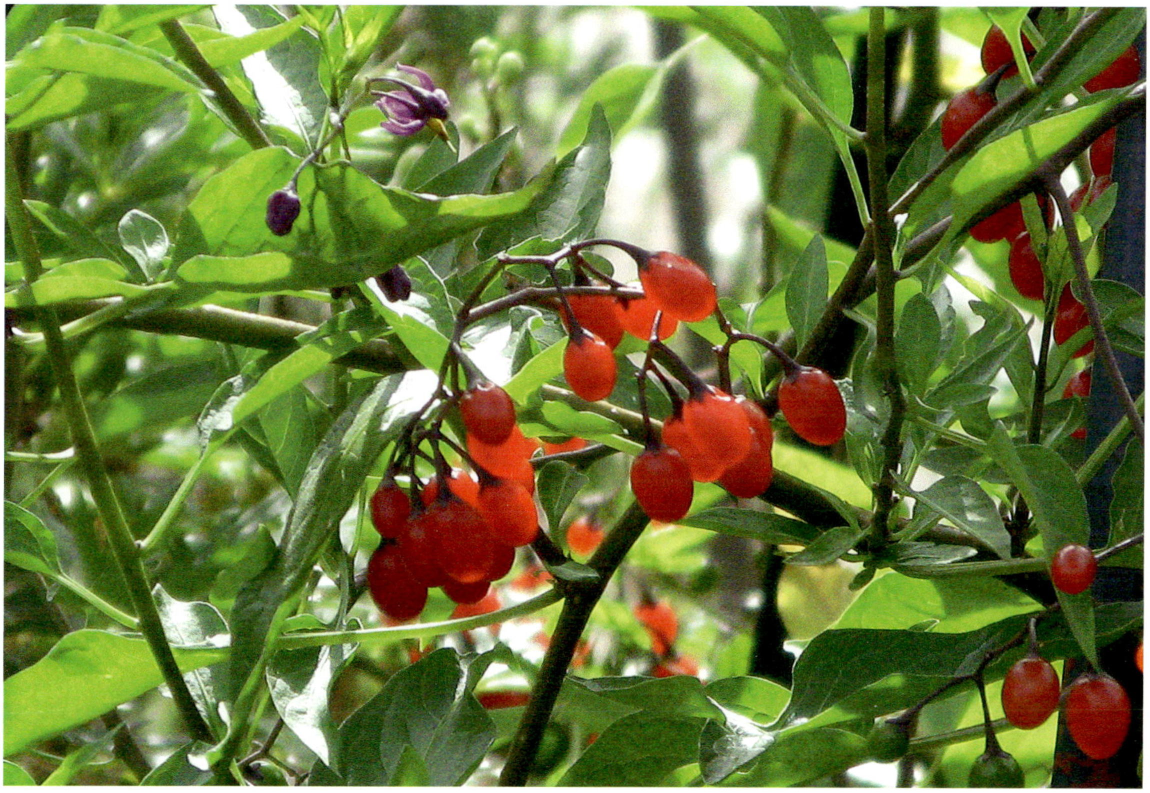

Solidago virgaurea

Echte Goldrute

Standort

Europa, an Waldrändern, in lichten Wäldern oder auf Kahlschlägen.

Verwendete Teile

Boericke: Frische Blüten. **Clarke:** Ganze frische Pflanze. Blüten (Aufguss der getrockneten Blätter und Blüten). **DHU:** Frische Blütenstände. **HAB:** Frische Blütenstände. **Hahnemann:** »Das getrocknet, aromatisch riechende, und bitterlich, etwas adstringierend, und erwärmend schmeckende Kraut.« **Kalbermatten:** Frische Blütenstände. **Lockie:** Frische oberirdische Teile. **Madaus:** Frisch blühende Pflanze ohne Wurzel. **Vonarburg:** Frische Blütenstaude. **Wala:** Oberirdische Teile blühender Pflanzen. **Weleda:** Blühendes Kraut.

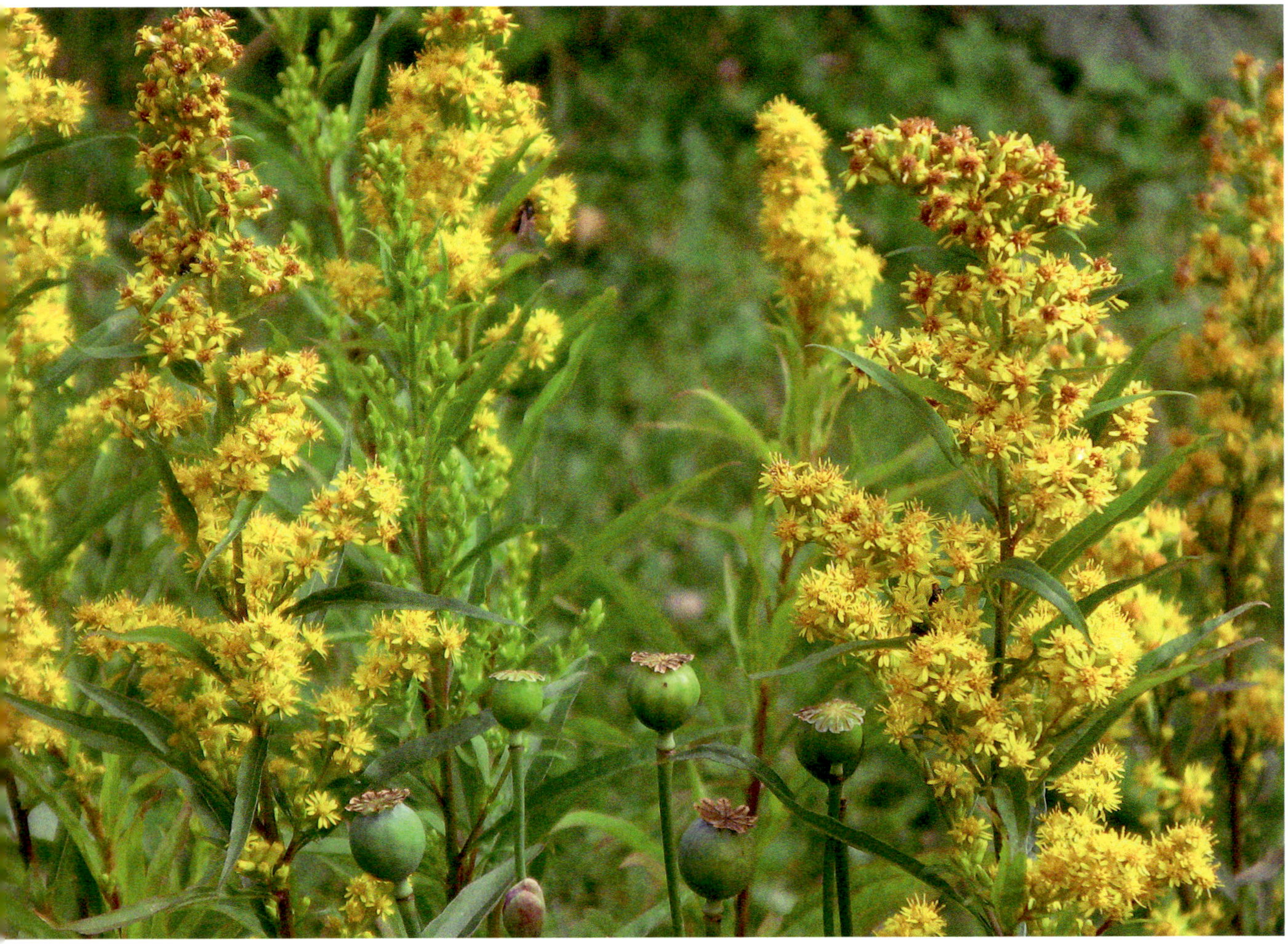

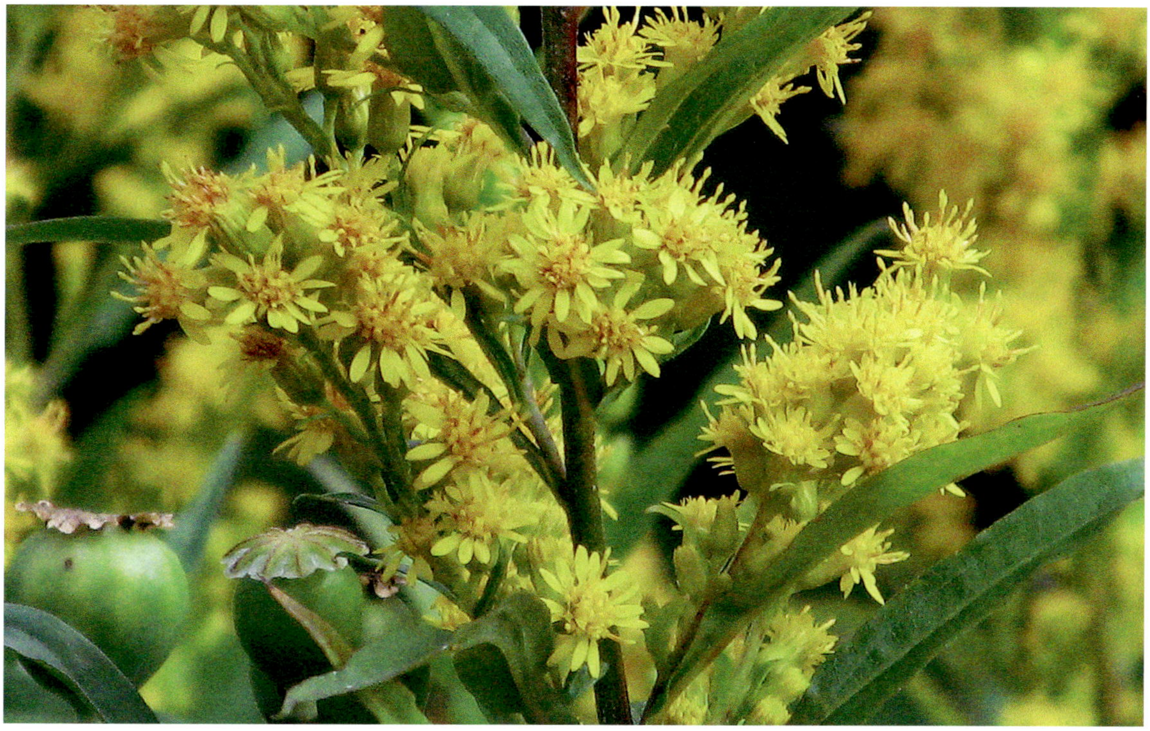

Das »Goldwundkraut« ist eine prägnante Feuer- und Venuspflanze und sollte in keinem Leber- bzw. Nierenrezept fehlen.

Zubereitung nach dem Europäischen Arzneibuch, 7. Ausgabe, 2. Nachtrag:

Vorschrift 3a = Urtinktur
Urtinktur: 86 % (m/m), **ab der 1. Potenz:** 62 % (m/m), **ab der 4. Potenz:** 43 % (m/m)

Ernte und Zubereitung nach traditionellen und wesenserhaltenden Erwägungen

Erntezeitpunkt: Die tautrockenen Blüten und jungen Blätter können gemeinsam am Vormittag geerntet werden (nur bei Sonnenschein), wenn sich der zunehmende Mond im Tierkreiszeichen Zwillinge, Waage oder Wassermann befindet.
Inhaltsstoffe: Ätherische Öle, Flavonoide, Phenolglykoside, Triterpensaponine
Zubereitung: Gemäß den genannten Inhaltsstoffen empfiehlt es sich, die frischen Blüten und Blätter fein zu zerkleinern und in 45-prozentigem (m/m) Ethanol zur Urtinktur zu mazerieren.

Anwendungsgebiete und Leitsymptome

Organspezifisches Nierenmittel ersten Ranges.
Besonders bei chronischen Erkrankungen wie Nephritis, Schrumpfniere, urämischem Asthma, Nierensteinen und -grieß sowie Albuminurie.
Einsatz auch als Diuretikum bei Zystitis, harnsaurer Diathese, Gicht, Hautjucken oder Rheuma.
Bei der Anwendung muss man immer auf reichliche Flüssigkeitszufuhr achten.

Symphytum officinale

Beinwell

Standort

Europa, fast überall, wo es feucht ist.

Verwendete Teile

Boericke: Frische Wurzel vor der Blüte. **Clarke:** Frischer, vor der Blüte und im Herbst gesammelter Wurzelstock. Frische Pflanze. **DHU:** Frische, vor der Blüte gesammelte Wurzel. *Symphytum ad usum externum* (Tinktur wird nicht potenziert): zur Blütezeit geerntete frische oberirdische Teile. **Hahnemann:** »Die große, ästige, äußerlich schwarzlichte, innerlich weiße Wurzel, bei nicht allzu starker Wärme getrocknet.« **Lockie:** Frische Wurzel, vor der Blütezeit oder im Herbst gesammelt. **Madaus:** Frische, vor der Blüte gesammelte Wurzel. **Paracelsus:** Wurzel. **Vonarburg:** Vor der Blüte gesammelte Wurzel. **Wala:** Je nach Heilverfahren unterirdische Teile vor dem Austreiben, oberirdische Teile zur Blütezeit. **Weleda:** Wurzel.

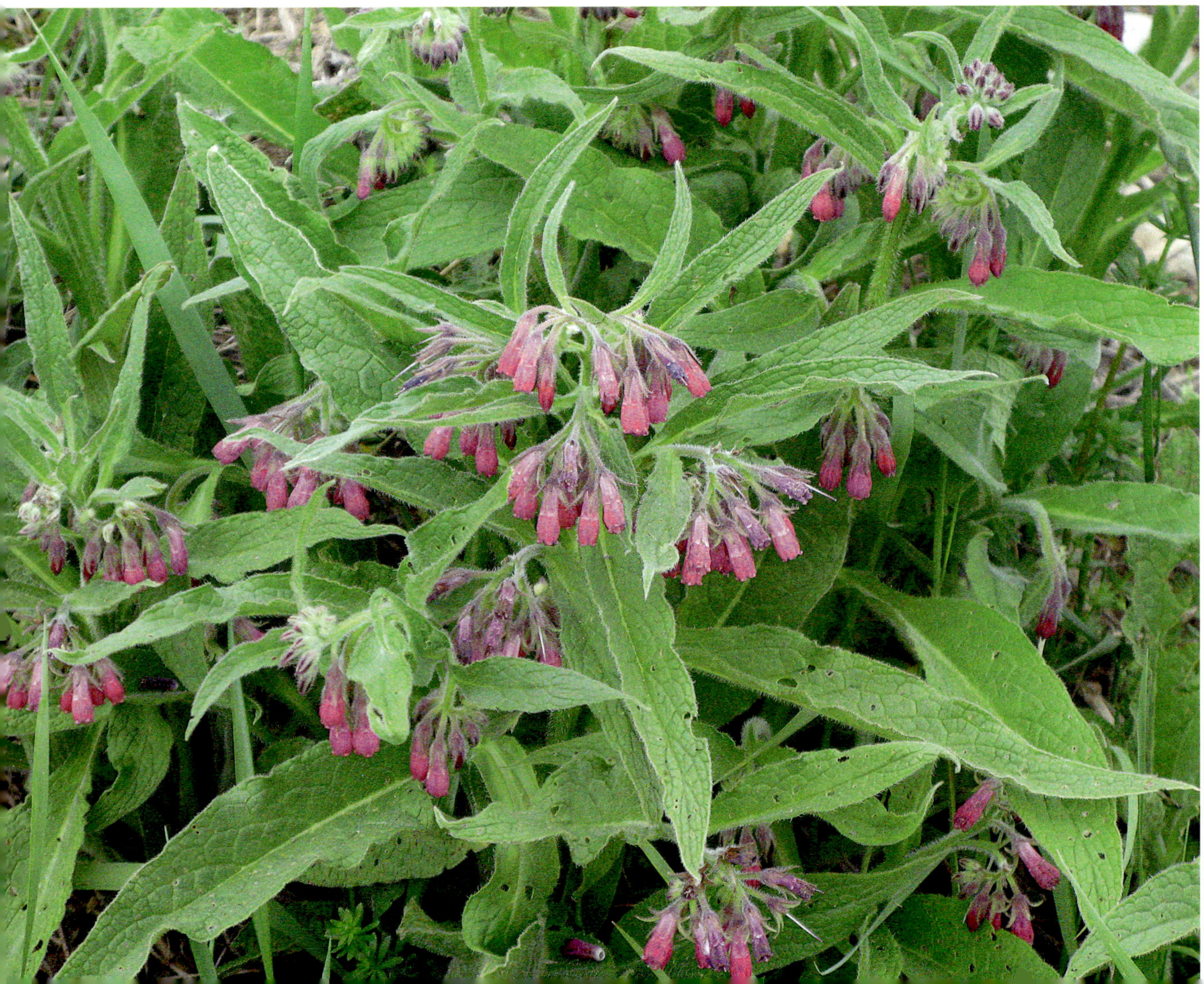

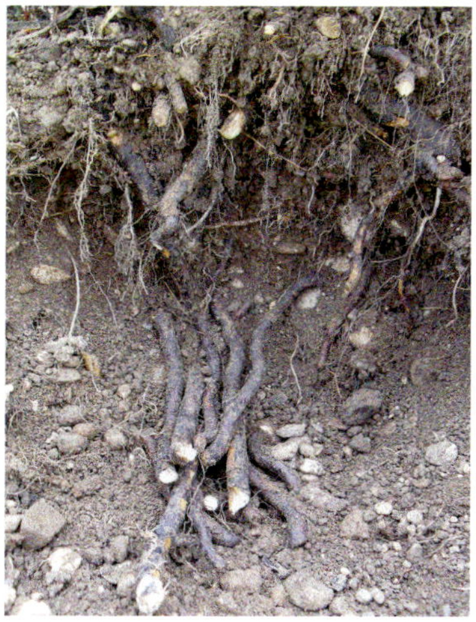

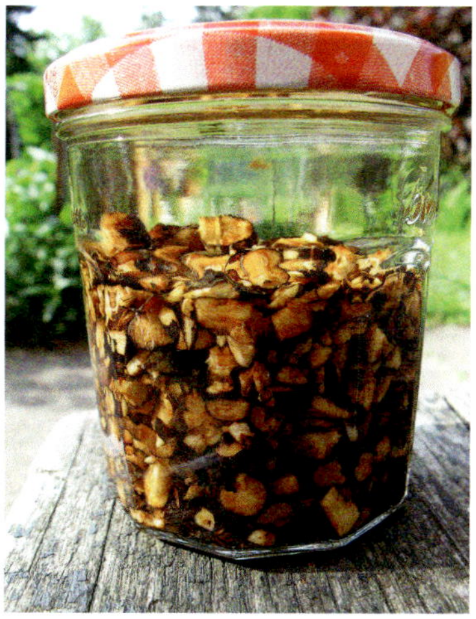

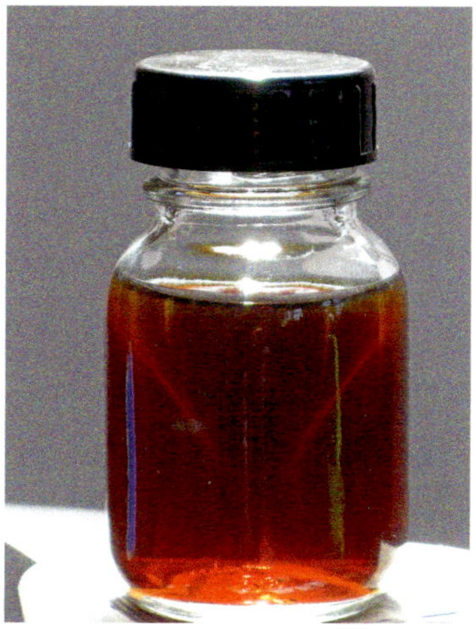

Als homöopathisches Mittel innerlich oder in eine Salbe eingearbeitet äußerlich angewendet, regt der »Knochenheil« die Selbstheilung des Knochengewebes zuverlässig an.

Zubereitung nach dem Europäischen Arzneibuch, 7. Ausgabe, 2. Nachtrag:

Keine speziellen Angaben im HAB, somit geschieht die Herstellung nach der allgemeinen Vorschrift für frisches Pflanzenmaterial.
Vorschrift 3a = Urtinktur (lt. DHU)
Urtinktur: 86 % (m/m), **ab der 1. Potenz:** 62 % (m/m), **ab der 4. Potenz:** 43 % (m/m)

Ernte und Zubereitung nach traditionellen und wesenserhaltenden Erwägungen

Erntezeitpunkt: Hier gibt es eine Ausnahme. Die Wurzel kann im Frühjahr vor der Pflanzenblüte oder im Herbst spätabends ausgegraben werden, während sich der abnehmende Mond im Tierkreiszeichen Stier, Jungfrau oder Steinbock befindet.
Inhaltsstoffe: Allantoin, Gerbstoffe, Pyrrolizidinalkaloide, Schleimstoffe, Triterpensaponine
Zubereitung: Gemäß den genannten Inhaltsstoffen empfiehlt es sich, die frische Wurzel fein zu zerkleinern und in 45-prozentigem (m/m) Ethanol zur Urtinktur zu mazerieren.

Anwendungsgebiete und Leitsymptome

Fördert regenerative Vorgänge. Besonders bei Knochenerkrankungen jeder Art wie Frakturen, Überbein, schmerzende Amputationsstümpfe, Quetschungen, Verrenkungen, Verstauchungen oder Verletzungen der Knochenhäute.
Aber auch bei schlechter Wundheilung, Traumata, Narbenschmerzen, Augenverletzungen, Geschwülsten oder Entzündungen.
Gemeinsam mit Arnica, Calendula und Hypericum eine Art Universalkomposit bei geeigneter Symptomenlage.

Tabacum

Virginischer Tabak

Die Pflanze ist giftig.

Standort

Gemäßigtes Europa, Südwestasien, Mittelamerika. Waldlichtungen, Schläge, an Forststraßen.

Verwendete Teile

Boericke: Nichtfermentierte Blätter, ferner reife Samen. **Clarke:** Frische Blätter, bevor sich die Blüten entwickelt haben. **DHU:** Getrocknete unfermentierte Blätter. **Hahnemann:** »Frisches oder gepülvertes Tabakkraut.« **Lockie:** Getrocknete unfermentierte Blätter. **Vonarburg:** Nichtfermentierte Blätter des Havanna-Tabaks. **Wala:** Blätter. **Weleda:** Unfermentiertes Blatt.

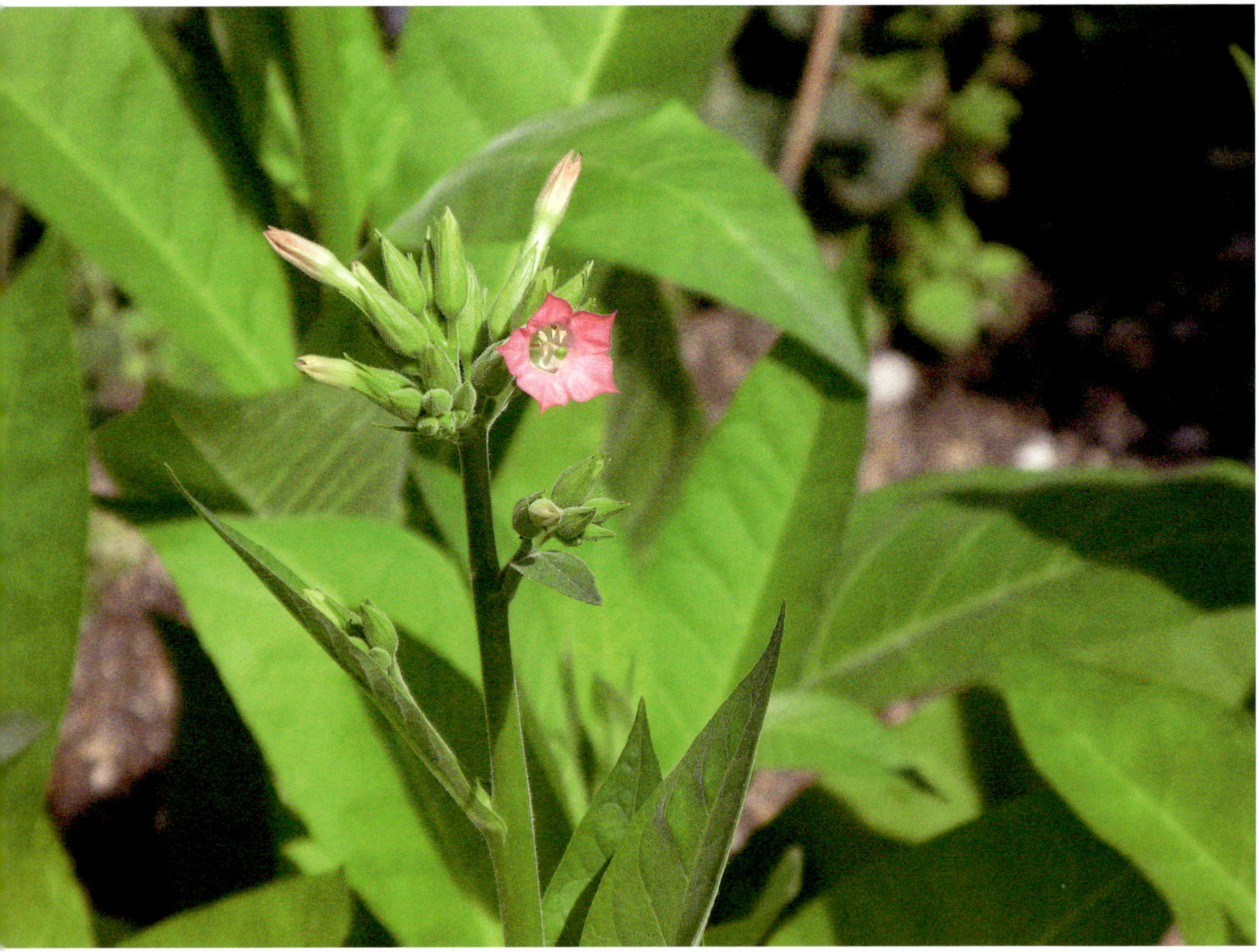

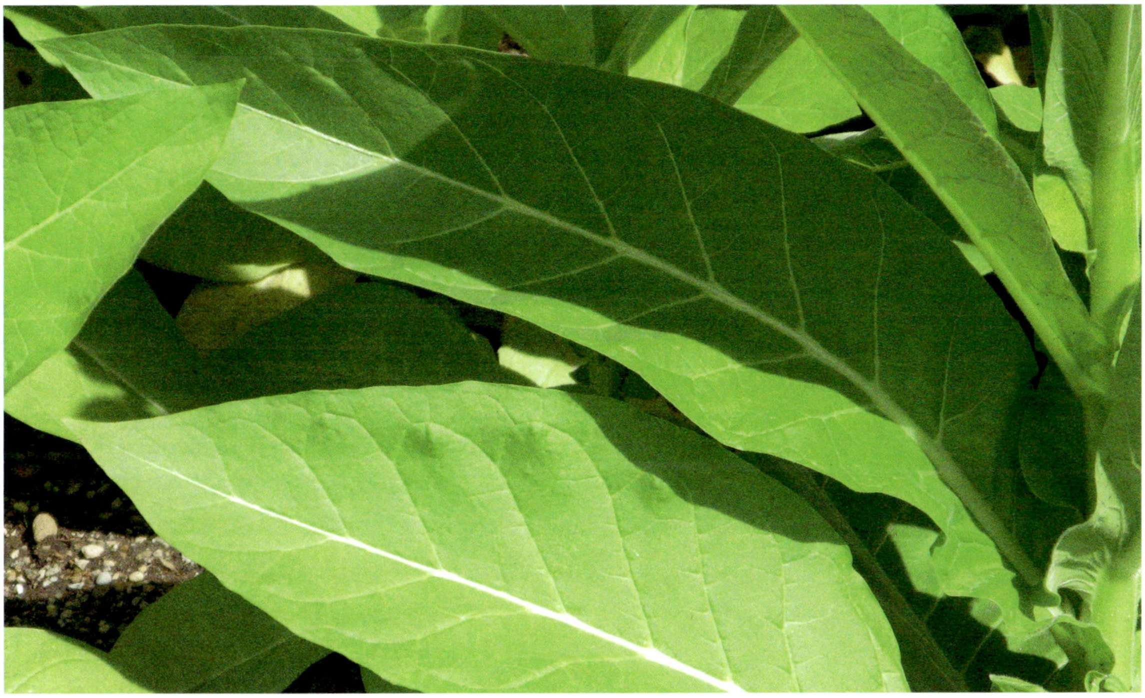

Der französische Gesandte und Diplomat Jean Nicot führte den Tabak zuerst als Heilpflanze in Frankreich ein. Er gab sowohl der Pflanze wie auch ihrem wichtigsten Inhaltsstoff, dem Nikotin, den Namen.

Zubereitung nach dem Europäischen Arzneibuch, 7. Ausgabe, 2. Nachtrag:

Da hierzu keine speziellen Angaben im HAB vorgegeben sind, geschieht die Herstellung nach der allgemeinen Vorschrift für frisches Pflanzenmaterial.
Vorschrift 4a: Urtinktur = D1 †
Urtinktur/D1: 86 % (m/m), **ab der 2. Potenz:** 62 % (m/m), **ab der 4. Potenz:** 43 % (m/m)

Ernte und Zubereitung nach traditionellen und wesenserhaltenden Erwägungen

Erntezeitpunkt: Die tautrockenen jungen Blätter werden vormittags geerntet, wenn sich der zunehmende Mond im Tierkreiszeichen Fische, Krebs oder Skorpion befindet.
Inhaltsstoffe: Nicotin, Pyridinalkaloide
Zubereitung: Gemäß den genannten Inhaltsstoffen empfiehlt es sich, das frische Kraut vor der Blüte zu sammeln, zu trocknen sowie fein zu zerkleinern und in 45-prozentigem (m/m) Ethanol zur Urtinktur zu mazerieren.

Anwendungsgebiete und Leitsymptome

Alle Symptome, die bei zu starkem Zigarettenrauchen auftreten. Extreme Übelkeit, Würgereiz, Erbrechen, krampfartige Schmerzen im Magen-Darm-Bereich.
Die gleichen Symptome bei der Reisekrankheit oder Seekrankheit.
Dazu Herzprobleme, Schwindel, Morbus Menière, kalter klebriger Schweiß oder kollapsartige Zustände und Diarrhö.

Tanacetum vulgare

Rainfarn

Standort

Europa, Asien und Amerika.

Verwendete Teile

Boericke: Frische Blätter und Blüten zu gleichen Teilen. **Clarke:** Frische Pflanze in Blüte. **DHU:** Frische oberirdische Teile blühender Pflanzen ohne die verholzten Stängel. **HAB:** Frische oberirdische Teile ohne Stängel zur Blütezeit. **Hahnemann:** »Rainfahrrevierblume: Krause Blätter, Blumen und Samen.« **Madaus:** Frische Blüten und Blätter. **Paracelsus:** Samen. **Vonarburg:** Frische blühende Pflanze.

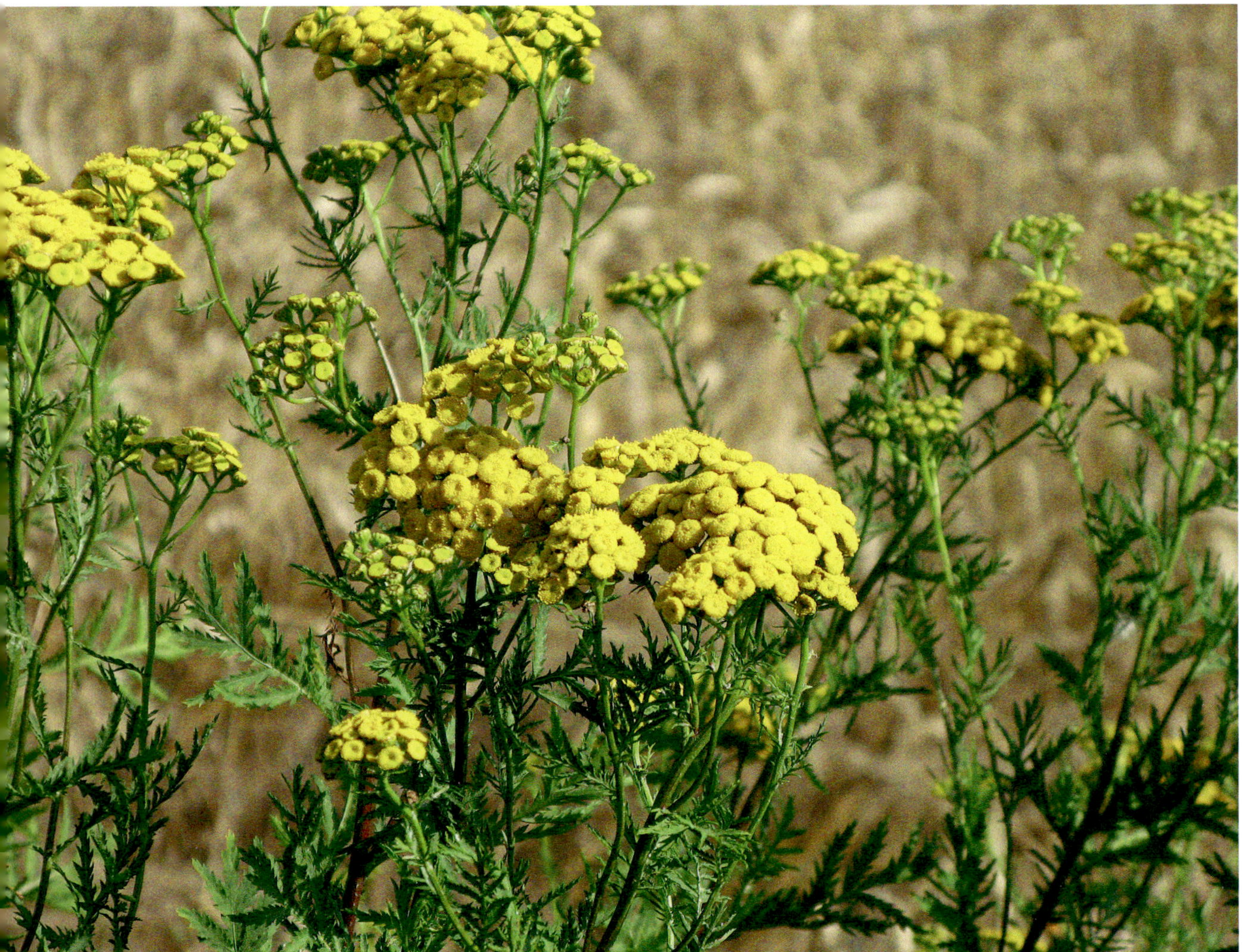

Zubereitung nach dem Europäischen Arzneibuch, 7. Ausgabe, 2. Nachtrag:

Vorschrift 3a = Urtinktur
Urtinktur: 86 % (m/m), **ab der 1. Potenz:** 62 % (m/m), **ab der 4. Potenz:** 43 % (m/m)

Ernte und Zubereitung nach traditionellen und wesenserhaltenden Erwägungen

Erntezeitpunkt: Die tautrockenen jungen Blätter und Blüten werden vormittags geerntet, wenn sich der zunehmende Mond im Tierkreiszeichen Fische, Krebs oder Skorpion befindet. Madaus und Paracelsus empfehlen auch die Samen, die in einer separaten Fraktion im Herbst gesammelt und angesetzt werden können.
Inhaltsstoffe: Ätherisches Öl, Cumarine, Flavonoide, Polyne, Sesquiterpenlactone
Zubereitung: Gemäß den genannten Inhaltsstoffen empfiehlt es sich, das frische Kraut und die Blüten zur Blütezeit zu sammeln, fein zu zerkleinern und in 50-prozentigem (m/m) Ethanol zur Urtinktur zu mazerieren.

Heilkräuter, die einen starken aromatischen Geruch haben, galten als dämonenabwehrend. So wurde auch das »Reifelkraut«, gerne gemeinsam mit Walnussblättern als Tinktur ausgezogen, zur Abwehr von Mücken verwendet.

Anwendungsgebiete und Leitsymptome

Antispasmodikum gegen Magenkrämpfe, Koliken, Muskelkrämpfe, Gicht, Wechselfieber, Hysterie oder Schwindelanfälle.
Auch bei Periodenstockung und Uteruskrämpfen. Die Krämpfe gehen aus einer neuralgischen Erschöpfung hervor.

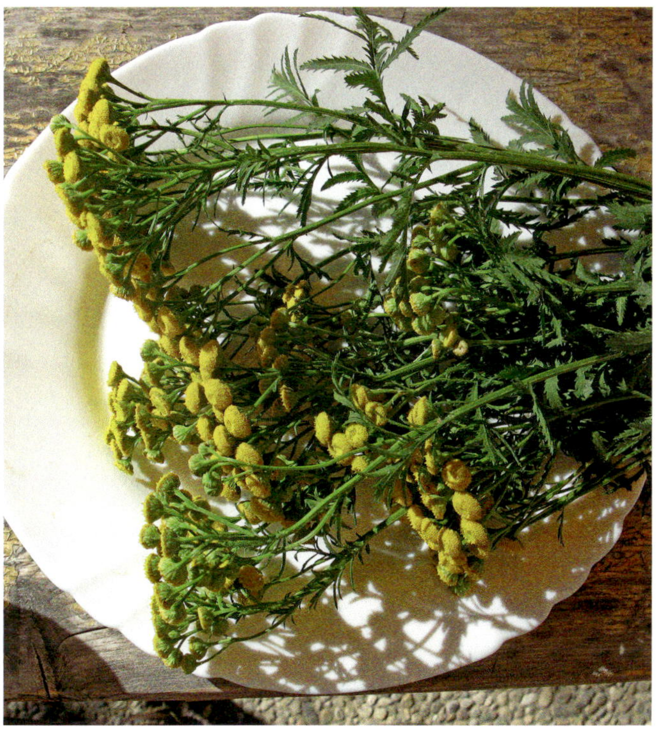

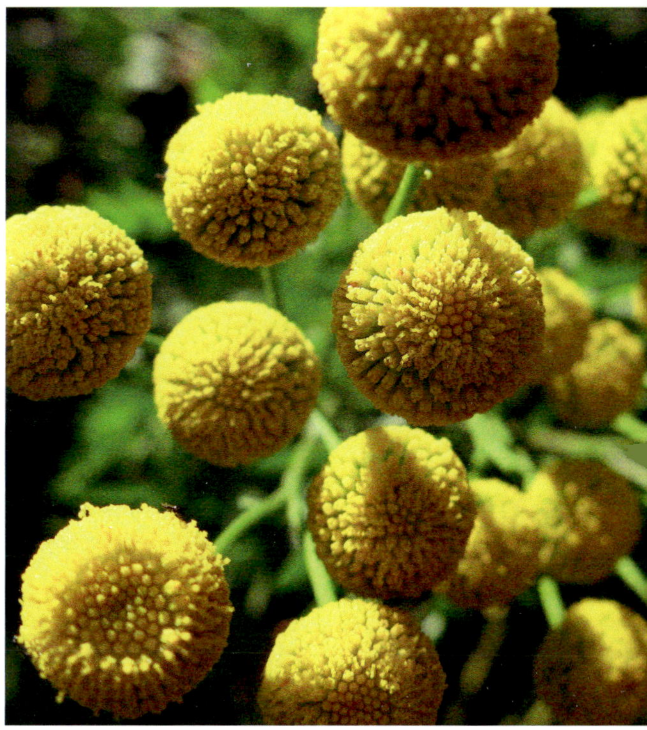

Taraxacum officinale

Löwenzahn

Standort

Weltweit verbreitet.

Verwendete Teile

Boericke: Ganze frische Pflanze zu Beginn der Blüte. **Clarke:** Ganze Pflanze, kurz bevor die Blüte vollständig entwickelt ist. **DHU:** Frische ganze Pflanze zur Blütezeit. **HAB:** Frische ganze Pflanze zur Blütezeit. **Hahnemann:** »Der frisch ausgepreßte Saft der ganzen, noch nicht völlig blühenden Pflanze, mit gleichen Teilen Weingeist gemischt.« **Kalbermatten:** Frische ganze Pflanze. **Lockie:** Ganze Pflanze einschließlich Wurzel zu Beginn der Blütezeit. **Madaus:** Ganze frische Pflanze zu Beginn der Blüte. **Vonarburg:** Ganze Pflanze samt Wurzel vor der Blüte. **Wala:** Je nach Heilverfahren blühende Pflanze oder unterirdische Teile. **Weleda:** Blühende Pflanze (Ernte auf mageren Wiesen).

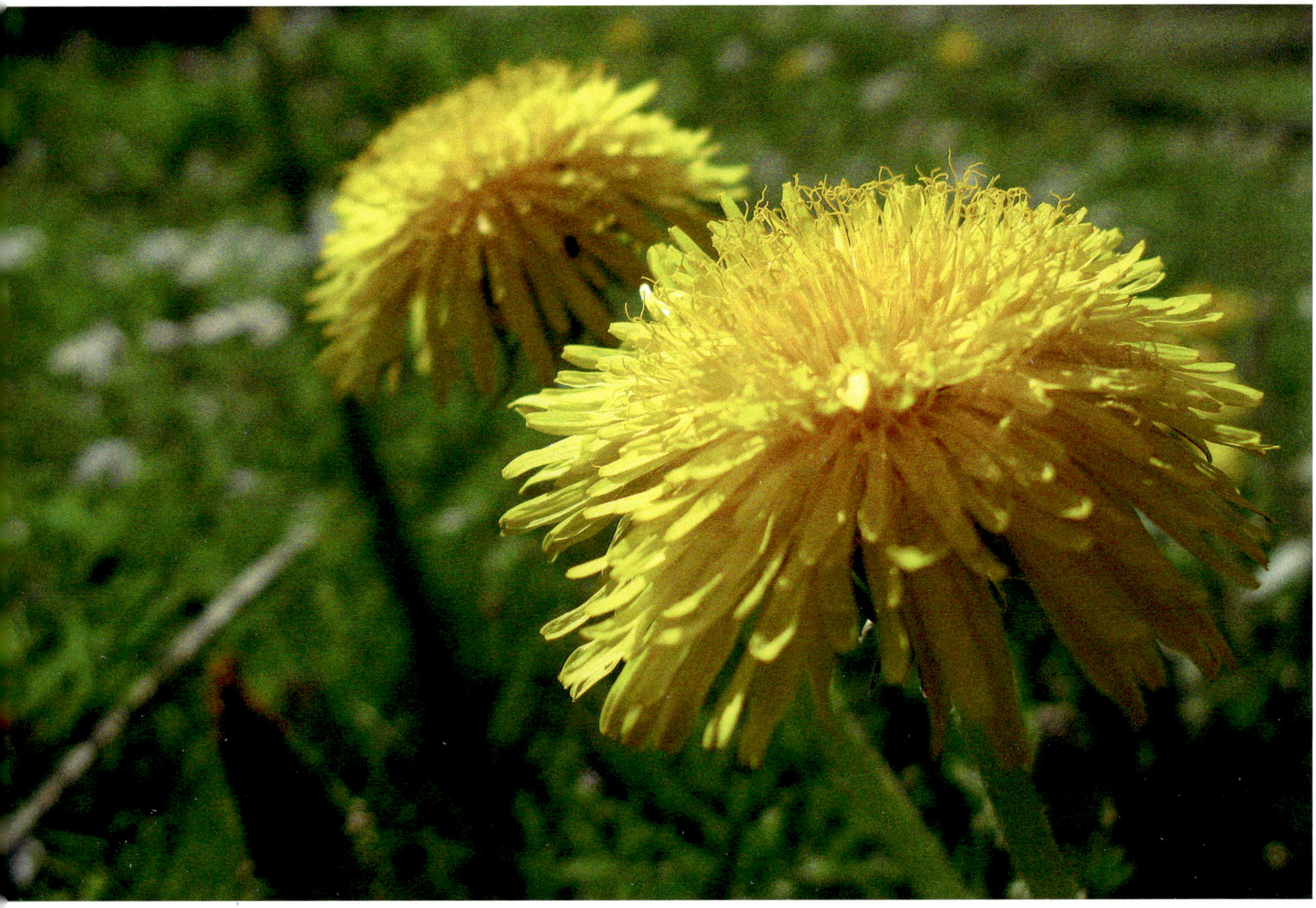

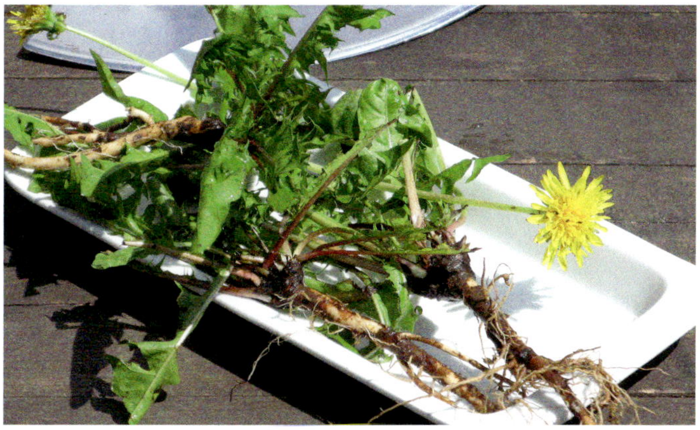

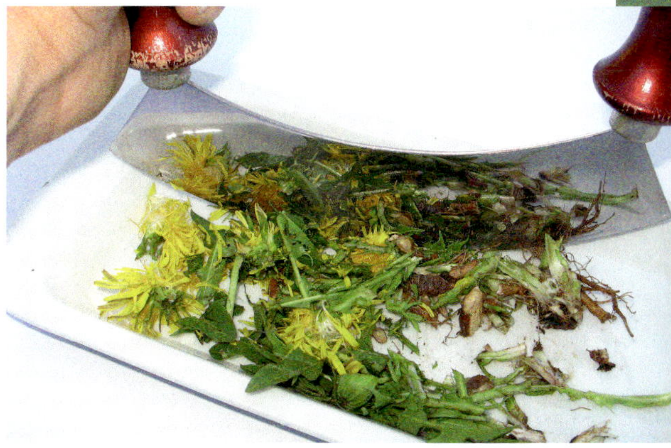

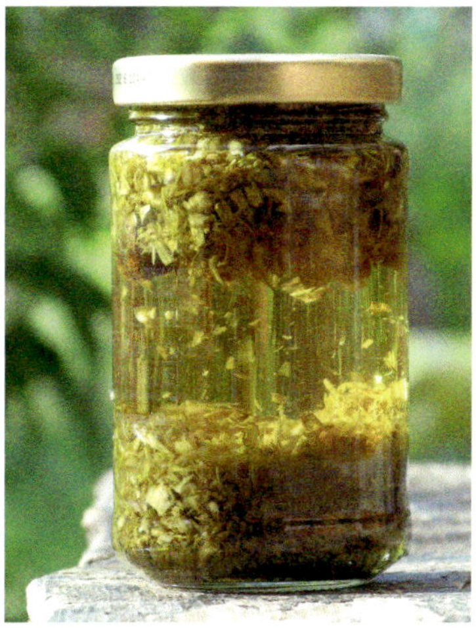

Der »Märzenbusch« ist eine der leberwirksamsten Heilpflanzen. Kein Leberrezept sollte auf Löwenzahn verzichten; er bringt die »Depression« aus der Leber zum Verschwinden.

Zubereitung nach dem Europäischen Arzneibuch, 7. Ausgabe, 2. Nachtrag:

Vorschrift 2a = Urtinktur
Urtinktur: 86 % (m/m), **ab der 1. Potenz:** 43 % (m/m)

Ernte und Zubereitung nach traditionellen und wesenserhaltenden Erwägungen

Erntezeitpunkt: Die tautrockenen Blüten und jungen Blätter können gemeinsam am Vormittag geerntet werden (nur bei Sonnenschein), wenn sich der zunehmende Mond im Tierkreiszeichen Zwillinge, Waage oder Wassermann befindet.
Die Wurzel wird im Herbst spätabends ausgegraben, wenn sich der abnehmende Mond im Tierkreiszeichen Stier, Jungfrau oder Steinbock befindet.
Inhaltsstoffe: Carotinoide, Flavonoide, Mineralstoffe mit einem hohen Anteil an Kaliumsalzen, Sesquiterpenlacta-Bitterstoffe, Triterpene
Zubereitung: Gemäß den genannten Inhaltsstoffen empfiehlt es sich, das frische Kraut und die Wurzel, kurz bevor die Pflanze voll erblüht ist, fein zu zerkleinern und gemeinsam in 45-prozentigem (m/m) Ethanol zur Urtinktur zu mazerieren.
Wer exakt nach dem Mondstand und der Jahreszeit arbeiten will, kann die Wurzel gesondert ansetzen. Hierbei empfiehlt es sich, die Wurzel von einer anderen Pflanze im Herbst zu nehmen. Diese wird auch fein zerkleinert und in 45-prozentigem (m/m) Ethanol mazeriert. Beide Extrakte werden nach der Abfiltrierung zu gleichen Teilen zusammengefasst und als Urtinktur weiterverarbeitet.

Anwendungsgebiete und Leitsymptome

Hauptbereich ist die Leber. Alle Hepatopathien wie Leberschwellung, Hepatitis, Hautjucken, gallige Diarrhöen, Gallensteine, Ikterus, Hämorrhoiden.
Darüber hinaus wird es auch bei allen durch die Leberprobleme verursachten weiteren Organsymptome gegeben wie Obstipation, Nierensteine, Milzträgheit, mangelhafte Fettverdauung, Gastritis, Pfortaderstauung und daraus folgende Herzleiden.
Charakteristisch ist die sogenannte Landkartenzunge.

Thuja occidentalis

Lebensbaum

Standort

In Europa als Gartenheckenpflanze heimisch.

Verwendete Teile

Boericke: Frische, zu Beginn der Blüte gesammelte Zweige. **Clarke:** Tinktur der frischen grünen Zweige. **DHU:** Frische beblätterte einjährige Zweige. **HAB:** Frische beblätterte einjährige Zweige. **Hahnemann:** »Die grünen Blätter werden erst für sich allein zur feinen Masse gestampft, dann mit zwei Dritteln seines Gewichts Weingeist angerührt und so der Saft ausgepreßt.« **Lockie:** Frische Blätter und Zweige einjähriger Pflanzen. **Madaus:** Frische Zweige mit Blättern. **Vonarburg:** Frische Zweigspitzen. **Wala:** Beblätterte Triebspitzen einjähriger Zweige. **Weleda:** Junge Triebe.

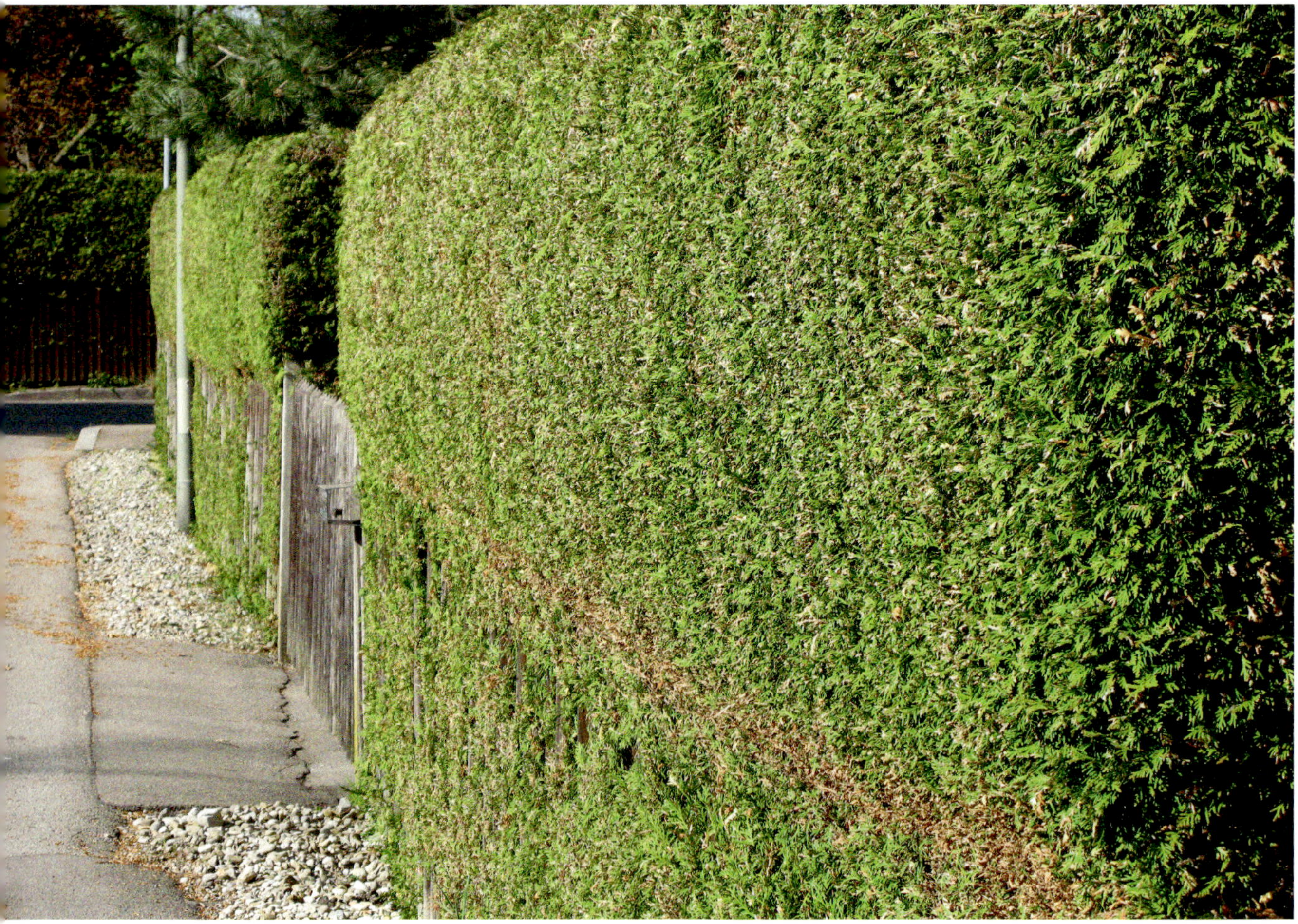

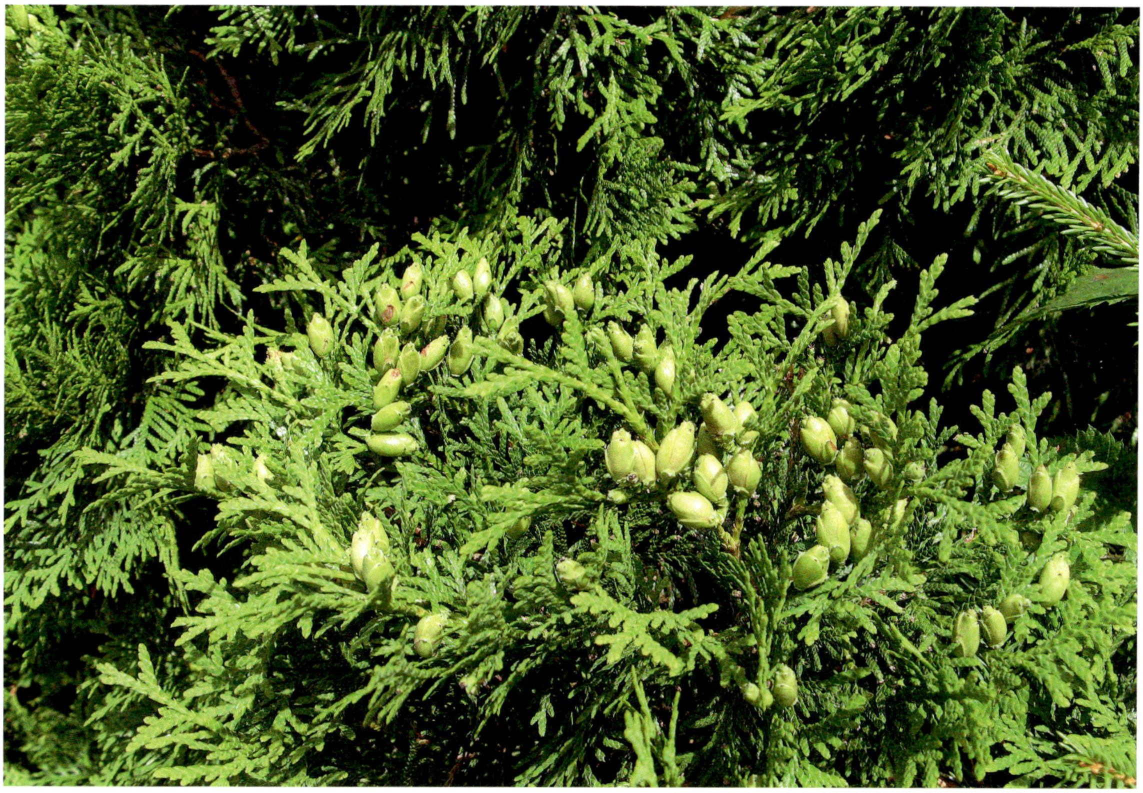

Die Früchte des Lebensbaums können als Signatur für den »Staat im Staat« gesehen und körperliche Tumore damit behandelt werden.

Zubereitung nach dem Europäischen Arzneibuch, 7. Ausgabe, 2. Nachtrag:

Vorschrift 3a = Urtinktur

Urtinktur: 86 % (m/m), **ab der 1. Potenz:** 62 % (m/m), **ab der 4. Potenz:** 43 % (m/m)

Ernte und Zubereitung nach traditionellen und wesenserhaltenden Erwägungen

Erntezeitpunkt: Die tautrockenen jungen beblätterten Triebspitzen werden vormittags geerntet, wenn sich der zunehmende Mond im Tierkreiszeichen Fische, Krebs oder Skorpion befindet.

Inhaltsstoffe: Ätherisches Öl (Thujon), Flavonoide, Polysaccharide, Sesquiterpene

Zubereitung: Gemäß den genannten Inhaltsstoffen empfiehlt es sich, die frischen unverholzten Triebspitzen fein zu zerkleinern und in 50-prozentigem (m/m) Ethanol zur Urtinktur zu mazerieren.

Anwendungsgebiete und Leitsymptome

Wuchernde und entzündliche Prozesse der Haut und Schleimhäute, zum Beispiel Warzen, Kondylome, Polypen, Fibrome oder Tumoren. Desgleichen bei fettig glänzender Haut, Psoriasis, schuppiger Kopfhaut, auch Haarausfall oder Nagelwachstumsstörungen.

Thuja sollte schon prophylaktisch vor Impfungen, spätestens beim Eintritt von Impfschäden verwendet werden.

Urginea maritima

Scilla, Meerzwiebel

Die Zwiebel ist giftig.

Standort

Küstenregionen des Mittelmeers.

Verwendete Teile

Boericke: Frische rote Zwiebel. **Clarke:** Frische Wurzelknolle. **DHU:** Frische fleischige Zwiebelschuppen der rotschaligen Unterart. **HAB:** Frische fleischige Zwiebelschuppen der rotschaligen Unterart von *Urginea maritima* Bak. sensu latiore (zum Beispiel *Urginea numidica* [Jord. et Fourr.] Grey) mit eindeutig nachweisbarem Scillirosid-Anteil. **Hahnemann:** »Die geistige Tinctur der knolligen Wurzel von *Scilla maritima*.« **Lockie:** Frische Zwiebel. **Madaus:** »Nach Entfernung der äußeren, braunen, trockenhäutigen Schalen und der innersten schleimigen Teile werden nur die mittleren, roten fleischigen Schalen verwendet.« **Vonarburg:** Frische Zwiebel. **Wala:** Zwiebelschuppen. **Weleda:** Zwiebel.

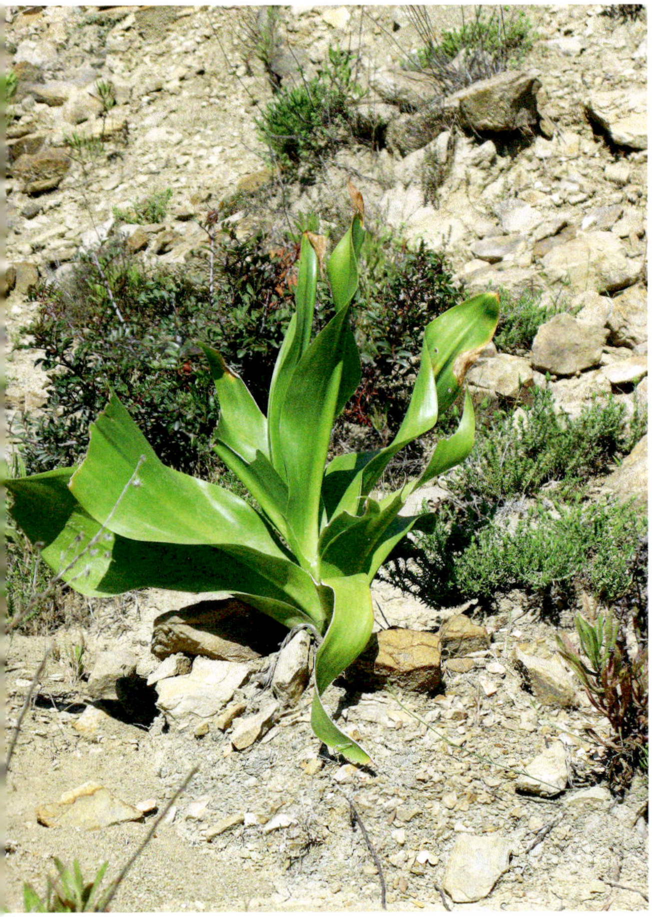

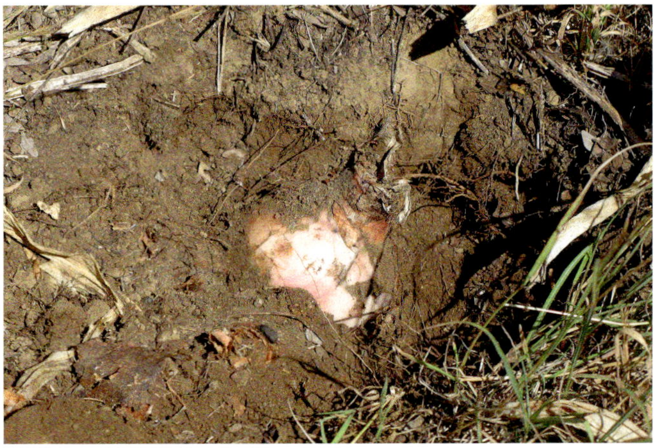

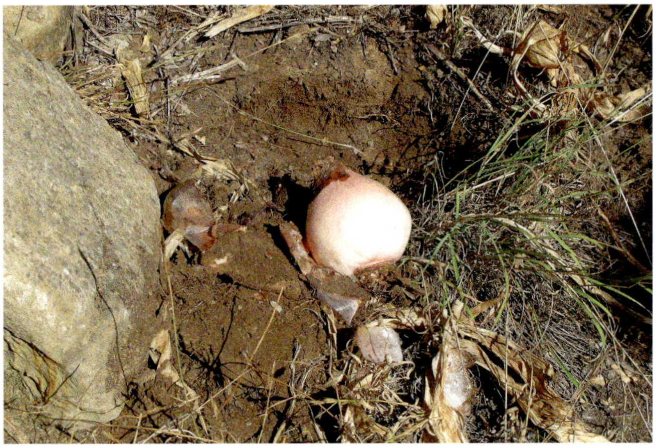

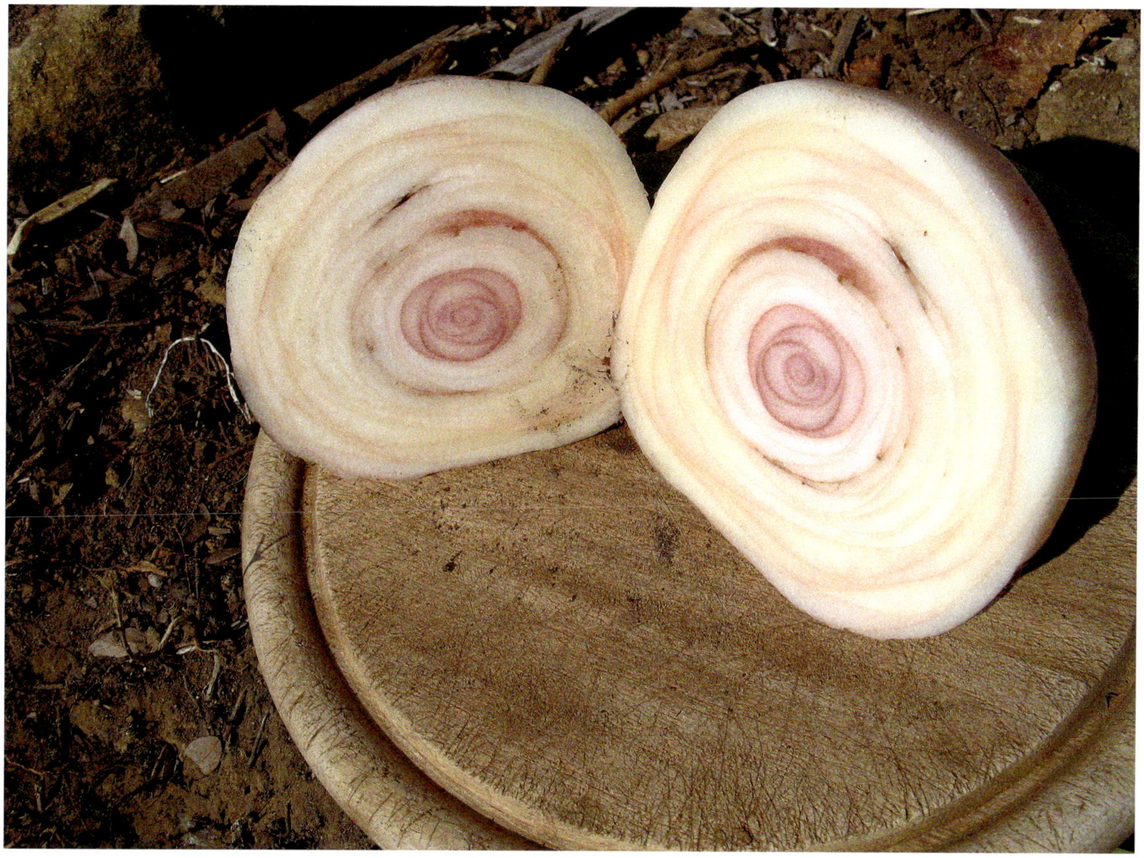

Plinius und Theophrast verwendeten die Pflanze wegen ihrer harntreibenden Wirkung. Erst im 18. Jahrhundert entdeckte man ihre Wirkung auf das Herz.

Zubereitung nach dem Europäischen Arzneibuch, 7. Ausgabe, 2. Nachtrag:

Vorschrift 3a = Urtinktur †
Urtinktur: 86 % (m/m), **ab der 1. Potenz:** 62 % (m/m), **ab der 4. Potenz:** 43 % (m/m)

Ernte und Zubereitung nach traditionellen und wesenserhaltenden Erwägungen

Erntezeitpunkt: Die Zwiebel wird spätabends ausgegraben, wenn sich der abnehmende Mond im Tierkreiszeichen Stier, Jungfrau oder Steinbock befindet.
Inhaltsstoffe: Flavonoide, herzwirksame Steroidglykoside
Zubereitung: Gemäß den genannten Inhaltsstoffen empfiehlt es sich, die frische Zwiebelknolle fein zu zerkleinern und in 45-prozentigem (m/m) Ethanol zur Urtinktur zu mazerieren.

Anwendungsgebiete und Leitsymptome

Wassersüchtige Stauungen und Ödeme wegen renalen oder kardialen Hydrops, Ödeme mit erhöhtem Blutdruck, Aszites.
Steigerung der Diurese bei Herzleiden. Herzmuskelschwäche, Herzklappenfehler und postoperative Herzbehandlung.
Verordnung meist im Wechsel mit Digitalis.

Urtica urens

Kleine Brennnessel

Standort

Gobal verbreitet.

Verwendete Teile

Boericke: Frische blühende Pflanze. **Clarke:** Frische blühende Pflanze. (»*Urtica dioica,* die Große Brennnessel, hat ähnliche, wenn nicht gar identische Eigenschaften.«) **DHU:** Frische ganze Pflanze zur Blütezeit. *Urtica dioica:* frische ganze Pflanzen zur Blütezeit. **Hahnemann:** Samen, Blätter und Wurzeln. **Kalbermatten:** Frisch blühendes Kraut von *Urtica dioica.* **Lockie:** Ganze blühende Pflanze einschließlich Wurzel. **Madaus:** Frische, blühende Pflanzen mit Wurzel beider Arten. **Paracelsus:** »Verwendet den Samen sowie den Saft von Wurzel oder Pflanze.« **Vonarburg:** Frische blühende Pflanze. **Wala:** Oberirdische Teile zur Blütezeit. **Weleda:** Ganze Pflanze.

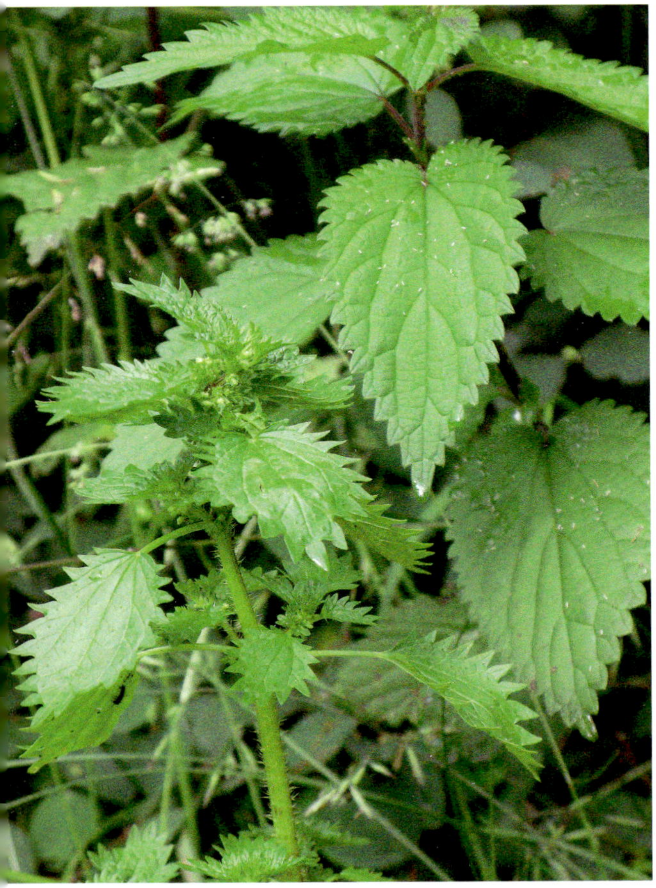

Vorne *Urtica urens*, hinten *Urtica dioica*

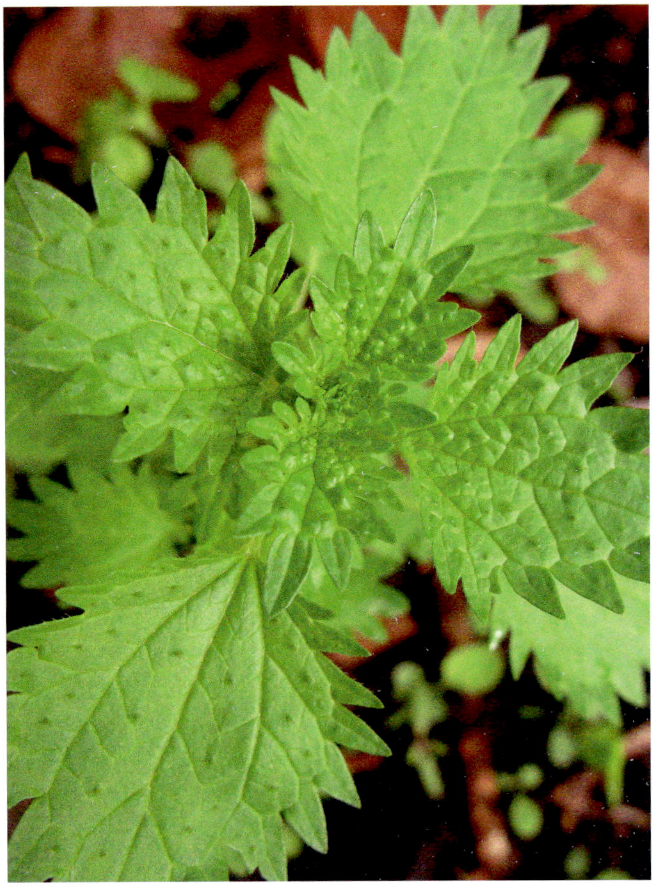

Urtica urens

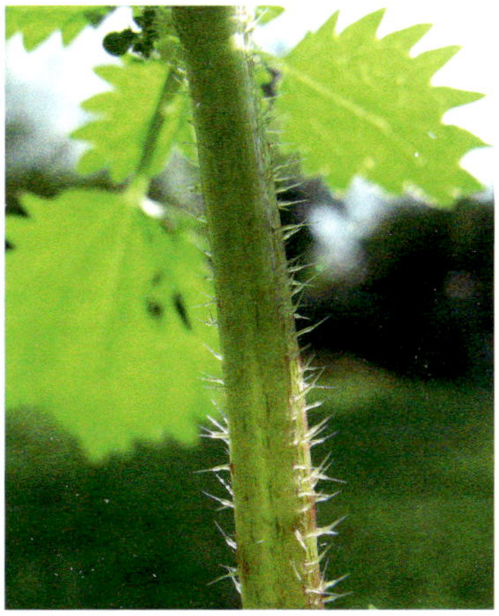

Urtica urens

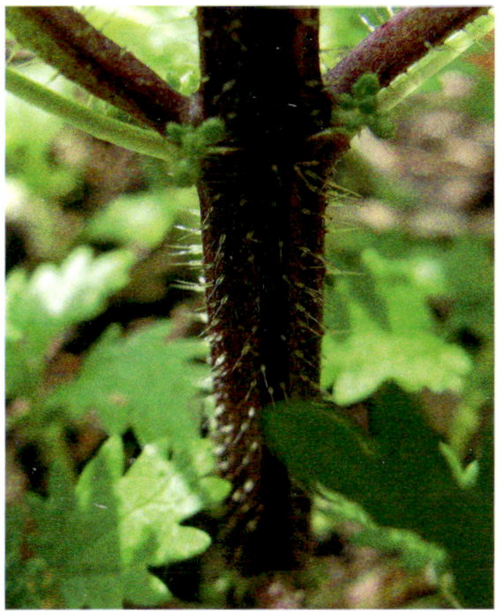

Urtica dioica

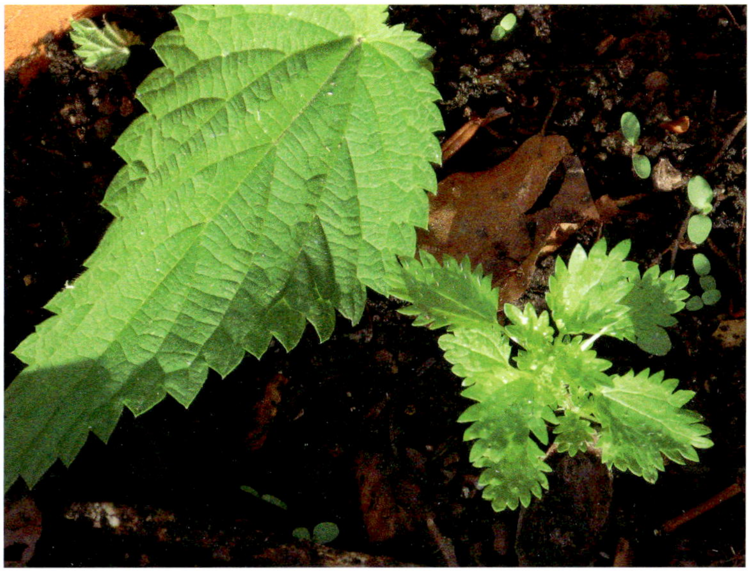

Links ein Blatt von *Urtica dioica*, rechts *Urtica urens*

Zubereitung nach dem Europäischen Arzneibuch, 7. Ausgabe, 2. Nachtrag:

Da hierzu keine speziellen Angaben im HAB vorgegeben sind, geschieht die Herstellung nach der allgemeinen Vorschrift für frisches Pflanzenmaterial.
Vorschrift 2a = Urtinktur (lt. DHU)
Urtinktur: 86 % (m/m), **ab der 1. Potenz:** 43 % (m/m)

Ernte und Zubereitung nach traditionellen und wesenserhaltenden Erwägungen

Erntezeitpunkt: Die tautrockenen Triebspitzen der blühenden Pflanzen können am Vormittag geerntet werden (bei Sonnenschein), wenn sich der zunehmende Mond im Tierkreiszeichen Zwillinge, Waage oder Wassermann befindet.
Den höchsten Eisengehalt haben um Ostern geerntete Jungpflanzen.
Inhaltsstoffe: Blätter und Kraut: Acetylcholin, Flavonoide, Histamin, Mineralstoffe, Scopeletin, Vitamine; Brennhaare: Serotonin
Zubereitung: Gemäß den genannten Inhaltsstoffen empfiehlt es sich, das frische Kraut fein zu zerkleinern und in 45-prozentigem (m/m) Ethanol zur Urtinktur zu mazerieren.

Anwendungsgebiete und Leitsymptome

Überempfindlichkeitserscheinungen der Haut, Muskeln und Gelenke bei uratischer Diathese (Salz der Harnsäure) wie Gicht oder Rheuma. Hierzu gehören auch allgemeine Hautausschläge, Juckreiz, Quaddelbildung, Urtikaria, allergisches Exanthem oder Verbrennungen.
Fördert die Ausleitung über die Niere, ist also ein Diuretikum, und somit förderlich bei entzündlichen Erkrankungen der Harnwege oder Nierengrieß.

Als Donnernessel findet in der Homöopathie die Kleine Brennessel, *Urtica urens*, überall dort Anwendung, wo sich Entzündungen bilden und eine Drainagewirkung erforderlich ist.

Valeriana officinalis

Großer Baldrian

Standort

Europa und Asien.

Verwendete Teile

Boericke: Getrocknete Wurzel. **Clarke:** Frische Wurzel. **DHU:** Getrocknete Wurzel. **HAB:** Ph. Eur.: getrocknete ganze oder geschnittene unterirdische Teile (Wurzelstock, Wurzeln sowie die Ausläufer). Urtinktur aus der pulverisierten Droge. **Hahnemann:** »Die im Frühling, wenn noch kein Stengel, sondern nur die ersten Blätter hervorgesproßt sind, zu sammelnde Wurzel des Schmalblättrigen Katzenbaldrians.« **Kalbermatten:** Getrocknete Wurzel. **Lockie:** Frische Wurzel. **Madaus:** Frischer Wurzelstock. **Paracelsus:** Baldrianwurzel. **Stapfs Archiv:** »Die getrocknete und gepulverte Wurzel der *Valeriana min.* L. wurde zu diesen Versuchen mit zwei Theilen höchst rectifiziertem Weingeists zur Tinktur ausgezogen.« **Vonarburg:** Getrocknete Wurzel. **Wala:** Unterirdische Teile. **Weleda:** Wurzel.

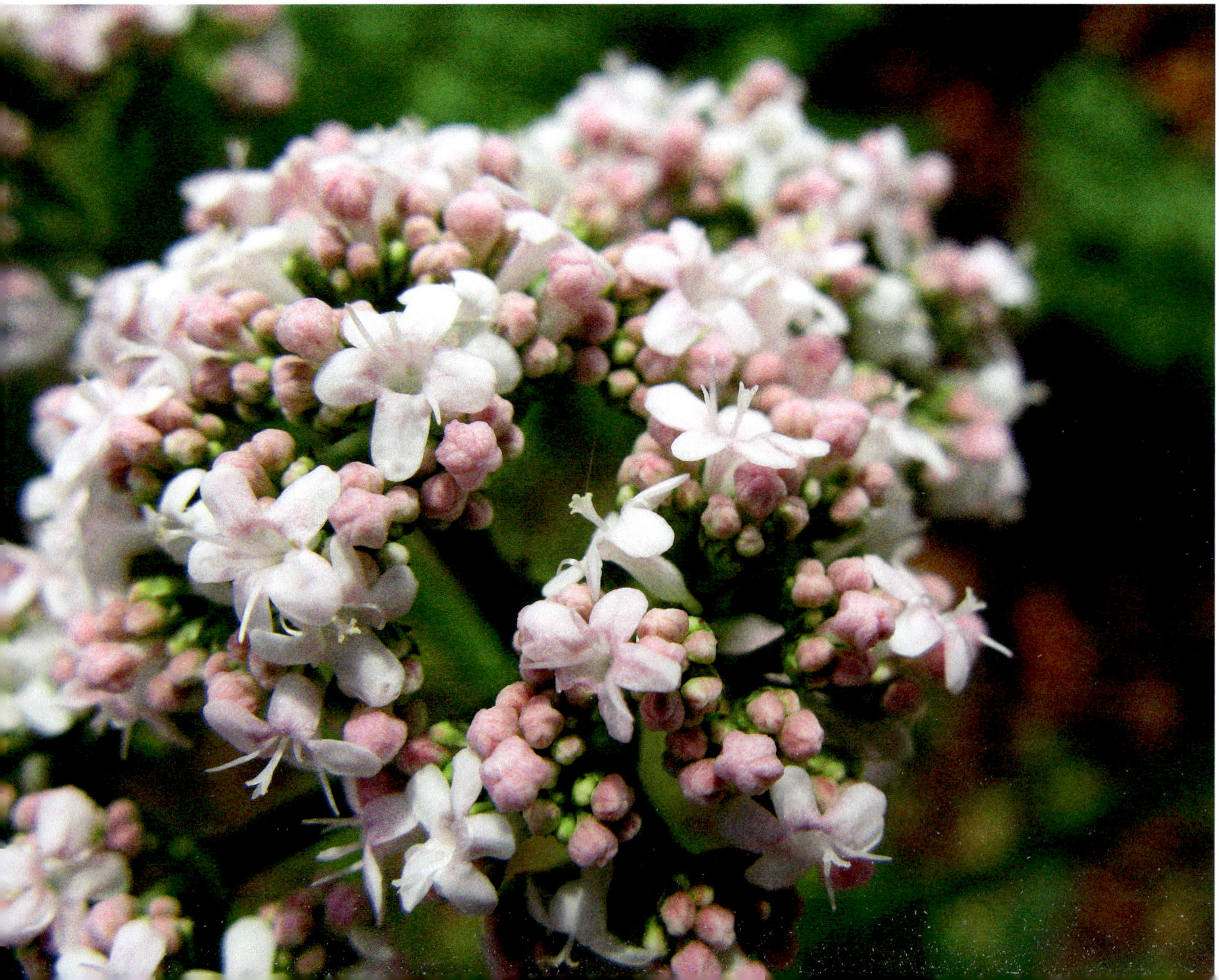

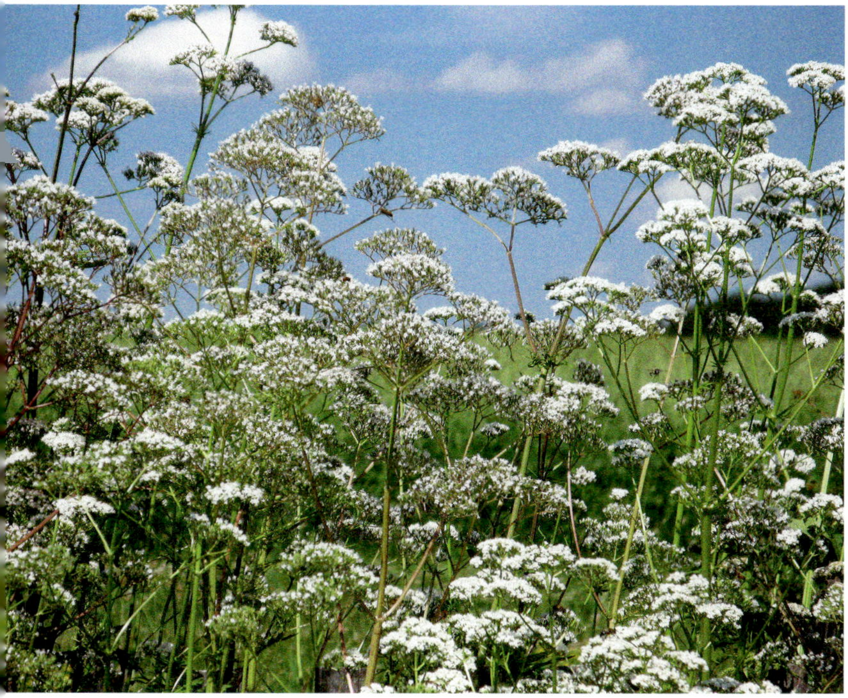

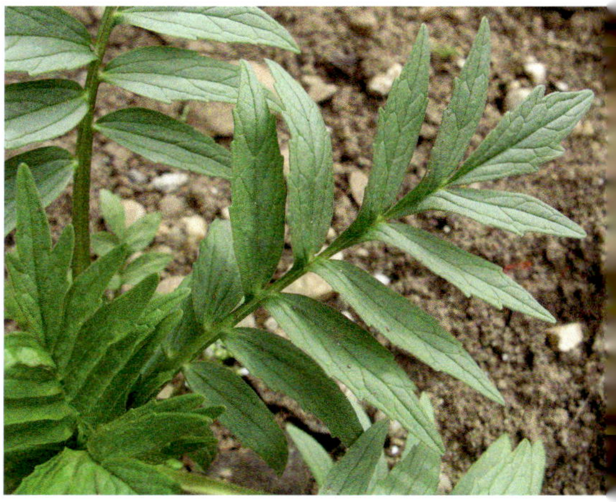

Der Baldrian zeigt eine deutliche Luftsignatur. Seinen Namen hat er vom germanischen Gott Baldur, der »das Licht in die Finsternis trägt«.

Zubereitung nach dem Europäischen Arzneibuch, 7. Ausgabe, 2. Nachtrag:

Vorschrift 4a: Urtinktur = D1 (für Urtinkturen aus getrocknetem Pflanzenmaterial)
Urtinktur/D1: 86 % (m/m), **ab der 2. Potenz:** 62 % (m/m), **ab der 4. Potenz:** 43 % (m/m)

Ernte und Zubereitung nach traditionellen und wesenserhaltenden Erwägungen

Erntezeitpunkt: Die Wurzel wird im Herbst spätabends ausgegraben, wenn sich der abnehmende Mond im Tierkreiszeichen Stier, Jungfrau oder Steinbock befindet.
Inhaltsstoffe: Ätherisches Öl, Pyridinalkaloide
Beim Trocknen werden die Alkaloide wieder zerstört.
Zubereitung: Gemäß den genannten Inhaltsstoffen empfiehlt es sich, die frische Wurzel fein zu zerkleinern und in 50-prozentigem (m/m) Ethanol zur Urtinktur zu mazerieren.

Anwendungsgebiete und Leitsymptome

Hauptmittel bei Schlaflosigkeit infolge nervöser Erschöpfung oder geistiger Überarbeitung. Hierzu gehören Nervosität, Unruhe, Überempfindlichkeit, Stimmungswechsel, hysterische Beschwerden.
Auch Kopfschmerzen, nervöse Herzleiden, nervöse Gastro- und Enteropathien, Uterusspasmen und Bettnässen.

Verbascum densiflorum

Königskerze

Standort

Europa und Nordafrika.

Verwendete Teile

Boericke: Frisches Kraut zu Beginn der Blüte. **Clarke:** Kleinblütige *(Verbascum thapsus)* und Großblütige Königskerze. Frische Pflanze zu Beginn der Blüte. »Wollblumenöl wird hergestellt, indem man die zerdrückten gelben Blüten in eine Flasche gibt, die verkorkt und in die Sonne gestellt wird (Cushing); oder indem man die Blüten in Öl taucht und an einen warmen Platz stellt, bis das Öl sie absorbiert hat (Gerarde).« **DHU:** Frisches Kraut zur beginnenden Blüte. **HAB:** Frische oberirdische Teile ohne verholzte Stängel zur Blütezeit. **Hahnemann:** »Der frisch gepreßte Saft des Krautes, zu Anfange des Blühens, mit gleichen Theilen Weingeist gemischt.« **Lockie:** Frische oberirdische Teile, bis auf die holzigen, zur Blütezeit geerntet. **Madaus:** »Ein Teil aus den frischen Blüten und ein Teil aus der frischen Wurzel.« **Paracelsus:** Wurzel oder Blüten, je nach Rezept. **Vonarburg:** Frisch blühendes Kraut von der Großblütigen, aber auch von der Kleinblütigen Königskerze. **Weleda:** Unreife Frucht.

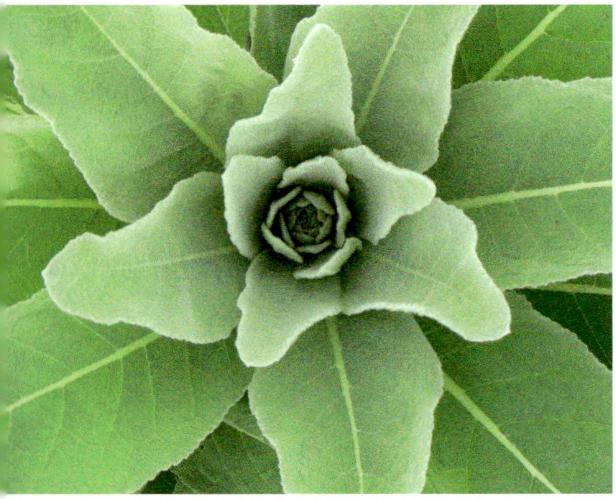

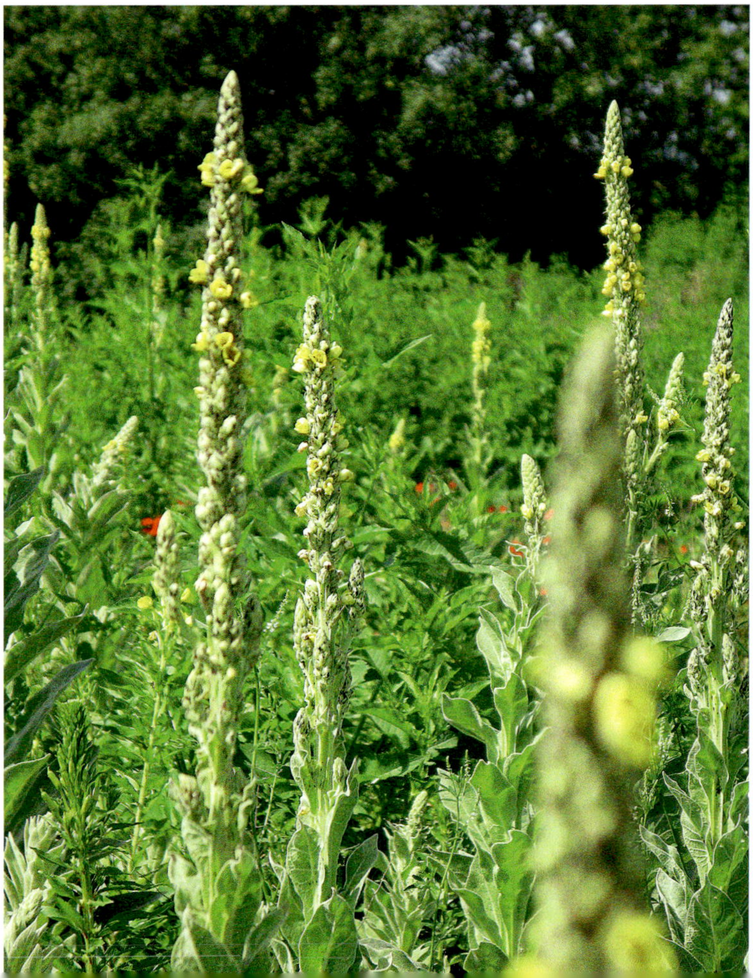

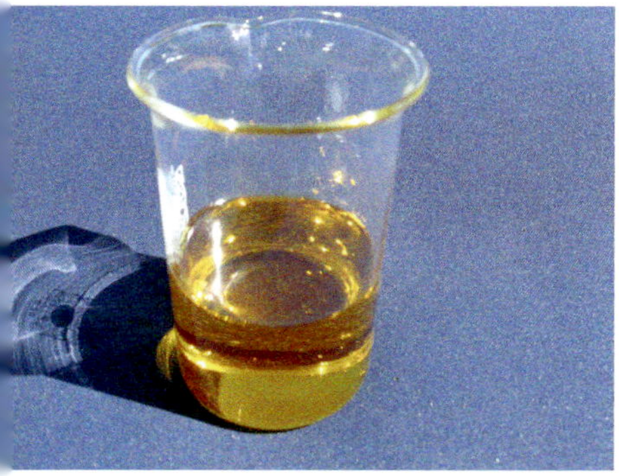

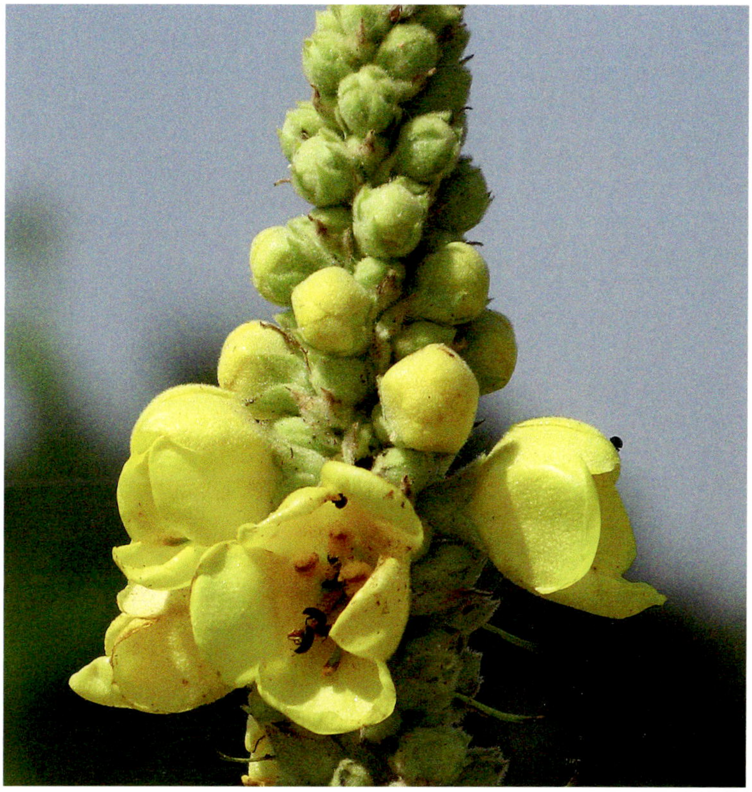

Die Pflanze wurde auch »Fackelkraut« genannt und, mit Harz bestrichen, auch als solche verwendet. Die sonnenhafte Jupiterpflanze entfaltet eine unterstützende Kraft auf das Nierenfeuer, das wiederum mit Ohren und Lunge in Verbindung steht.

Zubereitung nach dem Europäischen Arzneibuch, 7. Ausgabe, 2. Nachtrag:

Vorschrift 2a = Urtinktur
Urtinktur: 86 % (m/m), **ab der 1. Potenz:** 43 % (m/m)

Ernte und Zubereitung nach traditionellen und wesenserhaltenden Erwägungen

Erntezeitpunkt: Die tautrockenen Blüten und das grüne Kraut können gemeinsam am Vormittag geerntet werden (bei Sonnenschein), wenn sich der zunehmende Mond im Tierkreiszeichen Zwillinge, Waage oder Wassermann befindet.
Inhaltsstoffe: Flavonoide, Schleimstoffe, Triterpensaponine
Zubereitung: Gemäß den genannten Inhaltsstoffen empfiehlt es sich, das Kraut und die Blüten frisch zu verwenden, fein zu zerkleinern und in 40-prozentigem (m/m) Ethanol zur Urtinktur zu mazerieren.

Anwendungsgebiete und Leitsymptome

Expektorans bei allen Erkrankungen der Atmungsorgane. Hierzu gehören Husten, Pertussis, Bronchitis, Lungenkatarrh, Heiserkeit, Asthma und starker Husten.
Des Weiteren Ohrenprobleme wie Schwerhörigkeit, Tinnitus, Ohrenschmerzen, verhärtetes Ohrenschmalz oder beginnende Otitis media.
Gemeinsam mit *Drosera* und *Ephedra* ein gutes Komposit als Expektorans.

Viburnum opulus

Wasser-Schneeball

Standort

Wächst wild in Europa und im Osten Nordamerikas.

Verwendete Teile

Boericke: Frische Rinde. **Clarke:** Frische Rinde. **DHU:** Frische Rinde der Zweige und jungen Stämme. **HAB:** Frische Rinde der Zweige und jungen Stämme. **Lockie:** Frische junge Rinde. **Madaus:** Frische Stammrinde. **Vonarburg:** Im Herbst gesammelte frische Rinde. **Weleda:** Rinde.

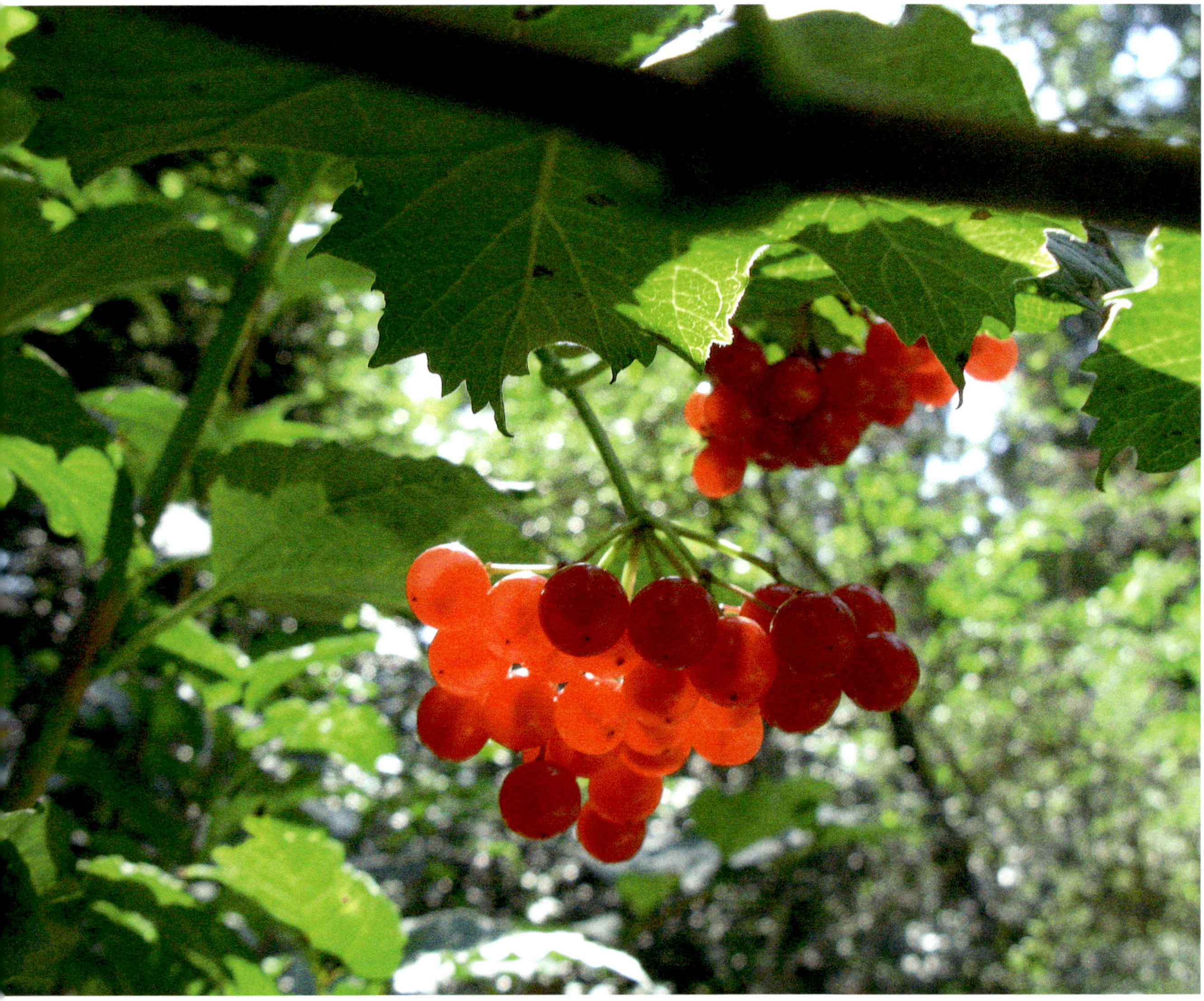

Zubereitung nach dem Europäischen Arzneibuch, 7. Ausgabe, 2. Nachtrag:

Vorschrift 3a = Urtinktur
Urtinktur: 86 % (m/m), **ab der 1. Potenz:** 62 % (m/m), **ab der 4. Potenz:** 43 % (m/m)

Ernte und Zubereitung nach traditionellen und wesenserhaltenden Erwägungen

Erntezeitpunkt: Im Herbst, wenn der Saft fällt, wird die tautrockene Rinde am Vormittag geerntet (bei Sonnenschein), wenn sich der zunehmende Mond im Tierkreiszeichen Zwillinge, Waage oder Wassermann befindet.
Inhaltsstoffe: Gerbstoffe, Viburnin
Zubereitung: Gemäß den genannten Inhaltsstoffen empfiehlt es sich, die frische Rinde fein zu zerkleinern und in 50-prozentigem (m/m) Ethanol zur Urtinktur zu mazerieren.

Einen Mangel an Feuer, der die Straffung eines Organs durch erhitzende Zusammenziehung ohne Erwärmen zur Folge hat, gleicht der »Frauenball« wieder aus.

Anwendungsgebiete und Leitsymptome

Drohender Abort, falsche Wehen oder Dysmenorrhö.
Ein ausgeprägtes Mittel der weiblichen Geschlechtsorgane, hilfreich auch bei nervöser Unruhe, Übelkeit, schmerzhaften Nachwehen, Gebärmutter- oder hysterischen Krämpfen.

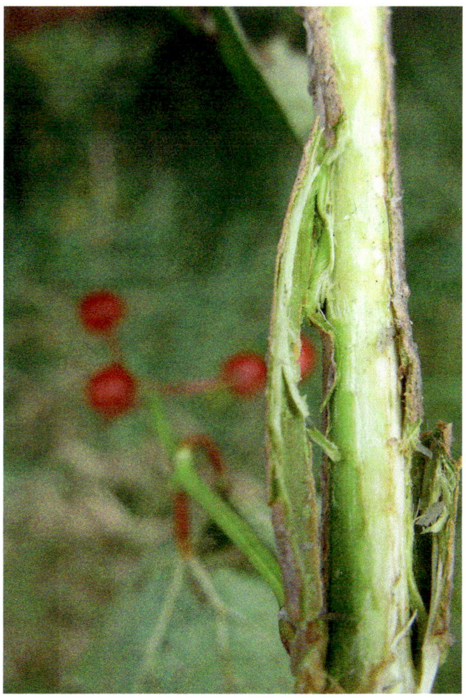

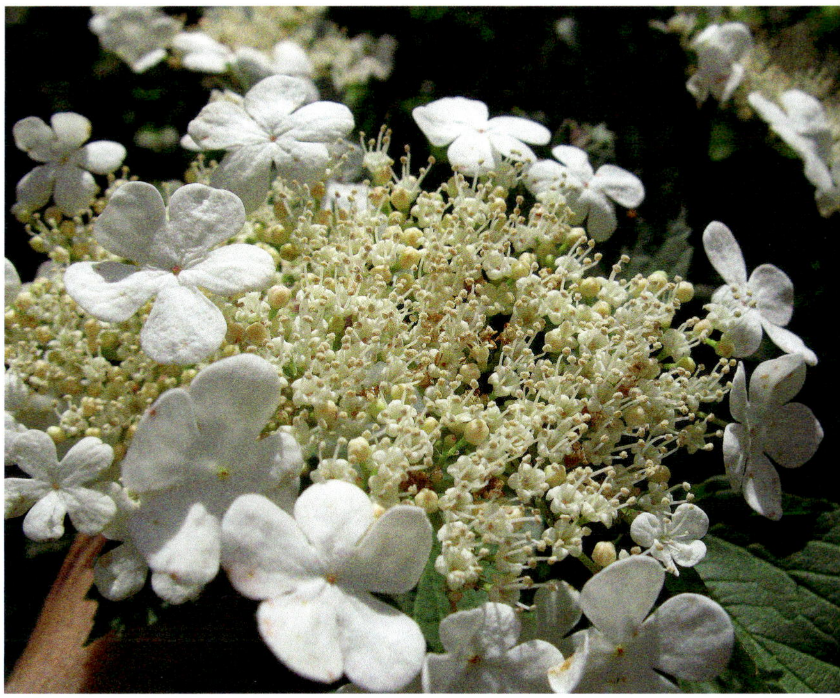

Vinca minor

Kleines Immergrün

Die Pflanze ist giftig.

Standort

In Laubwäldern und Gebüschen Europas und Westasiens.

Verwendete Teile

Boericke: Frische Pflanze zu Beginn der Blüte. **Clarke:** Ganze frische Pflanze. **DHU:** Frische oberirdische Teile mit anhängenden faserigen Wurzeln zur Blütezeit. **HAB:** Frische oberirdische Teile mit anhängenden faserigen Wurzeln zur Blütezeit. **Hahnemann:** »Bärwinkelsingrün: Man sammelt das ganze Kraut im Maimonat.« **Lockie:** Ganze frische Pflanze einschließlich Wurzel. **Madaus:** Frisches, zu Beginn der Blüte gesammeltes Kraut. **Paracelsus:** »Das Kraut.« **Vonarburg:** Frisch blühendes Kraut.

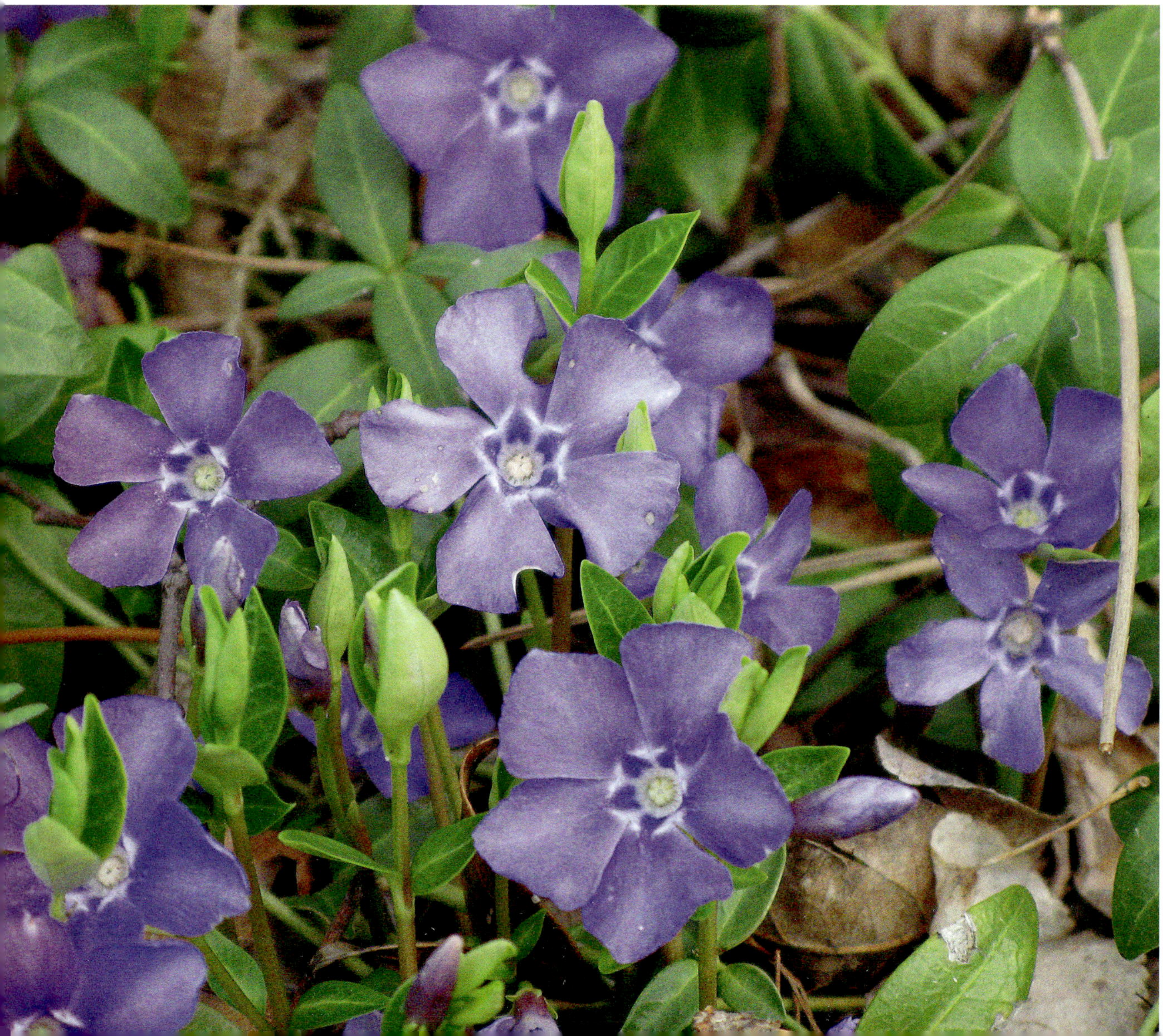

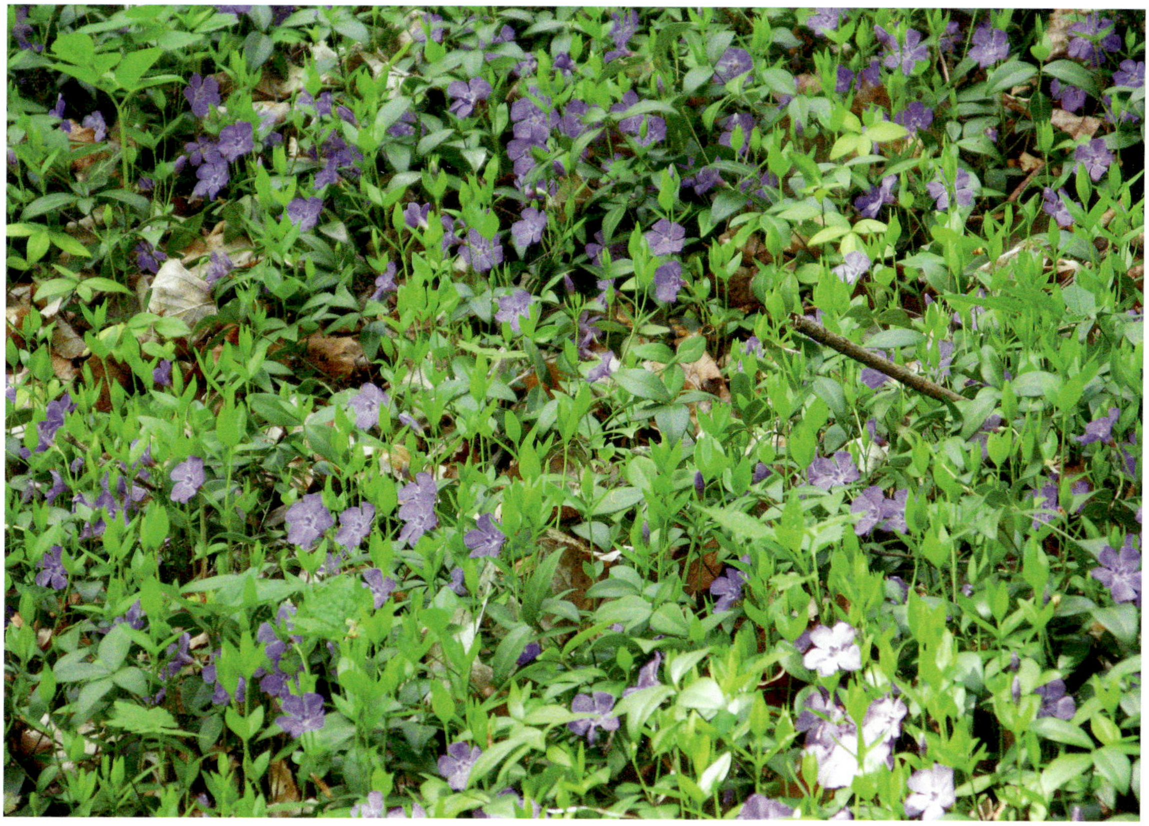

Als immergrüne Pflanze – Ausdruck des saturnischen Ordnens –, aber auch mit einer deutlichen Mondsignatur versehen, darf das »Sinngrün« in keinem Rezept für die Gehirnfunktionen fehlen.

Zubereitung nach dem Europäischen Arzneibuch, 7. Ausgabe, 2. Nachtrag:

Vorschrift 2a = Urtinktur †
Urtinktur: 86 % (m/m), **ab der 1. Potenz:** 43 % (m/m)

Ernte und Zubereitung nach traditionellen und wesenserhaltenden Erwägungen

Erntezeitpunkt: Die Wurzeln und die tautrockenen jungen Blätter werden vormittags geerntet, wenn der zunehmende Mond im Tierkreiszeichen Fische, Krebs oder Skorpion steht.
Inhaltsstoffe: Flavonoide, Indolalkaloide
Zubereitung: Gemäß den genannten Inhaltsstoffen empfiehlt es sich, das frische Kraut und die Wurzel während der Blüte zu sammeln, fein zu zerkleinern und in 50-prozentigem (m/m) Ethanol zur Urtinktur zu mazerieren.

Anwendungsgebiete und Leitsymptome

Schleimhautblutungen (Hypermenorrhö), aber auch Menorrhagie bzw. nässende Hautausschläge, Ekzem der Kopfhaut oder Milchschorf. Durchblutungs- oder Stoffwechselstörungen des Gehirns, der Netzhaut und des Innenohrs.

Viola tricolor

Wildes Stiefmütterchen

Standort

Wächst in Europa auf Äckern, Wiesen und Ödländern.

Verwendete Teile

Boericke: Frisches blühendes Kraut. **Clarke:** Frische blühende Pflanze. **DHU:** Frische, oberirdische Teile zur Blütezeit. **HAB:** Frische oberirdische Teile zur Blütezeit. **Hahnemann:** »Das Kraut.« **Kalbermatten:** Frisches blühendes Kraut. **Lockie:** Frische blühende oberirdische Teile. **Madaus:** Frisch blühendes Kraut. **Paracelsus:** Blüten. **Stapfs Archiv:** »Der frisch ausgepreßte Saft des jungen Krautes, mit gleichen Theilen Alkohol gemischt.« **Vonarburg:** Frische blühende Pflanze. **Wala:** Oberirdische Teile blühender Pflanzen. **Weleda:** Blühendes Kraut.

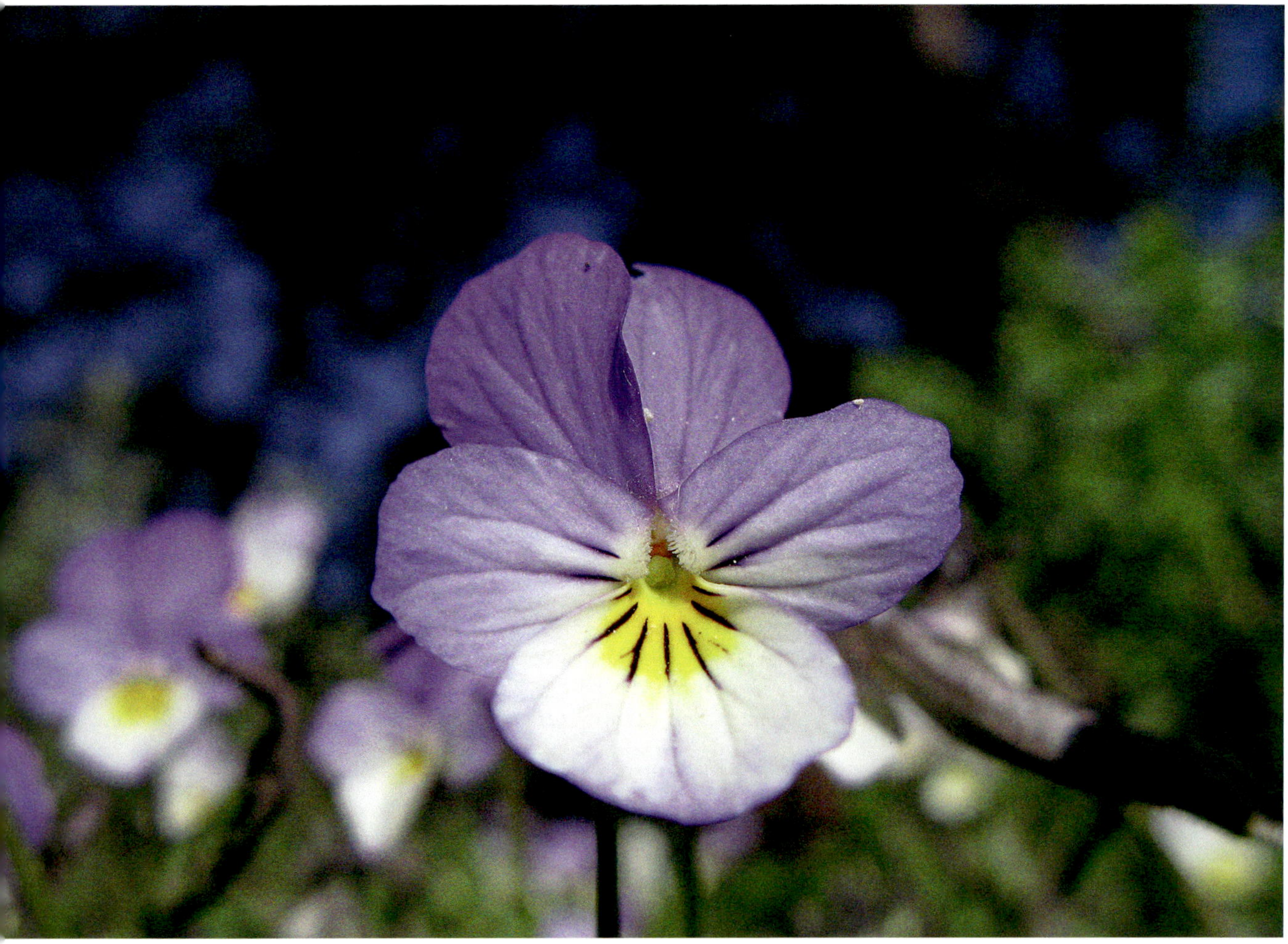

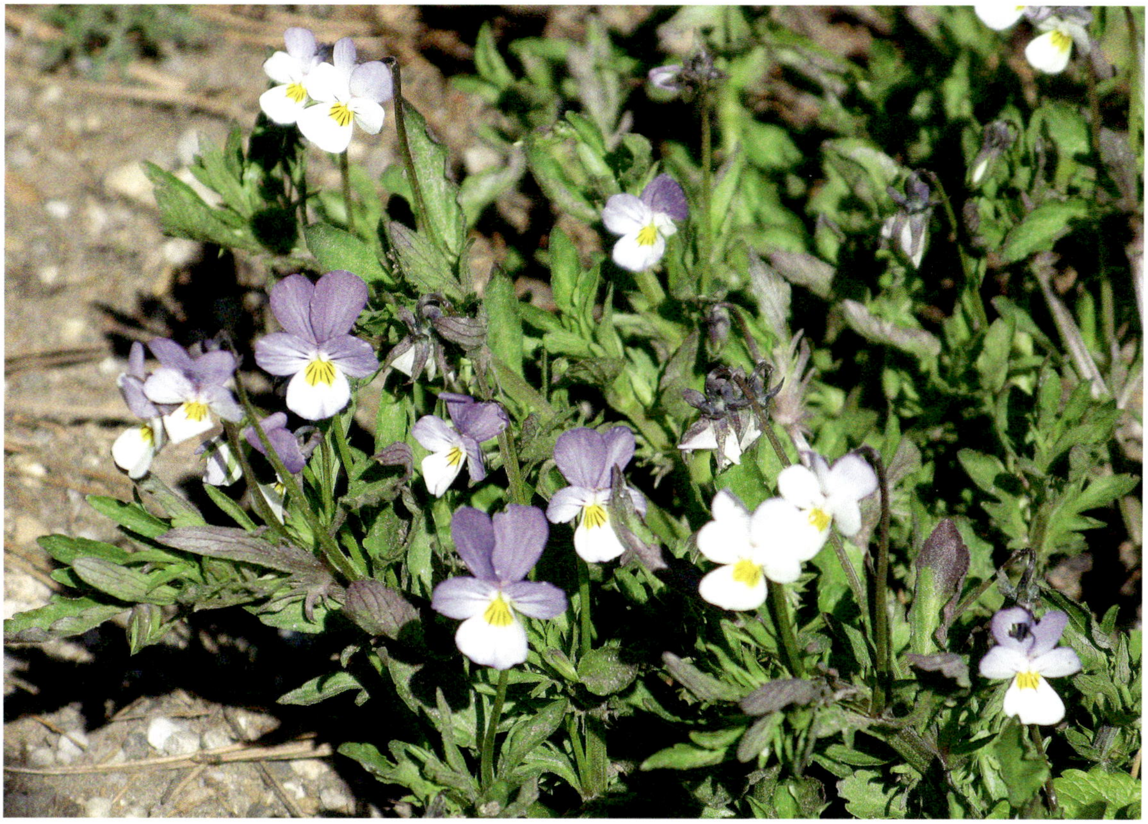

Kühlung und Befeuchtung der Haut bewirkt dieses homöopathische Mittel in einer Salbe oder als Dilution.

Zubereitung nach dem Europäischen Arzneibuch, 7. Ausgabe, 2. Nachtrag:

Vorschrift 2a = Urtinktur
Urtinktur: 86 % (m/m), **ab der 1. Potenz:** 43 % (m/m)

Ernte und Zubereitung nach traditionellen und wesenserhaltenden Erwägungen

Erntezeitpunkt: Die tautrockenen Blüten und jungen Blätter können gemeinsam am Vormittag geerntet werden (bei Sonnenschein), wenn sich der zunehmende Mond im Tierkreiszeichen Zwillinge, Waage oder Wassermann befindet.
Inhaltsstoffe: Flavonoide, Hämolytisch wirksame Peptide, Schleimstoffe, Salicylsäure
Zubereitung: Gemäß den genannten Inhaltsstoffen empfiehlt es sich, die frischen Blüten und das frische Kraut fein zu zerkleinern und in 40-prozentigem (m/m) Ethanol zur Urtinktur zu mazerieren.

Anwendungsgebiete und Leitsymptome

Hautmittel bei Ausscheidungsunlust mit trockenen Exanthemen, Ekzemen, Impetigo, Juckreiz, Milchschorf, Krusten- und Borkenbildung und Akne.
Auch bei Erkrankungen der Harnorgane, die wie die Haut ein Ausscheidungsorgan sind, in Gemeinschaft mit *Solidago* oder *Equisetum*.

Viscum album

Mistel

Standort

Europa, wächst schmarotzend auf verschiedenen Baumarten.

Verwendete Teile

Boericke: Frische Beeren und Blätter zu gleichen Teilen. **Clarke:** Reife Beeren, zerdrückte Blätter, gesamte Pflanze. **DHU:** Frische beblätterte Sprosse und Früchte. **HAB:** Frische beblätterte Sprosse und Früchte. **Hahnemann:** »Die holzigen, mit einer gelbbräunlichen Rinde umzogenen Äste nebst den fleischigen gelbgrünen Blättern.« **Kalbermatten:** Frische Pflanze zur Zeit der Fruchtreife. **Lockie:** Frische beblätterte Triebe und Beeren, im Herbst gesammelt. **Madaus:** Frische Blätter und Stängel von April bis Oktober. **Paracelsus:** Hauptsächlich Eichenmistel, keine Angabe verwendeter Teile. **Vonarburg:** Frische Beeren und Blätter. **Wala:** Unterschieden wird zwischen Misteln vom Weißdorn und Apfelbaum sowie von der Fichte, Kiefer, Pappel, Eiche, Weide und Linde. Es werden Pflanzen sowohl im Sommer (Johanni) als auch im Winter (um Weihnachten) geerntet. **Weleda:** Je nach Wirtspflanze und Heilverfahren fermentierte Pflanzen.

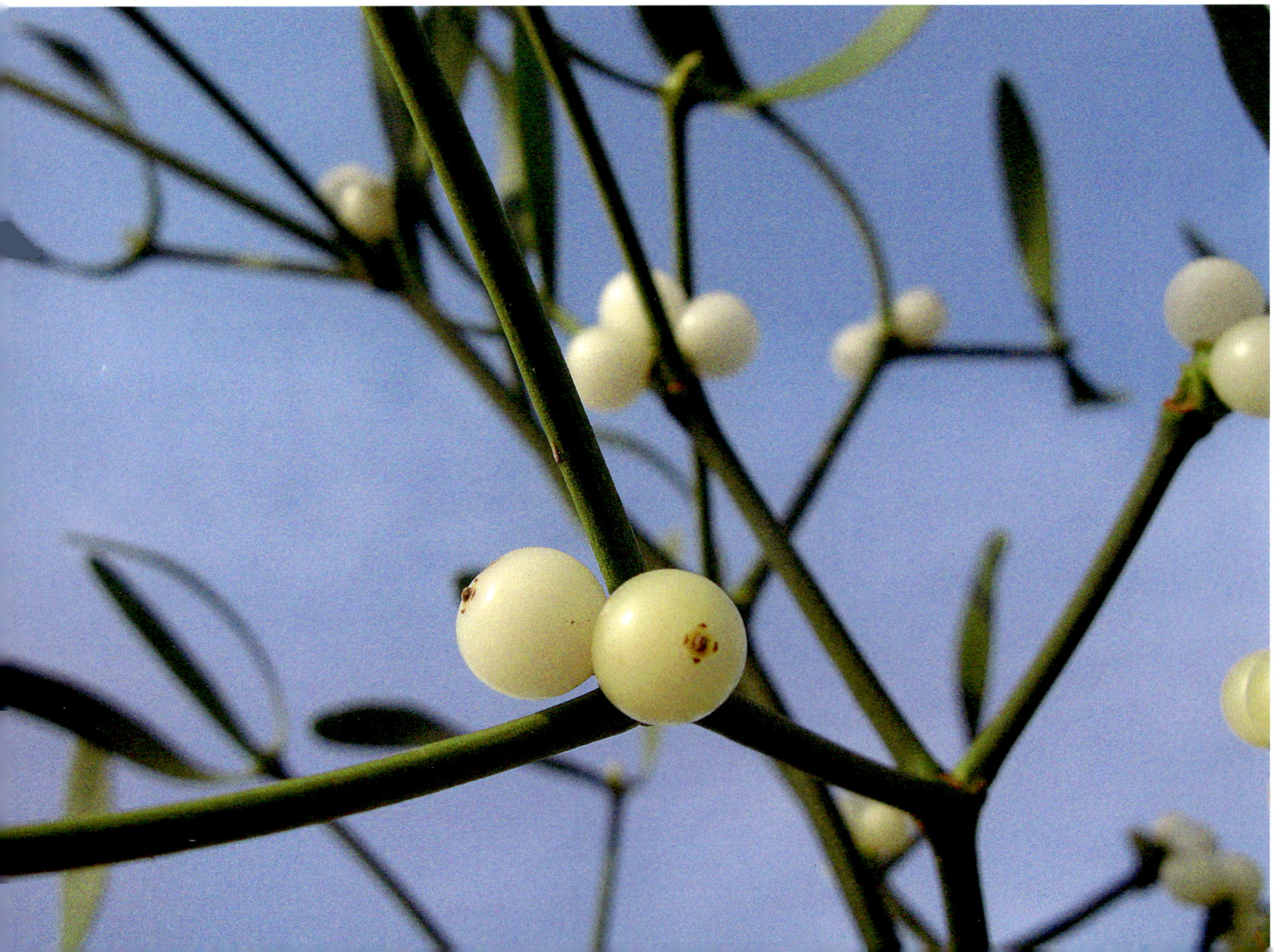

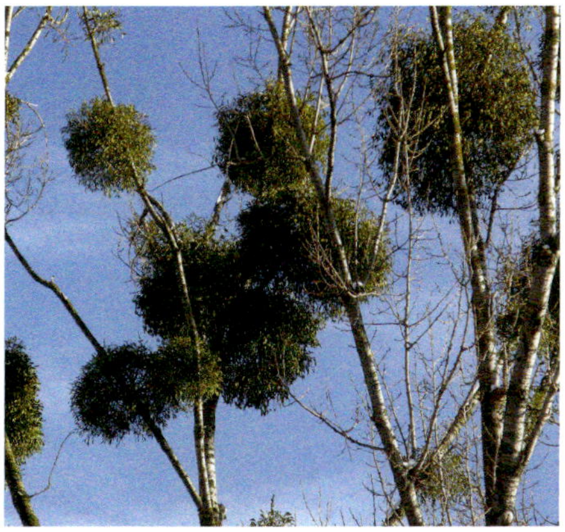

Birken-Mistel

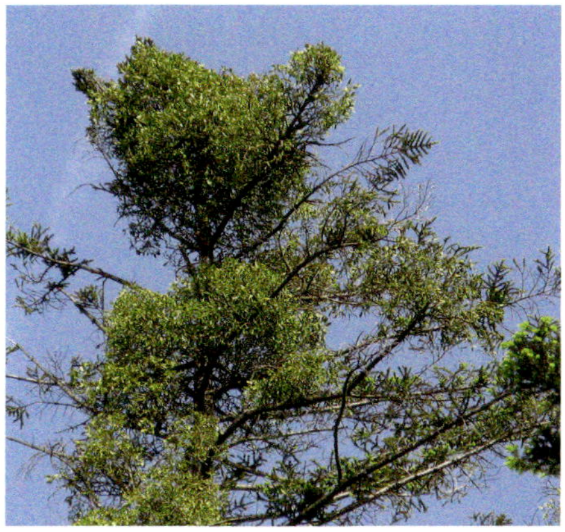

Tannen-Mistel

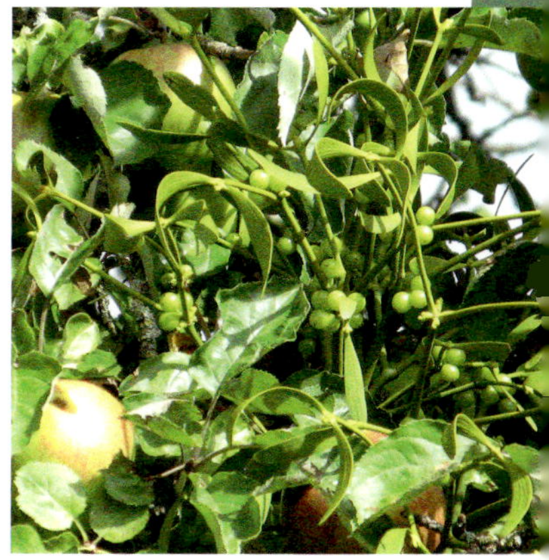

Apfel-Mistel

Zubereitung nach dem Europäischen Arzneibuch, 7. Ausgabe, 2. Nachtrag:

Vorschrift 2a = Urtinktur
Urtinktur: 86 % (m/m), **ab der 1. Potenz:** 43 % (m/m)

Ernte und Zubereitung nach traditionellen und wesenserhaltenden Erwägungen

Erntezeitpunkt: Die weißen Früchte werden am Vormittag geerntet, wenn sich der zunehmende Mond im Tierkreiszeichen Widder, Löwe oder Schütze befindet. Besonders im Tierkreiszeichen Löwe scheint die Gestalt der Samen in der Frucht am wirkungsvollsten zu sein.
Die tautrockenen jungen Blätter werden auch am Vormittag geerntet, wenn sich der zunehmende Mond im Tierkreiszeichen Fische, Krebs oder Skorpion befindet.
Inhaltsstoffe: Amine, Flavonoide, Lectine, Lignane, Polysaccharide, Triterpene, Viscotoxine
Zubereitung: Gemäß den genannten Inhaltsstoffen empfiehlt es sich, die frischen Blätter und die Früchte fein zu zerkleinern und gemeinsam in 50-prozentigem (m/m) Ethanol zur Urtinktur zu mazerieren. Wer exakt nach der Jahreszeit arbeiten will, kann die Früchte gesondert ansetzen. Hierbei wird darauf Wert gelegt, die Früchte von einer anderen Pflanze auf dem gleichen Wirtsbaum zum Zeitpunkt der Wintersonnenwende zu nehmen. Diese werden auch fein zerkleinert und in 50-prozentigem (m/m) Ethanol mazeriert.
Beide Extrakte werden nach der Abfiltrierung zu gleichen Teilen zusammengefasst und als Urtinktur weiterverarbeitet.

Anwendungsgebiete und Leitsymptome

Bewirkt Blutdrucksenkung und zählt zu den Hauptmitteln gegen Arteriosklerose und Hypertonie. Hierzu gehören auch Symptome wie Kopfschmerzen, Schwindel, Asthma bronchiale, pektanginöse Beschwerden oder auch Dysmenorrhö, Endometritis und Myom.
Wala verwendet *Viscum* in Gemeinschaft unter anderem mit *Bryonia, Crataegus* oder *Echinacea* zur Erhöhung der Abwehrleistung während unterschiedlicher Krankheiten.

Bei der Ernte wird der »Donarbesen« in Tüchern aufgefangen und darf den Boden nicht berühren. Diese Mondpflanze nimmt dem Baum seine Vergiftung und wird deshalb auch in der Krebstherapie eingesetzt.

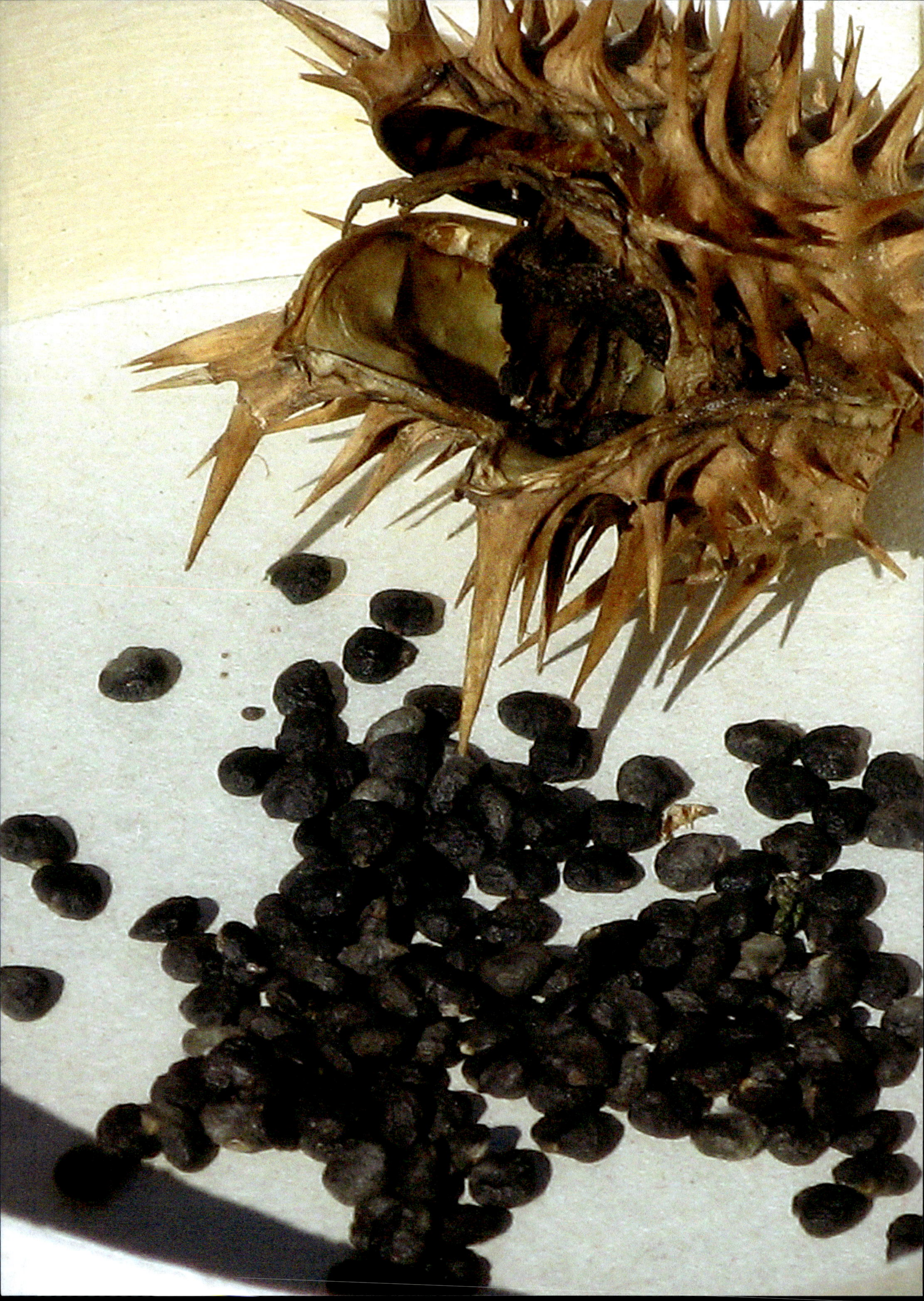

BEARBEITUNGSMETHODEN UND TECHNIKEN

Abfiltrierung

Die Tinktur ist fertig, nachdem die löslichen Stoffe aus der Pflanze zwischen einem Monat und einem Jahr – gegebenenfalls auch länger – Zeit hatten, in das Ethanol überzugehen.

Die traditionelle Methode der Filtrierung ist, Leinenbeutel oder zum Beutel gedrehte Leintücher zu benutzen. Für die Klärung der Tinktur eignen sich auch Kaffeefilter, Windelvlies, Passiertücher, Watte oder Kompressen. Der Trichter sollte aus Glas oder Keramik sein. Alu- oder Plastiktrichter sind zu vermeiden.

Der im Glasfläschchen verbliebene Pflanzenteil wird ebenfalls in den Leinensack oder Kaffeefilter gegeben und dann mit der Hand über dem Trichter ausgepresst.

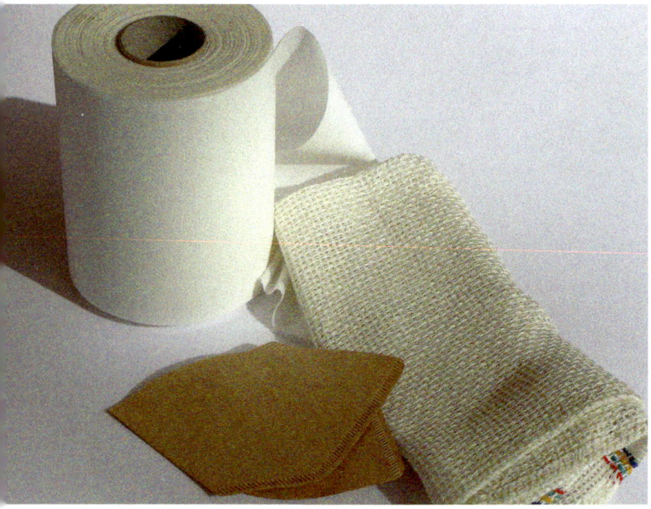

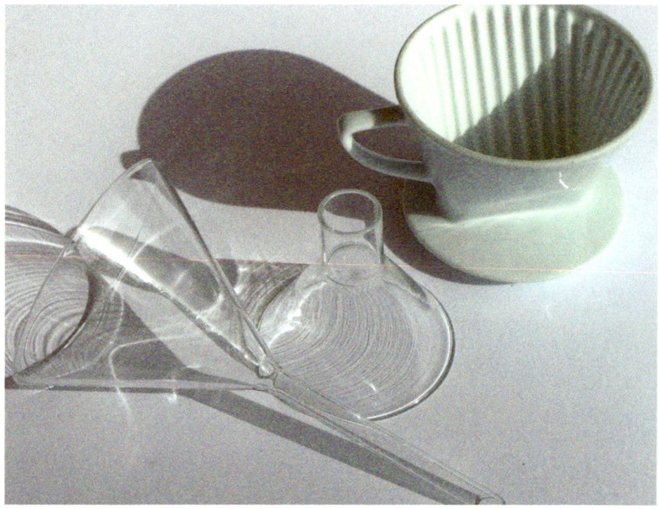

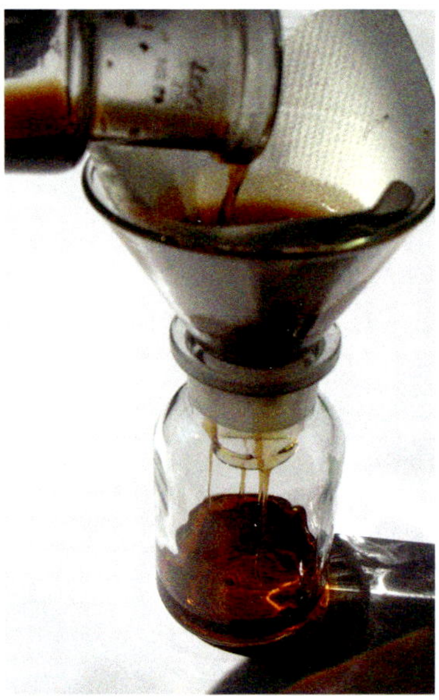

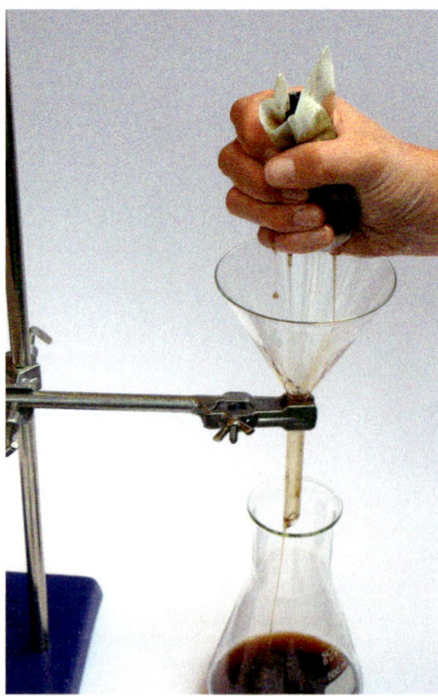

Um die Qualität der Tinktur zu erhalten, sollten natürliche und neutrale Materialien verwendet werden. Glas- oder Porzellantrichter bzw. Windelvlies oder Kaffeefilter sind für eine saubere Abfiltrierung ideal.

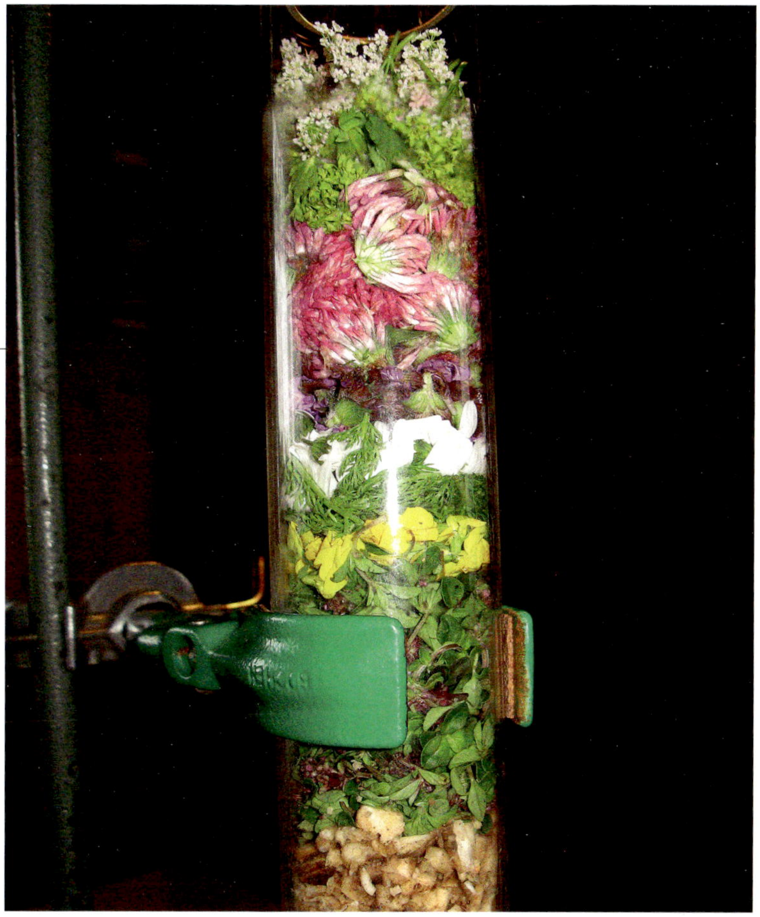

Der Perkolator ist für die schnelle Herstellung einer schönen Pflanzentinktur »über Nacht« verwendbar. Um Urtinkturen für die Homöopathie herzustellen, sollte jedoch ein langsamer Prozess gewählt werden.

Für eine größere Menge Pflanzentinktur, die nicht für die Herstellung von homöopathischen Mitteln benötigt wird, kann der Perkolator eingesetzt werden. Diese schnelle Mazerationsvariante wurde früher besonders in der Essenzenherstellung für Limonaden[80] verwendet. Hier kommt es auch eher auf den Auszug einer großen Menge phytotherapeutischer Wirkstoffe an als auf einen langsamen und schonenden Übergang der Pflanzengestalt in die Tinktur.

Bei dieser Form der Tinkturenherstellung werden in eine Glasröhre, die unten einen Glasschliffhahn hat, zuerst Watte und darauf zum Beispiel Rosenblüten eingefüllt. Dann wird die Röhre mit Ethanol befüllt, und man lässt das Ganze abgedeckt über Nacht in Ruhe stehen. Nach dieser Zeit öffnet man den Hahn und lässt die gesamte Flüssigkeit in einem Zeitraum von etwa einer Stunde ablaufen. Diese Flüssigkeit wird nun nochmals verwendet, um den Perkolator erneut zu befüllen, nur wird dieses Mal der Glasschliffhahn so eingestellt, dass die gesamte Flüssigkeit etwa eine Nacht benötigt, um in das Auffangglas zu tropfen.

»Du sollst daher wissen, dass die Dosis dieser Medizin so klein und gering ist, dass es fast unglaublich ist. Sie muss nur in Wein oder in einer anderen Flüssigkeit genommen werden, doch in der kleinsten Menge wegen ihrer himmlischen Kraft, Tugend und Stärke.«[81]

Die Herstellung homöopathischer Potenzen

Reihenpotenzierung

Man hat nun eine fertige, selbst hergestellte Urtinktur, zum Beispiel *Symphytum*. Sie ist nach dem Europäischen Arzneibuch, 7. Ausgabe, 2. Nachtrag, Vorschrift 1.1.5 in 86-prozentigem Ethanol (m/m) ausgezogen und sauber gefiltert worden. Aus dieser Tinktur soll die Potenz D30 hergestellt werden.

Um eine Reihenpotenzierung durchführen zu können, wird schon vorher bestimmt, auf welcher Ethanol-Prozent-Basis die Reihe angelegt wird. Die gebräuchlichste und kostengünstigste Prozentstufe ist das 25-prozentige (m/m) Ethanol.

Die Reihenpotenzierung (siehe Seite 229) wird am besten in 20-ml-Braungläsern durchgeführt, um genug Luftraum über der Flüssigkeit für eine anschließende gute Verschüttelung zu belassen. Ist zu wenig Platz für die Luft im Gläschen, wird die Flüssigkeit nicht ausreichend bewegt. Hahnemann bezeichnet diesen Vorgang als »Dynamisation«.

In das Braunglas gibt man die Flüssigkeiten im Verhältnis 1 Teil Urtinktur zu 9 Teilen Ethanol. Also entweder 1 Tropfen zu 9 Tropfen, 5 Tropfen zu 45 Tropfen, 10 Tropfen zu 90 Tropfen oder auch 0,5 ml zu 4,5 ml und 1 ml zu 9 ml. Für die folgenden Erklärungen wird der Einfachheit halber eine Mischung aus 1 ml zu 9 ml gewählt.

Nach jeder Vermischung wird die neue Potenz 10-mal auf einem stabilen Untergrund, zum Beispiel einem Buch, harten Lederkissen oder auch dem Oberschenkel, also »einem harten, aber elastischen Körper« (Hahnemann), aufgestoßen und somit dynamisiert. Danach wird das Gläschen beschriftet und so beiseitegestellt, dass es während der weiteren Reihenpotenzierung nicht mehr verwendet wird oder verwechselt werden kann.

Die Ausgangstinktur mit einem Ethanolgehalt von 86 Prozent muss durch den nächsten Verschüttelungsvorgang zum einen auf einen 62-prozentigen (m/m) Ethanolgehalt gebracht werden. Gleichzeitig muss aber auch das exakte Verschüttelungsverhältnis von 1 Teil Urtinktur und 9 Teilen Ethanol eingehalten werden (siehe die Formeln im folgenden Abschnitt).

Achtung: Manchmal ist in der Fachliteratur die Urtinktur gleichzeitig auch schon als eine D1 angegeben (siehe zum Beispiel bei *Aconitum, Arnica, Belladonna, Capsicum, Helleborus niger*). In diesem Fall wird der erste Potenzierungsschritt nach der Urtinktur gleich als D2 bezeichnet. Mit welcher Potenzbezeichnung bei der Urtinktur nun begonnen wird, steht bei den jeweiligen Heilpflanzen in den Pflanzenporträts.

Mischen von zwei Lösungen mit verschiedenem Ethanolgehalt (Bestimmung des Alkoholgehalts der Endmischung)

Wie hoch ist der Ethanolgehalt der Endmischung X, wenn 10 ml einer 43-prozentigen (m/m) Beinwellurtinktur mit 5 ml 25-prozentigem (m/m) Ethanol gemischt werden?

Menge 1 = 10 ml
1 % = 43 % Ethanol

Menge 2 = 5 ml
2 % = 25 % Ethanol

Gesuchter Ethanolgehalt	X % = ? % Ethanol
Grundformel	$X\,\% = \frac{(\text{Menge } 1 \times 1\,\%) + (\text{Menge } 2 \times 2\,\%)}{\text{Menge } 1 + \text{Menge } 2}$
Ergebnis	$X\,\% = \frac{(10 \times 43) + (5 \times 25)}{10 + 5}$
Gesuchter Ethanolgehalt	X = 37 %

Mischen von zwei Lösungen mit verschiedener Flüssigkeitsmenge und unterschiedlichem Ethanolgehalt

Bestimmung des Alkoholgehalts des neutralen »Zumischalkohols«

Wie hoch soll der Ethanolgehalt (m/m) in Prozent von 9 ml Lösung sein, wenn er mit 1 ml 86-prozentiger (m/m) Beinwell-Urtinktur vermischt 10 ml einer 62-prozentigen (m/m) Lösung ergeben soll?

Menge 2 = 1 ml
2 % = 86 % Ethanol

Menge 3 = 10 ml
3 % = 62 % Ethanol

Menge 1 = 9 ml

Gesuchter Ethanolgehalt	X % = ? % Ethanol
Grundformel	$X\,\% = \frac{(\text{Menge } 1 \times 1\,\%) + (\text{Menge } 2 \times 2\,\%)}{\text{Menge } 1 + \text{Menge } 2}$
Ergebnis	$62\,\% = \frac{(9\text{ ml} \times ?\,\%) + (1\text{ ml} \times 86\,\%)}{9\text{ ml} + 1\text{ ml}}$ $62 = \frac{(9 \times ?\,\%) + 86}{10\text{ ml}}$ $(62 \times 10) - 86 = 9 \times ?\,\%$ $\frac{534 = ?\,\%}{9}$
Gesuchter Ethanolgehalt	X = 59,33 %

Schema einer Reihenpotenzierung

Gemäß dem Europäischen Arzneibuch, 7. Ausgabe, 2. Nachtrag, Vorschrift 1.1.5 wird bei der Reihenpotenzierung wie folgt vorgegangen.

Nach der vorliegenden Formel (siehe Seite 227) ergeben 9 ml von 59,33-prozentigen (m/m) Ethanol und 1 ml der 86-prozentigen (m/m) Beinwell-Urtinktur, gut potenziert, 10 ml einer 62-prozentigen (m/m) Potenz – *Symphytum* D1. Die D2 und die D3 werden auch auf 62 Prozent (m/m) Ethanol potenziert.

Die D4 wird auf 43 Prozent Ethanolgehalt potenziert, und um eine D30 herzustellen (siehe auch Seite 229), wird die D5 bis zur D28 oder D29 mit 25-prozentiger (m/m) Lösung weiter verschüttelt und dann, wiederum mithilfe der genannter Formel, auf die D29 oder D30 mit der 43-prozentigen (m/m) Ethanol-Lösung endpotenziert. Der genaue Ablauf ist im Folgenden noch einmal grafisch dargestellt.

Nebenbei wächst auf diese Weise von den niedrigen Potenzstufen, für kommende Potenzierungen, ein ausreichender Vorrat an. Sinnvoll ist es auch noch, eine potenzierte »Reservedilution« vor der eigentlich gewünschten einzuplanen. Benötigt man also des Öfteren eine D6, ist

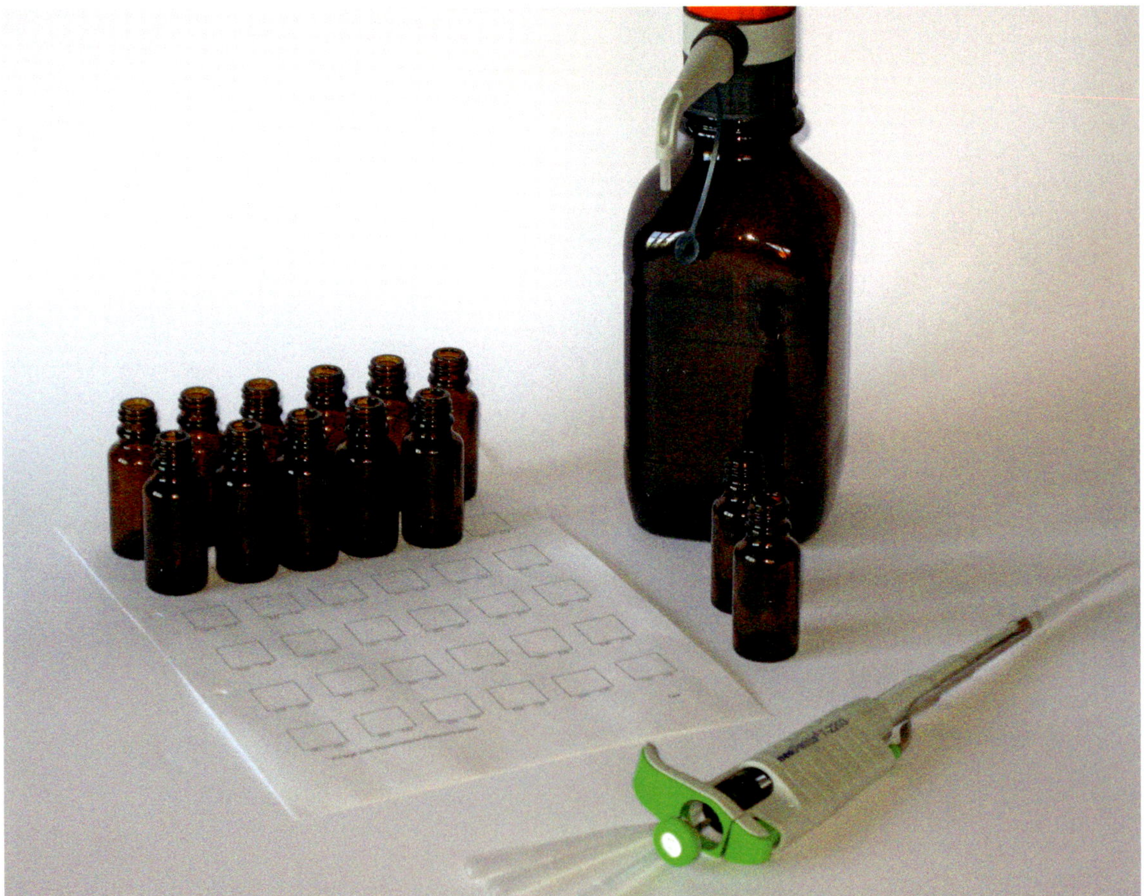

Wichtige Voraussetzung: ein sauberer Arbeitsplatz und ein schematisches Vorgehen. Seripettor und Pipette sichern exaktes Arbeiten.

es ratsam, die D5 davor auch schon in größerer Menge und mit dem höheren 62-prozentigen Ethanolgehalt herzustellen.

Das Gleiche gilt, wenn man eine größere Reihenpotenzierung bis zur D60 beabsichtigt. Hier sind also die Vorstufen D11, D19, D29 und D59 der gängigen Endpotenzen D12, D20, D30 und D60 mit größerem Volumen und ausreichendem Alkoholgehalt mit einzukalkulieren. Alle Zwischenstufen können weggeschüttet werden.

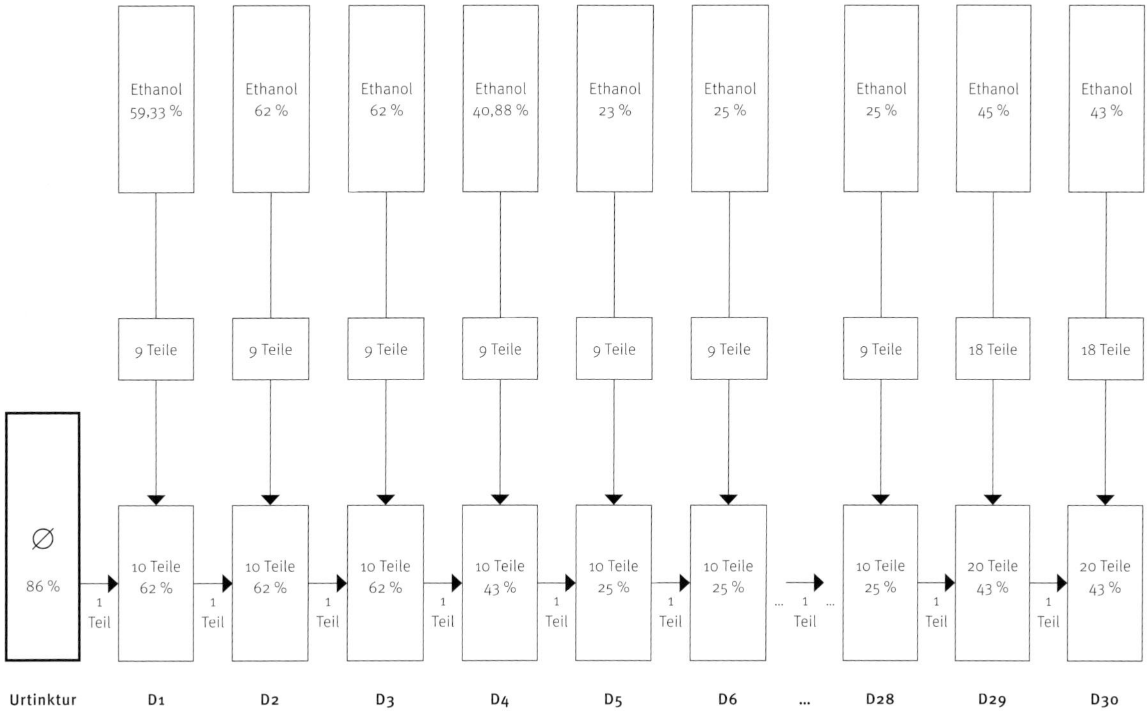

Der dargestellte Mischvorgang kann mit einem Fläschchentropfer, einer Plastikspritze oder einer Pipette in Milliliter-Einheiten vorgenommen werden. Bei der Vorgehensweise mittels Tropfenzählen muss man darauf achten, dass die Plastiktropfer der Braunglasfläschchen immer vom gleichen Hersteller benutzt werden. Die Tropfen haben je nachdem, welches Fabrikat verwendet wird, unterschiedliche Größen und Abtropfgeschwindigkeiten.

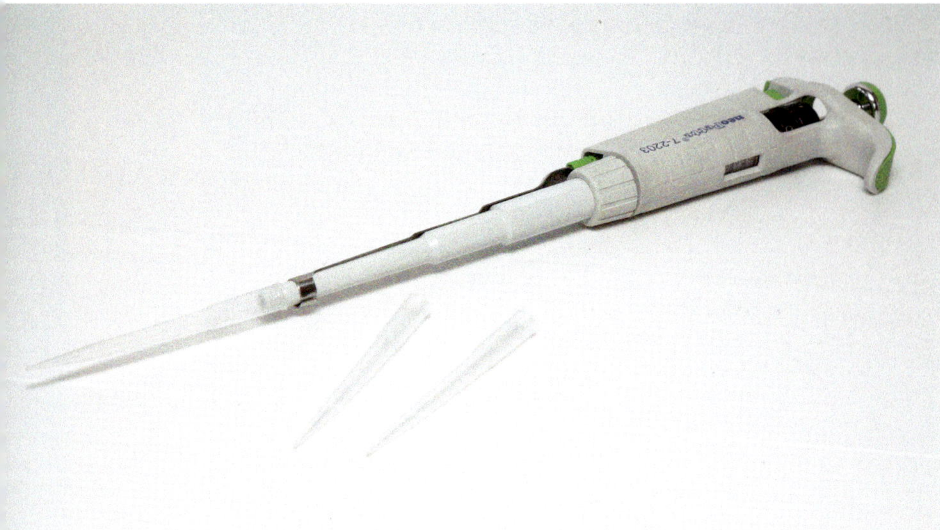

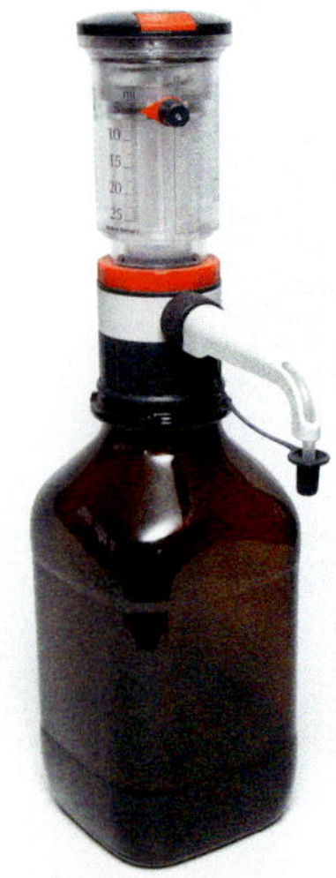

Mit der Pipette (links) können kleine Flüssigkeitsmengen schnell und zielsicher in die Fläschchen dosiert werden. Bei D-Potenzierungen wird der eine Teil der Urtinktur, im Verhältnis 1:10, exakt abgemessen. Mit dem Seripettor (rechts) werden bei Reihenpotenzierungen die Fläschchen vorab mit neutralem Ethanol, das sind die 9 Teile der D-Potenzierung, befüllt.

Auch weisen Ethanole mit unterschiedlichen Prozentgehalten unterschiedliche Tropfvolumen auf und differieren in der Abtropfgeschwindigkeit. Die Durchführung einer Reihenpotenzierung mit dem Seripettor für größere Flüssigkeitsmengen (Bild links) und der Pipette (Bild rechts) ist also am empfehlenswertesten, weil sehr genau gearbeitet werden kann.

Werden von einer homöopathischen Lösung Globuli erstellt (siehe Seite 234), muss diese Lösung auf jeden Fall mindestens einen Ethanolgehalt von 43 Prozent (m/m) haben, weil sonst die Kügelchen unlösbar verkleben. Das Europäische Arzneibuch, 7. Ausgabe, 2. Nachtrag schreibt sogar vor, dass die Dilution 60 Prozent (m/m) Ethanolgehalt haben sollte. Beim kostengünstigeren Ethanolgehalt von 43 Prozent (m/m) haften sie unter Umständen leicht aneinander, lösen sich aber durch leichtes Schütteln wieder voneinander.

Milchzuckerverreibung nach dem Europäischen Arzneibuch, 7. Ausgabe, 2. Nachtrag

Diese Variante wird hauptsächlich für weder in Wasser noch in Alkohol lösliche Substanzen verwendet. Das Ph. Eur. hat die Milchzuckerverreibung nach Hahnemann (siehe Seite 233) wie folgt vereinfacht (Vorschrift 4.1.1 [ersetzt Vorschrift 6 des HAB]):

Bei der Handverreibung wird der Arzneiträger in 3 gleiche Teile geteilt und der 1. Teil in einem Porzellanmörser kurz verrieben. Der Ausgangsstoff wird zugesetzt und die Mischung 6 Minuten lang verrieben, 4 Minuten lang mit einem nicht metallischen Gegenstand (zum Beispiel einem Porzellanspatel) abgeschabt. Das Verreiben wird weitere 6 Minuten fortgesetzt, und 4 Minuten lang wird erneut abgeschabt. Der 2. Teil des Arzneiträgers wird zugesetzt und die Mischung wie zuvor beschrieben weiterbehandelt. Der Zusatz des letzten Teils erfolgt nach dem gleichen Verfahren. Die vorgeschriebene Zeit für den gesamten Vorgang beträgt mindestens 1 Stunde. Der Vorgang wird für jede folgende feste Verdünnung wiederholt.

Verreibungen von D5 oder C5 an werden ebenfalls durch intensive mechanische Behandlung mit einer geeigneten Mischmaschine wie nachfolgend beschrieben hergestellt:

Die feste Verdünnung wird zu einem Drittel des Arzneiträgers gegeben und gemischt. Die Mischung wird mit dem 2. Drittel des Arzneiträgers versetzt und gemischt. Mit dem 3. Drittel wird in gleicher Weise verfahren. Der gesamte Herstellungsprozess beträgt mindestens 1 Stunde, außer in begründeten und zugelassenen Fällen.

In allen Fällen kann von der 4., 5. und 6. Dezimal- oder Centesimalverreibung an zu einem flüssigen Medium gewechselt werden, wie in den Vorschriften 3.2.1 und 3.2.2 beschrieben.

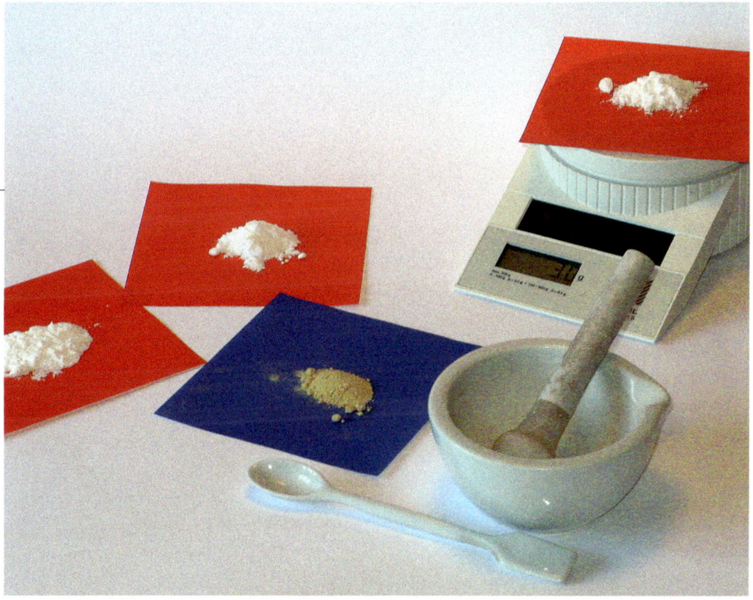

Das vorgängige exakte Abwiegen, die Einteilung des Arbeitsplatzes und die Festlegung der Arbeitsschritte geben die für Handverreibung benötigte Ruhe.

Vorschrift 3.2.1, 3.2.2 (ersetzt Vorschrift 8a, 8b des HAB)

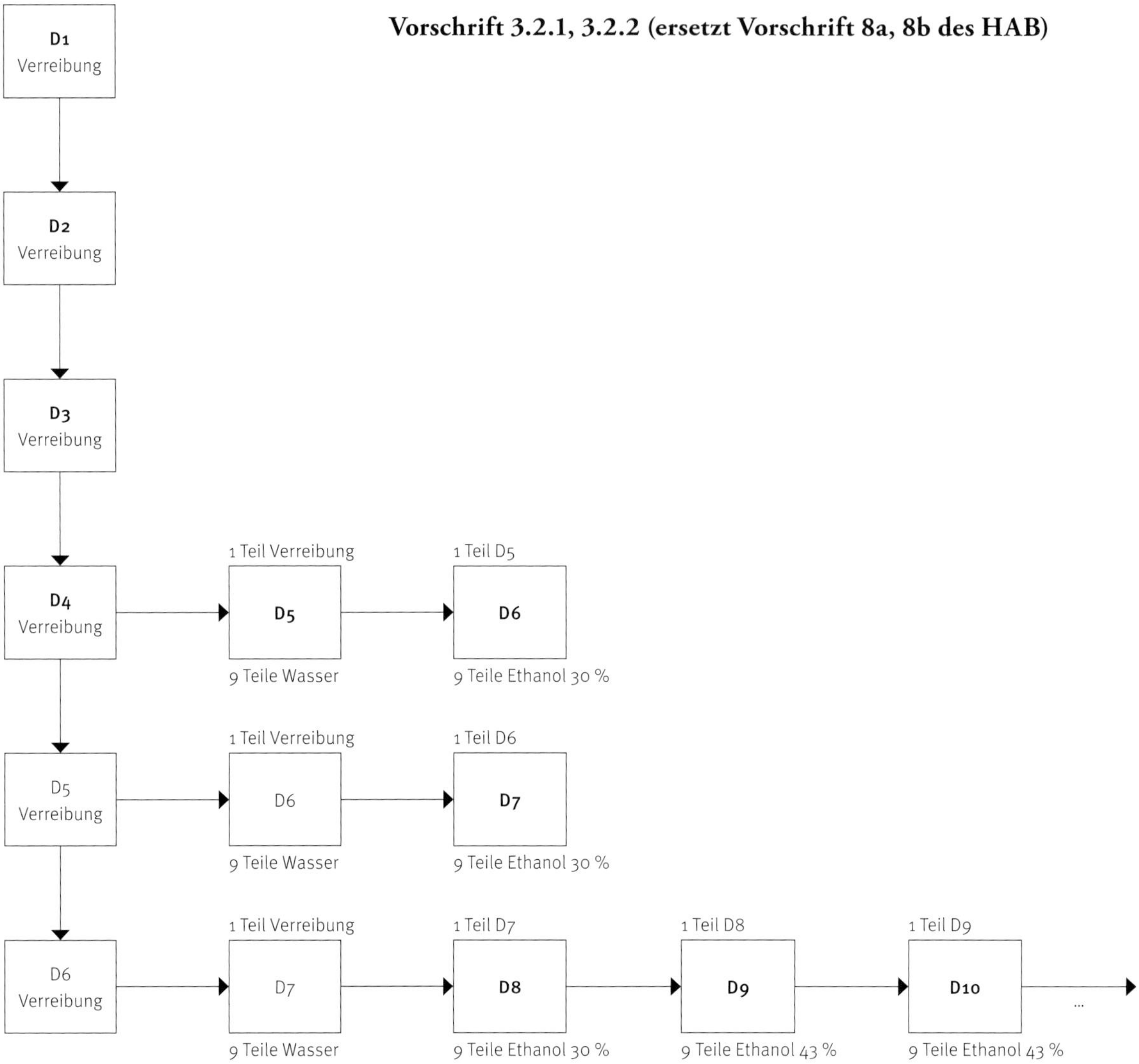

Potenzierung: Für die 1. flüssige Potenzierung wird 1 Teil der Verreibung in 9 Teilen (Dezimalverdünnung) oder 99 Teilen (Centesimalverdünnung) des vorgeschriebenen Arzneiträgers gelöst und verschüttelt. Die folgenden Potenzierungen werden in gleicher Weise mit 1 Teil der zuvor hergestellten Verdünnung hergestellt.

Die Verdünnungen D6, D7, C6 und C7, die nach dieser Vorschrift hergestellt wurden, dürfen nicht zur Herstellung weiterer flüssiger Verdünnungen verwendet werden.

Milchzuckerverreibung nach Hahnemann

Hahnemann hatte eine komplett andere Vorgehensweise. Hierzu steht im Organon, § 270 oder in *Die chronischen Krankheiten,* Bd. 1, »Die Arzneien«, dass er 1 Gran der zu dynamisierenden Substanz und 100 Gran Milchzucker verwendet. Diesen Vorgang bezeichnet er als den ersten der »drei Grade der trockenen Pulver-Verreibung«.

Der Ablauf dieser Verreibung ist vom Europäischen Arzneibuch, 7. Ausgabe, 2. Nachtrag zwar übernommen worden, nur dass das HAB gleich von Anfang an mit Potenzstufen beginnt. Somit verreibt Hahnemann bei der Milchzuckerverreibung jeweils 1 Teil Substanz und 100 Teile Milchzucker, was eigentlich dem heute gängigen Mischen von 1 Teil zu 99 Teilen widerspricht. Und erst nachdem dieser Vorgang dreimal durchgeführt worden ist, beginnt die eigentliche Herstellung des ersten Dynamisationsgrades.

Diese, jetzt folgende, erste Potenzstufe wird durch die Mischung von 1 Gran der verriebenen Substanz mit 500 Tropfen »eines aus Einem Theile Branntwein und 4 Theilen destillirtem Wasser bestehendem Gemische« hergestellt. Danach wird ein Tropfen dieser Mischung mit 100 Tropfen »gutem Weingeist« gemischt und geschüttelt. Dies ist nun die erste Potenzstufe C1, mit der Globuli befeuchtet werden.

Für die nächste Dynamisationsstufe verwendete Hahnemann dann 1 Globulus der Potenzierungsstufe C1 und mischte ihn zuerst mit einem Tropfen Wasser und anschließend mit 100 Tropfen Weingeist (wahrscheinlich 70-prozentigem Ethanol). Diese Flüssigkeit wurde wieder dynamisiert, und damit wurden Globuli benetzt. Dies ist die zweite Potenzstufe C2. Und so fuhr er fort.

Flüssige homöopathische Mittel aus der Apotheke selbst weiterpotenziert

Die einfachste Form einer unabhängigeren Herstellung ist das Verschütteln von fertigen Urtinkturen oder niedriger Vorstufen homöopathischer Mittel aus der Apotheke. Ein Beispiel ist hier wieder der Beinwell, von dem man etwa eine D12 haben möchte. Entweder man besorgt sich eine Beinwell-Urtinktur und macht, wie schon oben beschrieben, eine Reihenpotenzierung bis zur gewünschten D12, oder man kauft sich eine D10 und verschüttelt zweimal 1 Teil Vorstufe mit 9 Teilen Ethanol, von der D10 über die D11 weiter auf die D12.

Die Besorgung der D10 ist zur Vergrößerung der Menge gedacht. Und wenn dann noch mit der D12 Globuli benetzt werden, ist eine Streckung der gekauften D10 auf Jahre hinaus erreicht.

Obwohl aus rechtlichen Gründen auch bei Alkohol ein Verfallsdatum angegeben wird, ist er, dunkel und kühl gelagert, fast unbegrenzt verwendbar.

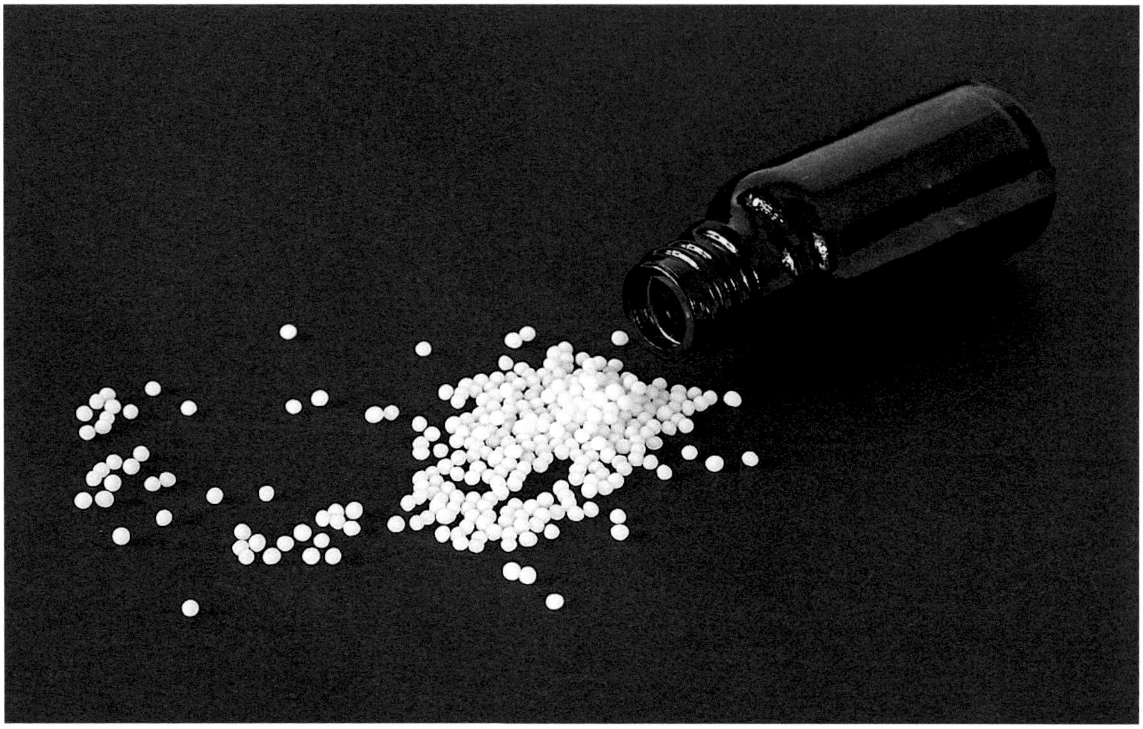

Zuerst werden die nichtarzneilichen Globuli in die Fläschchen gegeben, um die genaue zu beträufelnde Menge zu erhalten.

Herstellung arzneilicher Globuli

Man beginnt mit der mindestens 43-prozentigen (m/m) selbst hergestellten Dilution oder mit einem fertigen flüssigen homöopathischen Mittel aus der Apotheke.

Als Erstes wird die zu benetzende Globulimenge abgemessen, indem man ein 10- oder 20-ml-Braunglasfläschchen mit Globuli durch einen Trichter befüllt.

Danach werden die Globuli aus dem Braunglasfläschchen wieder heraus in eine hygienisch unbedenkliche Brottüte aus Papier geschüttet. Nun werden bei 10 g Globuli ungefähr 10 Tropfen oder bei 20 g Globuli circa 15 Tropfen der homöopathischen Dilution in die Brottüte abgezählt. Die Mischung wird geschüttelt und danach gut geöffnet zum Trocknen abgelegt. Ist der Inhalt nach etwa 30 Minuten getrocknet, werden die Globuli direkt aus der Tüte in das schon beschriftete Braunglasfläschchen umgefüllt.

Es ist auch möglich, die Globuli in einer Petrischale oder einem Braunglasfläschchen mit dem homöopathischen Mittel zu betropfen. Nach dem Durchschütteln und Trocknen muss die Petrischale aber ausgekocht, die Brottüte hingegen kann einfach weggeworfen werden. Auch trocknen die Globuli in der Tüte etwas schneller.

Bei dem Vorgang muss man darauf achten, dass benetzte und unbenetzte Globuli nicht vermischt werden – lieber entsorgen und noch mal beträufeln – und dass die Globuli sowie die Dilution möglichst nicht mit Metall in Berührung kommen.

Sachgerechter Umgang nach der Herstellung

Lagerung

Alle homöopathischen Mittel sind temperaturempfindlich. Temperaturen über 40 °C dürften schädlich sein. Wie beim Überschreiten einer bestimmten Fiebertemperatur im menschlichen Körper wird die Hitze die Wirkkraft des Mittels beeinträchtigen.

Die Urtinkturen, Alkohole oder getrockneten Pflanzen sollten dunkel in einem ungefähr 15 bis 18 °C warmen, trockenen Raum lagern. Der Ort sollte radiästhetisch nicht gestört sein.

Die Tinkturen und homöopathischen Mittel vertragen kein Metall – Metall denaturiert Eiweiß –, keine direkte Sonnenbestrahlung und keine elektrischen Ströme bzw. elektromagnetischen Felder. Selbstverständlich sind die Tinkturen auch unter Verschluss und für Kinder unzugänglich aufzubewahren.

Säubern aller Utensilien

Die Gläser, Trichter, Porzellanschaber, Pistill, Mörser und so weiter müssen zuerst mit Spülmittel oder Ähnlichem in Wasser gereinigt und dann mindestens 20 Minuten lang in destilliertem Wasser ausgekocht werden. Bei hartnäckigen Verunreinigungen helfen gut »Corega Tabs« oder Waschsoda.

Der Mörser und das Pistill können eventuell zusätzlich ausgeglüht werden, um alle Pflanzenreste zu entfernen, die in der rauen Innenseite festsitzen. Am besten eignet sich hier ein Holzofen, ein Gaskocher genügt aber auch. Aber Vorsicht, der Mörser und das Pistill müssen unbedingt aus Porzellan sein und dürfen nach dem Ausglühen nicht

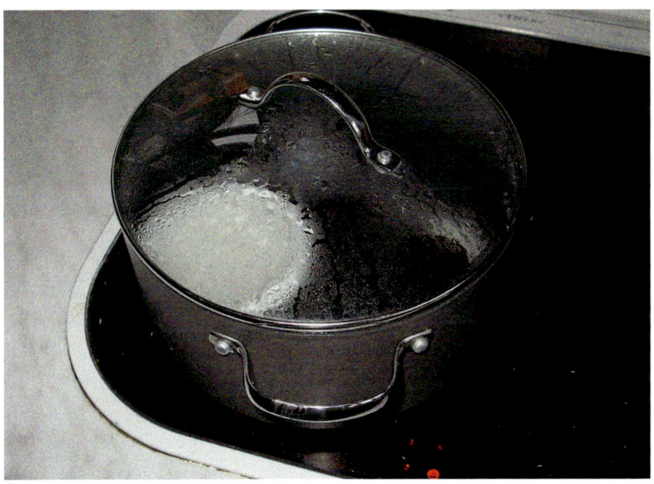

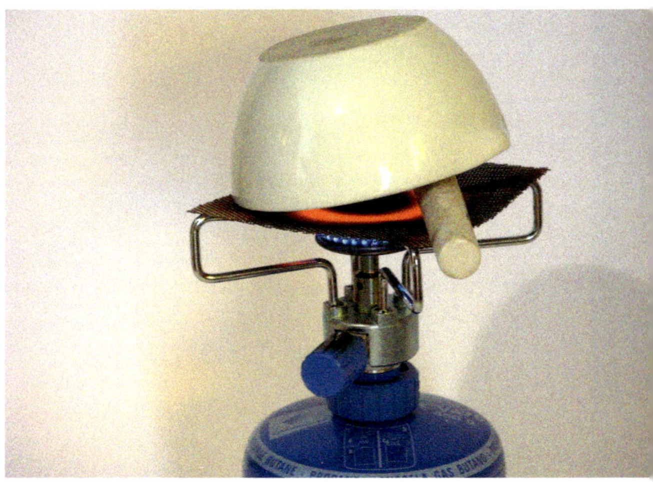

Mörser und Pistill werden mindestens 20 Minuten, besser bis zu einer Stunde in destilliertem Wasser ausgekocht (links). Es empfiehlt sich auch, Mörser und Pistill über einer Gasflamme von allen Pflanzen- und Zuckerresten zu befreien (rechts).

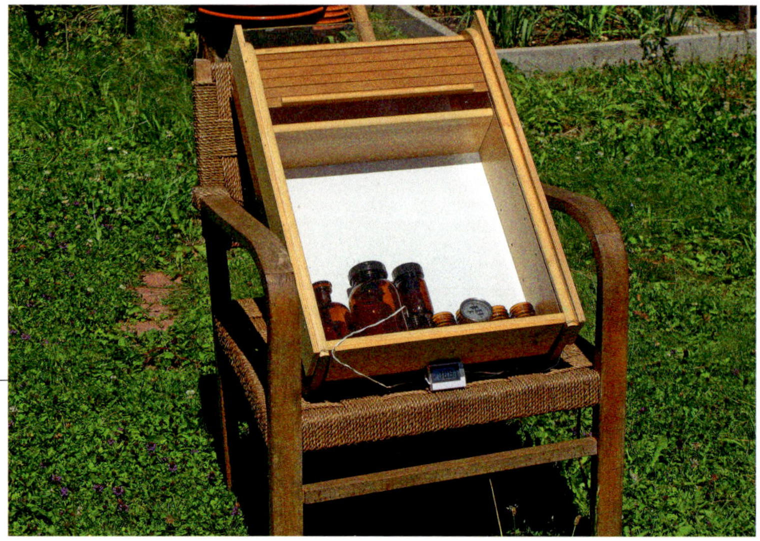

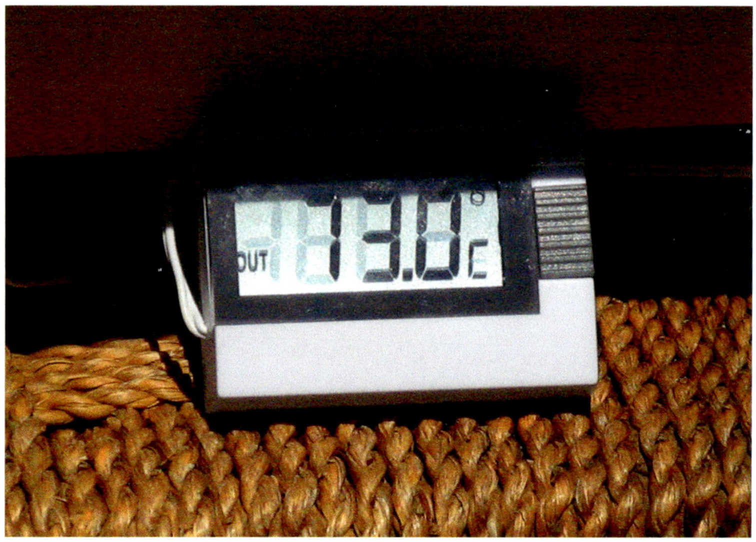

Mein Sonnenreiniger. Nachdem die Gläser ausreichend lange in destilliertem Wasser von allen materiellen Resten gereinigt wurden, übernimmt die Sonne die Reinigung von eventuellen »geistigen« Rückstanden. An Tagen mit starker Sonneneinstrahlung sorgen über 70 Grad Celsius dafür, dass die empfindlichen Restrückstande tatsächlich verschwinden.

mit kalten Gegenständen in Berührung kommen. Ein Pistill aus Melamin verbrennt, und Porzellan reißt bei zu plötzlichen Temperaturschwankungen. Danach sollte die Asche im Mörser und am Pistill noch einmal 20 Minuten lang weggekocht werden.

Um endgültig sicherzugehen, dass Glas und Deckel neutralisiert sind, kann beides der reinigenden Kraft der Sonne ausgesetzt werden. Einen Tag in der prallen Sonne – hier entstehen über 70 °C –, und es ist sicher keine störende Struktur mehr vorhanden. Auch die Deckel müssen für phytotherapeutische Tinkturen zumindest geruchsfrei sein. Da sich eventuell in den Dichtungen aber doch noch Pflanzenreste befinden, empfehle ich für homöopathische Urtinkturen, Dichtungen auf jeden Fall neu zu kaufen.

Gläser mit Harzen oder ätherischen Ölen dürfen nur einmal verwendet werden. Beide Wirkstoffe haften manchmal so intensiv am

Glas, dass eine nachhaltige Reinigung nur durch Autoklavieren möglich ist.

Zu den hölzernen Schneidbrettern ist noch etwas zu sagen. Deren Kontamination durch Keime führt manchmal zu einer hysterischen Sterilisationsübertreibung. Wenn man die Bretter nach einer gründlichen Reinigung der Sonnenkraft aussetzt, ist eine keimfreie Arbeitsfläche gesichert. Zumal bei der Pflanzenverarbeitung die unten aufgeführten Keime nahezu überhaupt nicht vorkommen.

»In der *New York Times* erschien [im Juli 1993] ein Beitrag, in dem über die Forschungsarbeit am Institut für Lebensmittelforschung an der University of Wisconsin, USA, berichtet wurde. Die beiden Mikrobiologen Dean Cliver und Nese Ak untersuchten, wie man die – vermeintlich mikrobenfreundlichen – Schneidebretter aus Holz, wie man sie in Küche und Metzgerladen verwendet, ebenso ›sicher‹ machen könnte wie die als wesentlich steriler angesehenen Unterlagen aus Kunststoff. Zu ihrem großen Erstaunen stellte sich heraus, dass die vorsätzlich mit Organismen wie Salmonellen, *Listeria* und *Colibakterien escherichia [E. coli],* die hauptsächlich Erreger von Lebensmittelvergiftungen sind, kontaminierten Brettchen alles andere als ein guter Nährboden für diese Schädlinge waren: Innerhalb von drei Minuten starben 99,9 Prozent der aufgebrachten Mikroorganismen ab. Dagegen blieben sie auf Kunststofftafeln am Leben. Ein weiterer Versuch ergab, dass bei ungespülten kontaminierten Unterlagen, die man bei Raumtemperatur über Nacht liegen ließ, bei Kunststoffen eine Zunahme der Organismen zu verzeichnen war, während man auf den Holzbrettchen gar keine Erreger mehr finden konnte.

Weshalb das so ist, können sich die Wissenschaftler noch nicht genau erklären. Eine Möglichkeit wäre, dass die Bäume im Laufe ihrer Entwicklungsgeschichte keimtötende Inhaltsstoffe synthetisiert haben, die das Holz als tragende Substanz schützen und erst damit ein langes Leben des ganzen Individuums ermöglichen. Jedenfalls meint Cliver: ›Man könnte hölzerne Schneidebrettchen vorziehen; die kleinen Versäumnisse in der praktischen Hygiene sind auf Holzbrettchen weniger gefährlich.‹«[82]

»... womit der Himmel vorangeht, das beginnt sich im Menschen zu vollziehen.«[83]

Überlegungen zur Wirkung homöopathischer Mittel – Ein Erklärungsversuch

Die Zeitschrift *raum & zeit*[84] berichtete über den Wissenschaftler Jacques Benveniste und seine Untersuchungen von in Wasser gelösten Stoffen. Er hat, vereinfacht ausgedrückt, festgestellt, dass die Wirkung eines Stoffes im Wasser erhalten bleibt, auch wenn das Wasser infolge der Verdünnung keine Spur des Stoffes mehr enthält.

»Benveniste untersuchte die Immunreaktion in gewissen weißen Blutzellen, die an ihrer Oberfläche Immunglobuline vom Typ IgE tragen. Bringt man diese in Kontakt mit einem anderen Serum, das Antikörper gegen das IgE enthält, so reagiert die Zelle heftig. Sie befördert bestimmte in ihr enthaltene Körperchen durch komplexe Vorgänge an den Membranen nach draußen. Benveniste und zwölf andere Forscher haben in ihren Versuchen die Originallösung zehn zu eins verdünnt. Zu ihrem Erstaunen verfärbte sich die Granula auch dann. Benveniste verdünnte weiter. So weit, bis die Zahl der auslösenden Anti-IgE-Moleküle auf den millionsten Teil herabgesetzt wurde. Nach sechzig dieser Schritte enthält theoretisch ein ganzes Weltmeer kein einziges dieser Moleküle mehr. Dennoch zeigten diese Versuche die gleiche Wirkung. Selbst bei einer Verdünnung von 10 hoch 120, bei der selbst im Universum theoretisch kein einziges Molekül des Ausgangsstoffes mehr enthalten ist, verfärbte sich die Granula.« Ferner bemerkte er: »Das Schütteln ist essenziell wichtig, denn wenn man verdünnt und dabei die Flasche nicht schüttelt, transferiert man die Information nicht. Wir zeigen, dass in den verdünnten Lösungen zu wenig Moleküle sind, um eine Wirkung zu erzielen. Wenn sie aber stark geschüttelt werden, breitet sich diese Information im gesamten Wasser aus, entsprechend stark ist die Wirkung.«

Diese Untersuchungen bestätigen zwar sehr eindrücklich, dass potenzierte Flüssigkeiten einen Organismus beeinflussen, aber jeder Versuch, die Wirkung der Homöopathie nur physikalisch nachzuweisen, lässt immer noch die Frage nach dem wirkenden Urgrund offen.

Warum wirken homöopathische Mittel? Das ist doch die Frage. Auch die faszinierenden Modelle von Fritz-Albert Popp[85] und Rupert Sheldrake[86] versuchen mit wissenschaftlichen Methoden nur etwas nachzuspüren, was sich aber außerhalb der Physik befindet, etwas, was rational nicht nachweisbar ist. Der Biophysiker Popp weist nach, dass jede Zelle Licht – die Bezeichnung hierfür ist »Biophotonen« – aussendet, um auf diese Weise Informationen zu übermitteln und auszutauschen.

Und der Biologe Sheldrake schreibt, dass unsichtbare Konstruktionspläne, die morphogenetischen Felder, jede Form prägen.

Aber eigentlich geht es doch darum, was die Ursache für diese Phänomene ist. Nicht *wie* es funktioniert, ist die Frage, sondern: *Was* wirkt hier eigentlich? Woher kommt es? Die Wirkung eines Gedichtes von Eichendorff auf den Leser ist auch nicht das Papier und die Tinte. Diese sind nur die Vehikel für etwas, was aus dem außermolekularen Bereich, aus dem Schöpferischen, in unsere Welt hineinwirkt.

Wie homöopathische Potenzen unseren Körper beeinflussen und welche Reaktionen in Organismen hervorgerufen werden, kann vielleicht gerade noch wissenschaftlich verfolgt und nachgewiesen werden, je nach der Feinheit der Messinstrumente. *Was* aber ein homöopathisches Mittel wirklich ist, was Homöopathie in einem Organismus bewirkt und warum Homöopathie heilt und Chemie nicht, das kann nur mit religiös-philosophischen Gedanken angedeutet werden.

Was geschieht nun während und nach dem Potenzieren? Durch das Verdünnen der Urtinktur mit einem indifferenten Stoff wird die sich darin befindende Substanz gleichmäßig verteilt. »Das Aggregieren, die Kohärenz des Stoffes wird aufgehoben.«[87] Die Schwerkraft wird aufgehoben, und die Partikel verteilen sich mit jedem neuen Potenzierakt zunehmend homogen in der Flüssigkeit.

Die durch den Dynamisationsaufschlag schwingenden Pflanzenmoleküle der Dilution versetzen auch das sie umgebende neutrale Medium in eine Resonanz. Sie verursachen ein Mitklingen dieses Mediums genau in der *Frequenz* der Pflanzengestalt respektive deren Planetenkonstellation. Das Prinzip der Pflanzengestalt stimmt das neutrale Medium an.

Der durch den Menschen ausgelöste Potenzierakt selbst wirkt hier lediglich als eine Art Anrufung. Daraufhin entsteht durch das Mitschwingen des Ethanols eine Art Ton, ein in die Erscheinung des Ethanols geschaffenes Relief des in der Pflanze wesenden Prinzips.

Dieser Grundsatz kann auch in der Musik nachvollzogen werden. Beim Klavier schwingt der Grundton mit, wenn man die dazugehörigen Obertöne anschlägt. Und beim Potenzieren der homöopathischen Mittel wirken das Wasser oder das Ethanol wie Resonanzkörper – »Klangkörper, die der Ahmung dienen«.[88] Nur diese Abbildung im Medium – nicht das einzelne Molekül oder eine sogenannte Information – berührt und orientiert den Menschen.

»Das Tönen der Erde ist das Echo des Himmels.«
Hölderlin

Dieser Ton ist der Ausdruck des Pflanzenprinzips, des Astrums, der Gestalt der Pflanze, der dann als Arcanum, als sorgfältig gewähltes Heilmittel, das fehlende Prinzip im Menschen wiederbringen kann, also den Heilsuchenden heilt. Ludwig Klages beschreibt dies so, dass der Mensch, der ja immer das Heile sucht, einen »Verschmelzungsdrange mit dem Bilde der Speise«[89] hat. Der aus dem Maß gekommene, sich in einer *Dissonanz* befindende Kranke erhält einen Teil seiner

Ein Wirbel hält die materiellen Bestandteile im Behälter in schwebender Schwerelosigkeit; so wird die Lösung der »geistartigen« Prinzipien von der Schwerkraft befreit.

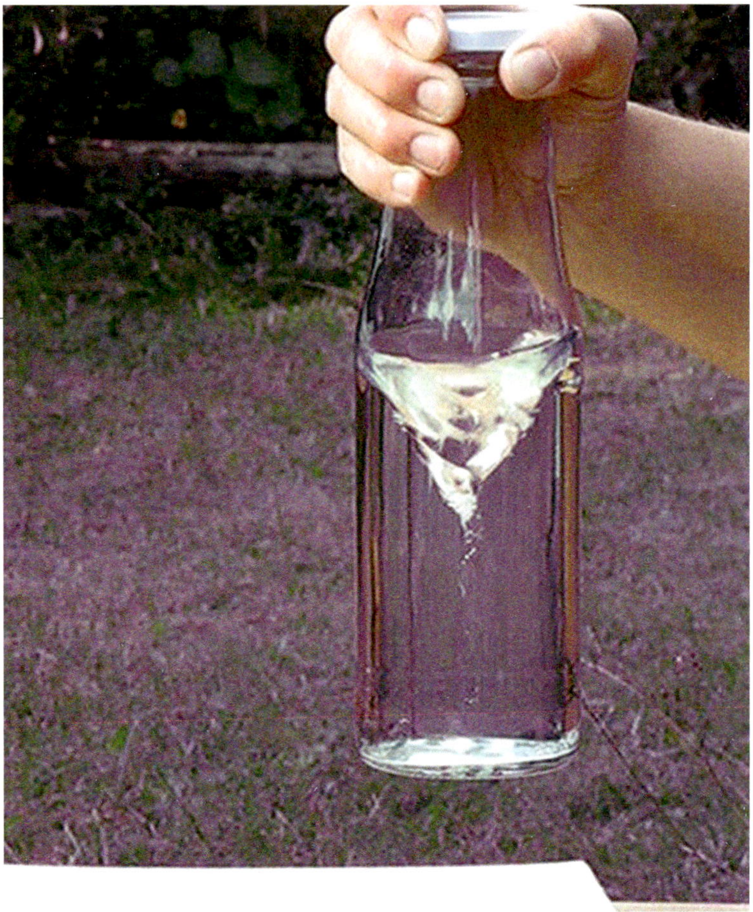

Sternenmelodie zurück. Es »wird Ähnliches zu Ähnlichem gegeben und Ähnliches durch Ähnliches geheilt«.[90]

Peter Michael Pfeiffer schreibt über den Moment der Dynamisation Folgendes: »Aus der Elektrochemie ist bekannt, dass überall, wo das Leben existiert, es (–) und (+) polar gibt. Ebenso gibt es alkalisch und sauer und gibt es Blau (–) und Rot (+). Zwischen all diesen Formen des Plus und Minus gibt es die Zone Null. In dieser Zone Null findet der Stoffwechsel statt. Und in dieser Zone findet sich auch das höchste energetische Potential! Je feiner man eine Substanz in ihr energetisches Potential zurückführt, indem man sie potenziert, um so näher ist man im Gebiete des Stoffwechsels, am Wendepunkt, dort, wo die Lebenskräfte wirksam sind, am Nullpunkt.«[91]

Und dieser Nullpunkt in der Flüssigkeit wird in dem kurzen Moment erreicht, wenn der Dynamisator das Gläschen auf den Untergrund stößt oder, wie bei der Firma Wala, das Gefäß auf eine Weise gen Himmel bewegt, dass ein spiraliger Wirbel in der Flüssigkeit entsteht. Diese Wirbel entstehen übrigens auch während der Potenzierung nach Hahnemann.

Durch bestimmte Bewegungen kommt die Flüssigkeit für kurze Zeit in den Zustand der Unabhängigkeit von der Erdverhaftung. Dazu Dr. Holger Ehrhardt, Pharmazeut bei Weleda: »Durch das häufige

Hinaufheben des Arzneistoffes in die Schwerelosigkeit beim Bewegen werden nach und nach die Kräfte freigesetzt, die sonst in der Schwere eingefangen und damit unwirksam geblieben wären. Diese Kräfte waren einstmals bei der Bildung der Stoffe, auch der Arzneistoffe tätig.«[92] Die neutrale Flüssigkeit, das Wasser oder der Alkohol, wird also während des Dynamisierens geprägt, gleichsam begattet.

Die handwerkliche Tätigkeit des Potenzierens, das Bewegen selbst, ist das Erschaffen eines Zustandes, in dem ein Anheimstellen, ein Sichhingeben der Flüssigkeit an das Wirkende des astrologischen Prinzips der Pflanze möglich wird. Die Macht der Erde wird aufgehoben und neutralisiert, die Erscheinung ist physikalisch und biologisch kraft- und somit widerstandslos – man kann auch sagen hinnahmefähig – und in diesem Moment aufnahmebereit für das Schöpferische. Diese Begattung, der Wechsel aus dem außermolekularen in den molekularen Raum, geschieht durch Aufnahme des bildhaften Abdrucks, der Ahmung. »Ahmen ist Abbilden« (Friedrich Georg Jünger). Die Melodie der Pflanze wird im Medium abgebildet. Das Medium wird zum Träger des Unwägbaren der Pflanze, zum Beispiel des religiösen Prinzips der Pflanze *Symphytum*.

»Gestalt: festgesetzt, vom Schicksal bestimmt.«[93]

Durch das Wirken der Homöopathie auf den Körper wird nicht, wie schulmedizinisches Denken meint, ausschließlich ein chemischer Reiz, eine Information gesetzt, die eine physiologische Reaktion in irgendwelchen Organen auslöst. Jede Reaktion durch Phytotherapie oder Chemie, die im Organismus künstlich hervorgerufen wird, ist eine Nötigung und führt nicht zu einer narbenlosen Heilung. Auf Homöopathie aber reagiert der Körper nicht, sondern ganz im Gegenteil fördert Homöopathie eine Entwicklung.

»So wißt ihr also, daß der Himmel in uns wirkt.«[94]

Es ist wie im Märchen. Homöopathie ist eine Art himmlische Enzymatik, die nicht auf physiologisch-chemischer Basis beruht. Stattdessen werden hierdurch die Gestalt und die dazugehörende Bestimmung des Menschen erwirkt.

Mit homöopathischen Mitteln wird keine sogenannte Reiztherapie durchgeführt, und es muss auch nicht irgendetwas überwunden werden oder Ähnliches. Diese Argumente erklären sich aus dem Darwinismus, einem mechanistischen bzw. dualistischen Verhaltensmodell.

»Ähnliches wird von Ähnlichem geheilt.«[95] Diese Formulierung des Paracelsus bedeutet, dass es »der astrologisch orientierten Anwendung homöopathischer Arzneimittel entspricht, das isolierte innere Prinzip mit dem äußeren auszugleichen«.[96]

Auch wenn der Mensch heutzutage meint, sein Schicksal und somit seine Gesundheit bewusst im Griff zu haben, so ist das ein Irrtum. Eigentlich ist er nur reaktiv und unbewusst. Er reagiert auf Unpässlichkeiten und bekämpft Missstände, statt sich den durch ihn selbst hervorgerufenen Regulativen und führenden Bildekräften des Himmels hinzugeben. Er meint, freier zu sein, wenn er beispielsweise mit antibiotischen Eingriffen schmerzhafte Symptome eines Gesundungsprozesses bzw. einer Krise ausschaltet. Das Gegenteil tritt ein. Der Mensch wird immer unfreier. Die Krankheiten – als Regulative des Schicksals (Wolfgang Döbereiner) – werden zunehmend unheilbarer. Ein Planet der Kranken entsteht.

Wer eingreift und Symptome ausschließlich mit Schmerzmitteln und Penicillin bekämpft, ist nicht frei. Wer so handelt, ist titanisch: Er möchte das Unerreichbare, nämlich die ewige Schmerzfreiheit, ohne mit der Ursache seines ungesunden Verhaltens konfrontiert werden zu müssen, und befindet sich somit weiterhin außerhalb seines ihm gegebenen Maßes. (Titanisch ist das Schranken- und Maßlose, das, wie Friedrich Georg Jünger schreibt, »ewige Werden ohne Reife«.)

Frei wird vielmehr, wer sich in sein Maß fügt, wer anhand der Symptome erkennt, welches Krankheitsgeschehen im betreffenden Fall vorliegt, und das entsprechende Arcanum zu sich nimmt. Der Einzelne kommt wieder in die Mühelosigkeit seines Daseins zurück, er muss nicht gegen ein sogenanntes Unvermeidliches ankämpfen. Viktor Schauberger[97] pflegte zu sagen, »dass die Vögel nicht fliegen, sondern geflogen werden. Der Fisch schwimmt nicht, sondern er wird geschwommen.«

Der Moment, den Pfeiffer als »Nullpunkt« bezeichnet, die Firma Weleda als »Schwerelosigkeit« formuliert oder Schauberger als »biologischen Vakuum« beschreibt, ist nicht irgendeine gegenständliche Stelle in der Realität, an der sich der Körper gerade aufhält, sondern er charakterisiert einen labilen spirituellen Moment, wo sich der Mensch in einem Bewusstseinszustand einfindet, der es ihm ermöglicht, sich seinem Schicksalsstrom hinzugeben. Diesen Zustand erwirken die homöopathischen Mittel. Ab hier entsteht Leichtigkeit, ein Zugprinzip beginnt zu wirken, eine Schleppkraft setzt ein, er wird geführt und frei – und gesundet.

Im Anfang war der Laut, und aus dem Laut wurde das Wort, und durch das Aussprechen des Wortes bekommt ein Ding seine Gegenwart – es kondensiert, koaguliert, verdichtet und materialisiert. Der Laut vergegenständlicht sich und erhält eine Erscheinung. »Die Musik ist im Stoff« (Rudolf Hauschka). Der Prozess, der die Gestalt der Pflanze von ihrer Erscheinung, den Blättern, der Blüte und so weiter befreit, ist die beschriebene Mittelerstellung und die Potenzierung. Das homöopathische Mittel ist nun der Träger des reinen Lautes, der Gestalt, die sich in uns und durch uns entfaltet und uns zum Widerhallen bringt. Diese Wandlung bewirken alle Gestaltenträger in unserer Welt – der Fluss, der Apfel, die Heilpflanze oder auch der König oder das Herz.

Der König wirkt ursprünglich, ohne zu handeln. Das Herz moduliert in Wirklichkeit, ohne zu pumpen. Somit greifen beide, entgegen der historisch gängigen Auslegung, nicht tätig ein. König und Herz – und natürlich das homöopathische Mittel – sind Träger des Lautes, der Musik, und sie sind somit Wesen, die ihre Wirkung nicht mithilfe von Reizen oder Gewalt umsetzen, sondern allein durch ihre Vermittlung der Weisungen aus dem schöpferischen Urgrund, die den Menschen in dessen ihm bestimmungsgemäßen Gefüge beheimaten und dadurch behüten.

Und mithilfe der homöopathischen Mittel erfährt der Einzelne über eine Art metaphysische Perzeption die Heilung erst einmal dadurch, dass er weg von der titanischen Erdenschwere, von den sozialen Zwängen, wieder zu sich hin, in sein Maß, in seine Identität, in seine Freiheit einkehrt. Von diesem Bewusstwerdungsprozess merkt er zuerst einmal nichts. Aber er ist ab diesem Moment kein sozialisiertes Herdentier, kein angepasster Mitläufer mehr.

Der Mensch wird wieder identisch mit sich und seiner Bestimmung. Somit entstehen Heil- und Heimwege. Er wird frei, frei von der Übermacht des Subjektiven, von den Informationen des Sozialen, von Zwängen oder vom Reaktionismus und – »er wird wieder geflogen«.

Das homöopathische Mittel ist Ausdruck eines Wesensprinzips. Die leibliche Erscheinung Mensch wird mittels dieses Homöopathikums seinem Horoskop gemäß unmittelbar angestimmt, zum Mitklingen gebracht und organisiert. Der Mensch erfährt die Berührung durch ein Ebenmaß aus dem Außerzeitlichen, einer Gestalt, und gerät zu ihr in Resonanz. Alexander von Bernus[98] hat die Wirkung eines Heilmittels wie folgt beschrieben: »Das in der Natur vorhandene Gold so zu verwandeln, dass es die Eigenschaften erwirbt, *was es berührt, sich gleich zu machen*.«

So wie das Singen der Mücken, das Surren aufgeregter Wespen oder eine Melodie – eine uralte Weise – auf homöopathischem Wege zuerst eine Empfindung mit nachfolgender körperlicher Reaktion hervorruft, so homöopathisiert auch die Gestalt heiler klassischer Musik oder das Bestimmende der Sprache den Menschen. Das Wirken der Homöopathie kommt aus dem Religiösen, dem *Numen*.

»Die Krankheiten stammen von den Göttern (und zwar von *verletzten* Göttern); ihre Heilung kann daher ausschließlich geschehen durch Versöhnung der Götter. Wenn es gelingt, die Brücke zu schlagen *(pontifex)* und die verlorene Verbindung mit den Göttern wiederherzustellen *(religio)*, so ist Krankheit unmöglich. – Der rigorose priesterliche Standpunkt den Krankheiten gegenüber muss also der sein, dass jeder Eingriff in ihren Verlauf außer dem des Brückenschlagens Pfuscherei, verstärkte Sünde und neuer Frevel ist. Niemals kann auf einem anderen Wege wirkliche *Heilung* erfolgen als auf dem der Religion. Wunden flicken ist nicht Wunden heilen. Wo Narben bleiben, da ist keine Heilung, weder im Körper noch in der Seele.«[99]

Der Heilkundige ist durch den Heilsuchenden angewiesen worden, ihm nur seiner Anlage gemäße Heilmittel zugänglich zu machen. Die Hingabe des Kranken an dieses Arcanum und das folgende geistige Nachahmen dieser Unversehrtheit – des Wirkenden – heilen. »Das Heilmittel selbst muss heil sein« (Paracelsus). Somit ist die Homöopathie »primär schicksalsbezogen wirksam und erst in der Folge psychisch und somatisch«.[100]

»Das Schwächste ist stärker als alle.« [101]

Weitere Anregungen

Die Techniken zur Herstellung von homöopathischen Mitteln sind dem breiten Publikum schwer zugänglich. Dieses Buch will hier wie gesagt Abhilfe schaffen. Der Aufwand hierfür ist gering, gemessen an dem Ergebnis einer wiedererstarkenden Unabhängigkeit sowie der sich ergebenden geistigen und körperlichen Gesundheit.

Die Entwicklung der Homöopathie ist noch nicht zu Ende. Das Wissen zur Herstellung von Pflanzentinkturen und homöopathischen Mitteln ist eine Art eigene Rettungsinsel – eine wunderbare Perspektive, um an Leib und Seele gesund zu bleiben und/oder zu gesunden. Jeder hat die Möglichkeit, sich seine eigenen Urtinkturen und Homöopathika zu bereiten. Als Alternative zur Pauschalmedizin kann sich der Heilkundige individuelle Rezepte zusammenstellen, deren einzelne Komponenten in Kräuterläden oder aus der freien Natur und dem eigenen Garten besorgt werden.

Im Folgenden habe ich noch ein paar Anregungen zusammengestellt:

- Eine Möglichkeit wäre, das Kompositum einer Pflanze zu erstellen, wenn man von einer Pflanzengattung zu jeder Jahreszeit einen anderen Pflanzenteil als Tinktur aufbereitet und nach einem Jahr in einer Gesamttinktur vereinigt. Hier bieten sich Pflanzen wie Arnika, Huflattich, Weißdorn oder Tollkirsche an, die in verschiedenen Pflanzenteilen, und das zu unterschiedlichen Jahreszeiten, jeweils unterschiedliche wichtige Wirkstoffe enthalten.
  Manche Wirkstoffe wie die Cumarine entstehen erst durch Trocknung. Bei der Schafgarbe oder Grindelie zum Beispiel bietet es sich an, eine Essenz aus frischem und eine Tinktur aus getrocknetem Kraut zu erstellen. Beide Dilutionen, zu gleichen Teilen vermischt, vereinen dann ein umfassenderes arzneiliches Kräftepotenzial.
- Oder man stellt eine individuelle Rezeptur zusammen, vielleicht für ein akutes Krankheitsgeschehen im Frühjahr, setzt alle Pflanzenkomponenten von Anfang gemeinsam in einem Tinkturenglas an, lagert die Tinktur bis zum Reifegrad und potenziert dann diese Komposition nach oben.
- Anstatt nur die traditionellen Pflanzenteile zu verwenden, kann man sich darauf konzentrieren, für die homöopathischen Mittel ausschließlich die Pflanzenteile einzusetzen, die den ihnen zugehörigen Elementen entsprechen. Folgende Anregungen können die homöopathische Wirkfähigkeit verstärken:
  1. *Lamium album,* die Taubnessel, entspricht dem Element Wasser. Hier könnte man hauptsächlich die saftreichen Teile verwenden, also nur die Blätter.
  2. *Melilotus,* der Steinklee, entspricht dem Element Luft. Also werden die Blüten verwendet.

3. Oder *Plantago major,* der Breitwegerich: Er entspricht dem Element Erde und hat somit seine Kräfte besonders in den Wurzeln.

- Da die Resorption von medizinischen Wirkstoffen in den Körper mithilfe des Zuckers oder der Saponine gesteigert wird, bewirkt eine Kombination aus zum Beispiel einer verdünnten Ringelblumen- oder Gänseblümchentinktur und dem gewünschten Homöopathikum eine Verstärkung der arzneilichen Kraft.
- Legen Sie sich eine kleine Bibliothek antiquarischer Kräuter- und Heilkundebücher zu (Dioskurides, Oswald Crollius, Madaus u. a.) oder experimentieren Sie vorsichtig mit eigenen Zubereitungsvarianten. Ausgemusterte Präparatelisten, alte Kompendien, Grüne Listen, alte Rezepte oder Beipackzettel und so weiter können die Möglichkeiten der individuellen Gesundheitsvorsorge ergänzen.
- Die Herstellung von homöopathischen Mitteln aus Pflanzen kann selbstverständlich auch auf Mineralien, Metalle oder tierische Stoffe erweitert werden. Die Erstellung ist zwar aufwendiger, das Repertoire steigert sich aber hierdurch immens. Hierbei sind auch wiederum alle gesetzlichen Vorschriften im Rahmen des Arzneimittel- und Rauschmittelgesetzes sowie die Herstellungsrichtlinien zu beachten.

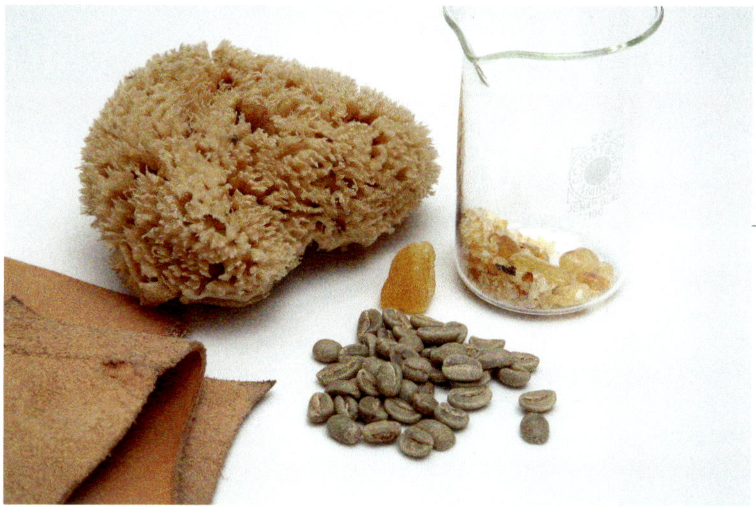

Leder, Meerschwamm, Kaffeebohnen oder Bernstein können homöopathisch »verwandelt« nach und nach das heilkundliche Spektrum ergänzen.

- Vielleicht ist auch eine Form der »mythologischen Tinkturenherstellung« machbar. Während einer Reise können Pflanzen, die als Attribute bestimmten Gottheiten zugeordnet sind, in der Nähe religiöser Orte gesammelt werden. Hier bietet sich besonders Griechenland mit seinen vielen Tempeln, Höhlen und Gräbern an. Am Grab des Dionysos in Delphi kann man den Efeu, in Dodona am Tempel des Herakles das Bilsenkraut, den Aphodill als Hadesspeise im Nekromantaion bei Igoumenitsa, den Hafer beim Demetertempel auf Naxos oder den Lorbeer am Apollontempel in Korinth ernten.

- Des Weiteren ist es natürlich selbstverständlich möglich, homöopathische Mittel aus Mineralien, Harzen, Kohle, Insekten und Ähnlichem herzustellen. Man kann ja auch völlig neue Mittel produzieren. Hier wäre an Substanzen aus dem Haushalt zu denken, die Allergien auslösen, oder – vielleicht entstehen ja aus zuerst abstrusen Ideen individuelle Heilmittel – man versucht, eine Mückenphobie mit potenzierten Mücken bzw. eine Katzenallergie mit potenzierten Katzenhaaren zu lindern.

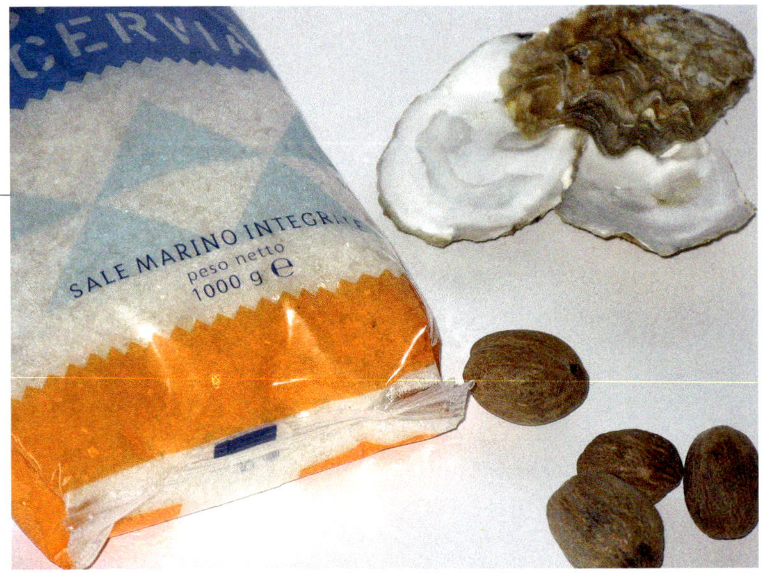

Kochsalz als Natrium chloratum, Austernschale als Calcium carbonicum oder Muskatnuss als Nux moschata sind leicht herstellbare weitere homöopathische Mittel.

- Um eine akute Erkrankung (Immunschwäche, Mangelerscheinung oder Hautverletzung) individuell zu kurieren, kann eine Tinktur aus organotropen phytotherapeutischen Wirkstoffen (Vitamine: Sanddorn oder Hagebutte, Kieselsäure: Schachtelhalm bzw. auch Kohlehydrate: Eibisch, Malve oder Beinwell) gemeinsam mit homöopathischen Mitteln (hier je nach Erkrankung, astrologischer Konstellation und eventuell chronischer Konstitution) frisch zubereitet werden.
- Als letzte Idee sei in diesem Zusammenhang auf das fehlende Salz in der homöopathischen Urtinktur hingewiesen. Peter Hochmeier weist in seinem Buch *Der Weg des Sonnenfunkens*[102] darauf hin, dass im Sinne eines »kompletten« Heilmittels den homöopathischen Mitteln das Sal fehlt. Das Sal stellt im Gedankengut der Spagyrik den mineralischen oder körperlichen Bestandteil der aus den drei Prinzipien Sal, Merkur und Sulphur bestehenden Dinge der Natur dar. Merkur steht für den Bereich des Gemüts oder des Spiritus, und Sulphur umfasst das Prinzip des Seelischen oder auch die Anima eines gewachsenen Dings. Peter Hochmeier schreibt hierzu, dass ein Heilmittel mit Sal seine »Erdbeziehung« und innere Struktur bewahrt. Die Vorzüge der Qualitätssteigerung bei einem homöopathischen Mittel

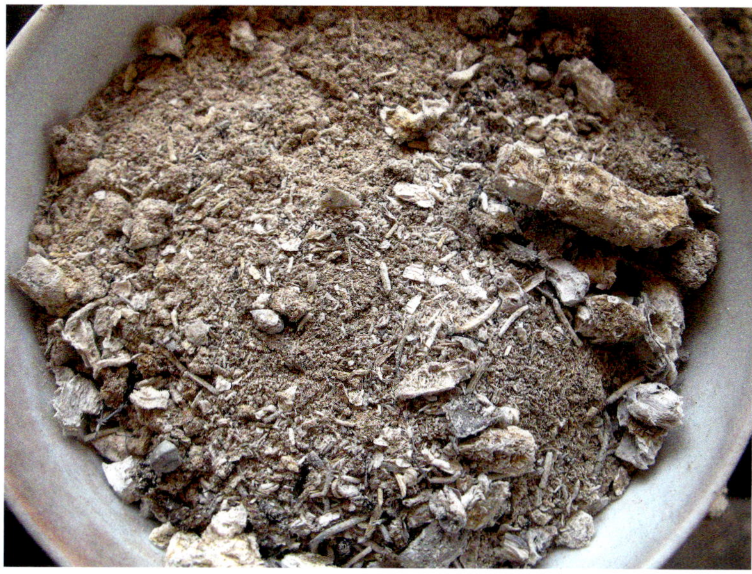

Calcinierte (veraschte) Wurzel von *Gentiana lutea*, dem Gelben Enzian.

konnten »mithilfe der Hochfrequenzfotografie nachgewiesen« werden. »Eine Urtinktur ohne das Sal braucht nach dem Schütteln einige Zeit, um ihre energetische Konsistenz wiederzufinden.« Und dadurch, dass nach dem Abpressen und Filtrieren der Tinktur der Pflanzenrückstand, also das »Corpus« der Pflanze, normalerweise weggeworfen wird, fehlt dieser Prinzipienbereich nahezu vollständig. Sicherlich ist einiges Mineralisches in die Tinktur übergegangen, dies stellt aber nur einen winzigen Teil des Möglichen dar.

Um nun diesen Aspekt in den selbst hergestellten Mitteln wieder mit einzubauen, wird wie folgt vorgegangen:

1. Der Pflanzenrest wird nicht verworfen, sondern in einem Lagerfeuer, Muffelofen oder Grill in zum Beispiel einer Pyroflamm-Schale verascht.
2. Die komplett weiß gebrannte Asche wird in warmes destilliertes Wasser gegeben und etwa eine Woche »ausgezogen«.
3. Nach Abfiltrierung durch einen doppelten Kaffeefilter in eine Glasschale hinein wird diese an einen warmen Ort gestellt, und man wartet ab, bis das Wasser verdunstet ist. Das kann schon mal zwei bis drei Wochen dauern.
4. In der Schale bleibt das Pflanzensalz zurück, unser Sal.
5. Dieses Sal wird nun zusammengekratzt, mit in die schon gefilterte Tinktur gegeben und bleibt dann wiederum etwa sechs Wochen zur verbindenden »Vergemeinschaftung« an einem ruhigen warmen Ort stehen.
6. Eigentlich ist jetzt erst die homöopathische Urtinktur fertig.

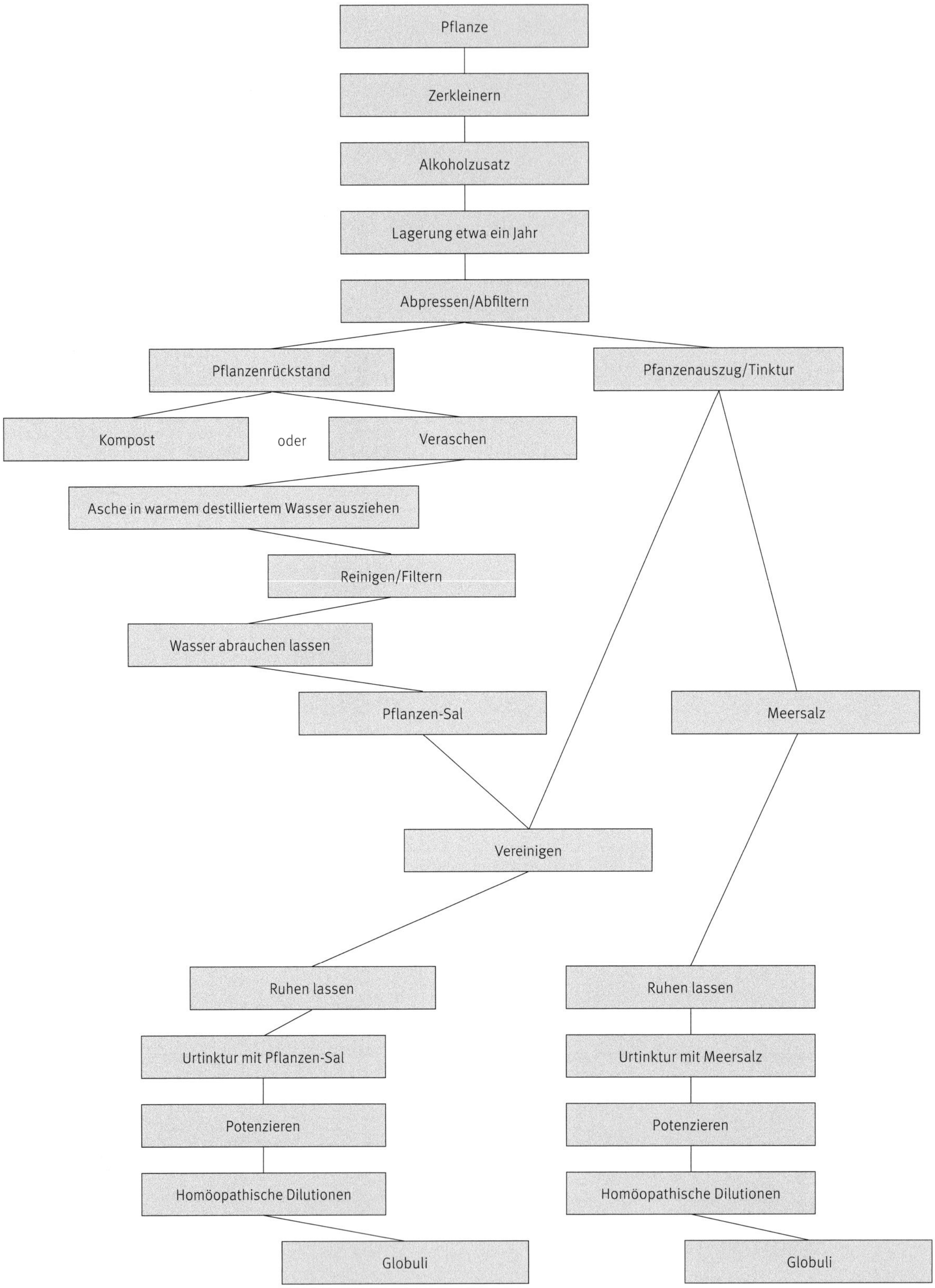
Pflanze
Zerkleinern
Alkoholzusatz
Lagerung etwa ein Jahr
Abpressen/Abfiltern
Pflanzenrückstand
Pfanzenauszug/Tinktur
Kompost
oder
Veraschen
Asche in warmem destilliertem Wasser ausziehen
Reinigen/Filtern
Wasser abrauchen lassen
Pflanzen-Sal
Meersalz
Vereinigen
Ruhen lassen
Ruhen lassen
Urtinktur mit Pflanzen-Sal
Urtinktur mit Meersalz
Potenzieren
Potenzieren
Homöopathische Dilutionen
Homöopathische Dilutionen
Globuli
Globuli

Hat man aber kein Sal mehr zur Verfügung oder will man schon gekaufte Apotheken-Urtinkturen etwas »aufpeppen«, dann sollte eine Prise Meersalz mit in die Tinktur gestreut werden. Das macht die Struktur wieder stabiler.

Anstatt des Meersalzes ist auch Steinsalz verwendbar, oder wenn überhaupt kein Salz in der Nähe ist, kann sogar Zucker mit in den Pflanzenauszug gegeben werden. Auch die Beträufelung von Globuli entfernt also nicht nur den Alkohol, sondern stellt einen über Jahre eher stabilisierenden Faktor dar.

Hier taucht wieder der Gedanke über die speziell von Hippokrates gepflegte Herstellung von Heilmitteln auf. Die Heilkraft bleibt länger haltbar und umfänglicher in einem sogenannt neutralen Stoff bewahrt (siehe Madaus), wenn man eine mineralische Trägersubstanz verwendet. Salz oder Zucker sind die idealen und umfassenden Konservatoren für Heilmittel aller Art.

Die zunehmende Zuständigkeit für die eigene geistige und körperliche Verfassung macht unabhängiger gegenüber den Einflüsterungen von Interessenverbänden – und man fängt an, die Flügel auszubreiten.

Kenne dich selbst

Eins nur ist, was der Mensch zu allen Zeiten gesucht hat;
Überall, bald auf den Höhn, bald in dem Tiefsten der Welt –
Unter verschiedenen Namen – umsonst – es versteckte sich immer,
Immer empfand er es noch – dennoch erfasst er es nie.
Längst schon fand sich ein Mann,
der den Kindern in freundlichen Mythen
Weg und Schlüssel verriet zu des Verborgenen Schloß.
Wenige deuteten sich die leichte Chiffre der Lösung,
Aber die wenigen auch waren nun Meister des Ziels.

Lange Zeiten verflossen – der Irrtum schärfte den Sinn uns –
Dass uns der Mythus selbst nicht mehr die Wahrheit verbarg.
Glücklich, wer weise geworden und nicht die Welt mehr durchgrübelt,
Wer von sich selber den Stein ewiger Weisheit begehrt.
Nur der vernünftige Mensch ist der echte Adept – er verwandelt
Alles in Leben und Gold – braucht Elixiere nicht mehr.
In ihm dampfet der heilige Kolben – der König ist in ihm –
Delphos auch, und er fasst endlich das: *Kenne dich selbst.*[103]

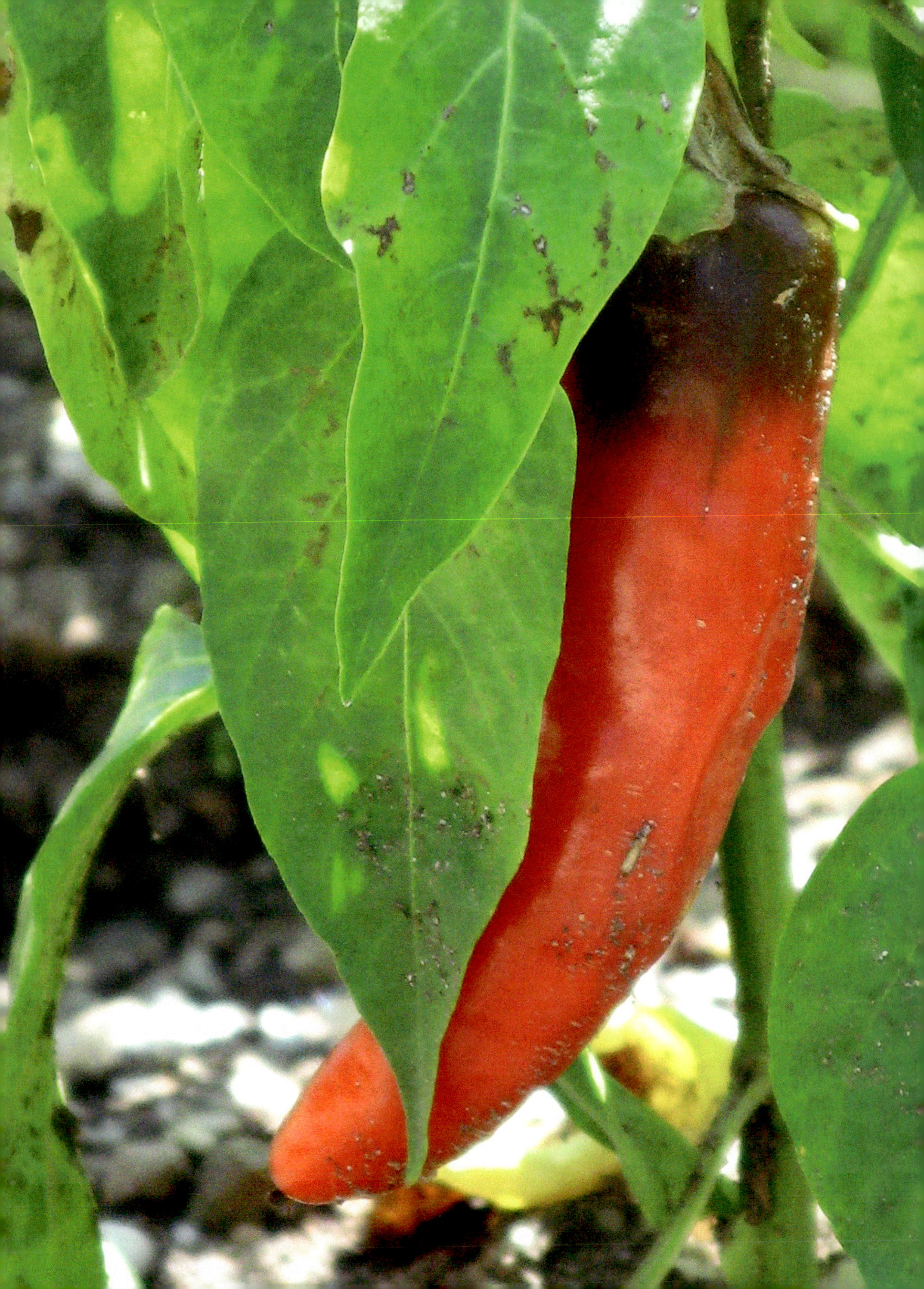

ANHANG

Rechtliches

Gesetz über den Verkehr mit Arzneimitteln[104] in der Fassung der Bekanntmachung vom 11. Dezember 1998 (BGBl. I S. 3585), dessen Kernaussage zur Herstellung der Urtinkturen nach wie vor gilt:

> **§ 13 Herstellungserlaubnis**
> (1) Wer Arzneimittel im Sinne des § 2 Abs. 1 oder Abs. 2 Nr. 1, Testsera oder Testantigene oder Wirkstoffe, die menschlicher oder tierischer Herkunft sind oder auf gentechnischem Wege hergestellt werden, gewerbs- oder berufsmäßig zum Zwecke der Abgabe an andere herstellen will, bedarf einer Erlaubnis der zuständigen Behörde. Das Gleiche gilt für juristische Personen, nicht rechtsfähige Vereine und Gesellschaften des bürgerlichen Rechts, die Arzneimittel zum Zwecke der Abgabe an ihre Mitglieder herstellen. Eine Abgabe an andere im Sinne des Satzes 1 liegt vor, wenn die Person, die das Arzneimittel herstellt, eine andere ist als die, die es anwendet.

Also kurz gesagt: Wer homöopathische Mittel herstellen und vertreiben möchte, für den ist dieses Buch nicht geeignet. Wer für den Hausgebrauch, für sich selbst Mittel herstellt, kann selbstverantwortlich die hier aufgezeichneten Anhaltspunkte für die Eigenherstellung berücksichtigen. Hierbei sind alle rechtlichen Vorschriften zu befolgen.

Selbstverständlich sind beim Umgang mit den Pflanzen oder anderen Substanzen deren Giftigkeit, der Naturschutz oder Herstellungsverbote zu beachten.

Die Herstellung von homöopathischen Mitteln für den Verkauf, Vertrieb, die Nachbarschaft, Freunde, Familienangehörige oder Bekannte und so weiter ist verboten.

Herstellungsvorschriften des Europäischen Arzneibuchs, 7. Ausgabe, 2. Nachtrag zu den beschriebenen Heilpflanzen

Es handelt sich hierbei um die offiziellen Vorschriften, die für die Herstellung der in dieser Schrift beschriebenen Pflanzen ausreichend sind. Wer andere Pflanzen und Substanzen zum homöopathischen Mittel nach den Vorschriften des Europäischen Arzneibuchs (Ph. Eur.), 7. Ausgabe, 2. Nachtrag erstellen möchte, sollte die amtliche Ausgabe verwenden.

Um eine einheitliche und gleiche Konzentration der Wirkstoffmenge in den Tinkturen herzustellen, schreibt das Ph. Eur. vor, die Pflanzen vor der Tinkturenherstellung zu trocknen. Dadurch kann dann die genaue Menge des Ethanols bestimmt werden, das zugegeben werden muss. Die Formeln hierfür stehen bei den einzelnen Herstellungsvorschriften.

Urtinkturen aus pflanzlichen Presssäften

Vorschrift 1.1.1 (ersetzt Vorschrift 1a des Homöopathischen Arzneibuchs [HAB])
Vorschrift 1.1.1 wird für die Verarbeitung von frischen Pflanzen oder Pflanzenteilen angewendet, die in der Regel mehr als 70 % Presssaft und weder ätherische Öle noch Harze oder Schleim enthalten.

Urtinkturen nach Vorschrift 1.1.1 sind Mischungen gleicher Teile Presssaft und Ethanol 86 % (m/m) (Ethanol 90 % [v/v]).

Die fein zerkleinerten Pflanzen oder Pflanzenteile werden ausgepresst. Der Presssaft wird sofort mit der gleichen Masse Ethanol 86 % (m/m) (Ethanol 90 % [v/v]) gemischt. Die Mischung wird in einem verschlossenen Gefäß mindestens 5 Tage lang bei höchstens 20 °C stehen gelassen und anschließend filtriert.

Einstellung auf einen gegebenenfalls in der Einzelmonografie geforderten Wert
Der Trockenrückstand (2.8.16) in Prozent, falls in der Monografie vorgeschrieben, der Prozentgehalt des zuvor erhaltenen Filtrats wird bestimmt. Die zur Einstellung auf den vorgeschriebenen Wert erforderliche Menge A1 an Ethanol 43 % (Ethanol 50 % [v/v]) in Kilogramm wird nach folgender Formel berechnet.

$$\frac{m \cdot (N_x - N_o)}{N_o}$$

m = Masse des Filtrats in Kilogramm
N_o = in der Einzelmonografie geforderter Wert für den Trockenrückstand oder den Gehalt, angegeben in Prozent
N_x = Trockenrückstand oder Gehalt des Filtrats, angegeben in Prozent.

Das Filtrat wird mit der berechneten Menge Ethanol 43 % (m/m) (Ethanol 50 % [v/v]) gemischt, mindestens 5 Tage lang bei höchstens 20 °C stehen gelassen und anschließend, falls erforderlich, filtriert.

Potenzierung
Die 1. Dezimalverdünnung (D1) wird aus 2 Teilen Urtinktur und 8 Teilen Ethanol 43 % (m/m) (Ethanol 50 % [v/v]),

die 2. Dezimalverdünnung (D2) aus 1 Teil der 1. Dezimalverdünnung und 9 Teilen Ethanol 43 % (m/m) (Ethanol 50 % [v/v]) hergestellt.

Die folgenden Dezimalverdünnungen werden wie für die D2 beschrieben hergestellt.

Die 1. Centesimalverdünnung (C1) wird aus 2 Teilen Urtinktur und 98 Teilen Ethanol 43 % (m/m) (Ethanol 50 % [v/v]),

die 2. Centesimalverdünnung (C2) aus 1 Teil der 1. Centesimalverdünnung und 99 Teilen Ethanol 43 % (m/m) (Ethanol 50 % [v/v]) hergestellt.

Die folgenden Centesimalverdünnungen werden wie für die C2 beschrieben hergestellt.

Vorschrift 1.1.3 (ersetzt Vorschrift 2a des HAB)

Vorschrift 1.1.3 wird für die Verarbeitung von frischen Pflanzen oder Pflanzenteilen angewendet, die in der Regel weniger als 70 Prozent Presssaft und mehr als 60 Prozent Feuchtigkeit (Trocknungsverlust) und weder ätherische Öle noch Harze enthalten.

Urtinkturen nach Vorschrift 1.1.1 mit einem Ethanolgehalt von 43 % (m/m) (Ethanol 50 % [v/v]) werden durch Mazeration wie nachfolgend beschrieben hergestellt.

Die Pflanzen oder Pflanzenteile werden fein zerkleinert. Von einer Probe wird der Trocknungsverlust (2.2.32) bestimmt. Falls nicht anders vorgeschrieben, wird dieser mit 2,00 bis 5,00 g zerkleinertem Ausgangsstoff in einem zuvor unter den bei dem Ausgangsstoff angegebenen Bedingungen getrockneten und gewogenen Wägeglas von 45 bis 55 mm Durchmesser bestimmt. Der Ausgangsstoff wird 2 Stunden lang bei 105 °C getrocknet und anschließend in einem Exsikkator erkalten gelassen.

Die Pflanzenmasse wird sofort nach dem Zerkleinern mit mindestens der Hälfte ihrer Masse Ethanol 86 % (m/m) (Ethanol 90% [v/v]) versetzt und bei höchstens 20 °C in gut verschlossenen Gefäßen aufbewahrt.

Die für die Einwaage m an Ausgangsstoff erforderliche Menge A2 an Ethanol 86 % (m/m) (Ethanol 90 % [v/v]) in Kilogramm wird nach folgender Formel berechnet. Von dem berechneten Wert für A2 wird die bereits zugesetzte Menge an Ethanol 86 % (m/m) (Ethanol 90 % [v/v]) subtrahiert und die fehlende Menge der Mischung zugesetzt.

$$\frac{m \cdot T}{100}$$

m = Einwaage des Ausgangsstoffs in Kilogramm
T = Trocknungsverlust der Probe in Prozent

Der Ansatz wird mindestens 10 Tage lang bei höchstens 20 °C unter wiederholtem Umschütteln stehen gelassen, anschließend abgepresst und die erhaltene Flüssigkeit filtriert.

Die Einstellungen auf einen in der Einzelmonografie geforderten Wert

Der Trockenrückstand (2.8.16) in Prozent oder, falls in der Monografie vorgeschrieben, der Prozentgehalt des zuvor erhaltenen Filtrats wird bestimmt. Die zur Einstellung auf den vorgeschriebenen Wert erforderliche Menge A1 an Ethanol 43 % (m/m) (Ethanol 50 % [v/v]) in Kilogramm wird nach folgender Formel berechnet.

$$\frac{m \cdot (N_x - N_o)}{N_o}$$

m = Masse des Filtrats in Kilogramm
N_o = in der Einzelmonographie geforderter Wert für den Trockenrückstand oder den Gehalt, angegeben in Prozent
N_x = Trockenrückstand oder Gehalt des Filtrats, angegeben in Prozent

Das Filtrat wird mit der berechneten Menge Ethanol 43 % (m/m) (Ethanol 50 % [v/v]) gemischt, mindestens 5 Tage lang bei höchstens 20 °C stehen gelassen und anschließend falls erforderlich filtriert.

Potenzierung
Die 1. Dezimalverdünnung (D1) wird aus 2 Teilen Urtinktur und 8 Teilen Ethanol 43 % (m/m) (Ethanol 50 % [v/v]),

die 2. Dezimalverdünnung (D2) aus 1 Teil der 1. Dezimalverdünnung und 9 Teilen Ethanol 43 % (m/m) (Ethanol 50 % [v/v]) hergestellt.

Die folgenden Dezimalverdünnungen werden wie für die D2 beschrieben hergestellt.

Die 1. Centesimalverdünnung (C1) wird aus 2 Teilen Urtinktur und 98 Teilen Ethanol 43 % (m/m) (Ethanol 50 % [v/v]),

die 2. Centesimalverdünnung (C2) aus 1 Teil der 1. Centesimalverdünnung und 99 Teilen Ethanol 43 % (m/m) (Ethanol 50 % [v/v]) hergestellt.

Die folgenden Centesimalverdünnungen werden wie für die C2 beschrieben hergestellt.

Urtinkturen aus frischem Pflanzenmaterial

Vorschrift 1.1.5 (ersetzt Vorschrift 3a des HAB)
Vorschrift 1.1.5 wird für die Verarbeitung von frischen Pflanzen und Pflanzenteilen angewendet, die ein ätherisches Öl oder Harz oder in der Regel weniger als 60 Prozent Feuchtigkeit (Trocknungsverlust) enthalten.

Urtinkturen nach Vorschrift 1.1.5 mit einem Ethanolgehalt von etwa 60 % (m/m) (Ethanol 68 % [v/v]) werden durch Mazeration wie nachfolgend beschrieben hergestellt.

Die Pflanzen oder Pflanzenteile werden fein zerkleinert. Von einer Probe wird der Trocknungsverlust (2.2.32) bestimmt. Falls nicht anders vorgeschrieben, wird dieser mit 2,00 bis 5,00 g zerkleinertem Ausgangsstoff in einem zuvor unter den bei dem Ausgangsstoff angegebenen Bedingungen getrockneten und gewogenen Wägeglas von 45 bis 55 mm Durchmesser bestimmt. Der Ausgangsstoff wird 2 Stunden lang bei 105 °C getrocknet und anschließend in einem Exsikkator erkalten gelassen.

Die Pflanzenmasse wird sofort nach dem Zerkleinern mit mindestens der Hälfte ihrer Masse Ethanol 86 % (m/m) (Ethanol 90 % [v/v]) versetzt und bei höchstens 20 °C in gut verschlossenen Gefäßen aufbewahrt.

Die für die Einwaage m an Ausgangsstoff erforderliche Menge A3 an Ethanol 86 % (m/m) (Ethanol 90 % [v/v]) in Kilogramm wird nach folgender Formel berechnet. Von dem berechneten Wert für A3 wird die bereits zugesetzte Menge an Ethanol 86 % (m/m) (Ethanol 90 % [v/v]) subtrahiert und die fehlende Menge der Mischung zugesetzt.

$$\frac{2 \cdot m \cdot T}{100}$$

m = Einwaage des Ausgangsstoffs in Kilogramm
T = Trocknungsverlust der Probe in Prozent

Der Ansatz wird mindestens 10 Tage lang bei höchstens 20 °C unter wiederholtem Umschütteln stehen gelassen, anschließend abgepresst und die erhaltene Flüssigkeit filtriert.

Die Einstellungen auf einen in der Einzelmonografie geforderten Wert

Der Trockenrückstand (2.8.16) in Prozent oder, falls in der Monografie vorgeschrieben, der Prozentgehalt des zuvor erhaltenen Filtrats wird bestimmt. Die zur Einstellung auf den vorgeschriebenen Wert erforderliche Menge A1 an Ethanol 62 % (m/m) (Ethanol 70 % [v/v]) in Kilogramm wird nach folgender Formel berechnet.

$$\frac{m \cdot (N_x - N_o)}{N_o}$$

m = Masse des Filtrats in Kilogramm
N_o = in der Einzelmonografie geforderter Wert für den Trockenrückstand oder den Gehalt, angegeben in Prozent
N_x = Trockenrückstand oder Gehalt des Filtrats, angegeben in Prozent

Das Filtrat wird mit der berechneten Menge Ethanol 62 % (m/m) (Ethanol 70 % [v/v]) gemischt, mindestens 5 Tage lang bei höchstens 20 °C stehen gelassen und anschließend, falls erforderlich, filtriert.

Potenzierung

Die 1. Dezimalverdünnung (D1) wird aus 3 Teilen Urtinktur und 7 Teilen Ethanol 63 % (m/m) (Ethanol 70 % [v/v]),

die 2. Dezimalverdünnung (D2) aus 1 Teil der 1. Dezimalverdünnung und 9 Teilen Ethanol 62 % (m/m) (Ethanol 70 % [v/v]) hergestellt.

Die 3. Dezimalverdünnung wird wie für die D2 beschrieben hergestellt. Zur Herstellung der 4. Dezimalverdünnung und nachfolgender Dezimalverdünnungen wird Ethanol 43 % (m/m) (Ethanol 50 % [v/v]) verwendet und wie für die D2 beschrieben verfahren.

Die 1. Centesimalverdünnung (C1) wird aus 3 Teilen Urtinktur und 97 Teilen Ethanol 63 % (m/m) (Ethanol 70% [v/v]),

die 2. Centesimalverdünnung (C2) aus 1 Teil der 1. Centesimalverdünnung und 99 Teilen Ethanol 43 % (m/m) (Ethanol 70 % [v/v]) hergestellt.

Die folgenden Centesimalverdünnungen werden wie für die C2 beschrieben hergestellt.

Vorschrift 1.1.8 (ersetzt Vorschrift 4a des HAB)
Vorschrift 1.1.8 wird in der Regel für die Verarbeitung von getrockneten Pflanzen und Pflanzenteilen angewendet.

Falls nicht anders in der Monografie vorgeschrieben, werden Urtinkturen nach Vorschrift 1.1.8 wie nachfolgend beschrieben durch Mazeration oder Perkolation aus 1 Teil getrockneter pflanzlicher Droge und 10 Teilen Ethanol geeigneter Konzentration (wasserfrei)

94 % (m/m) (Ethanol 96 % [v/v]); 86 % (m/m) (Ethanol 90 % [v/v]);
73 % (m/m) (Ethanol 80 % [v/v]); 62 % (m/m) [Ethanol 70 % [v/v]);
43 % (m/m) (Ethanol 50 % [v/v]); 30 % (m/m) [Ethanol 36 % [v/v]);
15 % (m/m) (Ethanol 18 % [v/v]) hergestellt.

Herstellung durch Mazeration: Falls nicht anders vorgeschrieben, wird die pflanzliche Droge fein zerkleinert, gründlich mit Ethanol geeigneter Konzentration gemischt und eine angemessene Zeit lang in einem verschlossenen Behältnis stehen gelassen. Der Rückstand wird vom Ethanol abgetrennt und, falls erforderlich, ausgepresst. Im letzteren Fall werden die beiden erhaltenen Flüssigkeiten vereinigt.

Herstellung durch Perkolation: Falls erforderlich, wird die pflanzliche Droge fein zerkleinert, sorgfältig mit einem Teil des Ethanols geeigneter Konzentration gemischt und eine angemessene Zeit lang stehen gelassen. Die Mischung wird in einen Perkolator gefüllt und das Perkolat bei Raumtemperatur langsam fließen gelassen, wobei sichergestellt sein muss, dass die zu extrahierende Pflanzenmasse immer mit restlichem Ethanol bedeckt ist. Der Rückstand kann ausgepresst und die ausgepresste Flüssigkeit mit dem Perkolat vereinigt werden.

Ist eine Flüssigkeit auf einen vorgeschriebenen Wert erforderlich, wird die benötigte Menge A1 an Ethanol in Kilogramm für die zur Herstellung vorgeschriebene oder verwendete Konzentration nach folgender Formel berechnet:

$$\frac{m \cdot (N_x - N_o)}{N_o}$$

m = Masse des Mazerats oder Perkolats in Kilogramm
N_o = in der Einzelmonografie geforderter Wert für den Trockenrückstand oder den Gehalt, angegeben in Prozent.
N_x = Trockenrückstand oder Gehalt des Mazerats oder Perkolats, angegeben in Prozent.

Potenzierung
Die Urtinktur (∅) entspricht in diesem Fall der 1. Dezimalverdünnung (∅ = D1).

Die 2. Dezimalverdünnung (D2) wird aus 1 Teil Urtinktur (D1) und 9 Teilen Ethanol gleicher Konzentration,

die 3. Dezimalverdünnung (D3) wird aus 1 Teil der 2. Dezimalverdünnung und 9 Teilen Ethanol gleicher Konzentration hergestellt.

Zur Herstellung der 4. Dezimalverdünnung und nachfolgender Dezimalverdünnungen wird Ethanol 43 % (m/m) (Ethanol 50 % [v/v]) verwendet, sofern keine andere Ethanolkonzentration vorgeschrieben ist, und wie für die D3 beschrieben verfahren.

Die 1. Centesimalverdünnung (C1) wird aus 10 Teilen Urtinktur (D1) und 90 Teilen Ethanol gleicher Konzentration,

die 2. Centesimalverdünnung (C2) aus 1 Teil der 1. Centesimalverdünnung und 99 Teilen Ethanol 43% (m/m) (Ethanol 50 % [v/v]), sofern keine andere Ethanolkonzentration vorgeschrieben ist, hergestellt.

Die folgenden Centesimalverdünnungen werden wie für die C2 beschrieben hergestellt.

Urtinkturen aus frischen Pflanzen und Pflanzenteilen, die nicht im Europäischen Arzneibuch aufgeführt sind, werden in der Regel nach Vorschrift 1.1.1, Europäisches Arzneibuch, 7. Ausgabe, 2. Nachtrag, hergestellt: wenn die Pflanzen weniger als 70 Prozent Presssaft und weder ätherische Öle, Harze noch Schleim enthalten;

nach Vorschrift 1.1.3 und 1.1.4, Europäisches Arzneibuch, 7. Ausgabe, 2. Nachtrag hergestellt, wenn die Pflanzen weniger als 70 Prozent Presssaft und mehr als 60 Prozent Feuchtigkeit (Trocknungsverlust) und keine ätherischen Öle und Harze enthalten;

nach Vorschrift 1.1.5, 1.1.6 und 1.1.7, Europäisches Arzneibuch, 7. Ausgabe, 2. Nachtrag hergestellt, wenn die Pflanzen ätherische Öle oder Harze oder weniger als 60 Prozent Feuchtigkeit (Trocknungsverlust) enthalten.

Urtinkturen aus getrockneten Pflanzen oder Pflanzenteilen oder Pflanzenbestandteilen, die nicht im Homöopathischen Arzneibuch aufgeführt sind, werden in der Regel nach Vorschrift 1.1.8, Europäisches Arzneibuch, 7. Ausgabe, 2. Nachtrag hergestellt.

Erntekalender und Potenziertabelle

Homöopathisches Mittel	Pflanzenteile	Erntezeitpunkt	Ph.-Eur.-Vorschrift	Ø ist	Ø hat	1. Potenz hat	2. Potenz hat	3. Potenz hat	ab der 4. Potenz	Eigene Empfehlung
Achillea millefolium	Blüten/Blätter	Ganzjährig	3a	Ø	86 %	62 %	62 %	62 %	43 %	50 %
Aconitum napellus	Blüten/Wurzel	Ganzjährig/Herbst	2a	Ø	86 %	43 %	43 %	43 %	43 %	45 %
Adonis vernalis	Blüten	Ganzjährig	2a	Ø	86 %	43 %	43 %	43 %	43 %	45 %
Aesculus hippocastanum	Samen	Herbst	3a	Ø	86 %	62 %	62 %	62 %	43 %	45 %
Agaricus muscarius	Oberirdischer Fruchtkörper	Herbst	3a	Ø	86 %	62 %	62 %	62 %	43 %	50 %
Agnus castus	Früchte	Herbst	4a	D1	62 % (D1)	62 %	62 %	62 %	43 %	50 %
Allium cepa	Ganze Zwiebel	Zur Reifezeit	2a	Ø	86 %	43 %	43 %	43 %	43 %	50 %
Arnica montana	Blüten/Wurzel	Ganzjährig/Herbst	4a	D1	86 % (D1)	86 %	62 %	62 %	43 %	45 %
Asarum europaeum	Blätter/Wurzel	Ganzjährig/Herbst	3a	Ø	86 %	62 %	62 %	62 %	43 %	50 %
Atropa belladonna	Blüten/Blatt/Beere/Wurzel	Ganzjährig/Herbst	2a	Ø	86 %	43 %	43 %	43 %	43 %	50 %
Avena sativa	Gesamtes Kraut	Zur Blütezeit	1a	Ø	86 %	43 %	43 %	43 %	43 %	40 %
Bellis perennis	Blüte/Wurzel	Ganzjährig/Herbst	2a	Ø	86 %	43 %	43 %	43 %	43 %	50 %
Berberis vulgaris	Rinde von Ästen/Wurzeln	Ganzjährig/Herbst	4a	D1	86 % (D1)	86 %	62 %	62 %	43 %	50 %
Bryonia alba	Wurzel	Vor der Blüte	2a	Ø	86 %	43 %	43 %	43 %	43 %	50 %
Calendula officinalis	Blüte	Ganzjährig	3a	Ø	86 %	62 %	62 %	62 %	43 %	45 %
Capsicum annuum	Schoten	Herbst	4a	D1	86 % (D1)	86 %	62 %	62 %	43 %	50 %
Cardiospermum halicacabum	Blüten/Blätter	Sommer	3a	Ø	86 %	62 %	62 %	62 %	43 %	50 %
Ceanothus americanus	Blätter	Sommer	4a	D1	86 % (D1)	86 %	62 %	62 %	43 %	50 %
Chamomilla recutita	Blüten/Wurzel	Frühjahr/Herbst	3a	Ø	86 %	62 %	62 %	62 %	43 %	50 %
Chelidonium majus	Blüten/Blätter/Wurzel	Sommer/Herbst	3a	Ø	86 %	62%	43 %	43 %	43 %	50 %
Cimicifuga racemosa	Wurzel	Herbst	3a	Ø	86 %	62 %	43 %	43 %	43 %	50 %
Coffea cruda/arabica	Früchte	Frühjahr	4a	D1	86 % (D1)	86 %	62 %	62 %	43 %	50 %

Homöopathisches Mittel	Pflanzenteile	Erntezeitpunkt	Ph.-Eur.-Vorschrift	Ø ist	Ø hat	1. Potenz hat	2. Potenz hat	3. Potenz hat	ab der 4. Potenz	Eigene Empfehlung
Colchicum autumnale	Zwiebel	Frühjahr	2a	Ø	86%	43%	43%	43%	43%	45%
Conium maculatum	Blüten/Blätter	Frühjahr/Sommer	2a	Ø	86%	43%	43%	43%	43%	50%
Convallaria majalis	Blüten/Blätter	Blütezeit	3a	Ø	86%	62%	43%	43%	43%	40%
Crataegus monogyna/laevigata	Blüten/Blätter/Früchte	Frühjahr/Herbst	2a	Ø	86%	43%	43%	43%	43%	2 Fraktionen zu je 50%
Datura stramonium	Blüten/Früchte	Frühjahr/Herbst	2a	Ø	86%	43%	43%	43%	43%	2 Fraktionen zu je 45%
Digitalis purpurea	Blätter	Im zweiten Jahr	2a	Ø	86%	43%	43%	43%	43%	45%
Drosera rotundifolia	Oberirdische Teile	Sommer	2a	Ø	86%	43%	43%	43%	43%	50%
Dryopteris filix-mas	Wurzel	Herbst	3a	Ø	86%	62%	43%	43%	43%	60%
Echinacea pallida, angustifolia, purpurea	Blüten/Blätter/Wurzel	Frühjahr/Herbst	3a	Ø	86%	62%	62%	62%	43%	50%
Ephedra vulgaris	Blüten/Kraut	Frühsommer	3a	Ø	86%	62%	62%	62%	43%	50%
Equisetum hiemale	Kraut/Wurzel	Frühjahr/Herbst	2a	Ø	86%	43%	43%	43%	43%	50%
Euphrasia	Blüten/Blätter	Spätsommer	3a	Ø	86%	62%	62%	62%	43%	45%
Fragaria vesca	Frucht	Frühsommer/Herbst	2a	Ø	86%	43%	43%	43%	43%	45%
Ginkgo biloba	Blätter	Ganzjährig	3a	Ø	86%	62%	62%	62%	43%	45%
Grindelia robusta/squarrosa	Blüten/Blätter	Sommer	4a	Ø	62%	62%	62%	62%	42%	50%
Hedera helix	Junge Blätter	Ganzjährig	3a	Ø	86%	62%	62%	62%	43%	45%
Helleborus niger	Wurzel	Frühjahr	4a	D1	86% (D1)	86%	62%	62%	43%	45%
Humulus lupulus	Beerenzapfen	Herbst	3a	Ø	86%	62%	62%	62%	43%	50%
Hyoscyamus niger	Blüten/Blätter	Ganzjährig	2a	Ø	86%	43%	43%	43%	43%	45%
Hypericum perforatum	Blüten/Frisches Kraut	Frühjahr/Sommersonnenwende	3a	Ø	86%	62%	62%	62%	43%	50%

Homöopathisches Mittel	Pflanzenteile	Erntezeitpunkt	Ph.-Eur.-Vorschrift	Ø ist	Ø hat	1. Potenz hat	2. Potenz hat	3. Potenz hat	ab der 4. Potenz	Eigene Empfehlung
Ilex aquifolium	Junge Blätter/ Beeren	Frühjahr/Herbst	4a	D1	86 % (D1)	86 %	62 %	62 %	43 %	45 %
Juniperus communis	Beeren	Herbst	3a	Ø	86 %	62 %	62 %	62 %	43 %	50 %
Lathyrus sativus	Blüten/Samen	Sommer/Herbst	4a	D1	86 % (D1)	86 %	62 %	62 %	43 %	50 %
Lycopodium clavatum	Sporen	Spätsommer/ Herbst	4a	D1	86 % (D1)	86 %	62 %	62 %	43 %	45 %
Melilotus officinalis	Blüten/Blätter	Frühjahr	3a	Ø	86 %	62 %	62 %	62 %	43 %	40 %
Nerium oleander	Blätter	Vor der Blüte	3a	Ø	86 %	62 %	62 %	62 %	43 %	45 %
Passiflora incarnata	Blüten/Blätter	Frühjahr abends	3a	Ø	86 %	62 %	62 %	62 %	43 %	45 %
Petasites hybridus	Blühende Pflanze	Frühjahr/ Sommer	3a	Ø	86 %	62 %	62 %	62 %	43 %	50 %
Phytolacca americana	Blätter/Beeren/ Wurzel	Ganzjährig/ Herbst	3a	Ø	86 %	62 %	62 %	62 %	43 %	50 %
Plantago major	Blätter/Wurzel	Frühjahr/Herbst	2a	Ø	86 %	43 %	43 %	43 %	43 %	45 %
Primula veris	Blühende oberirdische Teile	Frühjahr	3a	Ø	86 %	62 %	62 %	62 %	43 %	45 %
Prunus laurocerasus	Junge Blätter	Sommer	2a	Ø	86 %	43 %	43 %	43 %	43 %	50 %
Pulsatilla pratensis/vulgaris	Blüten/Wurzel	Frühjahr	3a	Ø	86 %	62 %	62 %	62 %	43 %	45 %
Ranunculus bulbosus	Blüten/Blätter/ Wurzel	Frühjahr/Herbst	3a	Ø	86 %	62 %	62 %	62 %	43 %	45 %
Raphanus sativus	Wurzelknolle	Herbst	3a	Ø	86 %	62 %	62 %	62 %	43 %	45 %
Rhododendron aureum	Blätter	Vor der Blüte	4a	D1	86 % (D1)	86 %	62 %	62 %	43 %	50 %
Robinia pseudacacia	Rinde	Frühjahr	3a	Ø	86 %	62 %	62 %	62 %	43 %	50 %
Rumex crispus	Wurzel	Herbst	2a	Ø	86 %	43 %	43 %	43 %	43 %	50 %
Ruta graveolens	Blüten	Frühjahr	3a	Ø	86 %	62 %	62 %	62 %	43 %	50 %
Salvia officinalis	Blüten/Blätter	Frühjahr	3a	Ø	86 %	62 %	62 %	62 %	43 %	45 %
Sambucus nigra	Blüten	Frühjahr	3a	Ø	86 %	62 %	62 %	62 %	43 %	50 %
Sarsaparilla/ Smilax	Wurzel	Herbst	4a	D1	86 % (D1)	86 %	62 %	62 %	43 %	45 %

Homöopathisches Mittel	Pflanzenteile	Erntezeitpunkt	Ph.-Eur.-Vorschrift	Ø ist	Ø hat	1. Potenz hat	2. Potenz hat	3. Potenz hat	ab der 4. Potenz	Eigene Empfehlung
Sempervivum tectorum	Blätter	Frühjahr	2a	Ø	86%	43%	43%	43%	43%	50%
Silybum marianum	Samen	Sommer	4a	D1	86% (D1)	86%	62%	62%	43%	50%
Solanum dulcamara	Blätter/Stängel	Vor der Blüte	2a	Ø	86%	43%	43%	43%	43%	40%
Solidago vigaurea	Blüten/Blätter	Frühjahr/Sommer	3a	Ø	86%	62%	62%	62%	43%	45%
Symphytum officinale	Wurzel	Frühjahr/Herbst	3a	Ø	86%	62%	62%	62%	43%	45%
Tabacum	Blätter	Sommer	4a	D1	86% (D1)	86%	62%	62%	43%	45%
Tanacetum vulgare	Blätter/Blüten	Spätsommer	3a	Ø	86%	62%	62%	62%	43%	50%
Taraxacum officinale	Blüten/Blätter/Wurzel	Ganzjährig/Herbst	2a	Ø	86%	43%	43%	43%	43%	2 Fraktionen zu je 45%
Thuja occidentalis	Junge Triebspitzen	Frühjahr	3a	Ø	86%	62%	62%	62%	43%	50%
Urginea maritima	Zwiebel	Herbst	3a	Ø	86%	62%	62%	62%	43%	45%
Urtica urens	Blühende oberirdische Teile	Frühjahr	2a	Ø	86%	43%	43%	43%	43%	45%
Valeriana officinalis	Wurzel	Herbst	4a	D1	86% (D1)	86%	62%	62%	43%	50%
Verbascum densiflorum	Blüten/Kraut	Sommer	2a	Ø	86%	43%	43%	43%	43%	40%
Viburnum opulus	Rinde	Herbst	3a	Ø	86%	62%	62%	62%	43%	50%
Vinca minor	Wurzel/Kraut	Frühjahr	2a	Ø	86%	43%	43%	43%	43%	50%
Viola tricolor	Blüten	Ganzjährig	2a	Ø	86%	43%	43%	43%	43%	40%
Viscum album	Früchte/Blätter	Winter	2a	Ø	86%	43%	43%	43%	43%	50%

Übersicht der pflanzlichen Wirkstoffgruppen

Die Auflistung ist unvollständig und bezieht sich hauptsächlich auf die hier fett hervorgehobenen Pflanzen in diesem Buch. Fette, Öle und Vitamine sind nicht aufgeführt.

Die Anwendungen stellen keine Indikationen dar und bedürfen der heilkundlichen Überprüfung.

Alkaloide – Aminosäuren

Temperaturempfindlich, chemisch sehr verschiedene Struktur, entweder fettlöslich oder als wasserlösliche Salze, chemische Beständigkeit gering bis groß, giftig bis sehr giftig. Gut löslich in bis zu 50-prozentigem Ethanol.

Anwendung: gegen Nervenleiden, Entzündungen, Stoffwechselstörungen der Leber, Herz-Kreislauf-Erkrankungen, suchterzeugend mit Wirkung auf das Zentralnervensystem. Die Wirkung ist sehr stark dosisabhängig.

Vorkommen zum Beispiel in: **Baldrian, Bärlapp, Beinwell, Berberitze, Bilsenkraut,** Brechnuss, Chinarinde, **Christrose,** Diptam, Eibe, **Eisenhut,** Erdrauch, Weißer Germer, **Hafer, Herbstzeitlose,** Huflattich, Ignatiusbohne, **Kleines Immergrün, Kaffee, Meerträubel,** Mutterkorn, **Bittersüßer Nachtschatten, Passionsblume, Pfeffer, Tabak,** Schwarzer Tee, **Traubensilberkerze,** Schierling, **Schlafmohn, Schöllkraut, Stechapfel, Tollkirsche, Weinraute, Winterschachtelhalm, Schwarzfrüchtiger Zaunrübe.**

Ätherische Öle – Terpene

Flüchtig, ziemlich stark allergen, wenig giftig, wenig wasserlöslich, gut löslich mittels Wasserdampfdestillation und in 50- bis 70-prozentigem Ethanol.

Anwendung: harntreibend, krampflösend, antimikrobielle Wirkung, Abhusten erleichternd, verdauungs- und appetitfördernd, hautreizend, auswurffördernd, entzündungswidrig. Aromatherapie. Beeinflussen das Vegetativum.

Vorkommen zum Beispiel in: Anis, **Arnika, Baldrian, Berberitze,** Bohnenkraut, **Efeu,** Eukalyptus, Fenchel, **Gänseblümchen, Goldrute, Haselwurz, Holunder, Hopfen,** Ingwer, **Kamille,** Kümmel, **Lebensbaum,** Melisse, **Spanischer Pfeffer,** Pfefferminze, **Rhododendron, Ringelblume, Salbei, Schafgarbe, Schlüsselblume,** Schwertlilie, Senf, **Sonnenhut,** Sumpfporst, Tanne, Thymian, Vanille, **Wacholder, Weinraute, Wiesenküchenschelle, Wurmfarn, Schwarzfrüchtiger Zaunrübe,** Zimt, **Zwiebel.**

Anthrachinone – Terpene, Glykoside, Laktone

Entstehen in der Droge erst bei Lagerung (mindestens einige Monate). Die Wirkung der Vorgängerstoffe in der Frischdroge ist zu stark. Gut löslich in 50- bis 70-prozentigem Ethanol.

Anwendung: abführend (erhöhte Darmperistaltik, vermehrte Schleimsekretion, verminderte Resorption).

Vorkommen zum Beispiel in: Aloe, **Krausem Ampfer, Bärlapp,** Faulbaum, **Fingerhut,** Kreuzdorn, **Mistel,** Rhabarber, **Salbei,** Sauerampfer, Sennesblätter und -schoten, Schwertlilie.

Bitterstoffe – Glykoside

Keine chemisch einheitliche Stoffgruppe, aber immer gut wasserlöslich, häufig wenig beständig. Gut löslich in bis zu 50-prozentigem Ethanol.

Anwendung: starke Förderung der Sekretion von Speichel und Verdauungssäften, dadurch appetitanregend. Oft antibakteriell und antiviral, stimmungsaufhellend, genesungsfördernd, stoffwechselanregend, tonisierend und geriatrisch wirksam.

Vorkommen zum Beispiel in: Andorn, **Arnika,** Engelwurz, Enzian, Gamander, **Gänseblümchen, Hopfen, Löwenzahn, Salbei, Schafgarbe,** Tausendgüldenkraut, Wegwarte, Wermut, Zitrone.

Cumarine

Freie Cumarine entstehen erst durch Verwelken/Trocknen der Pflanzendroge. Stark aromatische Stoffe, gut fettlöslich. Gut löslich in 35- bis 50-prozentigem Ethanol.

Anwendung: blutgerinnungshemmend, krampflösend, gefäßerweiternd, allgemein anregend. Hohe Dosen können zu Kopfschmerzen führen und wirken giftig auf Herz und Leber. Cumarine müssen daher sparsam dosiert werden.

Vorkommen zum Beispiel in: **Arnika,** Beifuß, Bibernellwurzel, **Bilsenkraut,** Engelwurz, Herkulesstaude, **Kamille,** Liebstöckel, Pastinak, **Schafgarbe, Stechapfel, Steinklee, Tollkirsche,** Waldmeister, **Weinraute.**

Flavonoide – Glykoside

Häufig blaue, rote und gelbe Farbstoffe, lichtempfindlich. Gut löslich in 40- bis 55-prozentigem Ethanol.

Anwendung: haben gefäßverstärkende Wirkung. Harntreibend, krampflösend, durchblutungsfördernd, antiödematös, stimmungsaufhellend, immunmodulierend. Antioxidanzien. Schutz vor Krebs, Herz-Kreislauf-Erkrankungen. Antibakterielle und antivirale Wirkung sowie Verbesserung des Langzeitgedächtnisses.

Vorkommen zum Beispiel in: Adonisröschen, Augentrost, Arnika, Bilsenkraut, Birkenblättern, **Breitwegerich, Brennnessel,** Buchweizen, **Efeu, Ginkgo biloba, Goldrute, Haselwurz,** Hauhechel, **Holunder, Hopfen, Johanniskraut, Kamille, Königskerze, Lebensbaum, Löwenzahn, Mariendistel, Meerzwiebel, Mistel, Oleander, Spanischer Pfeffer, Ringelblume, Rosskastanie, Salbei, Schafgarbe,** Schlehe, **Schlüsselblume, Schöllkraut,** Schwertlilie, **Sonnenhut, Stechapfel, Steinklee, Stiefmütterchen,** Süßholz, **Wacholder, Walderdbeere,** Walnuss, **Weinraute,** Weintraube, Kleinblütiges Weidenröschen, **Weißdorn, Winterschachtelhalm, Zwiebel.**

Gerbstoffe

Gut löslich in heißem Wasser und Alkohol. Zersetzen sich langsam in Gegenwart von Sauerstoff, lagern sich an Eiweiß an (Gerbung) und bilden so Membrane an Wunden. Gut löslich in 40- bis 60-prozentigem Ethanol.

Anwendung: zusammenziehend, bakterienhemmend und -abtötend, austrocknend, blutstillend, Bindegewebe festigend. Als Gegenmittel bei Schwermetall- und Alkaloidvergiftungen. Bei Überdosierung eventuell Leberschädigung.

Vorkommen zum Beispiel in: **Krausem Ampfer, Arnika,** Bärentraubenblättern, **Beinwell, Berberitze, Breitwegerich,** Birke, Eichenrinde, Frauenmantel, Hamamelis, **Hauswurz,** Heidelbeere, **Holunder, Hopfen, Johanniskraut,** Odermennig, Rhabarberwurzel, **Rosskastanie, Salbei, Schafgarbe, Schneeball,** Sumpfporst, **Tollkirsche,** Tormentill, **Traubensilberkerze, Wacholder, Walderdbeere,** Walnussblätter, **Wurmfarn, Schwarzfrüchtiger Zaunrübe.**

Herzwirksame Glykoside

Gut wasserlöslich, chemisch nicht sehr stabil, besonders säureempfindlich, äußerst bitter, teils stark giftig. Gut löslich in 0- bis 45-prozentigem Ethanol.

Anwendung: normalisieren die Kontraktionskraft des Herzens. Insgesamt eine rhythmisierende und die Effektivität steigernde Wirkung auf die Herztätigkeit, harntreibend. Therapeutisch wirksame und toxische Dosis liegen nahe beieinander.

Vorkommen zum Beispiel in: **Adonisröschen, Augentrost, Breitwegerich, Christrose, Rotem Fingerhut,** Herzgespann, **Knollenhahnenfuß, Maiglöckchen, Meerzwiebel, Oleander, Rettich, Rosskastanie, Schlüsselblume, Steinklee,** Strophantus, **Weißdorn, Wiesenküchenschelle, Schwarzfrüchtiger Zaunrübe.**

Iridoidglykoside

Leicht zersetzlich, wasserlöslich, teilweise sehr bitter, ungiftig. Gut löslich in bis zu 45-prozentigem Ethanol.

Anwendung: antibiotisch, antiviral, hat Wirkung auf die Psyche.

Vorkommen zum Beispiel in: **Augentrost, Baldrian, Breitwegerich,** Ehrenpreis, **Mönchspfeffer.**

Kieselsäure

Gut in bis zu 50-prozentigem Ethanol und in Wasser löslich.

Anwendung: bindegewebsstärkend, immunstimulierend.

Vorkommen zum Beispiel in: **Brennnessel,** Gräsern, **Ringelblume, Winterschachtelhalm.**

Kohlenhydrate – Mono- und Oligosaccharide, Polysaccharide, Stärken, Pektine, Schleime

Durch ihr großes Wasseraufnahmevermögen wirken sie kühlend und verhindern durch ihre Gleitwirkung weitere Entzündungen, indem sie mechanische Reize fernhalten. Gut löslich in bis zu 30-prozentigem Ethanol.

Anwendung: können als Geschmacksverbesserung beigegeben werden. Wärmespeichernd bei Umschlägen. Hustenlindernd, leicht abführend und gutes Wärmespeichervermögen. Schützend und regenerierend auf die Schleimhäute der Atemwege und Verdauungsorgane.

Schleime können in der Phytotherapie ihre Wirkung nur als Kaltauszug, nie als Abkochung erzielen.

Vorkommen zum Beispiel in: **Falscher Akazie,** Algen, **Beinwell, Breitwegerich,** Eibisch, **Hafer, Hauswurz, Holunder,** Huflattich, Isländisch Moos, **Kamille, Kermesbeere, Königskerze, Lebensbaum,** Leinsamen, Malve, **Mistel,** Quittensamen, **Ringelblume, Sonnenhut, Steinklee, Stiefmütterchen.**

Saponine

Triterpen- und Steroidglykoside: gut wasserlöslich, geringe chemische Beständigkeit, gewebereizend und hämolyseverursachend. Sie vermindern die Oberflächenspannung des Wassers. Gut löslich in bis zu 40-prozentigem Ethanol.

Anwendung: von großer therapeutischer Bedeutung. Beeinflussen die Membranpermeabilität. Schleimlösend, daher auswurffördernd, harntreibend, antibiotisch, hämolytisch, antimykotisch, antiviral, immunstimulierend, tonisierend und geriatrisch wirksam.

Saponine steigern die Aufnahme anderer pflanzlicher Wirkstoffe entscheidend, wodurch oftmals geringe Wirkstoffmengen große Wirkung zeigen.

Vorkommen zum Beispiel in: **Beinwell, Christrose, Efeu, Fingerhut, Gänseblümchen,** Ginseng, Goldrute, **Hafer, Kermesbeere, Königskerze,** Lungenkraut, **Maiglöckchen, Bittersüßer Nachtschatten, Ringelblume, Rosskastanien, Schlüsselblume,** Seifenkraut, **Steinklee,** Süßholz, **Traubensilberkerze, Wiesenküchenschelle.**

Scharfstoffe

Reaktionsfreudige, teils flüchtige (wasserdampfflüchtige Senföle) – teils wasserlösliche Substanzen, nicht allzu beständig. Gut löslich in 35- bis 50-prozentigem Ethanol.

Anwendung: haut- und schleimhautreizend, immunstimulierend, verdauungsfördernd, geriatrisch wirksam, tonisch.

Vorkommen zum Beispiel in: Ingwer, Kapuzinerkresse, Knoblauch, Muskatnuss, **Pfeffer, Rettich,** Senf, **Zwiebeln.**

Sortierhilfe für fertig potenzierte homöopathische Mittel

D1 C1	D2 C2	D3 C3	D4 C4	D5 C5	D6 C6
D7 C7	D8 C8	D9 C9	D10 C10	D11 C11	D12 C12
D13 C13	D14 C14	D15 C15	D16 C16	D17 C17	D18 C18
D19 C19	D20 C20	D21 C21	D22 C22	D23 C23	D24 C24
D25 C25	D26 C26	D27 C27	D28 C28	D29 C29	D30 C30
D31 C31	D32 C32	D33 C33	D34 C34	D35 C35	D36 C36

Adressen und Bezugsquellen

Kräuter, Pflanzen und Mineralien

Alfred Galke GmbH, Am Bahnhof 1, 37534 Gitte Ide, Telefon +49 5327 86810
Alraun Kräuterversand, Stationsweg 10, 5973RH Lottum, Niederlande, Telefon +31 77 3665090
Artemisia Allgäuer Kräutergarten, Hopfen 29, 88167 Stiefenhofen im Allgäu, Telefon +49 8386 960510
Blumenschule, Augsburger Straße 62, 86956 Schongau, Telefon +49 8861 7373
Kräuter Schulte, Schlossstraße 7, 76593 Gernsbach, Telefon +49 7224 3876
Kremer Pigmente GmbH & Co. KG, Hauptstraße 41–47, 88317 Aichstetten, Telefon 7565 7077
Lindig, Kräuterparadies, Blumenstraße 15, 80331 München, Telefon +49 89 265726
MedHerbs, Kräuterversand, Aunelstraße 70, 65199 Wiesbaden, Telefon +49 611 8460015
ReinSaat KG, A-3572 St. Leonhard am Hornerwald 69, Telefon +43 2987 2347
Rühlemann's, Kräuter & Duftpflanzen, Auf dem Berg 2, 27367 Horstedt, Telefon +49 4288 928558
Sativa Rheinau AG, Klosterplatz 1, CH-8642 Rheinau, Telefon +41 52 304 91 60
Verein Arche Noah, Sortenhandbuch, Obere Straße 40, A-3553 Schiltern, Telefon +43 2734 8626
C. und R. Zollinger, biologische Samengärtnerei, CH-1897 Les Evouettes, Telefon +41 24 481 40 35

Allgemeine aktuelle Informationen und Nachrichten

Der Merkurstab, Zeitschrift für Anthroposophische Medizin, Gesellschaft Anthroposophischer Ärzte in Deutschland e. V., Roggenstraße 82, 70794 Filderstadt, Telefon +49 30 36501463
Naturheilpraxis, Fachzeitschrift für Naturheilkunde, Richard Pflaum Verlag, Postfach 19 07 37, 80607 München, Telefon +49 89 126070
raum & zeit, Ehlers Verlag GmbH, Geltinger Straße 14e, 82515 Wolfratshausen, Telefon +49 8171 418460

Hersteller homöopathischer Mittel und Urtinkturen

Arcana, 33258 Gütersloh, Telefon +49 5241 93010
CERES Heilmittel AG, Bachtobelstrasse 6, CH-8593 Kesswil, Telefon +41 71 466 82 82

CERES Heilmittel GmbH, Schloss Türnich, 50169 Kerpen, Telefon +49 2237 638 030
DHU, Deutsche Homöopathie Union, Postfach 41 02 80, 76202 Karlsruhe, Telefon +49 721 4093198
Gudjons, Brita, 82319 Stadtbergen, Telefon +49 821 4447857
Pekana Naturheilmittel GmbH, 88353 Kissleg, Telefon +49 7563 91160
Schmidt-Nagel, Rue Prè Bouvier 27, CH-1217 Meyrin/Genève, Telefon +41 22 7830880, Fax +41 22 7850252
Laboratorium Soluna Heilmittel GmbH, 86609 Donauwörth, Telefon +49 906 706060
Spagyra KG pharm. biolog. Präparate, Oberfeldstraße 1a, A-5082 Grödig, Telefon +43 6246 723700, Fax +43 6246 723700
Spagyros AG, Spagyrische Mittel, CH-3073 Gümlingen, Telefon+41 31 959 55 88
Staufen Pharma GmbH & Co., 73033 Göppingen, Telefon +49 7161 6760
Steierl-Pharma GmbH, 82211 Herrsching, Telefon +49 8152 93220
Wala Heilmittel GmbH, 73085 Bad Boll, Telefon +49 7164 930181
Weleda AG, Möhlerstraße 3, 73525 Schwäbisch Gmünd, Telefon +49 7171 9190

Labor- und Homöopathiebedarf

Carl Roth GmbH + Co. KG, Schoemperlenstraße 3–5, 76185 Karlsruhe, Telefon +49 721 5606-0 (oder 0800 5699000)
Gaßner Glastechnik GmbH, Glasbläserei, Haderunstraße 4, 81375 München, Telefon +49 89 15970768
Holle, Gisela, Homöopathie-Versand, Am Forst 2, 82166 Gräfelfing, Telefon +49 89 7911717
Lansche Versand, Zubehör für Homöopathie und Naturheilkunde, Gewerbepark Edelweiß Nr. 2, 88138 Weißensberg bei Lindau, Telefon +49 8389 923192
neoLab Migge Laborbedarfs-Vertriebs GmbH, Rischerstraße 7–9, 69123 Heidelberg, Telefon +49 6221 84420
Omnilab-Laborzentrum GmbH & Co. KG, Fromundstraße 34, 81547 München, Telefon +49 89 6925718
Rosa Heinz GmbH, Verpackungen aus Glas und Kunststoff, Gewerbering 10, 85777 Fahrenzhausen, Telefon +49 8133 918590
VWR International GmbH, Verbrauchsmaterialien, Geräte, Chemikalien und Reagenzien, Fraunhoferstraße 7, 85737 Ismaning, Telefon +49 89 9965480
Wepa, Paulus & Thewalt GmbH & Co., Apothekenbedarf, Postfach 14 55, 56195 Höhr-Grenzhausen, Telefon +49 2624 1070
Homöopathiebedarf Wissing, Vennstraße 51, 41836 Hückelhoven, Telefon 02433 5059

Liste der Pflanzenporträts

Nach botanischen Namen

Nach deutschen Namen

Glossar

Ø = Urtinktur.

† = Das Kreuz bedeutet, dass die Ausgangsstoffe vorsichtig (Separandum), zwei Kreuze, dass sie sehr vorsichtig (Venenum) aufzubewahren sind.

Absud siehe Dekokt.

Alembicum: Destillierhelm mit schrägem Ausfluss zur Destillation.

Allopathie: Heilverfahren, das Krankheiten mit entgegengesetzt wirkenden Mitteln zu behandeln versucht. Siehe Homöopathie, Isopathie, Simile-Gesetz.

Anima: Seele.

Arcanum: Spagyrisches Heilmittel (siehe Spagyrik). Die vollendete Arznei ist die Quintessenz, das Wesen der Ausgangssubstanz als Heilmittel.

Astrum: Eine astrologische Konstellation oder das gesamte Geburtshoroskop.

Corpora (Sing. Corpus): Ausgangsmaterialien: allgemein die Elemente bzw. Mineralien, Metalle, Pflanzen oder tierischen/menschlichen Stoffe.

C-Potenzen: Mischungen im Verhältnis 1 zu 100 (C vom lateinischen centum für »hundert«).

Dekokt (auch Absud): Wässriger Extrakt, der durch das Kochen von festen Drogen wie Hölzern, Rinden und Wurzeln (eventuell auch Insektenhüllen) gewonnen wird.

digerieren: Auszug bei einer mäßigen Wärme von ungefähr 37 °C herstellen.

Diurese: Gesteigerte Harnausscheidung.

D-Potenzen: Mischungen im Verhältnis 1 zu 10 (D vom lateinischen decem für »zehn«).

Exsikkation: Trocknung oder Austrocknung, alchemistische Wirkung.

Fermentation: Umwandlung organischer Stoffe durch Bakterien-, Pilz-, sonstige biologische Zellkulturen oder durch Enzyme.

Fraktion: Separate Aufteilung eines Ganzen in verschiedene Teile.

Gran: Apothekergewicht (vom 13. bis 19. Jahrhundert gebräuchlich): 1 Gran sind etwa 0,06 Gramm.

Hämolyse: Auflösung der roten Blutkörperchen durch Austritt des roten Blutfarbstoffs.

Homöopathie: Heilverfahren, das Krankheiten mit hochpotenzierten, gleich wie die Krankheitsauslöser wirkenden Mitteln zu behandeln versucht. Nach dem Ähnlichkeits- oder Simileprinzip sollen Krankheiten durch Mittel geheilt werden, die bei einem Gesunden ähnliche Symptome hervorrufen. Siehe Allopathie, Isopathie, Simile-Gesetz.

Hydrops, kardiales: Ödem aufgrund eines Herzfehlers.

Isopathie: Die Krankheit soll nach dieser von Günther Enderlein begründeten Therapie mit demselben Erreger oder Toxin geheilt werden, durch die sie ausgelöst wurde.

Kirlianfotografie: Koronaentladungsfotografie, fotografisches Verfahren zur Sichtbarmachung von Glimm- oder Koronaentladungen. Das Verfahren wurde von dem sowjetischen Ehepaar Semjon Kirlian und Walentina Kirliana entwickelt (ab 1937).

Kleine/kleiner/kleines: Als Zusatz zu einem Pflanzennamen (zum Beispiel »Kleine Arnika«) Beschreibung in der Homöopathie für eine Pflanze, die die ähnlichen Wirkungen zeigt wie diese (hier also Arnika), nur etwas schwächer.

Kompositum: »Zusammengestelltes«, Gefüge eigenständiger Dinge, Wesen.

Landkartenzunge: Gutartige, entzündliche Veränderung der Zungenoberfläche. Rote Stellen auf der Zunge, umgeben von einem weißlichen Saum.

Mazeration: Kaltauszug, das Aufquellen und Erweichen pflanzlicher, tierischer und menschlicher Gewebe in Flüssigkeiten.

Membranpermeabilität: Durchlässigkeit von Membranen.

(m/m): Masse/Masse. Der Ethanolalkohol, den man in der Apotheke erhält, wird immer mit siehe (v/v), also in Volumenprozent angegeben. Um verschiedene Ethanolstufen durch Mischen des gekauften Ethanols mit destilliertem Wasser herzustellen, wird das Volumenprozent (v/v) in Masseprozent (m/m) umgerechnet. Ethanol und Wasser haben dann die gleiche Maßeinheit. Eine Flasche mit 30-prozentigem (m/m) Ethanol entspricht zum Beispiel 35-prozentigem (v/v) Ethanol.

Monografie: Einzeldarstellung der jeweiligen Pflanze.

Numen: Prinzip der Pflanze, das durch das Kalkül des Menschen nicht erreichbar ist, was durch ihn weder zerstört noch manipuliert werden kann, das wahre Heilung bewirkt.

organotrop: Auf Organe gerichtet, auf sie wirkend.

Pappus: Haar- oder borstenförmig ausgebildeter Blütenkelch bei Korbblütlern.

Pelicanum: Gefäß zur Zirkulationsdestillation.

Perkolator: Auszugsrohr, Gerät zum Herstellen von pflanzlichen Extrakten. Glasrohr zum Befüllen mit Pflanzenmaterial und Ethanol inklusive Schliffhahn zum Einstellen der Durchlaufmenge.

Ph. Eur.: Europäisches Arzneibuch.

Pipette: Geeichter Glasröhrenautomat zur exakten Entnahme bestimmter Flüssigkeitsmengen.

Pistill: Mörser (Schale) und Pistill (Stößel) werden gemeinsam für Verreibungen verwendet.

Quinta Essentia: »Fünftes Seiendes«. Das Wesentliche, Hauptsächliche, die Quintessenz. Element, das den Wesen Leben einhaucht (nach Aristoteles Äther).

retortischer Presser: Destillation mithilfe eines Glas- oder Metallkolbens durch ein langes, abwärts geneigtes, zum Ende verjüngtes Ableitungsrohr.

Seripettor: Dosiergerät für Flüssigkeiten, das eine genaue Volumengabe ermöglicht.

Ph. Eur.: Europäisches Arzneibuch.

Simile-Gesetz: Similia similibus curantur (»Ähnliches [Gleiches] wird durch Ähnliches [Gleiches] geheilt«). siehe Allopathie, Isopathie.

Skrupel: Alte Maßeinheit. 1 Skrupel sind etwa 1,25 Gramm. Siehe Gran.

Spagyrik: Alchemistisches Verfahren bei der Zubereitung von Arzneimitteln. Trennung und Reinigung der gewachsenen Dinge in ihre Prinzipien Sal, Sulphur und Merkur und ihre Wiedervereinigung zu einer Medizin.

Spiritus: Pflanzengeist oder besser Gestalt der Pflanze. Der Geist oder der Merkur der drei Teile in der Spagyrik (siehe dort), Sal, Merkur und Sulphur.

Standtner: Standgefäß.

Teep: Wortgeschützter Name, eine Abkürzung des Wortes »Teepulver«. Eine auf Hippokrates zurückgehende Verreibung von frischen Pflanzen mit Zucker.

Unze: 1 Unze = 30 Gramm. Siehe Gran.

Urtinktur (Ø): Urtinktur = D1 bedeutet »Urtinktur (D1) besteht aus getrocknetem Pflanzenmaterial« (lt. siehe Ph. Eur.). Aber eigentlich enthalten Urtinkturen frisches und Tinkturen getrocknetes Material.

(v/v): Volumen/Volumen. Siehe (m/m).

Literaturverzeichnis

Pflanzen-, Homöopathie- und Gartenführer

Aichele, Dietmar: *Was blüht denn da?*, Franckh'sche Verlagshandlung, Stuttgart [35]1973
Boksch, Manfred: *Das praktische Buch der Heilpflanzen,* BLV Verlagsgesellschaft, München [2]1996
Chevallier, Andrew: *Die BLV Enzyklopädie der Heilpflanzen,* BLV Verlagsgesellschaft, München [2]2000
Deutsche Homöopathie-Union (DHU): *Homöopathisches Repetitorium,* DHU, Karlsruhe 2006
Lockie, Dr. Andrew: *Das große Lexikon der Homöopathie,* Dorling Kindersley, Stuttgart/München 2000
Pahlow, Apotheker Mannfried: *Das große Buch der Heilpflanzen,* Gräfe und Unzer, München 1979
Podlech, Dieter: *Heilpflanzen,* Gräfe und Unzer, München [9]1998
Schönfelder, Ingrid und Peter: *Kosmos-Naturführer, Heilpflanzenführer,* Franckh-Kosmos, Stuttgart 2001
Stichmann, Wilfried und Ursula: *Kosmos Naturführer. Pflanzenführer,* Franckh-Kosmos, Stuttgart 1999
Thun, Maria: *Erfahrungen für den Garten,* Franckh-Kosmos, Stuttgart 1994
Treben, Maria: *Gesundheit aus der Apotheke Gottes,* Ennsthaler, Steyr [82]2001
Vonarburg, Bruno: *Energetisierte Heilpflanzen,* AT Verlag, Baden und München 2010
Vonarburg, Bruno: *Homöotanik. Farbiger Arzneipflanzenführer der klassischen Homöopathie,* Karl F. Haug Verlag, Heidelberg 1996

Informationen zur Herstellung homöopathischer Mittel

Kalbermatten, Roger: *Wesen und Signatur der Heilpflanzen,* AT Verlag, Aarau und München [3]2003
Kalbermatten, Roger: *Pflanzliche Urtinkturen,* AT Verlag, Aarau und München 2005
Madaus, Gerhard: *Lehrbuch der biologischen Heilmittel,* Bd. 1–11, mediamed Verlag, Ravensburg 1987, Nachdruck der Ausgabe von 1938
Piehler, Sigrid: »Verdünnen, Verreiben, Veraschen«, DVD, Vertrieb im Verlag Wolfgang Döbereiner, www.rhythmenlehre.de/dvd/dvd_body.html
Schulze, Konrad: *Die Herstellung und Prüfung homöopathischer Arzneimittel,* Verlag von Theodor Steinkopff, Dresden und Leipzig [2]1943
Unseld, Erich: *Einführung in das homöopathische Arzneipotenzierungsverfahren,* DHU, Sonderdruck aus AHZ 5–6/1973, 1/1974
Zimmermann, Walther: *Homöopathie. Grundlagen und Herstellung,* Schriftenreihe der Bayerischen Apothekerkammer, Heft 30/1984, Govi-Verlag, Pharmazeutischer Verlag, Eschborn

Traditionelle Bücher zur Homöopathie

Boericke, William: *Homöopathische Mittel und ihre Wirkungen. Materia Medica,* Verlag Grundlagen und Praxis, Wissenschaftlicher Autorenverlag, Leer ^{7}2002
Clarke, John Henry: *Der Neue Clarke. Eine Enzyklopädie für den homöopathischen Praktiker,* Verlag für homöopathische Literatur, Bielefeld 1996
Hahnemann, Samuel: *Organon der Heilkunst,* Karl F. Haug Verlag, Heidelberg ^{6}1999
Hahnemann, Samuel: *Reine Arzneimittellehre,* Karl F. Haug Verlag, Heidelberg, 1. Nachdruck der 3. Aufl. v. 1830, 1995
Hahnemann, Samuel: *Die chronischen Krankheiten,* Karl F. Haug Verlag, Heidelberg, 1. Nachdruck der 2. Aufl. v. 1839, 1999
Hahnemann, Samuel: *Apothekerlexikon,* Karl F. Haug Verlag, Heidelberg, 3. unv. Nachdruck der Erstausgabe 1986
Paracelsus: *Sämtliche Werke,* Aschnerausgabe, Anger-Verlag Eick, Anger 1993
Stapfs Archiv für die homöopathische Heilkunst (1822–1848), Haug Verlag, Heidelberg 1991

Astrologisches, Philosophisches, Religiöses, Spagyrisches und Wissenschaftliches

Bischof, Marco: *Biophotonen. Das Licht in unseren Zellen,* Verlag Zweitausendeins, Frankfurt a. M. ^{10}1999
Blüher, Hans: *Traktat über die Heilkunde, insbesondere die Neurosenlehre,* Humberg & Fresen, Velbert 1995
Döbereiner, Wolfgang: *Astrologisch-homöopathische Erfahrungsbilder zur Diagnose und Therapie von Erkrankungen,* Verlag Döbereiner, Herrsching ^{2}1987
Hauschka, Rudolf: *Heilmittellehre,* Verlag Vittorio Klostermann, Frankfurt a. M. ^{6}2004
Hochmeier, Peter: *Die Bedeutung von Spagyrik und Alchymie in der Naturheilkunde,* Neuaufl., Bacopa Verlag, Schiedlberg 2012, Erstaufl. im Eigenverlag 2007
Hochmeier, Peter: *Der Weg des Sonnenfunkens,* Bacopa Verlag, Schiedlberg 2005
Jünger, Ernst: *Der Waldgang,* Verlag Ernst Klett, Stuttgart 1920
Jünger, Friedrich Georg: *Die Spiele,* Paul List Verlag München, 1959
Kerényi, Karl: *Der göttliche Arzt,* Hermann Gentner Verlag, Darmstadt 1956
Klages, Ludwig: *Vom kosmogonischen Eros,* Bouvier Verlag, Bonn ^{9}1988
Novalis: *Friedrich Georg von Hardenberg. Schriften. Das dichterische Werk,* Wissenschaftliche Buchgesellschaft, Darmstadt 1960
Popp, Fritz-Albert: *Ergebnisse eines Forschungsauftrags zum Wirksamkeitsnachweis der Homöopathie, Bericht an Bonn,* VGM Verlag für Ganzheitsmedizin, Essen 1986

Schauberger, Viktor: *Die Entdeckung der Levitationskraft,* hg. durch die Zeitschrift *Implosion – Biotechnische Nachrichten,* Salzburg 1949, Neudruck Zell a. H., August 1995

Schuhmacher, Peter: *Biophysikalische Therapie der Allergien. Erweiterte Bioresonanztherapie,* Sonntag, Stuttgart 31998

Sheldrake, Rupert: *Das schöpferische Universum,* Meyster Verlag, München 1981

Sladek, Mirko, und Maria Schütze: *Alexander von Bernus,* Verlag Hans Carl, Nürnberg 1981

Sollmann, Christian: *Mythos der Tierkreiszeichen,* Verlag Brunnen und Wege, Germering 2014

Steiner, Rudolf: *Geisteswissenschaft und Medizin,* Verlag Zbinden & Hügin, Basel 1937

Steiner, Rudolf: *Geisteswissenschaftliche Grundlagen zum Gedeihen der Landwirtschaft,* Rudolf Steiner Verlag, Dornach 81999

Walter, Erich: *Die alkoholfreie Industrie,* Verlag Oskar Born, Leipzig 31924

Anmerkungen (Quellen)

1 Paracelsus: *Sämtliche Werke,* Aschnerausgabe, Anger-Verlag Eick, Anger 1993, S. 530.
2 Jünger, Ernst: *Der Waldgang,* Verlag Ernst Klett, Stuttgart 1920.
3 Kerényi, Karl: *Der göttliche Arzt,* Hermann Gentner Verlag, Darmstadt 1956 (Studien über Asklepios).
4 Bundesministerium für Justiz und Verbraucherschutz: »AMG-Kostenverordnung vom 10. Dezember 2003 (BGBl. I S. 2510), die durch Artikel 2 Absatz 26 des Gesetzes vom 7. August 2013 (BGBl. I S. 3154) geändert worden ist«.
5 Gradl, Birgit: »Straftat: Homöopathische Behandlung«, *raum & zeit,* Nr. 123/2003, S. 32.
6 Bischof, Marco: *Biophotonen. Das Licht in unseren Zellen,* Verlag Zweitausendeins, Frankfurt a. M., 10. Aufl., 1999, S. 32.
7 www.bkhd.de (Bund klassischer Heilpraktiker).
8 Vgl. Wala Heilmittel GmbH, Arzneimittelverzeichnis, März, 28. Aufl., 2007.
9 Vgl. Weleda, Informationen zum Arzneimittelverzeichnis, März 2003.
10 VKHD-Info, Juli 2000.
11 Bauer, Prof. Dr. Joachim: »Tödliche Risiken durch Arzneimittel«, *raum & zeit,* Nr. 124/2003, S. 24.
12 Unseld, Erich: *Einführung in das homöopathische Arzneipotenzierungsverfahren,* DHU, Sonderdruck aus AHZ 5–6/1973, 1/1974.
13 Claasen, Carl, Verband klassischer Homöopathen Deutschlands e. V., www.vkhd.de, Juli 2000.
14 Steiner, Rudolf, *Geisteswissenschaftliche Grundlagen zum Gedeihen der Landwirtschaft,* Rudolf Steiner Verlag, Dornach, 8. Aufl., 1999, S. 222.
15 Vgl. Zimmermann, Dr. med. Walther: *Homöopathie. Grundlagen und Herstellung,* Schriftenreihe der Bayerischen Apothekerkammer, Heft 30/1984, Govi-Verlag, Pharmazeutischer Verlag, Eschborn, S. 276.
16 Kalbermatten, Roger, Alcea GmbH, Fachinformation Nr. 7, S. 11.
17 Kalbermatten, Roger, Alcea GmbH, Fachinformation Nr. 4, S. 3.
18 Zimmermann, a. a. O., S. 84.
19 Hauschka, Rudolf: *Heilmittellehre,* Verlag Vittorio Klostermann, Frankfurt a. M., 6. Aufl., 2004, S. 71.
20 Hahnemann, Samuel: *Die chronischen Krankheiten,* Karl F. Haug Verlag, Heidelberg, 1. Nachdruck der 2. Aufl. v. 1839, 1999, Bd. 1, S. 182.
21 Hahnemann, Samuel: *Organon der Heilkunst,* Karl F. Haug Verlag, Heidelberg, 6. Aufl., 1999, § 267.
22 Hahnemann, Samuel: *Reine Arzneimittellehre,* Karl F. Haug Verlag, Heidelberg, 1. Nachdruck der 3. Aufl. v. 1830, 1995, Bd. 1, S. 95.
23 Ebenda, Bd. 2, S. 273.
24 Paracelsus, a. a. O., Bd. I, S. 821.
25 American Institute of Homeopathy (AIH) in Alexandria/Virginia.

26 Jünger, Friedrich Georg: *Die Spiele,* Paul List Verlag, München 1959, S. 152.
27 Graf, Dr. med. P.: Vortrag »Krankheitsvermeidung beginnt bei der Geburt«, Landestagung der Hebammen 1995, *raum & zeit,* Nr. 83/1996, S. 89.
28 Grimm, Jacob: *Deutsche Mythologie,* Bd. 2, Fourier Verlag, Wiesbaden 2003, S. 1000.
29 Hahnemann, *Organon,* a. a. O., § 266.
30 Madaus, Gerhard: *Lehrbuch der biologischen Heilmittel,* Bd. 2, mediamed Verlag, Ravensburg 1987, Nachdruck der Ausgabe von 1938, S. 304–328, hier S. 310.
31 Paracelsus, a. a. O., Bd. III, S. 603.
32 Ebenda, S. 595.
33 Thun, Maria: *Erfahrungen für den Garten,* Franckh-Kosmos, Stuttgart 1994, S. 31.
34 Vgl. *Der Merkurstab,* Heft 1/2008, S. 30.
35 *Tiroler Tageszeitung,* Printausgabe vom 8. Mai 2011.
36 Paracelsus, a. a. O., Bd. I bis IV.
37 Steiner, *Geisteswissenschaftliche Grundlagen zum Gedeihen der Landwirtschaft,* a. a. O.
38 Thun, a. a. O.
39 Paracelsus, a. a. O., Bd. I, S. 674.
40 Ebenda, S. 457.
41 Pfeiffer, Peter-Michael: »Der Nachweis für die Bilde- und Heilkräfte der Homöopathie«, *raum & zeit,* Nr. 71/1994, S. 9.
42 Weleda: *Korrespondenzblätter für Ärzte,* Nr. 115/1985, S. 19.
43 Clarke, a. a. O., Bd. 1, S. XIII.
44 Ebenda, Bd. 8, S. 4608.
45 *VKHD Aktuell,* Sonderdruck 2005, S. 2.
46 Paracelsus, a. a. O., Bd. III, S. 34.
47 *Spagyrik nach Dr. med. Zimpel,* Staufen-Pharma, Göppingen.
48 Europäisches Arzneibuch, Ph. Eur. 4. Ausgabe, Bd. 1, Grundwerk 2002, S. 739.
49 Kalbermatten, Roger, Alcea GmbH, Fachinformation Nr. 7, S. 14.
50 Nietzsche, Friedrich: *Morgenröte,* Erstausgabe Verlag von Ernst Schmeitzner, Chemnitz 1881, 5. Buch, § 109.
51 Hahnemann, *Organon,* a. a. O., § 276.
52 Wikipedia, Äthylalkohol.
53 Hochmeier, Peter: *Die Bedeutung von Spagyrik und Alchymie in der Naturheilkunde,* Neuaufl. Bacopa Verlag, Schiedlberg 2012, Erstaufl. im Eigenverlag 2007, S. 253.
54 Paracelsus, a. a. O., Bd. I, S. 384.
55 Amann, Dr. rer. nat. Max, www.natura-naturans.de.
56 Vgl. Pahlow, Apotheker Mannfried: *Das große Buch der Heilpflanzen,* Gräfe und Unzer, München 1979.
57 Vgl. Treben, Maria: *Gesundheit aus der Apotheke Gottes,* Ennsthaler, Steyr, 82. Aufl., 2001.
58 Chevallier, Andrew: *Die BLV Enzyklopädie der Heilpflanzen,* BLV Verlagsgesellschaft, München, 2. Aufl., 2000.
59 Alle Ethanolwerte sind dem DAB 2012 entnommen.

60 Paracelsus, a. a. O., Bd. I, S. 384.
61 Kalbermatten, Roger: *Wesen und Signatur der Heilpflanzen,* AT Verlag, Aarau und München, 3. Aufl., 2003, S. 22.
62 Schuhmacher, Peter: *Biophysikalische Therapie der Allergien. Erweiterte Bioresonanztherapie,* Sonntag, Stuttgart, 3. Aufl., 1998, S. 24.
63 Sladek, Mirko, und Maria Schütze: *Alexander von Bernus,* Verlag Hans Carl, Nürnberg 1981, S. 112.
64 Hochmeier, a. a. O., S. 87.
65 Paracelsus, a. a. O., Bd. I, S. 674.
66 Boericke, William: *Homöopathische Mittel und ihre Wirkungen. Materia Medica,* Verlag Grundlagen und Praxis, Wissenschaftlicher Autorenverlag, Leer, 7. Aufl., 2002.
67 Clarke, John Henry: *Der Neue Clarke. Eine Enzyklopädie für den homöopathischen Praktiker,* Verlag für homöopathische Literatur, Bielefeld, Neuauflage 1996.
68 Deutsche Homöopathie-Union (DHU): *Homöopathisches Repetitorium,* DHU, Karlsruhe 2006.
69 Hahnemann, Samuel: *Apothekerlexikon,* Karl F. Haug Verlag, Heidelberg, 3. unveränderter Nachdruck der Erstausgabe 1986. Die jeweils hier genannten Empfehlungen sind im Folgenden zusammengetragen aus Hahnemanns Werken *Apothekerlexikon, Organon der Heilkunst, Reine Arzneimittellehre* und *Die chronischen Krankheiten* (siehe Bibliografie).
70 Kalbermatten (2003), a. a. O.
71 Lockie, Dr. Andrew: *Das große Lexikon der Homöopathie,* Dorling Kindersley, Stuttgart/München 2000.
72 Madaus, Gerhard: *Lehrbuch der biologischen Heilmittel,* Bd. 1–11, mediamed Verlag, Ravensburg 1987, Nachdruck der Ausgabe von 1938.
73 Vonarburg, Bruno: *Homöotanik, Farbiger Arzneipflanzenführer der klassischen Homöopathie,* Karl F. Haug Verlag, Heidelberg 1996.
74 Wala Heilmittel GmbH, Arzneimittelverzeichnis, Dezember, 32. Aufl., 2010.
75 Weleda AG, Arzneimittel und Körperpflege, Arzneimittelverzeichnis 2009.
76 *Stapfs Archiv für die homöopathische Heilkunst* (1822–1848), Haug Verlag, Heidelberg 1991.
77 Vonarburg, *Homöotanik,* a. a. O., Bd. 2, S. 477:
78 Hahnemann, *Reine Arzneimittellehre,* a. a. O., Bd. 1, S. 471.
79 Weleda, *Der Merkurstab,* Heft 1/1999, S. 1.
80 Walter, Erich: *Die alkoholfreie Industrie,* Verlag Oskar Born, Leipzig, 3. Aufl., 1924, S. 127.
81 Paracelsus, a. a. O., Bd. III, S. 374.
82 www.holzwerkstatt-ebner.de/Firma/Umwelt/Holz___Hygiene/body_holz___hygiene.html, www.freidok.uni-freiburg.de/volltexte/5156/pdf/Doktorarbeit_Denise_Fuerst.pdf.
83 Paracelsus, a. a. O., Bd. I, S. 368.
84 Meier, Renate: »›Nature‹, Benveniste und die Forschung«, *raum & zeit,* Nr. 36/1988, S. 11. Oellerich, Andrea: »Wasser macht Naturgesetze sichtbar«, *raum & zeit,* Nr. 119/2002, S. 28.

85 Popp, Fritz-Albert: *Ergebnisse eines Forschungsauftrags zum Wirksamkeitsnachweis der Homöopathie, Bericht an Bonn,* VGM Verlag für Ganzheitsmedizin, Essen 1986.
86 Sheldrake, Rupert: *Das schöpferische Universum,* Meyster Verlag, München 1981.
87 Steiner, Rudolf: *Geisteswissenschaft und Medizin,* Verlag Zbinden & Hügin, Basel 1937, S. 32.
88 Jünger, Friedrich Georg, a. a. O., S. 53.
89 Klages, Ludwig: *Vom kosmogonischen Eros,* Bouvier Verlag, Bonn, 9. Aufl., 1988, S. 162.
90 Paracelsus, a. a. O., Bd. I, S. 821.
91 Pfeiffer, Peter-Michael: »Der Nachweis für die Bilde- und Heilkräfte der Homöopathie«, *raum & zeit,* Nr. 71/1994, S. 9.
92 *Weleda Nachrichten,* Nr. 221, S. 9.
93 Grimm, Jacob und Wilhelm: *Deutsches Wörterbuch,* dtv, München 1999, S. 4178.
94 Paracelsus, a. a. O., Bd. I, S. 367.
95 Ebenda, S. 457.
96 Döbereiner, Wolfgang: *Astrologisch-homöopathische Erfahrungsbilder zur Diagnose und Therapie von Erkrankungen,* Verlag Döbereiner, Herrsching, 2. Aufl., 1987, S. 66.
97 Engert, Ronald: »Die Forellenturbine von Viktor Schauberger«, www.tattva-viveka.de/Forelle.htm.
98 Sladek, a. a. O., S. 113.
99 Blüher, Hans: *Traktat über die Heilkunde, insbesondere die Neurosenlehre,* Humberg & Fresen, Velbert 1995, S. 17.
100 Döbereiner, a. a. O., S. 66.
101 Kästner, Erhart: *Die Lerchenschule,* Suhrkamp, Frankfurt a. M. 1997, S. 56.
102 Hochmeier, Peter: *Der Weg des Sonnenfunkens,* Bacopa Verlag, Schiedlberg 2005, S. 378.
103 Novalis: *Friedrich Georg von Hardenberg. Schriften. Das dichterische Werk,* Wissenschaftliche Buchgesellschaft, Darmstadt 1960, S. 403.
104 *Arzneimittelgesetz,* Deutscher Apotheker Verlag, Stuttgart.

Bildnachweis

Folgende Fotos wurden von Roland Zollner (roland.zollner@arcor.de), München, aufgenommen: Seite 85 links, 151 links, 177 links, 230, 234, 245.

Alle übrigen Fotos vom Verfasser.

Index

Q

R

S

T

U

V

W

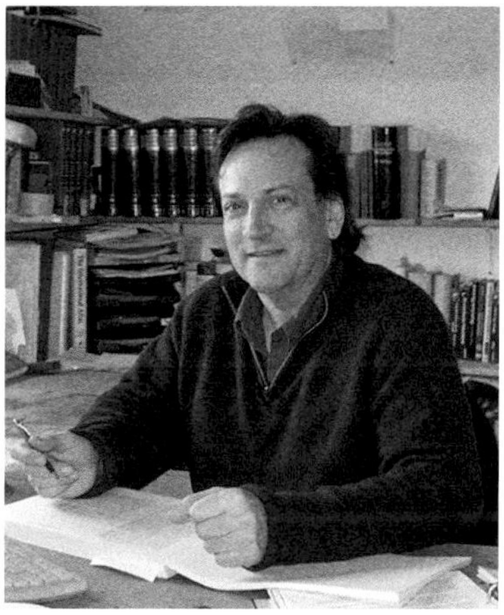

Christian Sollmann geboren 1961, Heilpraktiker. Er befasst sich seit fast 30 Jahren mit Astrologie, Homöopathie, Spagyrik, Alchemie und Pflanzenheilkunde. Er hält Kurse und Vorträge zu verschiedenen Themen aus diesen Bereichen und führt eine eigene Praxis in Germering bei München. Christian Sollmann ist außerdem Autor des Buches: Mythos der Tierkreiszeichen, Verlag Brunnen und Wege, Germering 2014.

www.essenzen-und-tinkturen.de

Bücher aus dem AT Verlag

Roger Kalbermatten
Wesen und Signatur der Heilpflanzen
Die Gestalt als Schlüssel zur Heilkraft der Pflanzen

Roger Kalbermatten/Hildegard Kalbermatten
Pflanzliche Urtinkturen
Wesen und Anwendung

Margret Madejsky/Olaf Rippe
Heilmittel der Sonne
Mythen, Pflanzenwissen, Rezepte und Anwendungen

Astrid Süßmuth
Lexikon der Alpenheilpflanzen*
Heilkunde und überliefertes Wissen

Claudia Ritter
Heimische Nahrungspflanzen als Heilmittel*
Gemüse, Früchte und Getreide – von Ackerbohne bis Zwiebel
Pflanzenkunde, Heilanwendungen und Rezepte

Bruno Vonarburg
Energetisierte Heilpflanzen
Schonendes Verarbeiten und Veredeln von Arzneipflanzen
Grundlagen, Therapie und Anwendung

Matthew Wood
Die Weisheit der Pflanzen*
Überliefertes Heilwissen für die Praxis von heute

Margret Madejsky
Lexikon der Frauenkräuter*
Inhaltsstoffe, Wirkungen, Signaturen und Anwendungen
Mit über 150 Heilkräuterrezepten

* auch als E-Book erhältlich

AT Verlag
Bahnhofstraße 41
CH-5000 Aarau
Telefon +41 (0)58 200 44 00
Fax +41 (0)58 200 44 01
info@at-verlag.ch
www.at-verlag.ch